系統看護学講座

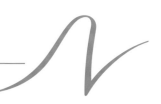

別巻

臨床外科看護総論

■編集

池上　　徹　東京慈恵会医科大学教授　　　　髙橋　則子　学校法人慈恵大学理事

■執筆

池上　　徹　東京慈恵会医科大学教授
芦塚　修一　緑が丘小児科院長
石田　祐一　東京慈恵会医科大学教授
衛藤　　謙　東京慈恵会医科大学教授
岡本　友好　東京慈恵会医科大学教授
瀧浪　將典　東京慈恵会医科大学教授
武田　　聡　東京慈恵会医科大学教授
田﨑　哲典　東京慈恵会医科大学教授
西川　勝則　医療法人社団慈西会理事
矢野　文章　東京慈恵会医科大学教授
髙橋　則子　学校法人慈恵大学理事
朝倉真奈美　東京慈恵会医科大学附属第三病院
　　　　　　看護部管理師長
石戸千夏子　東京慈恵会医科大学附属病院
　　　　　　看護部主任
小嶌　順子　東京慈恵会医科大学附属病院
　　　　　　看護部管理師長
小島真由美　東京慈恵会医科大学附属病院
　　　　　　看護部
小林　友恵　東京慈恵会医科大学附属病院
　　　　　　看護部主任

笹木　織絵　東京慈恵会医科大学附属柏病院
　　　　　　看護部師長
菅野みゆき　東京慈恵会医科大学附属柏病院
　　　　　　感染対策室副室長
関　久美子　東京慈恵会医科大学葛飾医療センター
　　　　　　看護部師長
田村　宏美　東京慈恵会医科大学葛飾医療センター
　　　　　　看護部管理師長
奈良　京子　前東京慈恵会医科大学教育センター
　　　　　　看護キャリアサポート部門副部門長
二宮　友子　東京慈恵会医科大学附属第三病院
　　　　　　看護部主査
挾間しのぶ　東京慈恵会医科大学教育センター
　　　　　　看護キャリアサポート部門主事
藤本　麗子　東京慈恵会医科大学附属病院
　　　　　　看護部師長
丸山　弘美　東京慈恵会医科大学附属病院
　　　　　　看護部管理師長
山口　庸子　東京慈恵会医科大学附属病院
　　　　　　看護部主任
山元　直樹　東京慈恵会医科大学附属病院
　　　　　　看護部主任
渡部　雅代　東京慈恵会医科大学附属病院
　　　　　　看護部師長

医学書院

系統看護学講座　別巻
臨床外科看護総論

発　行　1970 年 4 月 1 日　　第 1 版第 1 刷
　　　　1973 年 9 月 1 日　　第 1 版第 5 刷
　　　　1974 年 2 月 1 日　　第 2 版第 1 刷
　　　　1979 年 4 月 15 日　　第 2 版第 7 刷
　　　　1980 年 2 月 1 日　　第 3 版第 1 刷
　　　　1983 年 10 月 15 日　　第 3 版第 5 刷
　　　　1984 年 2 月 1 日　　第 4 版第 1 刷
　　　　1987 年 2 月 1 日　　第 4 版第 5 刷
　　　　1988 年 1 月 6 日　　第 5 版第 1 刷
　　　　1993 年 2 月 1 日　　第 5 版第 8 刷
　　　　1994 年 1 月 6 日　　第 6 版第 1 刷
　　　　1997 年 2 月 1 日　　第 6 版第 5 刷
　　　　1998 年 1 月 6 日　　第 7 版第 1 刷
　　　　2001 年 2 月 1 日　　第 7 版第 5 刷
　　　　2002 年 1 月 6 日　　第 8 版第 1 刷
　　　　2005 年 2 月 1 日　　第 8 版第 6 刷
　　　　2006 年 2 月 1 日　　第 9 版第 1 刷
　　　　2010 年 2 月 1 日　　第 9 版第 8 刷
　　　　2011 年 2 月 1 日　　第 10 版第 1 刷
　　　　2016 年 2 月 1 日　　第 10 版第 6 刷
　　　　2017 年 1 月 6 日　　第 11 版第 1 刷
　　　　2022 年 2 月 1 日　　第 11 版第 6 刷
　　　　2023 年 1 月 6 日　　第 12 版第 1 刷Ⓒ
　　　　2024 年 2 月 1 日　　第 12 版第 2 刷

編　者　池上　徹・髙橋則子
発行者　株式会社　医学書院
　　　　代表取締役　金原　俊
　　　　〒113-8719　東京都文京区本郷 1-28-23
　　　　電話　03-3817-5600（社内案内）
　　　　　　　03-3817-5657（販売部）
印刷・製本　アイワード

はしがき

● 本書のなりたち

　看護学生向けの教科書はかつて「内科」と「外科」の区分で構成されていたが，器官系統別の構成による教科書シリーズ「系統看護学講座」が，1968年に医学書院からはじめて刊行された。これに伴って内科系，外科系を問わず各器官系統に属する疾患患者の看護は，それぞれの巻におさめられた。しかし，この構成では，各器官系統の疾患・看護のうち外科一般の事項や学習項目が欠落することになった。たとえば，麻酔法，手術（外科治療）手技などのほか，疼痛管理（鎮痛），あるいは手術体位などである。そこでこの面を補うべく，外科治療・看護を横断的に「総論」としてまとめた1巻が，1970年に「別巻」としてこのシリーズに加えられた。これが本書のなりたちである。

● 本書のねらい

　外科治療（手術）を受ける患者は，共通の特徴をもっている。最終的には患者自身の意思で選択されるものであるとはいえ，手術は生体への侵襲を伴う治療法である。また治療後も，手術前に期待した結果が得られない場合や，手術によって身体の変容がもたらされる場合もある。手術後の経過によっては，入院期間がのびて社会復帰が遅れたり，予後が左右されたりする事例も少なくない。患者の不安や恐怖は，疾患や治療内容によってははかり知れないほど大きい。また，患者を支える家族も患者と同様に不安をもち，さまざまな心配をする。

　このような外科患者を前にして，看護師の果たす役割はきわめて大きい。同一の疾患・術式であっても，患者は個別である。看護師は，1人ひとりの「心と体と社会関係」のつながりを視点にもった全人的な患者理解に努め，患者の意思を尊重し，納得のいく意思決定を支援することが重要である。また看護師は，手術を安全に行い，患者の手術後の回復過程を促すために，手術前・中・後の全過程（周術期）において患者の心身の状態を的確に把握・調整し，チーム医療が効果的に行われるようコーディネーターの役割も担わなければならない。

　近年，技術・装置の開発・進歩によって手術手技も高度化し，適応範囲が拡大している。このような状況下では，従来の手術に加え，内視鏡下手術，血管内手術，ロボットを活用した手術，脳死あるいは生体移植手術など，多様な手術を受ける患者の看護に対応できるような教育・訓練が必要となる。

　また高齢化の進展などによる医療費の増大，医療経済の圧迫の影響もあり，入院期間の短縮化，在宅療養への移行も進んでいる。それに伴って，外来看護の重要度が増すとともに，病院と地域の看護職との密な連携の必要性が高まっている。

　本書では，このように変貌をとげつつある「外科看護」を，周術期の全過程を通して，またそれぞれの時期ごとに，要点を押さえながら懇切に解説している。外科看護には，周術期全体にわたる理解ならびに展望，さらには患者・家族の心身の状態の変化に関する広範な知識と洞察力，臨床実践力が不可欠である。本書を通して，外科看護の臨床で必要と

される事項・内容を十分に習得してほしい。

●今改訂のねらい

　本書は「別巻」とはいえ，本シリーズの主要な巻と同様，4～6年間隔で定期的に改訂を重ね，時代の要請にこたえながら今日にいたっている。

　今回の改訂では，東京慈恵会医科大学消化器外科の矢永勝彦前教授から，後任の東京慈恵会医科大学肝胆膵外科教授である池上徹が新たに編者を引き継いだ。超高齢社会を迎え，外科治療における低侵襲手術と集学的治療の発展およびその安全な実践という大きな課題に向き合うことが必要な現代のわが国において，タイムリーな話題を可能な限り簡潔ていねいにわかりやすく解説する教科書を届けることが我々の責務であると考えている。そのためにも，今改訂では執筆者の若返りをはかり，臨床で活躍する専門医や専門看護師・認定看護師にそれぞれの領域や分野で専門性の高い情報や知見を盛り込んで解説していただいた。今後も継続して現役世代への若返りをはかり続け，フレッシュな情報を届けられる体制を維持する考えである。

　今回の改訂における最大の変更点は，高齢化や地域包括ケアシステムの構築が加速している今日において求められている，地域・在宅医療への移行支援について新たに一章設けたことである。前版までは在宅療養者の支援は「手術後患者の看護」の最終項目であったが，今回章として独立したことに伴い，この章を「集中治療を受ける患者の看護」の後ろに移動した。結果的に，実際の患者フローに近い構成にできたのは幸いである。

　また，高齢化の進展とともに認知症高齢患者が手術を受けるケースが増えている状況を考慮し，「手術を受ける高齢者の看護」の章に，新たに「認知症高齢者の支援」についての項目を設けた。認知症に限らず，手術が適応される疾患以外の疾患をかかえた患者も多くなっており，これを踏まえて「併存症のある患者の看護」についても大きな加筆を行った。そのほか，新型コロナウイルス感染症の流行を受け，未知の感染症の流行下でも継続して看護を行うための記述の見直しなども行った。こうした加筆や見直しにおいては，各分野の専門看護師・認定看護師などが中心となり，より根拠を明確にしたわかりやすい記述にすることを心掛けた。

　患者の安全・安楽を保証し，よりよい人生の創出に寄与できる看護を実践するためには，高い専門性と倫理観をもち，患者・家族のもつ力を信じ，発揮させるかかわりが重要である。本書から，このような看護の基本姿勢をくみ取って学んでいただければ幸いである。

　2022年10月

　　　　　　　　　　　　　　　　　　　　　　　　　　　　　　　　　　　編者ら

目次

序章 今日の外科看護の特徴と課題

高橋則子

第1章 外科医療の基礎

池上徹・西川勝則・石田祐一・二宮友子・岡本友好

第2章 外科治療を要する疾患・症状

衛藤謙・武田聡

第3章 外科治療を支える分野

瀧浪將典・矢野文章・西川勝則・田﨑哲典・藤本麗子

第4章 外科治療の実際

岡本友好・衛藤謙・池上徹

第5章 救急看護の基礎

武田聡・挾間しのぶ

第6章 周術期看護の概論

奈良京子・菅野みゆき

第7章　手術前患者の看護

丸山弘美・小嶌順子・関久美子

第8章　手術中患者の看護

小林友恵・山元直樹

第9章 **手術後患者の看護**

笹木織絵・二宮友子・矢野文章

第10章　集中治療を受ける患者の看護

山口庸子・石戸千夏子

第11章 手術患者の地域・在宅療養への移行に向けた看護

田村宏美

第12章 手術を受ける高齢者の看護

池上徹・渡部雅代・朝倉真奈美

第13章　手術を受ける小児の看護

芦塚修一・小島真由美

◎写真提供：PPS通信社（p.15）

序 章

今日の外科看護の特徴と課題

A　外科看護の対象と目的

　外科は，英語では"surgery"と表記されるが，これは「手 cheiro で仕事をする ergon」という意味のラテン語を語源としている（14ページ）。わが国では，おもに薬物で治療をする内科に対して，手の操作，すなわち手術によって治療をする医学分野を外科と分類している。

　外科看護は，すなわち手術を受ける患者の看護とほぼ同義といえる。

1　外科患者とその家族の特徴

　手術は，人々の健康回復を目的として行われるが，意図的に生体に対して損傷を加える治療法であり，一時的に患者の生命をおびやかすものである。しかし，損傷を加えられた生体は，再びもとに戻ろうと，身体内部に備わっているさまざまなシステムを発動させて回復過程を進める。

　以前よりも安全性が高まっているとはいえ，手術を受ける患者にとって，麻酔で意識がなくなることや身体にメスを入れられることは脅威である。「不測の事態が発生するかもしれない」「手術は成功するのか」「手術中や手術後に痛みが強いのではないか」など，患者はさまざまなことを連想し不安をつのらせる。また，術式によってはかけがえのない身体の一部や機能を失うことになり，ボディイメージの変化が悲嘆感情をもたらしたり自尊感情をそこなったりする。さらに，仕事や家庭生活への影響，経済的な心配など多様な原因から発生する不安をかかえ，患者は強いストレスのなかで手術を受ける。

　また，家族にとっても，患者が手術を受けるという事態は重大なできごとであり，不安や心配が大きく，強いストレスとなる。このような心理的な負担をのりこえ，家族が安定感をもって支持的役割を発揮できるかどうかも，患者の回復過程に大きく影響する。

　さらに，手術をしたからといって，もとの身体に戻るとは限らないという現実もある。治療の不確実性，限界という側面もあり，手術が成功といえなかったり，術後に合併症を発症したりすることもある。予期しないできごとがおこった場合，医療者側との信頼関係が構築されていないと，患者・家族は「手術の失敗」「医師のミス」などと医療者側をせめる気持ちをもつこともある。

2　外科看護の目的

　外科看護の目的は，ひとことでいえば，生体に意図的に加えられた損傷からの回復過程をたすけ，患者の生活の質 quality of life（QOL）を高めることである。人の心とからだは相互に影響し合っており，回復過程が順調に進むためには，心とからだ，およびそれらを取り巻く社会関係をも含めた全人的な

視点で患者をとらえ，患者がもつ力をアセスメントし，その力が発揮されるよう支援することが重要である。

　患者自身がもつ自然治癒力，みずからを律する力，みずからの生活をつくりだす力が機能してこそ，損傷した組織が修復され，失われた臓器や器官の代償機能がうまくはたらき，患者は新たな生活様式を獲得するとともに心理・社会的困難をのりこえてその人らしく生きられるようになるのである。

B　外科看護の役割と課題

1　外科看護の役割

　同じ疾患名で同じ術式の手術を受ける患者であっても，手術の適応となった原疾患の病態や病状は多様であり，1 人ひとりの社会的背景や価値観も異なるため，病気や手術の受けとめ方や経過も異なってくる。

　患者との接点が最も多い看護師は，患者の身体的問題をふまえながら意図的に患者と接し，五感を使って患者が発するさまざまな情報をとらえ，全人的にアセスメントすることが重要である。

　以下に，外科看護における看護師のおもな役割について述べる。

1　患者の意思決定を支援する

　手術前には，患者が手術療法の必要性も含めて診断結果に納得でき，どの医療機関でどのような手術を受けるのか選択・決定できるように支援する。

　手術後にも，術後の補助療法（化学療法や放射線療法など）が必要になった場合の治療選択に関する意思決定，機能障害への対処や社会復帰に関する意思決定など，さまざまな場面で患者自身が納得して先へ進むことができるように支援する。

●**代理意思決定**　手術は，認知症をかかえた高齢者や，認知機能が未成熟な小児に対しても実施される。患者本人の理解力が乏しい場合や治療選択の意思決定ができない場合は，患者家族による意思決定の代行が行われる。その際も，患者の QOL を高めること，患者の尊厳をまもることを重視しながら意思決定支援にあたる。

2　患者の手術からの回復過程を支援する

　看護師は，手術で加えられた侵襲による危機から脱却し，生体のもつ自然治癒力が最大に発揮されて回復が進むよう，その過程（回復過程）に対して援助を行う。

●**手術による変化の受容**　場合によっては，手術によって臓器・組織の一部または全部を喪失し，欠損・変形を残したまま治癒となることが避けられない。このような患者に対しては，患者みずからがこれを正しく認識・受容

して，社会への適応と復帰が果たせるように援助する。

● **再発防止の援助**　また，手術によって病巣を摘出・切除したとしても，疾患によっては再発や再燃が考えられるため，これまでの生活過程を見つめ直し，再発しない生活状況を患者自身がつくり出せるよう支援する。

2 外科看護の課題

● **チーム医療の充実に向けた調整**　現代の外科医療は，外来，病棟，手術室，回復室，集中治療室（ICU）など機能を異にする部署ごとに分化され，治療の場が移動すると同時に，1人の患者に対して多くの医療従事者がつぎつぎと交替しながら関与する。そのため，医療従事者と患者との間の信頼関係の形成や，確かな情報の共有が不十分なまま治療が進行することがある。

　患者の一番近くにいる看護師は，関係する多職種間のコミュニケーションが促され，連携がとれるように，調整役とならなければならない。また，術前・術中・術後の全過程を通して，患者中心の看護を一貫性をもって継続的に展開していくことが重要となる。

● **周術期における安全管理**　周術期における安全管理において，患者誤認防止，手術部位誤認防止，薬剤の誤投与防止，感染防止などは最重要課題である。WHOの手術安全チェックリストを参考にしたタイムアウト（●264ページ）を行うことも有効である。また，最近では，TeamSTEPPS（●203ページ）などを導入して医療チームのコミュニケーションを向上させることによって医療安全を高めようという動きも出てきている（●199ページ）。

● **術後疼痛の考え方と除痛**　手術後の疼痛（術後疼痛）は，正常な生体構造や内部組織にやむをえず加えられた手術侵襲の結果として生じるものが大部分である。術後の疼痛は，患者にとって精神的・身体的苦痛となるのみならず，生体機能に対する大きなストレス要因となり，交感神経の緊張を高め，内分泌機能の平衡をくるわせ，呼吸・循環機能や肝臓・腎臓の機能などにも多大な悪影響を与える。そのため，手術創部の疼痛は極力少ないほうがよい。

　痛みの感じ方や訴え方は個人差が大きいが，本人が痛みを感じている以上は，その人にとってストレスとなっていることは確かである。周術期の看護にあたっては，とくにこの点に注意し，患者の訴えに耳を傾け，患者ができるだけ痛みを感じずに経過するように対処することが重要である。

　また，痛みは手術後の回復に対する不安をも増強させる。回復への自信と前向きの姿勢を支えるためにも，必要にして十分な除痛が肝要である。

● **在院日数の短縮への対応**　医療経済の変化と手術・麻酔の進歩に伴い，2020年の患者調査では前回より増加したものの，長期的にみて在院日数の短縮が進んでいる（●図-1）。とくに65歳以上の高齢者の在院日数の短縮が著しい。手術前日入院や日帰り手術の普及も進展しており，手術前のケアのほとんどが外来で行われるようになっている。また，2016（平成28）年度の診療報酬改定では，地域包括ケアシステム推進のための取組み強化が打ち出され，患者が安心して早期に住み慣れた地域で療養や生活を継続できるよう

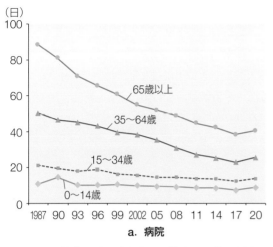
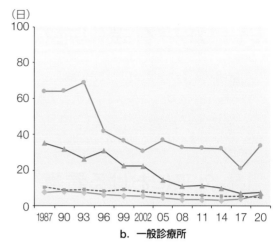

a. 病院　　　　　　　　　　　　　　b. 一般診療所

◎ **図-1　年齢階層層別退院患者の平均在院日数の推移**
注：各年 9 月 1 日〜30 日に退院した者を対象とした。2011 年は，宮城県の石巻医療圏，気仙沼医療圏および福島県を
　　除いた数値である。2020 年調査の退院患者の平均在院日数には注意を要する＊。
（「患者調査」2020 年版による）
＊ 著者注：入院年を平成元・2 年とする調査票について，令和との誤りである可能性も考慮し，精査・対応を行っている。

に，退院支援などの充実が評価されるようになった。

　これらの社会的な背景もあり，外来から入院，手術，退院後の在宅療養，あるいは転院までの治療過程が順調に進むよう，新たなシステム構築への要請がますます高まっている。

　近年は，PFM（◎361 ページ）などのシステムを導入したり，入退院センターや患者支援センターなどの部門を設けたりして，手術が決まった外来時点から手術に向けた心身の準備をサポートし，術中・術後の早期回復を目ざして退院まで多職種チームが支えるという組織体制をとる施設が増えている。

● **多様な手術方法への対応**　もともと，手術といえば，用手的（手を用いる）かつ観血的（出血が伴う）に行う治療法であり，術者が直接皮膚に切開を加え，臓器や組織に摘出・切除・再建・形成などの処置を行っていた。そのため，組織の損傷や出血，体液の喪失が大きくなりやすく，術後の創部痛も強く，回復に時間を要した。

　しかし，内視鏡や画像診断技術，血管内カテーテル技術の進歩・発達に伴い，近年では，鏡視下手術や血管内手術が多く行われるようになってきた。また，コンピュータ技術を駆使した内視鏡下手術支援ロボットの開発が進み，より侵襲の少ない手術が可能になっている。手術室看護師は，従来の手術に加えてこれらの手術にも対応できるように訓練することが必要である。

　一方，臓器移植の分野においては，2010（平成 22）年より改正臓器移植法が全面施行された。現在わが国では，この法律に基づいて脳死判定が行われ，脳死移植が行われている。脳死移植におけるドナー家族の思いや人の死を待って移植を受けるレシピエントの心理的葛藤，あるいは生体臓器移植においてもドナーとレシピエントの関係性や心理的な葛藤に注目して，双方が肯定的な感情になれるよう支援することが必要である。

C 外科看護の流れ

　手術療法を受ける患者の，地域から外来，外来から入院，そして退院までの一連の流れを▶図-2 に示す。1 人の患者が受ける医療・看護は，受ける場やかかわる人・職種がかわっても切れ目なく行われなければならない。そのためには，医療従事者間の情報の共有，連携が非常に重要である。

1 外来における看護

　健康診断で異常を指摘されたり体調変化を自覚したりした患者は，外来で検査と診断を受ける。その結果，手術療法の適応があると診断された場合に，患者は医師から説明を受け，手術の必要性を理解したうえで手術を受けるという意思決定を行う。

　手術が決定したら，手術に必要な検査（術前検査）を行い，体調を万全に整え，手術と手術後に備えて必要な訓練（術前訓練）や物品などの準備を行う。新型コロナウイルス感染症などの流行時には，ウイルスに感染していないかどうかの検査を受け，陰性と確認されたのちに入院可能となる場合があるので，病院の対応を確認しておく必要がある。

● **外来看護の要点**　外来看護でとくに重要なことは，患者の意思決定と手術のイメージ化をたすけることである。人は体験のないことがらに不安を感じやすい。手術や麻酔がどのように行われるのか，手術後の身体的変化および生活上の変化について具体的なイメージが描けるようにする。

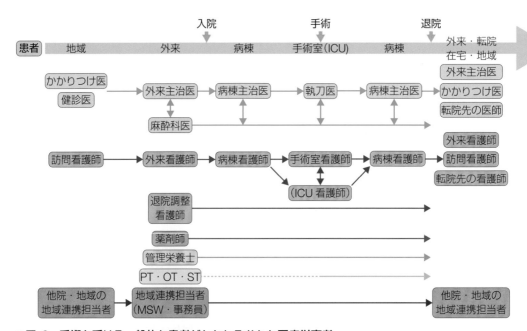

▶図-2　**手術を受ける一般的な患者がかかわるおもな医療従事者**
※病院の体制や患者の必要に応じて，かかわる職種やかかわりはじめる時期，かかわる期間は異なる。

　意思決定支援においては，インフォームドコンセント(●197ページ)の徹底や，セカンドオピニオン(●224ページ)についての情報提供などが重要である。

●**入院前からの多職種連携**　近年は，手術が安全に行われ，術後の回復過程が円滑に進んで予定通り退院できるようにするために，入院前から必要に応じて多職種がかかわる病院が増えている。たとえば，退院調整看護師が退院後の療養先や必要な社会資源の調整を開始したり，薬剤師が手術に影響する薬剤の確認や服薬指導を行ったり，また，栄養状態の改善のために管理栄養士がかかわったり，手術前から身体機能低下を予防するために理学療法士などがかかわったりすることがある。そのため，看護師はそれら専門職者が効果的に患者にかかわることができるよう調整する必要がある。

2 病棟における術前の看護

　手術を行うことが決定すると，患者は治療計画にそって病棟へ入院する。病棟では，各種アセスメント用紙を活用して栄養状態，転倒・転落発生リスク，褥瘡発生リスクなどを評価し，入院や手術によっておこりうる問題や，あらためて解決すべき問題の整理・明確化を行って，看護計画を立案する。患者とも問題を共有し，同意を得ながら看護計画を実施し，患者の反応を確認することが重要である。同じ病名で同じような経過であっても，標準化された問題リストや標準看護計画のみに頼るのではなく，患者1人ひとりの反応に基づいて対応することが重要である。

　手術を安全に行うために，医師によって行われる手術部位のマーキングを確認し，薬剤や飲食の制限や前投薬の投与などを医師の指示に従って行う。患者の不安の軽減と夜間の休息がとれるよう，不安な気持ちを傾聴し，必要に応じて処方された催眠薬を与薬するなどの対応を行う。

　手術当日は，手術室への持参物品の最終確認と指示された前処置などを行い，発熱の有無やバイタルサインの異常がないかを確認する。手術室入室時には，病棟看護師は手術室看護師とともに，患者自身に氏名・生年月日・手術部位などを確認する。

3 手術室における看護

　外科看護のなかでも，手術室における看護は最も高い技量・知識と配慮が要求される。手術室の看護師は，医師との共同作業を行うと同時に，手術場を取り仕切る進行役をも担う。

　手術は，外科医・麻酔科医・看護師・臨床工学技士・診療放射線技師・薬剤師・清掃や滅菌機材担当者など多くの職種からなるチームで行われる。看護師は，手術室全体を見渡して，手術がとどこおりなく進むように調整する役割(コーディネーター)を担わねばならず，単なる器械出しや麻酔の補助に終わってはならない。手術が安全に行われるよう十分に配慮し，手術室の運

営規程などが遵守されているかにも注意をはらう。

　また，患者誤認，手術部位の誤認，手術器械やガーゼの遺残，切除された臓器や採取した組織の紛失などの事故が発生しないよう，タイムアウト（◉264 ページ）などで手術チームメンバー全員による確認が必要不可欠である。さらに，大量出血など予期しない重大事象が発生した際には，適切な対応がなされるよう，注意喚起や手術室責任者への迅速な報告・相談ができるよう声を発することも手術室看護師の重要な役割である。

　手術中患者の家族は，病棟や病院内の家族控室などで待機していることが多いが，手術時間が予定より延長している場合，待っている家族の不安は高まるため，病棟看護師と連携をとって手術の進行状況を家族に伝えるなどの配慮が必要である。

4　手術後の看護

1　病室への帰室

● **手術直後の看護**　手術が終了し，回復室で十分な覚醒が確認された患者は，病室へ戻る。麻酔が覚醒しないうちに病室へ帰室する場合は，医師とともに患者の状態の変化に十分注意しながら移送する。

　手術直後の看護においては，麻酔からの覚醒や身体の回復過程でおきてくる変化や，生命の危機につながる徴候を見逃さず観察することと，手術後の創部痛を適切に軽減させることが重要である。痛みが体内の生理的機序や回復意欲にマイナスの影響を与えないように，積極的な除痛処置をとる。

　手術後は，患者の術式や全身状態によって異なるが，個室（重症室や観察室）に帰室となる場合が多い。患者の帰室するベッドサイドに，術後の循環・呼吸・体温の安定をはかるための医療機器や物品を準備しておき，医療者が観察しやすく，患者が休息しやすい療養環境を整える必要がある。

2　集中治療室（ICU）における看護

　多くの場合，集中治療室（ICU）に収容される患者の全身状態は不安定で危機的であり，医療機器による客観的・継続的な監視（モニタリング）への依存度が大きく，より綿密な全身管理が要求される。

　ICU 看護師は高性能医用電子機器の使用・管理方法を正確に習得しなければならないが，他方で機器のデータを見ることのみにとらわれてはならない。ICU においても，患者の生体反応そのものを直接，五感をはたらかせて点検することが重要である。

　また，これらは単なる生物体としての反応ではなく，患者が体感している苦痛や不安，音・光・室温などの療養環境が影響した生活体としての反応でもあることを忘れてはならない。

3 早期回復に向けた看護

　術後合併症の発生や予期せぬ変化が生じない限り，患者は予定された日数で退院し，在宅療養への移行あるいは回復期リハビリテーション病院や中・長期療養（介護）が可能な医療・介護施設へ転院となる。患者・家族は手術という難題をのりこえて安堵している反面，十分な回復にいたっていない場合や，身体の形態・機能の変化に応じた生活様式の変更が必要である場合，退院は喜びと同時に新たな不安をもたらすこともある。

　患者・家族の状況を把握し，外来看護師や訪問看護師，あるいは転院先の看護師との連携をはかり，患者の QOL の向上を目ざした支援を行うことが必要である。

● **経過が順調でない場合の看護**　合併症などによって経過が順調でない場合，患者やその家族の示す態度は複雑である。治療の中心になっている医師に対しては疑問や不安を直接表明できずにいる一方で，看護師やその他のスタッフに対して治療に関する不信や不満を表明したり，救済を求めたり，あるいは攻撃的になったりする場合がある。そのような場合は，患者が感じているストレスを察知してそれをやわらげ，また主治医らにはたらきかけて病状説明の機会をつくるなど，積極的な対応を考慮する必要がある。

　入院が長期に及ぶ患者や，治療のために入退院を繰り返す患者の場合，過去の治療や処置を基準にして要求水準が高くなる傾向がある。その一方で，治療に限界がある場合や，治療が長期に及ぶ場合，治療に伴う有害事象がある場合などは，患者は精神的に疲弊していることが多く，また，心が荒廃して自暴自棄になることもある。さらに長期の闘病に伴って収入の減少や失職などの経済的な負担が加わっている場合もまれではない。

　このような心理・社会的側面を含めて患者を全人的に観察し，他の専門職者と協働しながら，患者がよりよい QOL を確保できるように支援することが重要である。

5　再び外来へ

　近年，在院期間の短縮に伴って，従来は病棟で解決されてきたはずの多くの問題をかかえたままの退院となり，再び外来へ戻ってくる患者が増えている。退院したからといって，身体的・精神的に必ずしも手術前の状態に回復していない場合も多い。そのような患者が新しい自己像を形成し，あるいは自分の環境をつくりかえ，社会復帰できるように助言を与え，また同病の患者の経験や患者会などの当事者組織などに関する情報を提供することも，外来看護の役割である。

　外来受診する患者は，自宅で生活をしながら，あるいは職場で仕事をしながら療養をしている。患者は自分自身の判断で行動しなければならないため，患者・家族のセルフケア能力の向上が重要になる。来院時には，患者・家族の労をねぎらい，一緒に生活をふり返って体調コントロールのための具体的

方法を見いだす。また，新たな生活様式を獲得するための支援，社会活動の維持・拡大を目ざした援助などの視点をもって，外来での短い接触時間を有効に活用して看護にあたることが必要である。

6 地域・在宅へ

　地域包括ケアシステムの構築が進む今日，手術が必要になった患者は，かかりつけ医から急性期病院へ紹介され，手術が終わり病院での治療が終了すると，在宅療養へと移行するという経過をとることが多い。在宅療養の場は，自宅であったり介護施設であったりする。

　病状や治療によっては身体の形態・機能が変化し，医療機器やさまざまな医療材料を生涯にわたって使用しなければならない場合もある。そのような場合は，入院中からセルフケアに必要な指導・教育を行うとともに，地域で支援者となるかかりつけ医，訪問医，訪問看護師，ケアマネジャーなどへ情報提供や協力依頼を行うことが必要となる。いずれにしろ，治療を受ける施設や療養する場がかわっても，切れ目のない治療・看護が受けられるようにしなければならない。

　そのためには，早期から身体面・精神面・社会面も含めて，その患者がどのような状態でどこへ退院するのかを把握し，患者のニーズに合った社会資源の選択および有効活用ができるように支援する必要がある。また，退院後に療養する場で支援者となる人々との密な情報共有が重要であり，連携を強化する必要がある。

　患者が，退院後どこで療養するのか，どのような生活を送るのかを自己決定できるよう，わかりやすい説明とタイムリーな情報提供を行い，患者や家族の不安や悩みに耳を傾け，患者・家族の納得のいく意思決定支援をすることが看護師の重要な役割である。

D 外科患者のアセスメント

　手術は，前述したように，身体への負荷が大きく，精神的にも社会的にも大きなストレスのかかる治療法である。外科患者のおかれた状況を把握し，手術や麻酔による身体の変化とともに，精神的・社会的な側面をも含めた全人的なアセスメントが欠かせない。

● **手術前のアセスメント**　通常，外科患者はかなり具体的な訴えをもっており，それを聴取するのは比較的容易である。しかし，なかには不安のために自己表現できなかったり，意図的に症状や重要な徴候を隠したりする患者も存在するため，親身な対応や話やすい雰囲気づくりが重要である。

　身体のアセスメントは，ふだんから露出している顔や手指，あるいは四肢の動作などから行われることが多いが，脱衣の際などにそのほかの身体部位の観察を注意深く行う。

術後の回復過程に影響する栄養状態を評価し，必要があれば管理栄養士の介入を求め，栄養状態の改善をはかる。さらに，手術に影響する抗血栓薬などの服用がないかを確認し，薬剤師と連携して決められた期間の休薬や注意事項を指導する。

高齢者の場合，筋力低下に伴う転倒・転落や術後せん妄をおこしやすいので，入院前からアセスメントシートなどを活用してリスク評価を行う。それによって，理学療法士と連携をとって筋力トレーニングを取り入れる，入院時に家族の写真やふだん身近にある日用品を持参してもらうなどの対策を講じる。

● **手術直後のアセスメント**　手術直後は，術式や麻酔の種類によっても異なるが，呼吸・循環が不安定になりやすい。そのため，手術中の輸液量・出血量・輸血量・尿量・バイタルサインの変化，麻酔からの覚醒状態，疼痛の状態などを正確に把握することが重要である。得られた数値や症状から体液バランスや創出血の危険性などを判断し，異常を察知した場合や疼痛が強い場合は医師に報告して適切な対処をする。これらを病棟に報告して，一貫した看護が提供できるようにする。

● **術後合併症の早期発見**　術後合併症（手術後合併症）は，術式や麻酔の種類，年齢，基礎疾患の有無など多くの要因がからみ合って，手術直後から，あるいは1週間ないし10日後ぐらいまでの間にかけてさまざまにおこりうる。おこる時期とその種類には特徴があるので，予防に努めるとともに，徴候をいち早くとらえて，適切な対応をすることで大事にいたらないようにすることが重要である。

手術後24時間以内に最も注意しなければならないのは，手術野からの出血である。バイタルサインの測定と同時に，創部に入れられたドレーンからの排液の観察が重要である。排液は，表面からは見えない深部の状態をあらわしている。

● **心理的アセスメント**　手術前後で患者・家族の不安や関心事はかわっていく。手術前は手術そのものや麻酔に対して不安や恐れを感じやすく，手術後は疼痛や出血，術後合併症の発生に対して不安をいだきやすい。回復するにつれて手術で影響を受けた身体で退院後の生活や仕事をどのようにしていけばよいかなどが心配になる。多くの外科患者をみている医療者には先の予想がつくことであっても，はじめて体験する患者には予想ができず，先のことがわからないという不安がある。どのようなことが気がかりかをよく聴いて，不安の内容や心配事を明確にする必要がある。

新型コロナウイルス感染症などの流行期には，家族の面会も制限され，患者は孤独感を感じやすくなるため，患者の心理的なアセスメントは一層重要となる。看護師は，患者の声に耳を傾け，患者と家族の橋渡し的な役割を担うことが重要である。

また，たとえば，女性患者が術後に化粧を再開した場合，それは患者が手術の侵襲から回復し，自尊感情を取り戻しはじめたことを意味すると解釈できる。言語的な情報に加え，このような患者の全身から発信される非言語的

な情報をも観察し，個々の患者が受けた治療の侵襲度と自然経過に照らし合わせて，患者の経過が順調かどうかを評価する必要がある。経過が順調であるのに満足な様子を示さない場合，あるいは沈んだ表情をしている場合は，患者の重要な心理状況を見逃していると疑うべきである。

　看護師は，患者の様子から心理的なアセスメントを行い，患者がかかえる問題を聞きとり，医療チームと情報を共有してその解決にあたらなければならない。

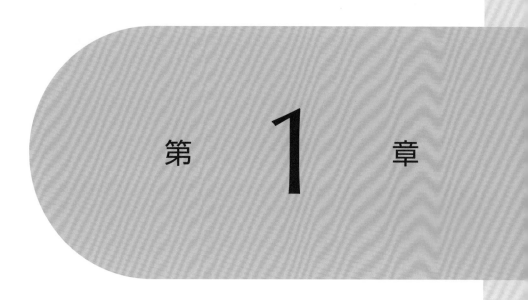

第 **1** 章

外科医療の基礎

A 外科治療の特徴と変遷

1 外科と手術の意味

　外科という日本語表記が，内科と対比する医学分野として，「外」と表現されるのは，近代以前には内臓にいたる手術を行うことが不可能であったことに由来する。日本語の外科という表現は，室町時代の軍記物語である太平記ではじめて用いられた。当時は身体の内部，つまり内臓に対する治療は内服薬を用いた内科治療を行う以外に選択肢はなく，身体の外部，つまり体表面の外傷に対する止血や縫合を外科と表現したのである。

　しかし現在の外科治療は，おもに内臓を対象としている。近代外科学の発展により体表から内臓へと治療対象を広げてきたために，このような表現の乖離にいたったものと考えられる。

　一方，英語では外科は**サージェリー** surgery と表現される。これはラテン語の chirurgia というシェリオ cheiro（手）とエルゴン ergon（術）を組み合わせた語に由来しており，手を使った治療を意味するものである。

2 外科治療の適応

　外科治療（手術）は，人工的に身体の一部の構造を改変する局所治療であり，全身性疾患を対象とするものではない。白血病やインフルエンザなどは局所解剖を変化させる外科治療で治療を行うことは合理的ではなく，内科治療の適応である。一方，腫瘍や外傷など局所の切除や縫合で効果的に治療できる疾患は，外科治療，すなわち手術の適応となる。

　経過によって同じ疾患でも適応される治療がかわることもある。たとえば，大腸がんや膵臓がんなどで，標的となる病変の切除を行うことで治療が可能なものは手術の適応であるが，腹部全体や全身に転移して全身性疾患となった場合は内科的薬物療法の適応となる。

　また，肝臓や心臓などの臓器が機能しなくなり，その臓器をとり替えること（移植手術）で治療可能な場合も，外科治療の対象である。

　外科治療を適応する場合に最も重要なことは，外科治療（手術）の本質は「局所解剖を変化させる治療法である」ということであり，対象とする病変の局在が明らかで，術式が具体的かつ明確である必要があるということである。

3 外科治療の黎明期

　体表の外傷に対する古典的な外科治療として，古代ギリシャ時代の血液凝固作用をもつ蜘蛛の巣を傷口に塗り込むことによる止血法や，インドや南米

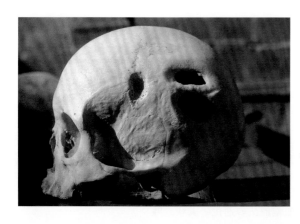

◯図1-1　穿頭術後の頭
　　　蓋骨
インカ帝国の遺跡から発掘
されたものである。

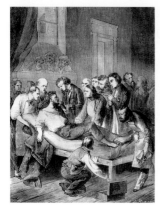
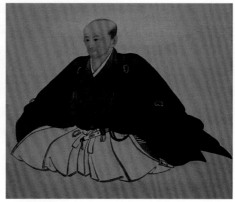
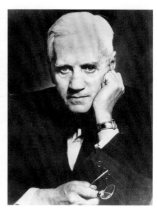

a．モートンによるエーテル麻酔　b．華岡青洲　　　　　　　　c．フレミング

◯図1-2　外科学の発展を支えた医師たち

などで行われていた兵隊アリの顎のハサミを用いた縫合法，古代インカ帝国で頭部外傷による頭蓋内出血に対して行われていた穿頭術（◯図1-1）などが知られている。

　しかしながらその後の中世時代は，とくに西洋において外科学のみならず医療全体の暗黒時代であり，僧侶による祈祷が医療の主体であった。

4　近代外科の始まり

　近代外科は，16世紀フランスのパレ Paré, A. が切り開いた。彼は理髪師から軍医となり，血管を縛ることによる止血法や包帯法などの創傷治療法を開発し，外科治療の発展の基礎を築いた。

　19世紀にはアメリカのウェルス Wells, H. による**笑気（一酸化窒素）麻酔**やモートン Morton, W. T. G. による**エーテル全身麻酔**（◯図1-2-a），ハンガリーのゼンメルワイス Semmelweis, I. P. による塩素水を用いた**手指消毒法**やドイツのシンメルブッシュ Schimmelbusch, C. T. による**煮沸消毒法**，イギリスのブルンデル Blundell, J. による**輸血法**が開発され，ドイツのランゲンベック

Langenbeck, J. C. M. による子宮摘出術やビルロート Billroth, C. A. T. による胃切除術などの腹部臓器の手術が行われた。なお，世界初の全身麻酔は，モートンの 40 年前に紀州藩の華岡青洲(◉図 1-2-b)が乳がん手術で用いた，通仙散による全身麻酔である。

　20 世紀になるとイギリスのフレミング Fleming, A.(◉図 1-2-c)がペニシリンを開発し，近代外科の基礎が出揃った。

5　外科治療の発展

　全身麻酔・消毒法および抗生物質・止血法・輸血輸液法の進化により，外科手術は 20 世紀後半に大きく進化し，腹部臓器だけではなく脳を含む頭頸部や，心臓や肺などの胸部臓器の手術，悪性腫瘍に対する拡大切除術や複雑な臓器再建を行う手術も可能となった。外科手術は危険なかけから科学的根拠をもった安全な医療へと進化し，良性・悪性疾患を問わず，一定レベルの医療を供給するために不可欠な手段となったのである(◉図 1-3)。

　さらには臓器不全となった臓器を取りかえる**臓器移植**や，高度肥満に伴う糖尿病や高血圧に対して消化管構造の改変を行うことで過食を防止する肥満手術など，局所構造を変化させることで，いままで内科的疾患と考えられていた疾患に対しても，効果的な治療を外科的に行うことが可能となった。

　そして 21 世紀の外科治療は，悪性疾患に対する内科的治療を背景とした**集学的治療**(抗がん剤，放射線治療，外科治療の組み合わせ)や，胸腔および腹腔内臓器に対する内視鏡外科手術や血管病変に対する血管内治療などの**低侵襲外科治療**へと進化した。

　低侵襲外科治療の 1 つとして，低侵襲外科治療をより精密に行うことを目的として導入された**ロボット支援下手術**も，現在では多くの胸腹部臓器で行われるようになった。ロボット支援下手術は，とくに体腔深くに存在し，内視鏡外科器具の操作が困難な臓器である前立腺・直腸・食道などの臓器の手術において精密な手術操作を可能とする。今後は高速インターネットを使ったロボット支援下遠隔手術への活用も期待されている。また，AI(人工知能)による手術支援も試みられている。

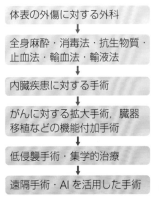

◉**図 1-3　外科医療の発展**

　外科治療は，外科以外の診療科と協力しながら行う集学的治療，さまざまなプラットフォームを活用した低侵襲外科治療を中心として，さらに進化し続けている。

B 手術侵襲と生体の反応

① 手術侵襲

　生体，とくに哺乳類などの高等動物は，つねに変動する外部環境にさらされながらも，体温・pH・栄養・酵素系などの内部環境を一定に維持する機能によって生命を保持することができている。この内部環境の恒常性を，**ホメオスタシス❶**とよび，内部環境もしくはホメオスタシスを乱す外部環境のうち，生体に加わる刺激の総称が侵襲 stress である。

　生体侵襲には，外傷・熱傷・感染・手術・腫瘍・放射線照射などによる外的刺激から，飢餓・脱水のほか，不安や恐怖などといった内因的苦痛まで，幅広い範疇のものが含まれる。手術は疾患を治療するための外科的療法であるが，生体にとっては過大で，かつ最も代表的な侵襲といえる。

② 侵襲に対する生体反応

1 生体反応の意義

　生体は侵襲に対して臓器や組織の機能を保ち，病原体の侵入を防ぐために，神経系・内分泌系・免疫系のさまざまな反応を引きおこす。内部環境はこれらの反応によって維持されているが，限界をこえた内外の侵襲が加わると，全身的な変化を生じる。これを生体反応という。

　生体反応には神経・内分泌系，免疫系，代謝系，循環器系を中心に，さまざまな変動が含まれるが，その多くは生体の防御反応である（◯図 1-4）。神経系・内分泌系を中心とする生体反応のうち，とくに重要な反応経路は**視床下部-下垂体-副腎皮質経路**と**交感神経-副腎髄質経路**である（◯図 1-5）。これらの反応によって，代謝・循環・内分泌・凝固線溶系・免疫などの全身的な変化が生じる。侵襲の程度が増大するほど，これらの反応は大きくなり，それに伴って体温・脈拍・呼吸・血圧・尿量などのバイタルサインが変動する。

　手術においては，原疾患に対する手術術式・手術時間や出血量などにより侵襲の程度が大きく左右される。一般には，大手術や長時間手術ほど侵襲が大きく生体反応も強い。同時に，個体の全身状態，すなわち循環器系，呼吸器系，腎・泌尿器系などの機能や，年齢なども，侵襲に対する生体反応の大小を規定する要因となる。

NOTE

❶ホメオスタシス homeostasis
　生体恒常性と訳される。アメリカの生理学者キャノン Canon, W. B. が，主著『人体の知恵』(1932) のなかで提唱した。

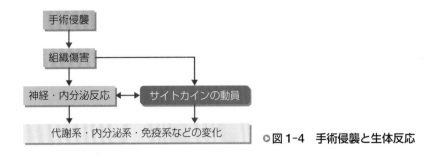

◖**図1-4　手術侵襲と生体反応**

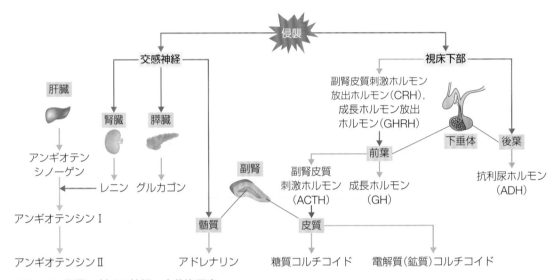

◖**図1-5　侵襲に対する神経・内分泌反応**

2　生体反応の推移

手術侵襲に対する生体反応の推移としては，**ムーア** Moore, F. D. **の分類**が古典的に有名である。ムーアは手術直後から回復までの期間を，第Ⅰ～Ⅳ相の4段階に大別した。

1 第Ⅰ相：傷害期 injury phase　**異化期**ともよばれ，手術後から数日間（2～4日間）継続する，神経・内分泌系の反応が中心となる時期である。臨床像としては頻脈，発熱，尿量減少，腸管運動の減弱などが見られる。

これらの反応は体内で分泌される各ホルモンの作用によるものである（◖表1-1）。すなわち，視床下部-下垂体-副腎皮質系を介した副腎皮質刺激ホルモン adrenocorticotrophic hormone（ACTH），コルチゾール（糖質コルチコイド）の分泌亢進，交感神経-副腎髄質系によるカテコールアミン（ノルアドレナリン〔ノルエピネフリン〕やアドレナリン〔エピネフリン〕）の分泌亢進，視床下部-下垂体系を介した抗利尿ホルモン antidiuretic hormone（ADH）や成長ホルモン（GH）の分泌亢進，腎・副腎系を介したレニン，アンギオテンシン，アルドステロンの分泌亢進，さらには膵ランゲルハンス島A細胞からのグルカゴンの分泌亢進がおこり，生体反応が生じる。

◯表1-1　神経・内分泌反応に関与するホルモンとおもな作用

ホルモン	おもな作用
成長ホルモン(GH)	糖新生促進(血糖値上昇作用)，タンパク質合成促進，脂肪分解促進
副腎皮質刺激ホルモン(ACTH)	糖質コルチコイド分泌促進
電解質(鉱質)コルチコイド	ナトリウムの再吸収促進，カリウムと水素イオンの排出促進
糖質コルチコイド	糖新生促進，筋タンパク質分解
抗利尿ホルモン(ADH)	水の再吸収の促進
アドレナリン	β受容体刺激作用(心拍数増加，心収縮力増強)
ノルアドレナリン	α受容体刺激作用(血管収縮，血圧維持)
レニン	アンギオテンシンノーゲンをアンギオテンシンⅠに変換
グルカゴン	グリコーゲンの分解，糖新生促進
心房性ナトリウム利尿ペプチド(ANP)	血管弛緩作用，利尿作用

(1)循環器系への影響：強力なβ受容体刺激作用をもつアドレナリンのはたらきによって，心拍数・心収縮力の増加がおこり，循環血液量の維持がはかられる。またα受容体刺激作用をもつノルアドレナリンの作用によって，血管が収縮し，血圧が維持される。

(2)糖代謝系への影響：糖の供給促進である。肝臓に貯蔵されているグリコーゲンはグルコース(ブドウ糖)へと分解される。また筋タンパク質や体脂肪が分解されて，糖新生❶が亢進する。

　②第Ⅱ相：転換期　異化期(第Ⅰ相)から同化期へ転換していく期間で，手術後3日目前後から1〜2日間持続する。第Ⅰ相で生じた神経・内分泌反応は鎮静化に向かい，水・電解質平衡が正常化していく時期である。手術侵襲が過大であれば，転換期の訪れは遅れ，第Ⅰ相は遷延する。臨床像として解熱がみられ，疼痛が軽減し，体動・腸蠕動が活発になる。ADHやアルドステロンによって体内のサードスペース❷third space(第三腔)に貯溜していた水分が体循環系へ戻り，ナトリウム(Na)と過剰な水分は尿となって排出される。

　③第Ⅲ相：同化期　筋力回復期ともよばれる時期で，タンパク質代謝が同化傾向となり，筋タンパク質量が回復する。手術後1週間前後から始まり，手術侵襲の程度にもよるが2〜5週間持続する。臨床像として食欲が回復し，排便も正常化する。内分泌バランスもほぼ正常状態に戻る。また，創傷治癒機転が促進される。

　④第Ⅳ相：脂肪蓄積期　術後数か月継続する。筋タンパク質の合成が進むとともに，脂肪が蓄積されていく。

NOTE

❶糖新生
　体内に保存されている糖分(グリコーゲン)がなくなり，外部からの糖分の補給が途絶えたときにおこる，筋タンパク質や脂質を分解して糖(グルコース)をつくり出す反応。

❷サードスペース
　手術野の浮腫や，傷害細胞の膨化，侵襲下の細胞への水やナトリウムの移動による非機能的細胞外液の貯留する空間。

3 サイトカインによる生体調節機構

1 サイトカイン

　サイトカイン cytokine の語源は「細胞（サイト）が産生する作動物質（カイン）」である。サイトカインは，種々の細胞から分泌される，生理的活性をもつタンパク質であり，多くは糖タンパク質である。

　サイトカインは，細胞間で細胞の増殖や分化，細胞死や治癒といった情報伝達を行うことで，おもに免疫作用や抗腫瘍・抗ウイルス作用を担っている。これらの作用は生体の恒常性の維持にかかわるものであり，侵襲からの防衛反応の一環と解釈することができる。

◆ サイトカインの産生細胞と標的細胞

　サイトカインは，免疫担当細胞（マクロファージ・単球・リンパ球など）をはじめとして，線維芽細胞，血管内皮細胞，上皮系細胞，神経系細胞などから産生される。同一のサイトカインが複数の細胞から産生される（●表1-2）。

　サイトカインは抗体のような特異性はもたず，細胞表面に受容体 receptor（レセプター）が発現している複数種の標的細胞に作用する。サイトカインは受容体に結合すると，細胞内シグナル伝達機構を介して，きわめて微量でその作用を発揮する。作用は情報を伝達された細胞の固有性・特異性による。それゆえ異なったサイトカインが同様の作用を発現する場合もある。

◆ サイトカインの作用様式

　サイトカインの作用様式には，① サイトカインを産生した細胞そのものに作用するオートクライン❶様式，② サイトカインを産生した細胞の近傍の

NOTE
❶オートクライン autocrine
　自己分泌。ほかの細胞からのホルモンや成長因子によらず，腫瘍細胞のように，自己の分泌する因子が作用するしくみである。

●表1-2　おもなサイトカインの産生細胞

おもなサイトカイン		おもな産生細胞
炎症性サイトカイン	IL-1	マクロファージ，内皮細胞
	IL-6	T細胞，マクロファージ，内皮細胞，線維芽細胞
	IL-8	マクロファージ，線維芽細胞，内細胞
	TNF-α	マクロファージ
抗炎症性サイトカイン	IL-4	Th2細胞，マスト細胞
	IL-10	Th2細胞，マクロファージ
	IL-11	骨髄基質細胞
	TGF-β	マクロファージ，T細胞，B細胞
	IL-2	Th1細胞
	IL-13	Th2細胞，マクロファージ，内皮細胞，線維芽細胞
	IFN-α	マクロファージ
	IFN-β	線維芽細胞
	IFN-γ	Th1細胞，NK細胞

IL：インターロイキン interleukin，TNF：腫瘍壊死因子 tumor necrosis factor，IFN：インターフェロン interferon，TGF：トランスフォーミング増殖因子 transforming growth factor の略。

細胞に作用するパラクライン❶様式，および③ 循環系を介して遠隔細胞に作用するホルモン様式❷がある。

　侵襲の局所で生じたサイトカインは，オートクライン・パラクライン作用によって情報を増幅させ，IL-6 や IL-8 を産生する線維芽細胞や血管内皮細胞に伝達される。IL-6 や IL-8 は循環系を介して受容体発現細胞に作用し，生体防御反応を引きおこす。手術侵襲下の生体反応には，サイトカインを中心としたこの一連のサイトカインネットワークが関与していることが明らかとなっている。

2　生体反応におけるサイトカインの役割 ──炎症性サイトカインと抗炎症性サイトカイン

　前述のように，手術侵襲に対する生体反応はホメオスタシスを維持するための防御反応であり，その主役は神経・内分泌反応である。この生体反応の基軸はおもにサイトカインによる誘発反応であることが，知られるようになった。

　侵襲に伴う生体反応におけるサイトカインの役割は，免疫細胞を活性化し，白血球の機能を亢進するなど，炎症反応を促進するはたらき（**炎症性サイトカイン**）と，これを制御するはたらき（**抗炎症性サイトカイン**）である（●20 ページ，表1-2）。この両者が適度なバランスをとって産生・分泌されることで，炎症反応は終息に向かう。炎症性サイトカインのはたらきが非常に強く，抗炎症性サイトカインのはたらきが弱いと SIRS（●次項）が引きおこされ，抗炎症性サイトカインのはたらきが相対的に強くなると免疫能低下から重症感染症を合併するおそれがある。炎症反応の終息には，抗炎症性サイトカインの産生や，炎症性サイトカインの局所からの消失に加え，脂質メディエーター（レゾルビン，プロテクチン，リポキシンなど）も重要な役割を果たしている。

3　全身性炎症反応症候群（SIRS）

　全身性炎症反応症候群 systemic inflammatory response syndrome（**SIRS**）とは，外傷や熱傷，手術および感染などの侵襲を受けた局所で産生された過剰のサイトカインによって，全身に強い炎症反応が引きおこされた状態である（高サイトカイン血症）。

　下記の 2 項目以上を満たす場合を SIRS と定義する。

（1）体温＜36℃ もしくは＞38℃

（2）脈拍数＞90 回/分

（3）呼吸数＞20 回/分，または動脈血二酸化炭素分圧（$PaCO_2$）＜32 mmHg

（4）白血球数＞12,000/μL もしくは＜4,000/μL，または未成熟細胞＞10%

　生体が SIRS の状態にあるときは，初期の侵襲に対して生体が防御反応をおこしている時期である。手術術式や手術時間あるいは出血量などによっても異なるが，手術侵襲で過剰のサイトカインが誘導されると SIRS の状態になる。

□ NOTE

❶**パラクライン** paracrine
　傍分泌。近くの細胞が分泌する因子の作用を受けるしくみである。

❷サイトカインは複数の臓器で産生され，多彩な作用をもち，異なるサイトカインが重複した作用をしばしば示すタンパク質で，一般に近辺の細胞に作用するものが多い。一方でホルモンは特定の臓器で産生され特定の標的臓器をもつ物質であり，遠く離れた部位の細胞に作用することが多い。

　SIRS の状態が遷延すると，組織における酸素代謝がうまくいかず組織傷害が進み最終的に多臓器不全から播種性血管内凝固 disseminated intravascular coagulation（DIC）に移行し死亡することもある。

4　代償性抗炎症反応症候群（CARS）

　侵襲によって炎症性サイトカインが誘導される状態では，抗炎症性サイトカイン（IL-4，IL-10，TGF-β，STNFR，IL-1Ra）や，炎症性サイトカインに対する拮抗物質が全身で誘導されるようになる。その影響により炎症性サイトカインが過剰に抑制された場合，免疫機能が著しく低下し，易感染状態となる（免疫抑制状態）。炎症性サイトカインの誘導が多いほど，抗炎症性サイトカインの誘導も大きくなる。

　炎症性サイトカインが優位な状態が SIRS であり，抗炎症性サイトカインが優位な状態が**代償性抗炎症反応症候群** compensatory anti-inflammatory response syndrome（**CARS**）である（●図 1-6）。

● **MARS**　なお，最近では SIRS と CARS が同時におこる **MARS**（mixed antagonistic response syndrome）という概念も提唱されている。

● **CARS とステロイドの関係**　ステロイドなどの NF-κB 拮抗薬で炎症性サイトカインを過度に抑制すると，抗炎症性サイトカインが優位となり（CARS），抗炎症性サイトカインの特徴である易感染性が前面に出てくる。

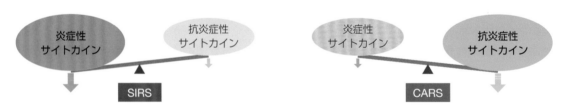

●図 1-6　SIRS と CARS
炎症性サイトカインが優位な状態が SIRS，抗炎症性サイトカインが優位な状態が CARS である。
これらのサイトカインのバランスで病態が決定される。

plus	窒素平衡

　窒素平衡（窒素出納）とは，摂取した窒素と排出した窒素のバランスのことであり，摂取量から排出量を引いた値であらわされる。健康な人では窒素平衡は維持されているが，手術侵襲後早期にはタンパク質の異化が亢進してマイナスとなり，回復期に向かうとタンパク質の同化とともにプラスになる。窒素平衡は代謝状況を知る指標として重要であり，具体的には下記の式によって算出される。
　　窒素平衡＝タンパク質摂取量（g/日）/6.25－尿中窒素（g/日）/0.8
　窒素はおもにタンパク質の一部として摂取され，おおむねタンパク質量の 1/6.25 が窒素量となる。0.8 で割るのは，窒素の約 80％（食事内容で異なる）が尿中に排泄されるためである。

4 手術侵襲の評価

　手術侵襲の評価方法としては，① 手術手技自体に関連する因子を利用する手法と，② 手術侵襲によって引きおこされる生体反応を利用する手法とがある。前者は旧来から用いられてきた手法であり，手術時間・出血量・輸血量などを利用するものである。後者では，カテコールアミンなどのホルモン変動，窒素平衡，急性期反応物質のC反応性タンパク質（CRP），動脈血中ケトン体比などが用いられ，定量化されている（◖表1-3）。

　近年では，炎症性サイトカインのうち，とくにIL-6が注目されており，血中濃度が測定されている。血中IL-6濃度の推移は，手術の侵襲の程度，手術後の侵襲からの回復の経過を観察するにあたって有効と考えられている。

　また，組織酸素代謝の監視も施行されている。スワン-ガンツ Swan-Ganz カテーテルから採血を行い，酸素運搬量・酸素消費量などの測定や，混合静脈血酸素飽和度や心拍出量の持続的監視によって組織酸素代謝が評価されている。

◖**表1-3　侵襲の評価に用いる指標**

• 白血球数 • 急性期反応物質 　CRP，フィブリノーゲン，ハプトグロブリン • 顆粒球エラスターゼ • 補体C3，C5a • 炎症性サイトカイン 　IL-1，TNF-α，IL-6，IL-8 • RTP*	• ホルモン 　ACTH，GH，インスリン，グルカゴン • カテコールアミン 　アドレナリン，ノルアドレナリン • コルチゾール • 窒素平衡 • 骨格筋タンパク質量 • 動脈血中ケトン体比

* 半減期が短く，分子量が小さく，変動率が大きいタンパク質をRTP（rapid turnover protein）とよぶ。レチノール結合タンパク質，トランスサイレチン（プレアルブミン），トランスフェリンなどがある。栄養アセスメントの検査に利用されている。

---

plus	**動脈血中ケトン体比**

　糖尿病や飢餓状態では，おもに肝臓で行われる脂肪酸のβ酸化によって生成されるケトン体（アセト酢酸，3-ヒドロキシ酪酸，アセトン）がエネルギー源として利用される。

　動脈血中のケトン体比は，実際には，動脈血中のアセト酢酸/3-ヒドロキシ酪酸で算出される。肝細胞のミトコンドリアにおける酸化還元状態を反映し，肝臓におけるエネルギー産生状況を知る指標として活用されている。0.7以上では糖質の利用が円滑に進んでおり，エネルギー産生が良好であることを示す。一方，0.4以下ではクエン酸回路がほぼ停止状態となり，糖質をエネルギー基質として利用できなくなっていることを示唆する。

C　炎症

● **概念**　**炎症** inflammation とは生体に有害な刺激（侵襲）が付加されたときにおこる生体の防御反応である。刺激の性質によって炎症反応の発現様式は多彩であり，時間経過によって**急性炎症**と**慢性炎症**に分けられる。急性炎症の場合は，まず ① 微小循環系の拡張と血流の緩徐化が生じ，② 血漿成分の血管外への透過性が亢進し，③ 白血球などの生体防御に関与する細胞の炎症局所への集積と貪食による異物の排除，および ④ 活性化白血球の活性酸素やリゾチームなどの産生・放出による異物の排除が進み，最終段階として ⑤ 損傷された組織の修復などの工程をたどる。

● **炎症の原因**　生体に対して刺激（侵襲）となるもの，あるいは生体に傷害を与えるものはすべて炎症の原因となる（○表 1-4）。これらは，物理的要因・化学的要因・生物学的要因・自己免疫に関連した要因などに分類される。このうち，生物学的要因が炎症の原因である場合を，感染 infection とよぶ。

1　急性炎症と慢性炎症

1　急性炎症

● **おもな徴候**　急性期局所の炎症の典型的な臨床症状として，**発赤** redness，**熱感** heat，**腫脹** swelling，**疼痛** pain が古典的 4 主徴としてあげられるが，これに**機能障害** dysfunction を加えたものを**炎症の 5 徴候**という。ただし，急性期にこれらすべての徴候が同時に出現するとは限らない。

急性炎症の過程

　　1 **血管の収縮・拡張**　局所に刺激（侵襲）を受けると血管作動性アミン類が肥満細胞などから分泌されて，まず細動脈の収縮がおこり，その後，細動脈を中心に細静脈や毛細血管が進行性に拡張する。その結果，炎症反応をおこした部位の血流は増加し，肉眼的には発赤所見を示す。

　　2 **血管の透過性の亢進**　次に，末梢血管床の透過性の亢進に伴う浮腫が生じる。正常状態では，毛細血管や細静脈の内皮は水と低分子物質を自由に

◯**表 1-4　炎症の原因**

物理的要因	温熱・寒冷刺激，外傷（手術），電気，電磁波，紫外線，放射線，異物など
化学的要因	酸・アルカリ刺激，薬物，腐食性物質など
生物学的要因（感染）	細菌，ウイルス，真菌，原虫など
免疫に関連した要因	アレルギー，自己免疫など

◯**表 1-5　血管の透過性亢進に関与する化学伝達物質**

- ヒスタミン histamine
- セロトニン serotonin
  （5-ヒドロキシトリプタミン hydroxytryptamine）
- ブラジキニン bradykinin
- カリクレイン kallikrein
- プラスミン plasmin
- プロスタグランジン prostaglandin E1・E2
- ロイコトリエン leukotriene
- 補体　　など

通過させるが，血漿中のタンパク質は通過させない。しかし急性炎症時には，炎症によって血管壁の透過性が亢進するため，血漿成分の滲出（しんしゅつ）がおこり浮腫が形成される。これは炎症徴候の腫脹に相当する。

このように，血管の透過性を亢進させる物質として，各種の**化学伝達物質** chemical mediator があげられる（◯表1-5）。また，血管の透過性の亢進に伴って，血液中の免疫グロブリン・抗体・補体・凝固因子なども局所に放出される。

③ **好中球などの集積**　侵襲時には，活性化した好中球が遊走因子 chemotactic factor によって動員される。好中球は接着分子であるセレクチンファミリーの作用によって血管内皮に一過性に付着しながら移動する。ついで，インテグリンファミリーなどの作用によって好中球は血管内皮に接着し，さらには血管内皮細胞間を通って血管外に遊走し，炎症部位へ集積する。

細菌感染の場合は，細菌の侵入局所において補体が活性化される。活性化された補体自身が殺菌作用をもち，さらに補体由来の遊走因子によって集積した好中球やマクロファージが細菌の貪食・殺菌を行う。

④ **治癒**　そして線維芽細胞などによって結合組織の増生，微小血管の新生がおこり，肉芽組織が形成されて治癒へと向かう。

2 慢性炎症

一般的には数週間から数か月以上持続する炎症が慢性と分類されるが，正確には時間のみではなく病理組織学的変化の特徴も加えて判断される。慢性炎症は，急性炎症における組織の修復・増殖反応が長期にわたって持続しているもので，初期の滲出などの変化は少ない。病理組織学的には，マクロファージ，リンパ球，線維芽細胞の浸潤や増生が特徴的である。その他，形質細胞や，結核では類上皮細胞なども出現する。

② 局所の炎症と全身性炎症反応

急性に局所に生じた刺激（侵襲）に対して炎症反応が生じた場合，多くは前述の急性炎症の過程を経て病原微生物などの原因が排除され，傷害された組織が修復される。

しかし侵襲の程度が大きかったり，侵襲が持続したりして炎症性サイトカインが過剰に産生されると，これらのサイトカインは血中に流出し，全身反応として多様な反応や症状が生じる（◯表1-6）。

本来，これらの反応は防御的反応であり，侵襲がそれほど大きくない場合は，通常の治療によって回復するが，侵襲が過大で各臓器が代償しえない状態では，臓器障害を発生することとなる。

そして全身的に炎症反応が引きおこされた状態を，**全身性炎症反応症候群**（SIRS）という（◯21ページ）。SIRS にはマクロファージなどから分泌されるさまざまなサイトカインや，血小板活性化因子 platelet activating factor（PAF），活性酸素，一酸化酸素などのさまざまな因子が複雑に関与している。

○表1-6 サイトカインにより生じる全身反応と関連因子

全身反応	全身反応に関連する因子 mediator
• 細胞性反応(白血球増多など) • 神経・内分泌反応(発熱など) • 代謝系反応(肝臓での急性相タンパク質産生の誘導) • 補体の活性化 • アラキドン酸系の反応 • 身体症状(呼吸数の増加や倦怠感・頭痛・食欲不振など)	• インターロイキン(IL):IL-1,IL-6 • 腫瘍壊死因子(TNF) • 血小板活性化因子(PAF) • 活性酸素 • 一酸化酸素　　　　など

● **MODS, MOF**　本来,炎症反応は侵襲から身をまもるために必須の反応であるが,この反応が遷延,または過剰となるとみずからの臓器を攻撃し,複数の臓器に障害が発生する。これを**多臓器機能障害症候群** multiple organ dysfunction syndrome(**MODS**)という。

　MODS が遷延すると心臓・肺・肝臓・腎臓などの重要臓器はつぎつぎと機能不全に陥り,救命のきわめて困難な**多臓器不全** multiple organ failure(**MOF**)になる。

3 炎症の治療

　炎症に対する治療は,まず炎症の原因を排除することが優先される。物理的要因である温熱・寒冷刺激や,電気,電磁波,紫外線,放射線,および化学的要因の酸・アルカリや腐食性物質などの化学物質が原因であれば,まずこれらの接触を回避または排除するべきである。

1 化学療法(抗菌薬)

　炎症の原因が,生物学的要因による感染である場合,その原因(細菌・ウイルス・真菌・原虫など)に対する化学療法が選択される。とくに頻度が多い細菌感染に対しては抗菌薬[1]が投与される。適切な抗菌薬を選択するためには,炎症局所から得られた検体で細菌の同定と薬剤感受性検査を行って,起因菌に感受性の高い抗菌薬を把握することが重要である。抗菌薬の選択が適切ではないと,炎症が改善しないばかりでなく抗菌薬に対する耐性菌を生む可能性もでてくる。

　培養による起因菌の同定や薬剤感受性検査には通常数日を要するが,この間,抗菌薬を使用しないで放置することはできない。細菌を含む検査材料をスライドガラスに塗抹し,グラム染色や抗酸菌の染色(チール-ネールゼン染色)を行うことは,起因菌の同定またはしぼり込みに有効であり,適正な抗菌薬選択の補助となる。

2 外科治療

　炎症の原因が物理的要因の外傷や異物である場合,外傷の修復や外科的な異物の除去は,炎症を治癒させるために必要不可欠である。外科手術創も外

□ NOTE
[1]微生物に対する抗微生物活性をもち,感染症の治療や予防に使用される薬剤の総称を**抗微生物薬**とよぶ。ヒトで用いられる抗微生物薬には抗菌薬,抗真菌薬,抗ウイルス薬,抗寄生虫薬・抗原虫薬が含まれる。
　抗菌薬は細菌に殺菌的あるいは静菌的に作用する薬品の総称であり,化学的に合成される合成抗菌薬と微生物によって産生される抗生物質に大別される。したがって,厳密には,「合成抗菌薬の使用」を「抗生物質の使用」と表現することは適切ではない。

傷に含まれる。生物学的要因である感染が原因で生じた炎症の場合は，感染巣を切除して取り除くか，切開排膿・ドレナージ❶術による細菌の体外への誘導・排出処置が必要になる。

　具体的には，感染巣の除去とは急性虫垂炎や急性胆囊炎に対する虫垂切除術や胆囊摘出術であり，細菌の体外への誘導・排出処置とは炎症性粉瘤❷に対する局所の切開排膿や急性胆囊炎・肝膿瘍に対する穿刺ドレナージ術が相当する。

NOTE

❶**ドレナージ** drainage
　体内に血液，リンパ液，滲出液，残留洗浄液，消化液などの貯留や膿瘍腔などの感染巣が出現した場合に，それらを効率よく体外に取り除くために行われる外科的処置法である。このときに挿入・留置する管をドレーン drain とよぶ。

❷**粉瘤**
　皮膚の内側に袋状の構造物ができ，角質や皮脂がその内部にたまってできた囊腫。アテロームともいう。

3 抗炎症薬

　コルチゾールなどのステロイドは，細胞内の核内転写因子の NF-κB を抑制して，炎症性サイトカインを抑制することがわかってきた。このため食道がんや膵臓がんの手術などの侵襲の大きな手術では，術中にステロイド薬が使用されることがある。また，炎症の典型的臨床症状である発赤，熱感，腫脹，疼痛に対して，アスピリンやインドメタシンなどの**非ステロイド性抗炎症薬** non-steroidal anti-inflammatory drugs（**NSAIDs**）が，日常の臨床現場でしばしば用いられている。

4 栄養管理

　生体が外傷や手術などの大きな侵襲を受けると，食事ができなくなる一方でエネルギー消費量が亢進するため，栄養管理が重要となる。手術後栄養管理の不良は，創傷治癒を長引かせるばかりでなく，栄養状態と密接な関連がある免疫機能も低下させるため，感染症などの合併症の引きがねとなることがある。

5 血液浄化法

　敗血症は，「感染症によって重篤な臓器障害が引き起こされる状態」と定義される[1]。感染症に伴う生体反応が過剰で生体内で調節不能となった病態であり，これによって生命をおびやかす臓器障害が引きおこされる。そのため，敗血症で，血液中に細菌や細菌が産生する毒素が証明された場合には，毒素（エンドトキシン）吸着療法や，臓器障害を引きおこす過剰なサイトカインを除去するために血液浄化法の適応を検討することがある。さらに，肝不全・腎不全をはじめとする重要臓器の障害により多臓器不全に陥った場合は，持続的血液透析濾過 continuous hemodiafiltration（CHDF）や血漿交換 plasma exchange（PE）が行われることがある。

D　感染症

　外科治療においては，治療が目的であるとはいえ，傷のない人体にメスを

1）日本集中治療医学会・日本救急医学会：日本版敗血症診療ガイドライン 2020. 2020.

入れることで加療していく。したがって手術を行うことで生じた創から感染することは，とくに注意して避けなければならない。ひとたび手術部位に感染が生じると，患者に余計な苦痛を与えるばかりではなく，入院期間の延長，治療費用負担の増加などが生じ，精神的・社会的・経済的な負担をしいることになる。

1 感染症の発生とその防御機構

● **生体防御機構**　生来，ヒト（宿主）は，体内に侵入・増殖しようとする病原微生物を排除するしくみを備えている。ヒトの体表面にある皮膚・粘膜は，外界からの病原微生物の侵入を阻止する物理的バリアとなっている。また消化管においては，胃粘膜から分泌される胃酸や大腸内に生息している嫌気性菌・大腸菌などの常在菌が，病原微生物の増殖を阻止している。これらの生物学的バリアを破って体内に侵入しても，血液・体液中に存在する好中球・マクロファージなどによる細胞性免疫や，抗体などによる液性免疫が連携して，病原微生物の増殖ならびに感染症の成立を阻止している。これらのしくみを**生体防御機構**という。

● **宿主・寄生体関係**　一方，宿主のさまざまな生体防御機構を免れて侵入した病原微生物が局所で増殖した状態を感染の成立という。通常，感染が成立するか否かは，**宿主-寄生体関係** host-parasite relationship とよばれる宿主と寄生体（病原微生物）の力関係によって決まる。生体防御機構が，侵入してきた病原微生物の毒力 virulence（ビルレンス）ないしは病原性 pathogenicity を上まわれば感染は成立しないが，逆の場合には感染が成立し，臨床症状を引きおこすことになる。高齢・手術後・低栄養・免疫抑制薬服用などの生体防御機能が低下した**易感染宿主** immune-compromised host（イミュノコンプロマイズドホスト）では，一般に病原性の弱い病原体による感染症（**日和見感染**）が成立しやすくなる。

2 外科感染症

外科感染症（いわゆる**術後感染**）は，**術野感染**と**術野外感染**に大別される。術野感染とは手術操作の直接及ぶ部位に発生する感染を意味し，肺炎や尿路感染などの手術操作の及んでいない部位に生じる感染を術野外感染とよぶ。

わが国と欧米では，術後感染の概念に相違がある。わが国では，術野感染と術野外感染の両方をまとめて「術後感染」と考えるのが一般的である。しかし欧米での「術後感染」とは術野感染のみを意味し，術野感染は**手術部位感染** surgical site infection（**SSI**）と同義となる。アメリカ疾病管理予防センター Centers for Disease Control and Prevention（CDC）のガイドラインでは，術野外感染は**遠隔感染** remote infection とよばれている。

1　術野感染（手術部位感染〔SSI〕）

◆ SSI 予防のための周術期管理

　SSI の発症を予防する術前・術中・術後の管理法として以下のような項目が推奨されている（◎表 1-7）。

▌術前

(1) 待機的手術（予定手術・定時手術）の前に遠隔感染があれば治療し，その感染がおさまるまで手術を延期する。

(2) 除毛は，手術のじゃまにならない限り行わない。やむをえず除毛する場合は，バリカンを使用して手術直前に行うことが望ましい。

(3) 入院期間はできるだけ短くする。

(4) 少なくとも予定手術前の 30 日間は禁煙をすすめる。

(5) 少なくとも手術前日には，石鹸または消毒薬を用いたシャワー浴や入浴（全身）をするように指導する。

(6) 手術時の手洗いは 5 分以内とする。ブラシ使用はルーチンとせず，用いる場合も爪・指間のみとする。

(7) 禁忌でなければ，アルコールベースの消毒薬で皮膚消毒する。

▌術中

(1) 予防的抗菌薬の初回投与は，執刀時に血清および組織での抗菌薬の濃度が殺菌濃度に確保されるタイミングで投与するべきである。したがって，抗菌薬の血中濃度が最も高くなるように執刀 30 分前に抗菌薬の初回投与を開始する。長時間手術では，抗菌薬の追加再投与を行う。

(2) ていねいな無菌的手術操作，確実な止血・縫合・ドレナージ，十分な生理食塩水による腹腔内洗浄を行う。

(3) 閉腹時，創面に消毒薬は使用せず，生理食塩水による洗浄を行う。

(4) SSI 予防のために，トリクロサンコーティング縫合糸の使用を考慮する。

◎表 1-7　SSI 予防のための周術期管理と予防策

時期	要因		
	感染源	局所	宿主
術前	・遠隔部位感染の治療 ・術前入院期間の短縮 ・術前日のシャワー浴	・手術直前のバリカンでの除毛（可能な限り除毛は実施しない） ・適切な手洗い	・適切な栄養管理 ・血糖管理 ・禁煙（少なくとも 30 日間）
術中	・皮膚消毒 ・無菌操作 ・術野汚染の回避	・適切な手術手技 ・生理食塩水による創洗浄 ・合成吸収糸の使用 ・閉創時の手術器具の交換 ・手術時間の短縮 ・閉鎖式ドレーンの採用 ・術中手袋の交換	・適切な抗菌薬の投与 ・適切な術中管理（酸素投与・保温・補液・血糖管理）
術後	・ドレーンの早期抜去	・術後 48〜72 時間の創部の被覆 ・創処置での標準予防策の遵守	・適切な血糖管理 ・適切な期間の抗菌薬投与

○**表1-8　手術創の清浄度分類**

クラスⅠ **清潔** clean	炎症がみとめられず，気道，消化管，生殖器，尿路にいたった感染のない手術創。清潔な手術創とは一次閉鎖され，必要があっても閉鎖式排液法（閉鎖式ドレナージ）で排液されている状態をいう。乳房，甲状腺，ヘルニア，関節，脳外科の手術など。
クラスⅡ **準清潔** clean-contaminated	管理された状態で気道，消化器，生殖器，尿路に達した異常な汚染のない手術創をいう。食道，胃，肝胆膵，小腸，大腸，子宮，腟，膀胱の手術など。
クラスⅢ **不潔** contaminated	偶発的な新鮮開放創。また，（開胸式心臓マッサージなどで）無菌技法に重大な過失があった手術，あるいは消化管内容の漏出，および内部に非化膿性急性炎症がある切開創もこの範疇に含まれる。
クラスⅣ **汚染または感染** dirty/infected	消化管穿孔の手術，壊死組織が残っている古い外傷，および臨床的に感染症状があるかまたは内臓穿孔しているもの。この定義では，術後感染の病原微生物は手術前から手術野に存在していたことになる。

(Magram, A. J. et al.: Guideline for prevention of surgical site infection. *Infection Control & Hospital Epidemiology*, 20(4): 247-78, 1999 による，著者訳)

　さらに筋膜縫合には，モノフィラメント合成吸収糸を使用する。

(5) ドレーンの使用は必要時のみとし，閉鎖式を用いる。留置は手術切開創から離れた部位に行い，術後はできるだけ早期に抜去する。

(6) 手術開始2～3時間経過時または吻合終了後に手袋の交換を行う。閉腹時にも手袋の交換と手術器具の閉創セットへの交換を行う。

(7) 適切な術中呼吸・循環管理を行う。正常肺機能の患者が気管内挿管された全身麻酔下の手術では，吸入気酸素濃度（FiO_2）を増加させる。組織への酸素輸送を最適化するために，周術期の正常体温の保持と十分な補液をする。

▋ **術後**

(1) 血糖管理❶（術中から48時間200 mg/dL未満）を行う。

(2) 切開創被覆や消毒は，術後2日間とする。

(3) 予防的抗菌薬の術後投与期間は以前より短くなってきており，手術創が清潔創（○表1-8）に分類される場合では術中単回投与（術後投与なし）とし，その他の多くの手術では24時間（心臓外科手術は48時間以内）に中止することが推奨されている。

(4) 創処置を行う際は，標準予防策を遵守する。

◆ **SSIの分類と診断基準**

　SSIは，深さにより次の3つに分類される（○図1-7）。さらにその診断基準は，CDCのガイドラインにおいて明確に定義されている（○表1-9）。

(1) **表層切開創** superficial incision **SSI**：皮膚，皮下組織にとどまる感染

(2) **深部切開創** deep incision **SSI**：筋膜，筋肉に及ぶ術後壊死性軟部組織感染，胸骨切開部感染，インプラント異物感染

▭ **NOTE**

❶**周術期の血糖管理**

　ICU入室患者に血糖値を80～120 mg/dLとほぼ正常値にする強化インスリン療法 intensive insulin therapy を行うと有意に死亡率や感染発生率が低かったという報告があったが，厳密に血糖コントロールをすることで低血糖発作などの弊害が生じうるという報告もあった。

　そのため2017年に行われたCDCのガイドラインの改定では，糖尿病の有無にかかわらず周術期血糖コントロールの目標を血糖値200 mg/dL未満にすることが推奨されている。

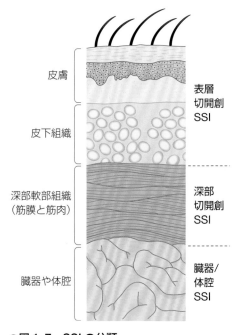

図1-7　SSIの分類

皮膚

皮下組織

深部軟部組織
（筋膜と筋肉）

臓器や体腔

表層
切開創
SSI

深部
切開創
SSI

臓器/
体腔
SSI

表1-9　SSIの診断基準

	診断基準（少なくとも下記の1つに該当する必要がある）	備考
表層切開創SSI	① 表層切開部位から化膿性排液がある。 ② 表層切開部位から採取した滲出液から病原体が分離される。 ③ 切開部位の培養が陰性でも，発赤，腫脹，疼痛，圧痛，熱感などの感染症状や徴候が少なくとも1つあてはまる。または外科医によりドレナージ目的に創が開放された場合。 ④ 医師が表層切開創SSIであると診断した場合。	なお縫合糸膿瘍や感染した熱傷，会陰切開創，新生児の環状切開創は除外。表皮ブドウ球菌などの皮膚常在菌が検出された場合は，①③④を参考に脂肪壊死との鑑別を行う。
深部切開創SSI	① 筋膜や筋層などに達した深部切開部位からの排膿。 ② 創が自然哆開または外科医が開放創として培養陽性，あるいは培養されていない場合でも発赤，腫脹，疼痛，圧痛，熱感などの感染症状や徴候が少なくとも1つあてはまる場合。 ③ 病理組織学的もしくは再手術時や放射線診断でSSIが診断された場合。 ④ 医師が深部切開創SSIであると診断した場合。	なお表層と深部切開部双方に及ぶ感染は深部切開部SSIとして，また切開部から排膿する臓器/体腔SSIも深部切開部SSIと判断する。
臓器/体腔SSI	① 創以外から臓器/体腔に挿入されたドレーンから化膿性排膿がある。 ② 臓器/体腔からの液体または組織から病原体が分離される。 ③ 病理組織学的もしくは再手術時や放射線診断でSSIが診断された場合。 ④ 医師が臓器/体腔SSIであると診断した場合。	縫合不全はここに分類する。臓器/体腔に原因がなく，明らかなドレーン挿入部位感染はSSIとしない。

（Magram, A. J. et al.: Guideline for prevention of surgical site infection. *Infection Control & Hospital Epidemiology*, 20〔4〕: 247-278, 1999による，著者訳）

（3）**臓器/体腔** organ/space **SSI**：腹腔内感染，心内・外膜炎，縦隔洞炎，頭蓋内感染，骨髄炎，副鼻腔炎，乳腺炎，血管の感染など

　術野感染発生の観察期間は，手術で人工異物を使用した場合としない場合で異なる。手術で人工異物を用いていない場合は術後30日以内に，ヘルニアメッシュ，人工血管，人工関節など人工異物を留置した手術では術後1年以内に手術手技に関連した感染が生じた場合をSSIと定義する。

◆ SSIの起因菌と手術創の分類

● **外因性感染と内因性感染**　術後感染は，その原因により，細菌が外部から患者に運ばれて成立する外因性感染と，患者に付着・定着した菌（常在菌）

による内因性感染とに大きく分けられる。

外因性感染の場合は，手術室での空中浮遊・落下菌，消毒・滅菌の不十分な医療機器，医療従事者の清潔操作の破綻（はたん）などが原因となる。

内因性感染は，患者が侵襲の大きな手術を受けて易感染宿主となり，通常は病原性を示さない常在菌による日和見感染が成立する例などが典型的である。

●**常在菌とSSIの起因菌の関連**　皮膚あるいは上部消化管手術で生じたSSIから検出される細菌は，ブドウ球菌などのグラム陽性球菌が多く，下部消化管手術では嫌気性菌，大腸菌や腸球菌などの腸内細菌が多いというように，手術対象臓器の常在菌と術後SSIの起因菌との関連性が注目される。

●**術後感染症の危険因子**　術後感染症の重要な危険因子として，手術創の汚染度・患者の全身状態（ASAの分類〔◯80ページ〕が用いられる）と手術時間があげられるが，とくに大きく関与する因子として，手術創の汚染度があげられる（◯30ページ，表1-8）。

●**手術創の汚染度と感染の危険性**　クラスⅠの術後感染で問題になりうるのは，ブドウ球菌などの皮膚の常在菌や外因性の細菌による創感染であるが，感染発症率は1％以下である。

クラスⅡは生理的に常在菌の生息する部位を切開・開放するためそれらの常在菌に汚染されうる手術創を示し，食道・胃・肝臓・胆囊・膵臓・小腸・大腸など多くの消化管手術が該当する。感染症発症率は10％前後であるが，腹腔鏡下胆囊摘出術では1％以下であり，手術対象臓器や鏡視下手術導入の有無によってかわる。

クラスⅢ・Ⅳの手術では術野が微生物で汚染され，あるいは手術の時点ですでに感染が成立しているため術後感染症が発症しやすく，下部消化管穿孔手術では術後感染率が30％以上と報告されている。

２　術野外感染

ここでは，代表的な術野外感染として，血管内留置カテーテル関連血流感染と，尿道カテーテル関連尿路感染そして人工呼吸器関連感染に関して述べる。

◆　血管内留置カテーテル関連血流感染（CRBSI）

中心静脈カテーテル central venous catheter（CVC）などの血管内留置カテーテルに関連した血流感染を，**血管内留置カテーテル関連血流感染** catheter-related blood stream infection（CRBSI）という。わが国のCRBSIによる年間死亡者数は，少なく見積もって5～7千人，多くて1.5～2.0万人といわれている。ICUにおいて患者に中心静脈カテーテルを留置すると，退院時の患者死亡リスクが有意に増加するとの報告もある。

CRBSIでは微生物が直接に血液の中に入り込み，急速に血流感染症から菌血症へと進行するため，死亡率は約50％ときわめて高い。このため，CRBSI対策は病院感染対策の重要な課題の1つとなる。

　わが国では栄養管理法として経静脈的栄養法が選択されることが非常に多いが，その管理面において CRBSI は避けがたい合併症の 1 つである。また一部の医療職の「CRBSI が発生しても血管内留置カテーテルを抜去すればよい」という認識も問題である。

●**予防**　栄養管理が必要と判断された場合に，腸管を用いた経腸栄養法が実施可能な場合はまず経腸栄養法を選択し，安易に経静脈的栄養法を選択しないという考え方が CRBSI 予防対策の大原則となる。なぜなら，経腸栄養法は経静脈的栄養法と比較すると生理的な栄養投与法であり，腸管粘膜の萎縮やバクテリアルトランスロケーション❶の発生も抑制できるからである。

　また，やむをえず CVC による経静脈的栄養法が必要な場合は，CVC 挿入時に高度バリアプリコーション（帽子，マスク，清潔手袋，滅菌ガウンを着用し，十分な広さの清潔覆布を用いる）を標準とするべきである。

　さらに，輸液製剤調剤時（混注時）や，輸液ライン接続時，三方活栓からの側注時などに，カテーテル内腔を介しての細菌感染に対する予防対策が必要である。原則として経静脈的輸液製剤の調剤は薬剤部で無菌環境下に行い，病棟では薬剤の混注は行わないようにすることが推奨されている。

●**診断と治療**　カテーテル刺入部の発赤・腫脹・発熱など CRBSI が疑われる臨床症状が出現した場合には，まず胸部 X 線写真，血液・尿検査，各種培養などを行い，血管内留置カテーテル以外の感染源の有無を確認する。他部位の感染が明らかでない場合には，カテーテルを抜去してその先端を細菌培養検査に提出する。

　一般に CRBSI の治療は，カテーテル抜去によって臨床症状も軽快して終了となることが多いが，真菌による CRBSI の場合には，深在性真菌症への進展や真菌性眼内炎の発症による失明の危険性がある。このような場合には，抗真菌薬の投与に加えて必ず眼科的診療を行うなど，慎重かつ迅速な対処が要求される。

◆ 人工呼吸器関連肺炎（VAP）

　肺炎は，病院感染症のなかで尿路感染症についで多く，しかも高い死亡率を示す。病院感染肺炎とは，医療施設に入院してから 48〜72 時間後に発症する下気道の感染である。このうち，気管切開や気管挿管で持続的に補助あるいは管理呼吸を行う装置をつけてから 48 時間以降に新たに発生した肺炎を**人工呼吸器関連肺炎** ventilator-associated pneumonia（**VAP**）という。

●**予防**　VAP が発生する原因は，汚染された気管吸引カテーテルによる人為的な気道内への環境菌のもち込みや，加湿器・呼吸器回路内で増殖した細菌の吸引もあるが，口腔内の分泌物が気管チューブのまわりから気管に侵入して発生することのほうが圧倒的に多いといわれる。したがって，気管吸引操作の衛生管理を徹底するばかりではなく，人工呼吸管理を受けている患者の口腔内清拭を適切に行うことが，VAP を予防するうえで重要となる。

●**診断**　発熱，膿性痰の出現，頻呼吸，ラ音（副雑音）の聴取，打診上の濁音，胸部 X 線写真上の浸潤影などがある場合は VAP の発症を疑う。

□NOTE

❶**バクテリアルトランスロケーション** bacterial translocation

　通常，腸管内の常在細菌が腸管粘膜を通過し腸管外へ移動することはない。しかしショックによる腸管の虚血や長期にわたる中心静脈栄養による腸管粘膜の萎縮などの理由で，腸管の物理的バリア機構が破綻し，腸内細菌が血流やリンパ流にのって全身に広がることがあり，この現象をバクテリアルトランスロケーションという。

● **起炎菌** VAP の一般的な起炎菌として緑膿菌, アシネトバクター属, クレブシエラ属などのグラム陰性桿菌, 黄色ブドウ球菌, 肺炎球菌などのグラム陽性球菌があげられる。

◆ 尿道カテーテル関連尿路感染（CAUTI）

一般に尿路感染症は, 基礎疾患の有無によって単純性と複雑性に分けられる。単純性尿路感染症の多くは, 妊娠やとくに基礎疾患のない若い女性に生じた尿路感染症が該当する。一方, 悪性腫瘍, 尿路損傷, 先天性奇形・膀胱尿管逆流や尿道狭窄による尿流の停滞で尿道カテーテル留置が必要な状態などの基礎疾患がある状態で生じた尿路感染は, 複雑性尿路感染症に分類される。

尿道にカテーテルを留置することにより成立した尿路感染を**尿道カテーテル関連尿路感染** catheter-associated urinary tract infection（**CAUTI**）とよぶ。複雑性尿路感染症の 70～80% を占め, 病院感染のなかでも約 30～40% と最も頻度の高い感染症である。尿道カテーテルを留置した場合, 1 日たつごとに細菌尿となる割合は 3～8% 上がり, 7～10 日で約 50%, 30 日以上ではほぼ 100% に尿路感染症が成立するといわれている。

● **診断** 診断は, 検尿, 尿培養および臨床症状から総合的に判断される。検尿のうち尿沈渣法では, 尿 $1\,mm^3$ 中に白血球数が 10 個以上みとめられれば, 有意の膿尿と判定する。尿の定量培養では, 菌種によって異なるが, グラム陰性菌が検出された場合は, 尿中細菌数が $10^5\,CFU$❶/mL より多い場合が, 有意の細菌尿と判断する目安となる。しかしグラム陽性菌が検出された場合や患者に尿路感染症状がある場合は, 細菌数が $10^5\,CFU/ml$ 以下であっても有意の細菌尿と判断することもある。

CAUTI と診断するにあたり注意しなくてはならないのは, 尿路感染を示唆する所見がないのに尿中に $10^3\,CFU/ml$ 以上の菌が検出される状態であり, **無症候性細菌尿**とよばれる。無症候性細菌尿の多くは, 治療の対象とはならない。したがって, 発熱があり尿検査で膿尿・細菌尿の所見があっても, 尿路感染症とただちに診断を決定するのではなく, 発熱を生じるほかの疾患がないか検討する必要がある。血液培養検査などほかの培養検査も行い, 発熱に併存する無症候性細菌尿と真の尿路感染症をしっかりと鑑別することが重要である。

なぜなら, たとえば尿培養検査と血液培養検査より検出された細菌の結果が一致しなかった場合には, 尿路感染症以外の疾患の可能性を考慮する必要があり, 選択する抗菌薬などの治療方針も軌道修正する必要が生じる可能性があるからである。

● **起炎菌, 感染経路** おもな起炎菌としては, 大腸菌が最も多く, 腸球菌・緑膿菌も検出される。多くは患者の腸内または陰部の常在菌由来, または医療従事者の手指, 医療機器を介して感染が成立したと考えられる。

尿路は本来無菌であり, 細菌はつねに外尿道口より尿道を逆行して侵入しようとしているが, 生体は尿道括約筋や, 尿流などの感染防御機構によりそ

NOTE

❶ **CFU**

colony-forming units の略。菌集落数を意味する。

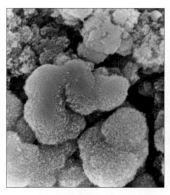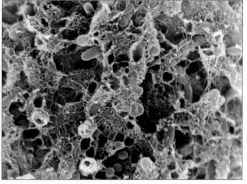

◉図 1-8　大腸菌が形成したバイオフィルム
カテーテル表面に形成した大腸菌のバイオフィルム（走査電子顕微鏡像；左は弱拡大，右は強拡大）。右図では，クモの巣のようにはりめぐらされたバイオフィルムをシェルターとする多数の大腸菌がはっきりとわかる。
（写真提供：水之江義充東京慈恵会医科大学前教授）

の侵入を阻止している。しかし尿道にカテーテルが挿入されると，このような尿路の感染防御機構は破綻し，さらにカテーテル自体が生体にとって異物であるため，尿路は易感染性となる。感染が成立し，カテーテルに付着する細菌がバイオフィルム❶を形成した場合，抗菌化学療法に対する抵抗性を獲得する（◉図 1-8）。

● **症状・治療**　尿路感染症をおこしても，通常は無症状である。膀胱炎の程度が強いと残尿感，尿意切迫感，カテーテルと尿道粘膜間からの尿の漏出などの膀胱刺激症状が出現するが，発熱はない。感染が上部尿路に及び腎盂腎炎となると，発熱・腰背部痛などの臨床症状が出現する。無症状であれば通常，抗菌薬による化学療法は行わないが，症状が出現したときはまず尿の培養を行い，分離された細菌に対して薬剤感受性のある腎排泄型の抗菌薬を選択して投与する。

　その際は，前述のとおり臨床症状があり尿中に菌が分離されても，つねに尿路感染症以外の疾患が原因である可能性がないか検討することを忘れてはならない。

3　院内感染対策体制

● **アメリカにおける対策**　アメリカでは手術部位の感染対策に対する関心が早くからよせられ**病院感染サーベイランス**が開始された。このサーベイランスは，感染症の制御や予防対策に用いる目的で，病院内での感染の発生状況やその推移を一定の判断基準のもとに系統的・継続的に調査とデータを収集し，その結果を統計的に評価するものである。具体的には，1970 年から CDC が採用した NNIS（National Nosocominal Infections Surveillance）システムによって，全米の病院感染サーベイランスが開始された。

　CDC による「SSI 防止のためのガイドライン」においても SSI サーベイ

□NOTE
❶**バイオフィルム** biofilm
　緑膿菌，肺炎桿菌，大腸菌，ブドウ球菌などの細菌は，菌体の表面に糖衣 glycocalyx とよばれる粘液様の物質を分泌することで，カテーテルなどに強固に付着する。これに宿主の血漿成分や血球成分が加わり，バイオフィルムとよばれる防護膜を形成する。バイオフィルム内の細菌には食細胞・補体・抗体などの生体防御機構や抗菌薬が到達しにくくなるため，治療抵抗性となる。口腔内のデンタルプラーク（歯垢）はバイオフィルムの典型例である。

ランスの重要性は強調され，SSI サーベイランスをしっかりと行うと，① 施設のベースライン感染率の把握，② 新たな感染症アウトブレイクの察知，③ 介入を実施する根拠の明確化，④ 介入による感染対策の評価が可能となり，他施設のデータと比較することで自施設の感染対策の水準が把握できる，とされる。

●**わが国における対策**　わが国では，1998 年 11 月より日本環境感染学会の学会事業として**日本病院感染サーベイランス** Japanese Nosocominal Infection Surveillance（JNIS）が始められ，2002 年 7 月からは厚生労働省が行う**院内感染対策サーベイランス事業** Japan Nosocominal Infection Surveillance（JANIS）に SSI サーベイランスが取り入れられた。2023 年 1 月の時点で，JANIS への参加医療機関数は，4,297 施設（うち SSI 部門は 949 施設参加）となっている。このことは全国の多くの施設が，感染対策の重要性を認識し，積極的に院内感染症の発生ゼロを目ざして感染症対策に取り組んでいるあらわれであると解釈できる。

●**ICT**　近年，院内感染対策を徹底するために，病院長直属の組織として**感染対策チーム** infection control team（**ICT**）を組織する施設が増えている。ICT は，院内感染対策に関する十分な経験を有する医師 infection control doctor（ICD），看護師 infection control nurse（ICN），検査技師，薬剤師，事務職員などで構成される。

ICT は院内感染のサーベイランス，薬剤部や細菌検査室と連携しながら抗菌薬の使用状況の把握，院内感染発生の早期発見，病院職員への感染対策教育と啓蒙，院内感染が生じた場合の権限を伴った感染対策への介入や保健所への届け出などを担っている。

さらに，各病棟には感染対策担当看護師（感染リンクナース）が配置され，ICT と病棟との橋渡しをしている。リンクナースは，① 術後患者の手術創やドレーン排液の量や性状を注意深く観察することによる SSI の早期発見や，② 病棟内での接触感染予防対策として速乾性擦式消毒薬による手指消毒や手袋・マスク・ガウンの着用などの標準予防策 standard precautions（スタンダードプリコーション）の遵守状況の把握と徹底，さらには ③ 病棟内感染（交差感染）発生時の院内感染対策チームへの迅速な報告などを担っている。感染対策において，看護師の果たす役割の重要性は増している。

E　創傷治癒

創傷とは，物理的外力によっておきる，一部表皮の破綻を伴う，組織の連続性が離断した上皮組織の損傷をいう。近年，創傷は治癒機転が正常に経過し治癒にいたる**急性創傷**と，なんらかの基礎疾患により創傷治癒が長期にわたり遅延する**慢性創傷**に区分されるようになった。

創傷管理は，外科臨床において日常的によく行われ，かつ重要な業務である。創傷治癒過程を正しく理解したうえで，創傷管理を行うことは，外科系

診療の看護を実践するうえで重要である。ここでは，創傷治癒の基礎と創傷管理における処置法（ドレッシング法）の科学的根拠，さらに治癒の経過や創傷の状態ごとに異なるケアの実際について学習する。また，褥瘡についても学習する。

1 創傷治癒過程

創傷治癒の過程は大きく**炎症期**，**増殖期**，**成熟期**の3段階に分かれる（◉図1-9）。創面では，この順序で治癒が進む。

1 炎症期（手術直後〜4日目ごろ）

創傷が生じると，まず出血に対して凝固という急性反応を呈する。これは，組織の損傷によって生じた出血をとめることによって，創傷治癒の次のステージへ進むための素地をつくる重要な段階である。血小板や各種の凝固因子などによる凝固に，血小板から分泌される血管収縮物質などによる血管収縮も加わって，止血される。

次に，ヒスタミンやプロスタグランジンといった血管作動性物質により，収縮していた血管が拡張して，血管壁の透過性が亢進し，創内に滲出液が漏出する。滲出液の中には，白血球や，マクロファージ，タンパク質分解酵素，さまざまな成長因子❶など，創傷治癒に必要なものが豊富に含まれている。これらの作用により，創内にある細菌や異物は排除され，創面が清浄化される。

皮膚においては，表層がフィブリンや血小板による**痂皮**（かさぶた）でおおわれたのち，創縁基底層の基底細胞が増殖し，遊走し，皮膚欠損を埋める。通常24〜48時間で表皮形成がおこり，創内と外界との交通は遮断される。

2 増殖期（術後4日目ごろ〜21日目ごろ）

創内の清浄化が完了し，炎症期が終わると，はじめて創内に新しい組織がつくられる。血小板やマクロファージによってつくられる成長因子のはたら

◻NOTE
❶**成長因子** growth factor
　細胞の増殖・分化を促進する化学伝達物質。

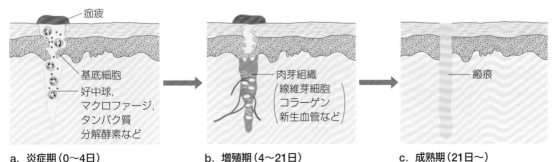

a. 炎症期（0〜4日）
血液凝固・止血，異物除去，各種の細胞・因子の滲出など

b. 増殖期（4〜21日）
血管新生，肉芽組織の形成など

c. 成熟期（21日〜）
コラーゲン分解・再合成，毛細血管消退，瘢痕形成など

◉**図1-9　創傷治癒の過程**

きにより，創内に線維芽細胞が出現し，コラーゲン線維などの基質がつくられる。また，不十分な栄養や血液を創内に供給するために，血管が新生される。この際，創内に新生された新しい組織が，**肉芽❶組織**であり，ここから創を接合するはたらきが始まり，1週間ほどで抜糸することが可能な状態となる。

❏ NOTE
❶肉芽
　創傷の治癒過程においてその欠損部にできるやわらかい滲出性の線維性結合組織。治癒における感染の防御や修復に重要な役割を果たす。

3 　成熟期（術後 21 日目ごろ〜）

　増殖期につくられるコラーゲン線維は胎児組織に近い未熟なコラーゲン（Ⅲ型コラーゲン）である。成熟期には，このコラーゲン線維が分解されて再合成されて，成人型のコラーゲン（Ⅰ型コラーゲン）になる。また，コラーゲン線維の間に存在する基質もさらに増加する。コラーゲン線維の成熟につれて毛細血管は消退し，白色の**瘢痕組織**となる。

2 　創傷の治癒形式

　創傷が治癒する形式は，以下のように分けられる（◐図 1-10）。
● **一次治癒**　手術時の無菌的な切開創や，感染が抑えられる受傷後 6〜8 時間以内（ゴールデンタイム golden time とよばれる）の創などで比較的鋭的に離断された創を，一次的に縫合・接着し，最小限の瘢痕で治癒した場合を**一次治癒**という。急性創傷のほとんどは適切な環境下でこの経過をたどる。
● **二次治癒**　これに対し，組織の欠損の大きい創や，汚染や感染の強い創，受傷後 6〜8 時間以上たった創に対し，一次的に縫合閉鎖せず開放創のままとして治癒過程を進めた場合の治癒形式を**二次治癒**という。欠損部や感染巣，壊死物質が排泄・除去された部分は，肉芽形成がおこり，瘢痕収縮がおこる。褥瘡などがこれにあたる。慢性炎症は長期に治癒まで経過するため，二次治癒となることが多い。
● **三次治癒**　さらに，汚染や感染を伴う創傷に対して，意図的に当初は一

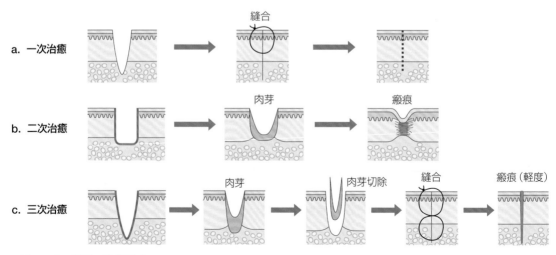

縫合

a. 一次治癒

肉芽　　瘢痕

b. 二次治癒

肉芽　　肉芽切除　縫合　瘢痕（軽度）

c. 三次治癒

◐**図 1-10　創傷の治癒形式**

定期間(3〜5日)開放創として処置し，創が清浄化し，健常な肉芽組織がある程度形成されたのち，デブリドマンを行い縫合閉鎖することがある。このような場合の治癒形式を**三次治癒**という。瘢痕の程度は，一次治癒と二次治癒の間となる。

3　創傷治癒に影響する因子

1　全身的因子

　創傷治癒に悪影響をおよぼす全身的因子としては，患者の高年齢，栄養不良状態，血液凝固障害，糖代謝異常，精神的障害，神経学的障害のほか，睡眠障害や疼痛，ある種の薬物(免疫抑制薬，ステロイド薬，分子標的薬など)の使用，喫煙がある。どれも創傷治癒過程を遷延させ，易感染性を高める方向に作用する。

　全身性因子による創傷治癒の遅延例は，糖尿病性潰瘍や壊疽，閉塞性動脈硬化症による虚血性潰瘍や壊疽，栄養不良による褥瘡などがあり，これらを慢性創傷とよぶ。

2　局所的因子

◆　湿潤環境

　創傷治癒に必要な局所的因子のなかで最も大切なのは，湿潤環境である。以前には，創面はガーゼの被覆(ドレッシング，●42ページ)などを行って，滲出液を吸い取り乾燥させるのがよいと認識されていた。しかし，創部を乾燥させると，真皮層の一部が乾燥して痂皮が形成され，その状態のもとでは新生上皮の再生はゆっくりとしか行われない(●図 1-11-b)。

　一方，創面を湿潤環境におくと，上皮の再生，毛細血管の再生，炎症細胞

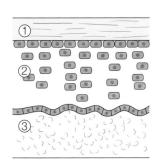

a. 正常皮膚
①正常な角質層　②正常な表皮
③正常な真皮

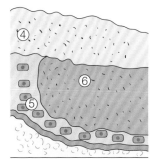

b. 痂皮形成創
④痂皮(かさぶた)　⑤わずかな表皮の再生
⑥乾燥・壊死をおこした表皮と真皮の一部

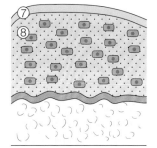

c. 処置創(閉鎖式ドレッシング)
⑦閉鎖式ドレッシング材
⑧再生が盛んな表皮細胞

●図 1-11　乾燥状態と湿潤環境における創部の表皮細胞の再生の違い
湿潤環境下では表皮細胞は環境中に豊富に浮遊しながら再生を行っているが，乾燥状態では痂皮が形成され，その下でわずかにしか表皮の再生が行われていない。

の遊走が円滑に行われる（◉図1-11-c）。滲出液中には，治癒に重要な役割をする各種の活性物質（サイトカインなどの化学伝達物質）や，感染防御の役割も果たす免疫グロブリンなどが含まれており，適切な処置を行うことで細菌感染の機会は減少する。よって，消毒などによって滲出液を除去することは，局所の免疫を低下させる可能性がある。一方で，過剰な滲出液は創の浮腫，上皮化を遷延させることもあるため，滲出液の適度なコントロールが重要である。

このような湿潤環境での創傷管理法をモイストウンドヒーリング moist wound healing という。

◆ 温度

低温環境は，血流の低下や低温自体の皮膚への傷害的作用のために創傷治癒には不利にはたらくとされるが，急性炎症を伴っている創部には局所の冷却が有利にはたらくこともある。一方，被覆材による保温効果は上皮細胞の活性を高め，さらに急性炎症反応を過ぎたあとは炎症性のサイトカインの吸収を促し，創傷治癒に有利にはたらくとされる。

このように，温度は創傷治癒に影響を与える因子ではあるが，その高低の是非は，創部の治癒の状態や他の環境因子との相互関係によってかわる。基本的には，37℃程度を維持するのがよい。いいかえれば，傷はあたためすぎても，冷やしすぎても治癒には不利にはたらく。

◆ 感染

創部にも正常な皮膚にも必ず細菌が存在しており，無菌であることはない。しかし，細菌の存在がそのまま感染を意味するわけではない。

創部の状態を，菌は存在するが増殖なしの**汚染** contamination，菌は増殖しているが創部に対しては無害の**定着** colonization，菌は増殖しており創部に対して有害な**感染** infection の連続的な3段階に定義し，定着と感染の間を感染徴候のはじまりとして**臨界的定着**とよぶ（◉図1-12）。

創部に感染症が合併すると，著しく創傷治癒が遅延する。そのおもな原因は，細菌毒素による組織の壊死，血管への血栓形成による血流障害，創部への上皮細胞の遊走阻止などである。

感染を助長させるものとして異物や壊死組織の存在があり，できる限りこ

①汚染	②定着	③臨界的定着	④感染
wound contamination 増殖しない細菌が創部にいるだけ	wound colonization 増殖能をもつ細菌が付着しているが害なし	critical colonization 細菌数が増加し，治癒に害を及ぼす	wound infection 創部の内部・深部に細菌が侵入・増殖

消毒薬の使用も考慮 →

◉図1-12　創部における細菌感染の状態変化
臨界的定着以降の明らかに感染の徴候がみとめられる状態では，消毒薬の使用も考慮する。

れらの組織を除去すること（**デブリドマン** debridement〔創縁切除〕）が，創傷治癒にとって大切である。その他の感染源として血腫，たまったリンパ液などがあげられ，これらも取り除くことが望ましい。

◆ 酸素

創傷治癒における酸素濃度の影響は温度と同様，創傷の治癒過程の進行程度や他の因子との相互関係で変化する。一般的には，血流に乏しい創部は酸素供給が不十分であり，創傷治癒に不利にはたらくと考えられている。上皮細胞の増殖や，マクロファージの殺菌作用などは高酸素下でのほうが活発になるが，血管新生や線維芽細胞からのコラーゲン線維の形成などは低酸素状態でのほうが促進される。

さらに感染巣が存在すると，酸素濃度と創傷治癒の関係はより複雑となる。実際の臨床例の検討では，低酸素環境をつくる閉鎖性の被覆材を使用したほうが感染率は低く，治癒の進行が速いことが確かめられている。つまり，創部表面の酸素濃度は低いほうが，創傷治癒には有利にはたらくと考えられている。

4 創傷管理法

創傷の管理は，創傷治癒を目的とするドレッシング法の適用そのものといってよい。**ドレッシング** dressing とは，外傷面や手術創部をガーゼや包帯などの被覆材でおおう処置のことである。創傷面を乾燥させる方法と湿潤環境を維持する方法，さらに細菌感染の防止を目的とした方法や，滲出液の多い創部に対応した方法があり，その目的によってさまざまな方法が用いられている。

1 創部に対する消毒の功罪

● **消毒薬の使用**　かつては創部，とくに汚染された創部に対して消毒薬による消毒が一般的に行われ，きわめて清潔とされる手術創部に対しても，毎日のように消毒することが多かった。しかし，感染防御を考慮したとしても，創傷治癒の観点からは，殺菌作用の強い消毒薬の使用は避けるべきであるという考えが浸透した。その根拠は，創傷治癒において大切な役割を果たす表皮細胞・線維芽細胞・炎症細胞などの各種の細胞は，消毒薬によって細菌が死滅するのと同様に死滅してしまうため，消毒薬の使用は逆に創傷治癒を遷延させることになるというものである。

しかし近年，創部の細菌感染を汚染，定着，臨界的定着，感染と連続的にとらえる考え方が主流となり，感染が成立したあとは，たとえ各種細胞に多少の害を与えたとしても，必要に応じて消毒薬を使用すべきという考え方に基づいたガイドラインも出ており，創部の感染の状態により洗浄と適切に組み合わせて行うことが推奨されている。

● **創部の洗浄**　一般に生理食塩水での創部の洗浄は広く行われているが，

滅菌水や水道水による創部の洗浄も効果的である。もし強力な消毒薬を使用する場合は，消毒薬を使用後に生理食塩水で再度洗浄することが推奨されている。また，抗菌薬を含む洗浄液の投与については，その効果は不明な点が多い。

2　ドレッシング法

◆ 乾式（ドライ）ドレッシング法

　いわゆる創部を乾燥させて治すという考え方に基づいて，ガーゼで創部を被覆する方法である。材料が安く，扱いやすく，一定量の滲出液であれば吸収性も高いという利点はあるが，それ以外は欠点のほうが多い。先に述べたように，湿潤環境を与えることが創傷治癒の優先条件であるため，感染のない手術後の一次縫合創部や軽い擦過傷（かすり傷）程度以外は適応とならないことが多い。

◆ 湿-乾式 wet-to-dry ドレッシング法

　湿潤環境の維持に重点をおいた管理法で，創部内に生理食塩水を含ませたガーゼを充填し，定期的にガーゼを交換する方法である。これによって細菌や壊死組織を除去することができる。欠点としては，交換に手間がかかり，交換時に肉芽組織まで剝離させてしまう可能性があることなどがあげられる。

　土や砂などで汚染された開放創部や壊死組織を有する開放創部が適応となる。湿-乾式ドレッシング法で管理後，一次縫合が可能となる。

◆ 吸収ドレッシング法

　滲出液の多い湿性の創傷面に対して，過剰な滲出液を排除することを目的とする管理法である。乾式（ドライ）ドレッシング法から派生した方法である。吸収ドレッシング材は，創傷面の乾燥防止や創傷面への固定などがはかれるように工夫が施され，おもに3層構造となっている。滲出液が比較的少ない熱傷やドレーン抜去後の創部に用いられる。

　第1層は創傷面と固着せず，水分の吸収を妨げないようになっている。第2層は水分の吸収と保持を担う層で，体表や創面の凹凸に適合できるように設計されている。第3層は，ドレッシングを固定し，外界との交通性を保っている。

◆ 半閉鎖式ドレッシング法

　創傷面を湿潤環境に保ちながら，外界からの細菌や異物の侵入を防ぐ目的で行われる管理法である。素材は，水蒸気を通過させるが体液成分は通過させない薄い膜を使用し，フィルムドレッシング材といわれている。滲出液が多いと吸水性がないためはがれやすいので，感染のない浅い創部，すなわち初期の褥瘡，擦過傷，浅い熱傷部などに用いられる。

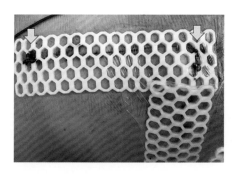

◆図 1-13　閉鎖式ドレッシング
滲出液の少ない創には手術直後に貼付し，製品の最大貼付時間をこえないように原則として抜糸まではがさず消毒もしない。滲出液（⇨）の中には，創傷治癒に必要なサイトカインなどが含まれている。
過剰な滲出液は創傷治癒の遅延や感染をまねくため，適度な湿潤環境を保つようにはりかえる。

◆ 閉鎖式ドレッシング法

　湿潤環境を維持することと外界からの細菌などの侵入を防ぐ目的は半閉鎖式ドレッシング法と同じであるが，水分を吸収することもできる素材を使用したドレッシング法である。創傷面と接する層は吸水性があり，この層が滲出液と反応してゲル状となり，湿潤環境を維持する。このようなドレッシング素材をハイドロコロイドドレッシング材という。

　湿潤環境の保持のほか，保温，吸水，粘着，細菌増殖阻止にすぐれているが，長時間の貼付で皮膚炎をおこすことがある。創の小さい褥瘡・熱傷・潰瘍・擦過傷が適応となる（◉図 1-13）。

◆ パウチング法

　創部から大量の腸液・滲出液がみられるときに，液袋に排液を収納しながら管理する方法で，通常，人工肛門管理用の装具（排泄袋）を使用する。排液による創部や周囲の皮膚への直接の傷害を軽減できるだけでなく，活動範囲を広げられ，入浴も可能になるという利点がある。

　しかし，複雑な凹凸のある創傷周囲皮膚に排液のもれがないようにハイドロコロイドドレッシング材を使用しながら行うため，手技が煩雑で，管理にあたっては十分な経験が必要である。人工肛門創部・ドレーン創部・瘻孔などが適応となる。

◆ 局所陰圧閉鎖療法 negative pressure wound therapy（NPWT）

　皮膚や軟部組織の欠損が大きい場合や，過剰な滲出液を制御する場合に近年使用頻度が増えている方法で，創部を密閉し，陰圧をかけることにより創の縮小効果，湿潤環境の保持，過剰な滲出液の除去，血流増加が期待できる（◉図 1-14）。皮膚閉鎖後に感染を併発して離開した創や潰瘍，褥瘡などに適応される。

5　創傷治癒の促進

　創傷治癒を妨げる因子には，低栄養状態や合併症の存在などの全身的因子と，手術後の創部（創傷）感染や縫合不全，膿瘍形成などの局所的因子がある

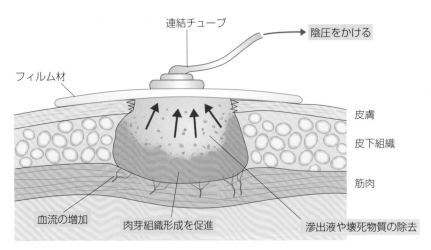

連結チューブ

陰圧をかける

フィルム材

皮膚

皮下組織

筋肉

血流の増加

肉芽組織形成を促進

滲出液や壊死物質の除去

◗**図1-14　局所陰圧閉鎖療法の作用機序**

（◗39ページ）。全身的因子に関しては，手術前からできる限り良好な状態に改善しておくことが重要である。局所的因子に関しては，手術後の適切な創部の処置と全身管理・観察を行って，創傷治癒の促進をはかることが重要である。

　とくに感染を予防するための手指衛生（一処置一手指消毒，◗205ページ）と清潔操作は，さまざまな場面で必要とされる基本的な技術であり，確実に実施できるようにしておかなければならない。さらに，創部のアセスメントに基づいたドレッシング法やドレーン管理の知識と技術を身につけ，全身管理とともに局所の管理を行っていくことが，創傷治癒を促進するうえで重要である。

1　創部のアセスメント

　先述のとおり，創傷治癒の過程は大きく3段階に分かれる（◗37ページ）。段階ごとに創部におきやすい合併症や，必要となるケアも異なるため，手術後の看護においては，創傷治癒の過程・機序を十分に理解したうえで，生体がそのはたらきを十分に発揮できるように援助することが必要である。

　手術後の創傷治癒過程を遷延させるおもな局所的原因は，創部の循環不良と創傷感染である。創傷治癒過程や手術後におこりうる創部の問題を念頭におき，創部と周辺の皮膚の状態を観察して，状態に応じた創部の処置やスキンケアを行っていくことが大切である。

▋アセスメント事項

　①**創傷治癒の段階**　創傷の治癒反応は受傷直後（手術創部の場合は手術直後）から始まり，炎症期，増殖期，成熟期を経て治癒に向かう。各段階の一般的な状態と照らし合わせながら，創部をよく観察する。

　②**全身的因子**　合併症を含む全身的因子は，創傷の治癒に深く関与する。栄養状態，血管変性の状態（糖尿病・脂質異常症・高血圧），薬物療法（ステロイド薬・免疫抑制薬・抗がん薬），年齢，精神的因子など。

　③**局所的因子**　創傷治癒に適した局所条件が整っているか。湿潤状態，感染症状（熱感や腫脹など），異物や壊死組織の有無など。

▌観察のポイント

　①**局所状態**　創傷の大きさ・深さ，ドレーン類の有無，創部周囲の発赤・腫脹・圧痛，皮下の硬結の有無，滲出液の状態，出血の有無など。

　②**全身状態**　体温，血圧，脈拍，呼吸，動脈血酸素飽和度など。

　③**患者の訴えや生活行動**　疼痛，熱感，疲労・倦怠感，意欲，食欲，排泄の状況，睡眠の状況，活動の状況，清潔保持の状況など。

2 手術創部の処置

● **ドレッシング法の目的**　ドレッシングの主要な目的は，①創部の保護，②局所環境の保持，③圧迫，④創部の遮蔽（しゃへい）による精神的な保護である。

　創傷の治癒状態のよしあしは，患者の回復意欲を左右するばかりでなく，入院期間や，社会復帰の時期にも影響してくる。創傷治癒のための最適な局所環境を整え，早く，きれいに治癒が進むように，創傷の状況に適したドレッシング法を行うことが大切である（●42ページ）。

● **ドレッシング材の選択**　現在では，湿潤環境理論や創部周囲の皮膚の状態まで考慮された，さまざまな特徴をもつドレッシング材が開発されている（●表1-10，図1-15）。創傷治癒過程の進行の程度や，滲出液の量，感染の有無などを観察し，それぞれの創部に対して最も適切な局所環境を整えられるドレッシング材を選択し，状況に適した処置を行うことが，創傷治癒を促進させるためには重要である。

　□1□**通常の手術創部（縫合創部）**　きちんと縫合閉鎖ができている創傷面は48時間（手術後2日）以内に自然と湿潤環境をつくり，72時間（術後3日目）で皮膚接合面が接着するといわれている。ドレッシング法としては，乾燥滅

●**表1-10　ドレッシング材の種類と特徴**

種類	特徴	適応
ガーゼとその複合体	乾式ドレッシング材の代表	**乾式ドレッシング法** 感染のない一時縫合創（手術の創部）
アルギン酸塩被覆材	アルギン酸塩の繊維が滲出液を吸収し，ゲル化して湿潤環境をつくる。きわめて強力な止血効果を有する。	**湿-乾式ドレッシング法** 出血を伴う皮膚欠損創（開放創部・皮膚潰瘍・褥瘡など）
ポリウレタンフォームドレッシング材	外側に疎水性ポリウレタンフィルム，内側に親水性ポリウレタンが施され，その間に厚い親水性吸収フォームがあり，高い吸収性をもつ。	**吸収ドレッシング法** 滲出液の多い創面
フィルムドレッシング材	水蒸気や酸素の透過性を保つ。透明のフィルムなので創傷面の観察がしやすい。	**半閉鎖式ドレッシング法** 滲出液の少ない，感染のない創部
ハイドロコロイドドレッシング材，ハイドロジェルドレッシング材	疎水性ポリマーと親水性コロイドで構成されており，滲出液を吸収するとゲル状物質を生成し，湿潤環境をつくる。弾力性があり，創部の除圧と疼痛緩和作用がある。	**閉鎖式ドレッシング法** 浅く滲出液の少ない創部や乾燥ぎみの創部

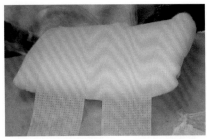

a．ガーゼとその複合体

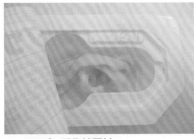

b．アルギン酸塩被覆材

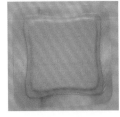

c．ポリウレタンフォー
　ムドレッシング材

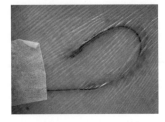

d．フィルムドレッシング材

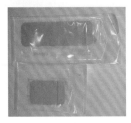

e．ハイドロコロイド
　ドレッシング材

◎図1-15　各種のドレッシング材

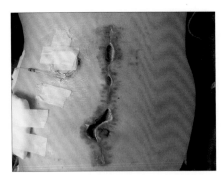

◎図1-16　デブリドマン後の手術創

菌ガーゼなどのドレッシング材を用いて，清潔に創部が保護できればよい。

　理論上は，創傷面が接着する72時間後以降に創傷面から細菌が侵入することは考えにくいため，消毒や被覆は必要ないとされている。しかし，現在のところ医療者も患者も創傷面を露出させたままにしておくことには抵抗があるため，抜糸まではなんらかの方法で創部を保護することが多い。

　②感染のある創部　通常，手術創部の疼痛は日を追うごとに軽減していくが，感染をおこすと感染部位の疼痛は日増しに強くなり，発赤や皮下の硬結をおこす。感染創部の処置の原則は，感染の原因になっている起炎菌や異物・壊死組織を取り除くことである。具体的な方法としては，感染部位の抜糸を行って創部を開放したのち，洗浄や壊死組織の切除（デブリドマン）を実施する。

　この場合，感染部位の管理上，創部は密閉させず，十分な洗浄と，抗菌外用薬の貼付のためにガーゼドレッシングで対応することが多い。感染が鎮静化すれば，適度な湿潤環境が保てるドレッシング材に変更する（◎図1-16）。

　③出血や滲出液のある創部　ドレッシング材にはさまざまな種類のもの

があり，それぞれに特性がある。たとえば，吸水性にすぐれ，吸収した滲出液をゲル状にして湿潤環境を保つ特性をもっているものや，止血効果のある物質を含んだものもある。いずれにしろ，創部の修復を促すには，創部の状態に適したドレッシング材の選択が重要である。ただし，これらのドレッシング材には，保険適用とならないものもあるので，経済的な面も考慮する必要がある。

④滲出液が消化液を含む場合や多量な場合　このような場合は，人工肛門（ストーマ）造設患者が用いるものと同様の装具（パウチ）やドレナージ専用の装具を用いて排液を回収することで，患者の苦痛の軽減，皮膚障害の予防が可能になる（パウチング法，●43ページ）。腹壁とパウチの密着を得られるよう，ストーマケア用品を工夫して活用するが，自費での購入が必要なケースもあるため，患者の協力が得られるように事前に説明する（●図1-17）。

⑤皮膚や軟部組織の欠損の大きい場合　このような場合は，局所陰圧閉鎖療法（NPWT）が使用されることがある。これは，創部を密閉し，ドレナージチューブをポータブルの陰圧機に接続し，持続的な陰圧をかける方法である（●43ページ）。チューブの屈曲の予防，排液の観察を行うとともに，ドレッシング材の交換時には排液による皮膚障害がおきていないか観察を行う。また，創のサイズを計測して治療の効果を患者と共有し，栄養状態や血流の改善のためのケアに患者にも参画してもらうことも重要である（●図1-18）。

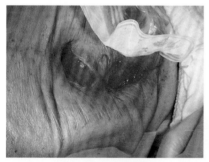 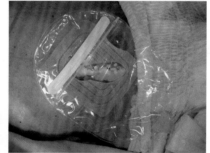

a. ストーマ造設術後の解放創　　　　b. パウチングによる管理

●**図1-17　ストーマ造設術後の解放創のパウチングによる管理**

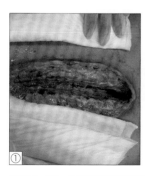 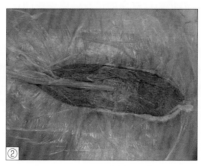 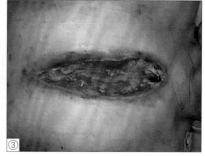

① ② ③

●**図1-18　局所陰圧閉鎖療法（NPWT）による感染創の管理**
前胸部の感染創（①）に，NPWTを開始した（②）。4週間後に創は良性肉腫におおわれ，サイズも縮小した（③）。

6　創傷治癒過程における合併症に対するケア

　炎症期には術後出血がおきやすく，増殖期には感染や離開がおきやすいなど，創傷治癒の過程ごとにおきやすい合併症も異なっている。また，手術創部は一般に7日目には抜糸してもよい状態になり，14日目には日常生活に問題のない，しっかりとした組織に戻る。成熟期には，患者に創部をかばいすぎないように指導し，早期にふだんの生活に戻れるように促すことも大切である。

●**術後出血に対するケア**　縫合や止血の不十分，麻酔覚醒時の急激な血圧上昇などが原因で，術後出血がおこる。とくに手術後24時間以内におこることが多い。

(1) 手術後24時間は，バイタルサイン，創部の状態，ドレーンの排液状態などを1〜2時間ごとに観察する。

(2) 創部からの出血の有無を確認し，滲出液の性状(血性・淡血性・淡々血性などで表現する)と量を観察し，記録・報告する。

(3) 体内深部での出血は体表にあらわれにくいので，ドレーンからの出血量やバイタルサインの変化に注意する。100 mL/時をこえる出血や，ショックを示唆する血圧低下・脈拍増加・意識低下にはとくに注意する。

(4) 出血を目にすると患者は不安や恐怖心をもつので，言動には注意し，十分な説明を伴って処置する。

(5) 痛みは血圧上昇を引きおこし，血圧上昇は出血を助長するため，十分な疼痛緩和処置を行って，血圧上昇と出血量増加を防ぐ。

●**感染に対するケア**　上皮化が完成すると創部から細菌が侵入する危険性はなくなるが，ドレーンなどを介して細菌の侵入があった場合に，皮下に貯留した血液や滲出液が細菌増殖の培地となって感染をおこす。

(1) 創部の熱感・腫脹・発赤は，皮下の感染を示唆していることがあるため，創部の観察を行い，痛みや違和感などがないか，患者の訴えをよく聞く。

(2) ドレーンなどから細菌の侵入があると，体内深部で感染巣をつくり，さらに敗血症となる危険性もある。急激な発熱やドレーン挿入部の痛みなどに注意して観察する。

(3) 手術直後から創部の処置やドレーンの扱いは無菌的に行い感染を防止する。

●**離開に対するケア**　低栄養状態，高齢，糖尿病の合併，ステロイド薬の大量使用などがある場合には，創傷治癒の進みがわるく，肉芽組織の形成が遅延するため，創部が癒合せず，離開❶してしまうことがある。

(1) 通常5日目ごろには創部が癒合してくるので，滲出液も少なくなってくるが，淡血性・淡々血性の滲出液の量が減らないようであれば，癒合が遅れていることを示すので注意を要する。

(2) 創部の癒合状態がわるい場合は，抜糸の時期を遅らせる。また，創部に圧力がかからないように工夫する(たとえば腹部であれば，腹圧をかけ

◻NOTE
❶**離開**
　縫合した創が開いてしまうこと。

ないように指導し，腹帯での固定を行うなど）。

（3）栄養状態は手術前から整えておく必要がある。手術後は創部の治癒過程
　　を順調に進めるために，十分な栄養がとれるように援助する。

● **慢性創傷の治療**　順調に治癒過程をたどる急性創傷に対し，創に変化が
おきず治癒過程が停滞する状況を慢性創傷という。近年は，慢性創傷の予防
や治療のために，**創面環境調整** wound bed preparation（WBP）という考え方が
主流となってきている。創面環境調整では，創傷治癒を妨げる局所因子を取
り除くことが基本概念となっている。具体的には，以下の阻害要因を適正化
する。

（1）壊死組織・活性のない組織 tissue non-viable or deficient

（2）感染または炎症 infection or inflammation

（3）湿潤の不均衡 moisture imbalance

（4）創辺縁の表皮進展不良あるいは表皮の巻き込み edge of wound-non advancing
　　 or undermined epidermal margin

　これらの阻害要因は，頭文字をとって **TIME** とよばれる。

　ケアにあたっては，上記を適正化するという目的にそって，デブリドマン
や薬剤の選択，ドレッシング材の選択，ポケット管理が行われていることを
理解することが重要である。そのうえで，局所にとどまらず全身のアセスメ
ントを行い，管理栄養士，薬剤師，PT，OT などとのチームでケアを組み
たてることが必要である。

7 褥瘡の予防と処置

● **褥瘡とは**　**褥瘡** pressure ulcer とは，一定の場所に，一定以上の応力（圧力
＋ずれ応力〔剪断(せんだん)応力〕）が一定時間以上加わりつづけることによって，血流
が阻害され，皮膚および皮下の組織が傷害された状態である。褥瘡の深達度
の表現には，アメリカ褥瘡諮問委員会 National Pressure Ulcer Advisory Panel
（NPUAP）ステージ分類が用いられることが多い（◉表 1-11）。

◉表 1-11　NPUAP 褥瘡ステージ分類

ステージⅠ	ステージⅡ	ステージⅢ	ステージⅣ	判定不能	DTI*
損傷のない皮膚への消退しない発赤。	真皮の露出を伴う，皮膚の一部の層の欠損。	皮膚の全層の欠損。	皮膚の全層と組織の欠損。	不明瞭な皮膚の全層と組織の欠損。	持続性で消退しない真紅，栗色，または紫色の変色。

＊DTI：deep tissue injury の略。

（National Pressure Ulcer Advisory Panel: NPUAP Pressure Injury Stages. 2016 をもとに作成）

1　褥瘡のリスクアセスメント

　褥瘡の予防・治療のためには，基本的動作能力，るい瘦(瘦せ)による病的骨突出，関節拘縮，栄養状態，失禁，浮腫，摩擦とずれなどの危険因子を評価し，それらを統合したケアの実践が不可欠である。なかでも組織の虚血は最大の危険因子であり，同一体位保持による虚血の危険性を褥瘡発生前に予測し，また発生後はその部位が虚血にいたった理由を検証し，適切な体位変換を実施しなければならない。

●**リスクアセスメントスケール**　褥瘡の発生要因は多様であるが，リスクアセスメントスケールを用いることで観察点を統一し，継時的に観察・評価することができる。

　代表的なものとして，褥瘡発生要因の概念図から構成された**ブレーデンスケール** Braden scale がある。これは，褥瘡発生要因のうち看護師が観察・介入可能な 6 項目(知覚の認知，湿潤，活動性，可動性，栄養状態，摩擦とずれ)を抽出し，点数化したもので，点数が低いほど褥瘡発生の危険性が高い。定期的に採点することで，そのときに点数が低い項目を重点とした褥瘡予防計画を導くことができる。

　また，日本人高齢者の褥瘡発生リスクの特徴である病的骨突出を組み入れた**褥瘡危険因子評価表**や **OH スケール**などもある。

2　褥瘡の予防

　毛細血管圧は 32 mmHg 前後であり，それ以上の圧力がかかると循環障害がおこる。通常，健常な人は無意識に体位変換や寝返り，体重の移動を行っているため，皮膚障害は生じない。しかし，体位変換が困難な患者や感覚に異常がある患者には，予防的に介入し，皮膚障害を防ぐ必要がある。

　体圧を分散させて血流を維持することは，褥瘡の予防のみならず治療においても必要不可欠である。虚血によって引きおこされた褥瘡は，血流が回復しないことには，治癒しえないからである。組織への酸素と栄養の供給における最も重要なポイントである体位変換と除圧に関して，以下に解説する。

◆ 30°の側臥位と 30°のギャッチアップ

　体位変換は原則 2 時間ごとに行う(適切に体圧分散用具を用いた場合は 4 時間ごとでもよい)。骨盤の生理的な角度と殿部の筋を利用して，できるだけ広い面積で体圧を分散できるように 30°の側臥位とする(◉図 1-19-a)。

　また，経腸栄養や呼吸・循環の安定目的などでギャッチアップ(頭側挙上)が必要な場合は，殿部にかかる摩擦とずれを最小にするように 30°以下とする(◉図 1-19-b)。それ以上の角度が必要な場合は，短時間にするなど，褥瘡予防と頭側挙上の優先度を比較したうえで，個別に対応する必要がある。

◆ ギャッチアップと背抜き

●**ギャッチアップ**　ギャッチアップ(頭側挙上)の手順は，以下のとおりで

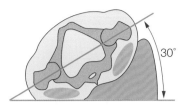

a. 30°の側臥位

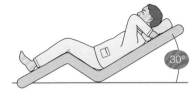

b. 30°のギャッチアップ

▶図 1-19　30°の側臥位とギャッチアップ

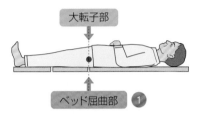

▶図 1-20　ギャッチアップの手順

ある。

（1）患者の大転子とベッドの屈曲部を一致させる（▶図 1-20-①）。

（2）下腿部から挙上する（上り坂をつくり，体幹を下がりにくくする〔▶図 1-20-②〕）。

（3）頭側を挙上する（▶図 1-20-③）。

（4）その後，「背抜き」を行う。

● **背抜き**　ギャッチアップを行うと，患者のからだは重力に従って下がるため，背部にずれや摩擦が生じ，それが褥瘡発生の要因となる。自分で身動きができない患者を看護する際は，このずれと摩擦を排除するために背抜きを行う。背抜きとは，皮膚とベッドマットとの接触を一度解除することである。患者の肩を左右片方ずつ少し前に引く，手を差し込む，マットを押し下げる，などの対応を行って，ずれた皮膚をもとの位置に戻すことを目的とする（▶図 1-21-a）。

当然，ギャッチダウンの際にも摩擦とずれは生じるので，下げたあとも，同様に背抜きを行う（▶図 1-21-b）。

◆ **座位時の 90°ルール**

座面に奥深く座り，股関節・膝関節・足関節をそれぞれ 90°にした体位をとると，大腿下面を使った体圧の分散が可能になり，ずれをおこしにくくなる（▶図 1-22）。

◆ **体圧分散用具の選択**

現在，多種多様の体圧分散用具が市販されている（▶表 1-12）。

以前は，仙骨や 踵 の除圧には円座が用いられていた。しかし，円座と接触する面が圧迫されること，それにより中心の圧迫を受けていない部分には

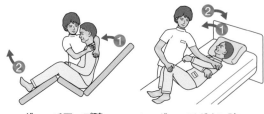

　　a. ギャッチアップ時　　　　b. ギャッチダウン時

▶図1-21　背抜き

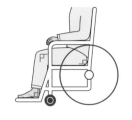

▶図1-22　座位時の姿勢

▶表1-12　体圧分散用具の例

| 分類 | 静止型 | | | 圧切りかえ型 | 局所用 | 車椅子用 |
	上敷きマットレス（一般用マットの上に使用する）	代替マットレス（単体で使用）				
素材	ウレタンフォーム	ウレタンフォーム	ウレタンフォーム	エアマット	ゲル・ゴム	ウレタン・ゲル
形態						
厚み	5 cm 前後	7～10 cm 前後	15 cm 前後	15 cm 前後	2～4 cm 前後	7 cm 前後

周囲からの血流が途絶えること，中心の穴に骨突起部が沈み込み，皮膚が引っぱられ，ずれ応力（剪断応力）が加わること，などの点から，現在では褥瘡に対しての円座の使用は禁止されている。

3　褥瘡の処置

　発生した褥瘡に対しては，その部位がどのような体勢で，どれくらいの時間圧迫を受けたのかをアセスメントする。患者の状況に合わせた除圧用具の選択や，適切な体位変換のほかに，場合によっては疼痛管理や，患者教育などを行わなければならない。除圧によって局所の血流を維持しながら，それと並行して局所の処置を行っていく。

　褥瘡に感染を伴う場合，敗血症を併発し，本来の治療目的に悪影響が生じる事態に陥ることもある。処置の際は，以下の観察ポイントにそって，創部の図示や経時的な記録を残し，医師と一緒に創部のアセスメントを行う。

●観察のポイント　観察のポイントとしては，創部の深達度 depth，滲出液 exudate の量，大きさ size（面積），炎症/感染 inflammation/infection の徴候の有無，創部面積に対する肉芽組織 granulation tissue の割合，壊死組織 necrotic tissue の状態，陥凹部 pocket の状態などがある。

　日本褥瘡学会の DESIGN-R® は，これらの 7 要素を数値化し，褥瘡の経過と重症度を評価するツールとして有用である。また，2020 年には深達度に「深部損傷褥瘡(DTI)疑い」を，感染の項目に「臨界的定着疑い」を加えた DESIGN-R®2020 として改定され，さらに創の状況に即した評価が可能となった。

◆ 浅い褥瘡

　ステージⅠ：表皮の欠損はない。発赤部に対して，摩擦とずれを予防するために，ポリウレタンフィルムを貼付することもある。

　ステージⅡ：水疱および表皮の剝離によって，真皮が露出した状態である。表皮の最下部にある基底細胞の増殖によって，皮膚が再生されるので，細胞分裂に適切な湿潤環境が保てる創傷被覆材を選択し，貼付する(◯図 1-23)。創傷被覆材の交換時には，消毒は必要なく，生理食塩水や微温湯での洗浄が好ましい。

◆ 深い褥瘡

　ステージⅢ・Ⅳ：手術創部などと同様の創傷治癒過程をたどって治癒にいたる。しかし，深い褥瘡の場合，まず虚血によって壊死した組織(◯図 1-24-a)が存在するため，創傷治癒過程における異物の除去や創部の清浄化に，数週間を要することが特徴である。壊死組織の除去には，薬剤を利用した化学的デブリドマン(◯図 1-24-b)と，メスなどで切除する外科的デブリドマンが

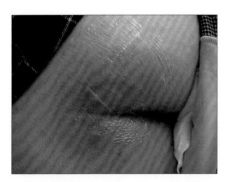

◯**図 1-23　創傷被覆剤の貼付**
ステージⅡの褥瘡にハイドロコロイドドレッシング材(デュオアクティブ® ET)を貼付し，さらにポリウレタンフィルムで補強している。

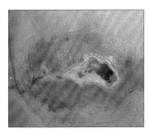
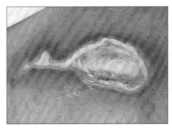
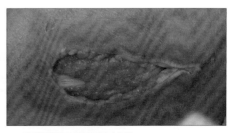

a. 壊死組織のある状態　　b. 化学的デブリドマン　　c. 肉芽組織の増殖(拡大図)

◯**図 1-24　深い褥瘡とその処置**
壊死組織が除去できた部分から肉芽組織の増殖が進む。

ある。壊死組織は細菌の温床となりやすいので，できるだけ早い除去を目ざ
すことが大切である。

　壊死組織の除去が終盤になると，創底部から肉芽組織が増殖しはじめる
（◉図 1-24-c）。滲出液の量のアセスメントから，湿潤環境が整う被覆の方法
が選択される。褥瘡の発生部位は，摩擦とずれが加わることが多く，被覆剤
がよれて創部が露出することによる乾燥や，汚染をおこしやすくなるため，
どのように固定するかを個別に工夫することも大切である。

　慢性創傷となり，治癒が促進されない状況になった場合は，TIME の考
え方（◉49 ページ）にたち戻り，医師や皮膚・排泄ケア認定看護師などとの医
療チームとともに介入のポイントを見きわめることが重要である。

参考文献

1. Garibaldi, R. A. et al.: Meatal colonization and catheter-associated bacteriuria. *The New England Journal of Medicine*, 303(6): 316-318, 1980
2. ICD 制度協議会監修：ICD テキスト──プラクティカルな病院感院感染制御．pp.147-166，メディカ出版，2004.
3. Magram, A. J. et al.: Guideline for prevention of surgical site infection. *Infection Control & Hospital Epidemiology*, 20(4): 247-78, 1999.
4. Owens, W. D. et al.: ASA physical status classifications: a study of consistency of rating. *Anethesiology*, 49(4): 239-243, 1978.
5. 市岡滋監修：創傷のすべて──キズをもつすべての人のために．克誠堂出版，2012.
6. 日本化学療法学会術後感染予防抗菌薬臨床試験に関するガイドライン委員会：術後感染予防抗菌薬臨床試験ガイドライン（2007 年）．日本化学療法学会雑誌 56(3)：210-217，2008.
7. 日本褥瘡学会編：改定 DESIGN-R®2020 コンセンサス・ドキュメント，照林社，2020.
8. 日本版敗血症診療ガイドライン 2020 特別委員会：日本版敗血症診療ガイドライン 2020．日本集中治療医学会雑誌，28(supplieent).
9. 北野正剛・坂井義治監修：標準外科学，第 16 版．医学書院，2016.
10. 本郷偉元編：Step Up 式感染症診療のコツ 初期研究から後期研修まで．文光堂，2013.

第 2 章

外科治療を要する
疾患・症状

A　外科治療の適応

●**外科系の診療科と取り扱う疾患**　現在，外科（消化器外科・呼吸器外科・小児外科・心臓血管外科・乳腺外科など），整形外科，形成外科，脳神経外科などの「～外科」を標榜する診療科以外にも，産婦人科，耳鼻科，泌尿器科，皮膚科などの多くの科の疾患において，外科治療が行われている。

　基本的には，各科の名称がその科の取り扱う疾患の目安となるが，外科治療においては臓器・組織の体内における位置が重要になるため，機能的・発生学的な区分とは科の区分が異なることがある。たとえば，副腎疾患は泌尿器科，下垂体疾患は脳神経外科，脊髄疾患は整形外科または脳神経外科が扱う，などである。

●**疾患のタイプと外科治療**　外科治療を要する疾患は非常に多岐にわたり，その治療法も日々進歩しつづけているが，従来から外科で扱われている疾患とその治療法には，一般的に以下のようなものがある。

(1)腫瘍：切除術や動脈塞栓術などが行われる。腫瘍の進行の具合や機能の温存などを考慮して，部分切除か全摘除かなどの術式が選択される。進行がんでは，外科治療のほか，化学療法や放射線療法などを組み合わせた集学的治療が行われている。

(2)外傷・熱傷：外的要因による臓器・組織の損傷に対して，さまざまな治療が行われている。

(3)血管疾患：出血部位の止血，閉塞部位の開通，動脈瘤となっている血管の置換などを目的として手術が行われる。従来からの開頭・開胸・開腹術に加え，血管内治療も盛んである。

(4)炎症：おもに炎症に由来する合併症が治療の対象となる。

(5)変形：修復あるいは修正に，外科治療が行われる場合がある。

(6)感染：臓器・組織の感染では，虫垂切除術のように外科治療が行われることがある。感染の結果，体腔に膿が充満した場合などには，ドレーンなどによる排膿が行われる。壊死組織のデブリドマンを要する場合もある。

(7)骨折：軽微なものは外部からの固定によって治療されるが，重篤なものでは髄内釘による固定や，人工関節への置換を要する。

●**本章で扱う疾患**　以上のような疾患とその外科治療の各論に関しては，『系統看護学講座　臨床外科看護各論』に部位別・臓器別にまとめられているが，この章では腫瘍および外傷・熱傷の総論について述べる。

　長い人類の歴史において外科治療を最初に必要としたのは，外傷・熱傷などであったと考えられる。そして医学の進歩に伴って腫瘍という概念ができあがり，いまや外科治療の対象疾患として非常に重要な地位を占めている。日本人の死因の第1位は悪性新生物であり，腫瘍は外科学に限らず医学，公衆衛生，医療政策上の重要課題となっており，終末期における緩和医療とも非常に密接にかかわっている。

B　腫瘍

　悪性新生物は 1981 年以来つねに日本人の死因の第 1 位を占め，死亡者数は毎年増加している。2020 年は 37 万 8356 人が悪性新生物によって死亡している。治療法も年々進歩しているが，肺がん，大腸がんをはじめ，多くのがんで死亡数が増加傾向にある。そのため，がんの治療法だけではなく，終末期がん患者の医療として，緩和医療が重要な位置づけになってきている。

1　腫瘍の定義と分類

　身体組織に由来する細胞が，自律的に（正常組織と協調せずに）過剰発育したものが**腫瘍** tumor である。

● **良性腫瘍と悪性腫瘍**　腫瘍は**良性腫瘍**と**悪性腫瘍**（**悪性新生物**ともいう）に大別できる。良性腫瘍は一般的に発育が遅く，病理学的に異型性は少なく，本来的に予後がよい。悪性腫瘍は発育が早く，生命にかかわる。

● **癌と肉腫**　発生母組織の違いから，腫瘍は**上皮性腫瘍**，**非上皮性腫瘍**，そして両者が混在した**混合性腫瘍**に大別される。いわゆる広義の**がん** cancer は悪性腫瘍の総称として用いられるが，上皮性の**癌** carcinoma と非上皮性の**肉腫** sarcoma に大別される。癌には食道がん・胃がん・大腸がん・肝臓がん・胆道がん・膵臓がんなどの多くの消化器がんのほか，甲状腺がん・乳がん・肺がんなどがある。肉腫には骨肉腫・脂肪肉腫・白血病などがあるが，消化器由来の肉腫もまれにみとめられる。

2　腫瘍の発育と進展様式

　腫瘍は特異な発育と進展を示すが，悪性腫瘍ではその様式が特徴的である。**転移** metastasis という特有の様式で他の部位に進展し，体内に広がっていく。

1　発育形式と速度

　腫瘍の発育形式には**膨張性発育**と**浸潤性発育**がある。

● **膨張性発育**　膨張性発育とは，腫瘍の中心から周辺に向かって増殖していくものである。周囲との境界は明瞭であり，周囲組織を圧排するように発育する。一般的には良性腫瘍の増殖形態であり，発育速度は遅いことが多い。

● **浸潤性発育**　浸潤性発育とは，正常組織に侵入して周囲を破壊しながら増殖していくものである。悪性腫瘍に特徴的な増殖形態であり，一般に発育速度は速い。

2 進展と転移

◆ 進展形式

　腫瘍の進展様式には**連続性進展**と**非連続性進展（転移）**がある。
● **連続性進展**　連続性進展とは，腫瘍が原発巣と連続性を保ちながら進展していくもので，膨張性進展と浸潤性進展がある。
● **非連続性進展（転移）**　転移とは，腫瘍が原発巣と連続性をもたず，離れた部位で生着し，増殖するものである。転移によって新たに形成された腫瘍を**転移巣**とよぶ。

◆ 転移形式

　おもな転移様式には，**リンパ行性転移・血行性転移・播種性転移**がある。
● **リンパ行性転移**　腫瘍細胞がリンパ腔やリンパ管に入り，リンパ流によってリンパ節に運ばれて，リンパ節で増殖するものである（◎図2-1）。リンパ行性転移は，まず腫瘍近傍のリンパ節に発生する。腫瘍から最初にリンパ液が流れるリンパ節を**センチネルリンパ節** sentinel lymph node とよび，治療方針の選択のためにセンチネルリンパ節への転移の有無が評価されることがある。転移はしだいに腫瘍から離れたリンパ節へと進む。
　代表的なリンパ節転移として**ウィルヒョウ** Virchow **リンパ節転移**がある。これは，腹腔内のリンパ管に侵入した腫瘍細胞が，胸管を経由して左静脈角に流入する際に，左鎖骨上のリンパ節転移をきたしたものである。
● **血行性転移**　腫瘍細胞が血管内に入り，血流によって他臓器に運ばれ，そこで増殖する転移形式である（◎図2-2-a，b）。腫瘍から流出する静脈系を介して発生する。原発巣となる臓器により，好発転移臓器が決まっている（◎表2-1）。**クルケンベルグ** Krukenberg **腫瘍**は印環細胞❶がんの増殖と線維増生によって特徴づけられる転移性腫瘍で，消化管のがん（とくに胃がん）に由来するものが多い（◎図2-2-c）。
● **播種性転移**　腫瘍細胞が胸腔内や腹腔内に撒布した結果，微小な結節性腫瘤を形成していく転移形式である。胃がん・膵臓がん・卵巣がんなどの腹

□NOTE
❶印環細胞
　粘液などの貯留物や微小嚢胞のために核が辺縁に押しやられ，印環（印章つき指輪）のような形になった細胞のこと。

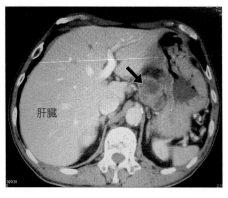

◎**図2-1　リンパ行性転移**
胃がんのリンパ行性転移（→）

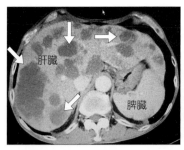

a. 大腸がん術後の肝転移
⇨が転移部である。

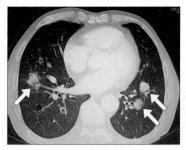

b. 大腸がん術後の肺転移
⇨が転移部である。

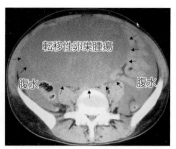

c. 胃がん術後の卵巣転移（クルケンベルグ腫瘍）
→が転移部である。血行性転移以外に播種性転移が関与する。

▶**図 2-2 血行性転移**

▶**表 2-1 がんと転移臓器**

原発巣のある臓器	転移しやすい臓器
食道	肺, 骨, 肝
胃	肝, 肺
大腸	肝, 肺
膵臓	肝
胆管	肝
胆嚢	肝
腎臓	肺, 骨
乳腺	肺, 骨, 脳
甲状腺	骨, 肺
肺	骨, 脳

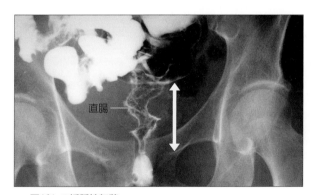

a. 胃がんの播種性転移
シュニッツラー転移の例。胃がん術後の腹膜播種のため下部直腸が狭窄している（白矢印の範囲）。

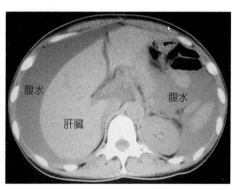

b. がん性腹膜炎による腹水

▶**図 2-3 胃がんの播種性転移と腹水**

膜播種，肺がん・悪性胸膜中皮腫などの胸膜播種がある。胃がんのダグラス Douglas 窩（直腸子宮窩）転移のことを，とくに**シュニッツラー** Schnitzler **転移**とよぶ（▶図 2-3-a）。播種性転移をきたすと，腹水や胸水の貯留がしばしばみとめられる（▶図 2-3-b）。また腸管膜や腸管に腫瘍細胞が進行性に播種す

ると，腸の連続性が失われ，やがて腸閉塞を呈するようになる。このような状態をがん性腹膜炎とよぶ。

● **その他の転移形式**　腫瘍細胞が正常組織と接触することによって転移する形式を接触性転移とよび，上口唇がんの下口唇への転移がある。腫瘍細胞が尿管や気管などの管腔を介して転移する形式を経管性転移とよび，肺がんや腎盂がんなどで発生することがある。また手術の際，術者や助手の手指や手術器具を介して他部位へ転移することがあり，医原性転移とよばれる。

◆ 病期分類

がんの進行の程度をあらわす1つの手段として，病期分類（ステージ stage 分類）が臨床でよく使用される。病期分類は，各種のがんごとにそれぞれの「取扱い規約」により決定されている。

一般的には，① 腫瘍の深さ・浸潤度の評価（**腫瘍** tumor **因子**〔**T 因子**〕），② リンパ節転移状況の評価（**リンパ節** node **因子**〔**N 因子**〕），遠隔臓器転移の評価（**遠隔転移** metastasis **因子**〔**M 因子**〕）により決定され，**TNM 分類**ともいわれる。病期分類は予後の推測に有用である。

◆ 早期がんと進行がん

進行が一定程度までにとどまっているがんを**早期がん**とよび，一定以上に進行したがんを**進行がん**というが，その定義は原発巣となる臓器ごとに決定されている。

たとえば早期食道がんは，原発巣の深達度が粘膜層にとどまり，リンパ節転移の有無を問わないがんである。早期胃がん・早期大腸がんは，原発巣の深達度が粘膜下層までにとどまるもので，リンパ節転移の有無は問わない。早期乳がんは，腫瘤の大きさが 2.0 cm 以下で，リンパ節転移および遠隔転移をみとめないものをいう。

③ 腫瘍の診断

腫瘍の診断には，存在部位の把握，進展状況，良性か悪性か（悪性の場合は生物学的悪性度の評価）が必要である。これらを総合的に評価することにより，治療方針を決定する。

▍理学的検査
視診・触診などを行う。体表や直腸などの管腔を診察し，腫瘍やリンパ節の大きさ・性状，特殊な徴候の有無などを評価する最も基本的な検査である。

▍血液検査・尿検査・腫瘍マーカー
血液・尿検査は全身諸臓器の機能的スクリーニングとして行われる。**腫瘍マーカー**はある特定の腫瘍が産生する酵素やタンパク質，代謝産物を測定するものであり，診断に有用である（●表2-2）。しかし，すべてのがんで高値になるわけではないため，腫瘍マーカーのみでは診断はできない。

●表 2-2　がんと腫瘍マーカー

がん	おもな腫瘍マーカー	がん	おもな腫瘍マーカー
食道	SCC, CYFRA2	肺(非小細胞がん)	CYFRA2, SLX, SCC, CEA, CA125
胃	CEA, CA19-9	肺(小細胞がん)	NSE, ProGRP
大腸	CEA	乳腺	CA15-3, CEA, NCC-ST-439
膵臓	CA19-9, DUPAN-2	卵巣	CA125, CA72-4
胆管	CA19-9	前立腺	PSA
肝臓	AFP, PIVKA-Ⅱ		

SCC：squamous cell carcinoma(扁平上皮がん〔関連抗原〕)，CYFRA：cytokeratin subunit 19 fragment(サイトケラチン 19 フラグメント)，CEA：carcinoembryonic antigen(がん胎児性抗原)，CA：carbohydrate antigen(糖鎖抗原)，DUPAN：pancreatic cancer-associated antigen(膵臓がん関連抗原)，AFP：α-fetoprotein(α-フェトプロテイン)，PIVKA：protein induced by vitamin K absence or antagonists(ビタミン K の欠乏または拮抗時に生じる異常凝固因子)，NCC-ST-439：National Cancer Center-Stomach-439(国立がんセンターで胃がん細胞株 St-4 から作成されたマーカー)，SLX：Sialyl Lewis^x(シアリルルイス X〔抗原〕)，NSE：neuron-specific enolase(神経特異エノラーゼ)，ProGRP：pro-gastrin-releasing peptide(ガストリン放出ペプチド前駆体)，PSA：prostatic specific antigen(前立腺特異抗原)

▌画像検査

1 X 線検査　胸・腹部単純 X 線撮影のほか，乳腺では X 線マンモグラフィーがある。消化管造影(おもに食道・胃・大腸)では腫瘍の全体像の描出が可能である。X 線 CT 検査は，肝臓・肺・腎臓・脳など，実質臓器の病変の描出にすぐれ，消化管の評価もできる。また，造影剤を点滴で血液中に投与しながら CT 検査を行うことで，転移巣の検出精度が向上する(●58 ページ，図 2-1，59 ページ，図 2-2-a)。

2 超音波検査　最も非侵襲的な検査であり，実質臓器の情報を得るのにすぐれている。対象となる臓器は甲状腺・乳腺・肝臓・胆囊・膵臓・脾臓・腎臓などである。また胸水・腹水などの体腔内穿刺を行う場合に，有用である。

3 磁気共鳴画像検査 magnetic resonance imaging(MRI)　水素原子核の磁気共鳴現象を利用し，コンピュータ処理によって画像を作成するものである。脳脊髄神経・肝疾患ではその有用性がきわめて高い。その他，乳腺・膵臓・胆道疾患などで使用される。

4 核医学検査　腫瘍に親和性をもつ放射性同位元素 radioisotope(RI)や，正常の臓器に集積する RI を投与し，その放射能を測定して画像化するものである。腫瘍の存在の確認，質的診断に有用である。甲状腺腫瘍・骨転移・副腎腫瘍などが外科領域でのおもな対象となる。また，転移・再発の診断の際に，**陽電子放射断層撮影** positron emission tomography(**PET**)が非常に有用である。FDG❶-PET 検査は，がん細胞が正常細胞よりもグルコース(ブドウ糖)を取り込みやすいという特徴を利用した検査である。一般的には CT 検査と組み合わせて，臓器や部位を特定できるように行う(PET/CT)。

▌内視鏡検査

咽頭・食道・胃・十二指腸・直腸・結腸の病変の存在診断に対しては，内視鏡検査が有用である。上部消化管内視鏡ではおもに食道，胃，十二指腸を，大腸内視鏡では直腸，結腸の観察を行う。直視下に腫瘍を観察でき，生検を

▭NOTE
❶ FDG
　フルオロデオキシグルコース fluorodeoxyglucose の略。

行うことによって病理学的に良悪性の診断を行うこともできる。

● **IEE**　また，通常光観察に加え，画像強調観察 image-enhanced endoscopy（IEE）の併用により病変検出感度や診断精度が高まる。代表的な IEE は，狭帯域光観察 narrow band imaging（NBI）である。病変の視認性向上や表面構造・微小血管の観察を目的とし，ボタン1つで画像を切りかえられるため，最も頻用されている。さらに，後述する拡大内視鏡と NBI とを組み合わせることで，良悪性診断，範囲診断や深達度予測までも行うことが可能である。

● **胆道・膵管**　内視鏡を用いた胆膵領域腫瘍の診断・治療には，側視鏡を用いて十二指腸乳頭から処置具を挿入し，内視鏡的逆行性膵胆管造影 endoscopic retrograde cholangiopancreatography（ERCP）を行う。透視下に病変の形態観察や処置（生検，採石，ステント挿入など）を行う。胆道鏡や膵管鏡を用いれば，直接腫瘍を観察することもできる。

● **小腸**　小腸は内視鏡が届きにくく，消化管ではブラックボックスとされていたが，21世紀に入りカプセル内視鏡やバルーン内視鏡が開発され，観察が可能になっている。しかし，いずれも日常的に行われる検査ではなく，原因不明の消化管出血 obscure gastrointestinal bleeding（OGIB）に対して行われる頻度が最も高く，その他腫瘍，小腸狭窄，炎症性腸疾患の精査において有用である。

● **EUS**　超音波内視鏡 endoscopic ultrasonography（EUS）とは，内視鏡の先端に装着された超音波装置を用いた，消化管の内腔から行う超音波検査である。腸管壁内の構造・病変や，周囲組織・臓器を観察することが可能で，腹壁からの超音波検査では描出しづらい部位を観察することができる。

　たとえば，EUS により胃壁は5層構造に描出される。内腔側から高エコー（第1層），低エコー（第2層），高エコー（第3層），低エコー（第4層），高エコー（第5層）を示す。第1層と第2層が粘膜層，第3層が粘膜下層，第4層が筋層，第5層が漿膜下層と漿膜に相当する。病変の浸潤範囲を EUS で同定することにより，治療方針決定の一助とする。

▌細胞診と組織診

　細胞診は細胞レベルでの悪性度評価を行うもので，**パパニコロウ分類❶**による5段階評価が行われる。喀痰・尿・胸水・腹水・胆汁・膵液などさまざまな体腔内液などが対象となる。

　組織診は検体を組織として採取し，良性か悪性かの質的診断を含めた疾患の診断を行う。内視鏡検査，手術で得られた検体がおもな対象となる。グループⅠからⅤまでの5段階で良性・悪性を評価する。

▌遺伝子パネル検査

　遺伝子パネル検査は，がん患者1人ひとりのがんの遺伝子の情報を診断や治療にいかすことで，より患者に合わせた個別化医療を提供するために行われる医療である。

□ NOTE

❶パパニコロウ Papanicolaou 分類

　細胞診による悪性度の判定分類である。Class Ⅰ から Class Ⅴ の5段階評価である。Class Ⅰ とⅡ は良性，Ⅲ は異型細胞が存在するが悪性と断定できないもの，Ⅳ は悪性の可能性が高いもの，Ⅴ は悪性である。

4　腫瘍の治療

　腫瘍が良性であり，かつ生体に障害を及ぼさない場合は経過観察する。悪性腫瘍や悪性が否定できない場合には治療が必要である。腫瘍の部位・生物学的悪性度・進展状況を評価し，患者の年齢・全身状態・社会的背景などを考慮して総合的に治療方法を決定する。

　治療にあたっては患者の生活の質(QOL)を十分考慮し，患者や家族に病気の状況や治療法の選択肢，治療上の合併症と危険性などについて十分な説明を行う必要がある(インフォームドコンセント，◐197ページ)。

1　手術療法

　手術療法は，腫瘍を一括して完全に切除することを目的とする。原発巣や，周囲のリンパ節・浸潤臓器が切除の対象となり，がんの種類によっては転移巣も対象となる場合がある。最近では，鏡視下手術の導入をきっかけに手術の侵襲を小さくする工夫が広く行われている。

● **治癒切除と非治癒切除**　原発巣と転移リンパ節・浸潤がすべて取りきれて，腫瘍が残存していないと判断された場合の切除を**治癒切除**といい，明らかに取り残しがある場合を**非治癒切除**という。

　治癒切除が行われて治癒の期待ができる手術を**根治手術**という。一方，非治癒切除となったものや原発巣・転移巣が切除不能なものに対して，症状を緩和させることを目的として行う手術を**姑息的手術**といい，膵臓がん十二指腸浸潤に対する胃空腸吻合術や大腸がんに対する人工肛門造設などがある。

● **縮小手術と拡大手術**　根治性がそこなわれない範囲で，なるべく臓器やその機能を温存する手術を**縮小手術**，**機能温存手術**とよび，胃がんなどではいくつかの術式が考案されている。一方，治癒切除・根治手術を目的として，転移・再発の可能性のある周囲臓器やリンパ節などを広範に切除する手術を**拡大手術**とよぶ。

2　放射線療法

　放射線を腫瘍に照射し，細胞を死滅させることを目的とする治療法である。後述する化学療法と併用されることも多い。

　⬛**1 外部照射**　からだの外側より腫瘍を目がけて照射する方法である。正常組織と比べ腫瘍は放射線のダメージを受けやすく回復しにくいことから，2～3 Gy(グレイ)の線量を多数回照射するのが一般的である。食道がん・喉頭がん・咽頭がんや，がんの骨転移などに用いられる。根治治療と緩和目的での治療では，一回線量を使い分けることもある。

　⬛**2 術中照射**　手術時に腫瘍部を露出させ，直接照射する方法である。照射野に正常組織を含めず，正常組織にダメージを与えないため，腫瘍に20～25 Gy などの高線量を照射できる。切除不能な膵がんなどで用いられる。

　⬛**3 組織内照射・腔内照射**　放射性同位元素(RI)を密封した針状あるいは

粒状の小線源を，腫瘍内に刺入あるいは密着させて照射する方法である。前立腺がん・子宮がん・舌がんなどで用いられる。

　④内部照射　腫瘍や臓器に特異的に集積する RI を投与して，集積した部位での RI からの照射を利用する照射法である。ヨウ素 131（I^{131}）による甲状腺がんの治療があり，手術後に行われることが多い。

③ 化学療法

　抗がん薬を投与することによって，抗腫瘍効果を期待するものである[❶]。手術や放射線療法とともに集学的治療の一環として行われることが多い。

　腫瘍の縮小効果をねらって術前に行う化学療法を**術前化学療法** neoadjuvant chemotherapy といい，進行食道がんなどでよく施行されている。また手術後に，腫瘍の再発・再燃を予防することを目的とする化学療法を**術後補助化学療法** adjuvant chemotherapy とよぶ。

●**分類**　アルキル化薬，代謝拮抗薬，抗生物質，植物アルカロイド，ホルモン剤，酵素製剤，分子標的薬，免疫チェックポイント阻害薬などに分類される（◐表 2-3）。

●**濃度依存型と時間依存型**　抗がん薬の治療効果が，薬剤濃度に依存するのか，あるいは作用している時間に依存しているのかによって濃度依存型抗がん薬と時間依存型抗がん薬に大別される。濃度依存型ではアルキル化薬のシクロホスファミド水和物，時間依存型では代謝拮抗薬のフルオロウラシル（FU）がよく使用される。

●**投与経路**　全身投与と局所投与に分けられる。全身投与には経口的・経静脈的・経腸的投与法がある。局所投与には胸腔内・腹腔内投与や，腫瘍内に直接注入する方法がある。

●**副作用**　抗がん薬は腫瘍に対する治療効果をもたらす一方で，多くの副作用を有している（◐表 2-4）。抗がん薬によって副作用の種類・程度が異なるため，副作用の内容と機序を十分に把握し，患者に説明する。問診により

◐**表 2-3　抗がん薬の分類とおもな製剤**

抗がん薬の種類	おもな製剤
アルキル化薬	シクロホスファミド水和物，メルファラン，ダカルバジン
代謝拮抗薬	フルオロウラシル（FU），テガフール，メトトレキサート
抗生物質	マイトマイシン C，ドキソルビシン塩酸塩，ブレオマイシン塩酸塩
植物アルカロイド	ビンクリスチン硫酸塩，ビンデシン硫酸塩
白金製剤	シスプラチン，カルボプラチン，ネダプラチン
タキサン	パクリタキセル，ドセタキセル水和物
トポイソメラーゼ阻害薬	イリノテカン塩酸塩水和物，エトポシド
ホルモン剤	タモキシフェンクエン酸塩，プレドニゾロン
酵素製剤	∟-アスパラギナーゼ
分子標的薬	バシリキシマブ，セツキシマブ，パニツムマブ，ソラフェニブトシル酸塩，イマチニブメシル酸塩，ゲフィチニブ
免疫チェックポイント阻害薬	ニボルマブ，ペムブロリズマブ，デュルバルマブ，アテゾリズマブ，イピリムマブ

●表 2-4　抗がん薬によるおもな副作用

・過敏症 　アナフイラキシー(呼吸困難, 蕁麻疹, 浮腫) 　皮膚症状(色素沈着, 紅斑, 瘙痒感) ・脱毛 ・骨髄抑制 　好中球減少(500/μL 以下では細菌感染の危険) 　血小板減少(20,000/μL 以下では出血の危険) 　赤血球減少	・消化器症状(吐きけ・嘔吐, 口内炎, 下痢) ・腎障害(尿細管障害) ・肝障害(AST・ALT の上昇) ・心筋障害 ・神経障害(末梢神経障害, 口腔周囲の感覚異常) ・肺障害(間質性肺炎)

消化器症状, 皮膚症状などを把握し, 定期的な採血による骨髄機能の評価, 肝・腎機能の評価を行うことがとくに重要である。

4　その他の治療法

　① 内分泌療法　いくつかの腫瘍は, ホルモンが増殖に関与していることが知られている。これらの腫瘍をホルモン依存性腫瘍といい, 乳がん・甲状腺がん・前立腺がんなどがある。内分泌療法は, 体内のホルモン濃度を変化させることによりこれらの腫瘍の増殖を抑制する治療法である。

　② 免疫療法　腫瘍細胞も抗原性を有し, 生体はこれらの抗原に対して免疫反応をおこし, 腫瘍細胞を排除しようとする防御機構を備えている。この機能を薬剤の投与などで増強させ, 抗腫瘍効果を期待する方法である。

　③ 遺伝子治療　分子生物学の飛躍的な発展にともない, 腫瘍の発生原因や種類が遺伝子レベルで研究されるようになっている。これらの知識や手技を利用し, 細胞を遺伝子レベルで操作することによって行う治療法である。

　④ 熱エネルギーや塞栓などによる治療　レーザー光線による局所療法や, 温熱療法・凍結療法, マイクロ波凝固療法, 動脈塞栓療法などがある。

C　外傷・熱傷とショック

　交通事故や墜落などによる重篤な**外傷**では, 外科的な治療を必要とする場合が多い。これらの外傷の初期にショックに対する対応が重要となる。**熱傷**は熱エネルギーによる外傷であるが, 力学的エネルギーによる通常の外傷とは対応が異なることが多いため, 独立した項目で扱った。また, **ショック**は救急でもかかわってくる病態であるが, 本書ではここで扱った。

1　外傷 trauma

1　外傷の定義と分類

　外傷とは, 生体に機械的な外力が加わったときに生じる組織の損傷をいう。外力の大きさや加わる速度, 加えられる部位などによって, 生じる損傷は異

○表 2-5 緊急を要する外傷性疾患

重症度(緊急度)	疾患
超緊急処置を要する疾患	気道損傷，緊張性気胸・血胸，心タンポナーデ，横隔膜破裂
緊急処置を要する疾患	腹腔内出血，頭蓋内出血
注意を要する疾患	脂肪塞栓，横紋筋融解症

なる。皮膚の軽度の損傷から骨折，内臓器の損傷・断裂など重症なものにいたるまで，さまざまなものが含まれる。

◆ 外傷の分類

　損傷は外表との交通性の有無から，**開放性損傷**と**非開放性損傷(閉鎖性損傷)**に大別されるが，両者が混在することもある。外傷の分類にはそのほかに，重症度による分類，解剖学的な分類，受傷原因による分類がある。

　外傷のメカニズムは，外力の加わり方によって次のように分類される。

(1)動的荷重による外力：交通事故や，転倒・転落など，日常で多くみられる。

(2)静的荷重による外力：万力や大きな物体に長時間圧迫されたような場合。

(3)特殊な損傷：熱傷，電撃損傷，化学損傷などがある。

　脳・心臓・肺・大血管などの重要臓器が集中する身体の上半身正中部の範囲は，とくに注意が必要な要観察区域である。顔面熱傷では早期に上気道閉塞をきたすため，観察が重要である。

　外傷を機転とする病態のうち，緊急を要する場合などを○表 2-5 に掲げた。

2 外傷に対する治療と看護

◆ 外傷患者の看護のポイント

　外傷患者の場合は，まず受傷の状況を知ることが重要である。歩行者が自動車にはね飛ばされた場合や，6 m 以上の高さから転落した場合などは，**高エネルギー外傷**とよばれ，多発外傷❶を念頭におく必要がある。

●**外傷患者への対応**　最初にバイタルサインの観察を行うと同時に状態を落ち着かせ，全身を系統的に観察する(○図 2-4)。また急性期は定期的な経過観察が必要である。意識障害がある場合には，バイタルサイン安定化後に頭部 CT 撮影が必要となる。

　外傷死の約 50%は脳損傷によるものであり，重症者の 40%は頭部外傷を合併している。外傷のなかでもとくに頭部外傷が重要であるため，意識状態の確認は最優先される(言うまでもなく，意識は重要な脳機能である)。

　軽症と考えられる場合は，橈骨動脈を触れながら患者に呼びかけを行い，応答があることを確認する。すなわち，触診と視診でおおよそのバイタルサイン(呼吸，循環[血圧と脈拍]，体温)を把握しながら，意識状態を確認する。

□ NOTE
❶**多発外傷**
　①頭・頸部，②顔面，③胸部，④腹部と骨盤内臓器，⑤四肢・骨盤，⑥体表部の 6 部位に分けて観察し，2 部位以上の中等度損傷がある場合をいう。

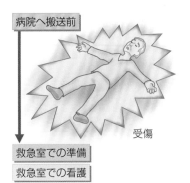

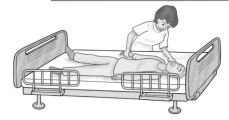

情報収集（必要最小限度の情報）
- 高エネルギー外傷か
- バイタルサインは（救急隊到着時）
- 年齢は
- 受傷時刻は

病院へ搬送前

受傷

救急室での準備

救急室での看護

橈骨動脈を触れながら，
患者に呼びかけ，応答を確認する

◉**図 2-4　外傷患者への対応**

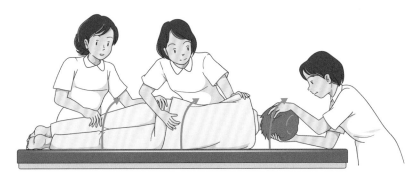

◉**図 2-5　ログロール法による全身の観察**
側臥位とするときは，脊椎（脊髄）・頸椎（頸髄）を保護し，頸部を支える。

意識状態の安定は，ほかのバイタルサインの安定のうえになりたつので，それらのバイタルサインの確認ともなる呼びかけは重要である。

バイタルサインの確認後に，損傷部を観察する。多発外傷の場合は，とくに注意を要する。全身を上下・表裏くまなく観察する必要がある。

● **外傷患者の扱い**　外傷患者の初期観察時に重要なことは，頸椎・頸髄の保護❶を行うことである。とくに体位変換による脊椎・脊髄の二次的な損傷を防ぐために，全身を一本の丸太のように保持するログロール法❷が推奨されている（◉図 2-5）。

● **病態への対応**　開放性損傷は見かけ上の重症感があるが，この部位だけに観察を集中させることは危険である。また，開放性損傷では感染防御が重要であるが，その部位から漏出する体液に関しての治療も必要である。開放性損傷でも，汚染されている場合は，十分な洗浄が基本である。

骨折では，①形態変形，②神経損傷，③血流障害の3点の有無を確認することが基本である。また，酩酊状態の外傷患者は，進行する頭蓋内出血の可能性を念頭に，軽症でも約12時間の経過観察を行うことが望ましい。

年齢は治療の予後・転帰に直結する。外傷においては，50歳が1つの境界年齢であり，高齢者では予後が不良である。また虐待，とくに家庭内暴力

☐ NOTE
❶**頸椎保護**
外傷の救急診療の原則として「ABCC」があり，救急のABC（気道・呼吸・循環，◉185ページ）の次にC（頸椎 cervical spine の保護）が重視されている。
❷**ログロール** log roll **法**
患者の身体を，文字どおり一本の丸太 log のようにして，ねじらないで観察・移送する方法。

domestic violence（DV）の存在を忘れずに全身の観察と家族の観察を行うことが必要である。とくに被虐待児症候群❶の有無には注意をはらう。

●**外傷時の補助検査**　患者の移動を伴わない，ベッドサイドで行える検査を優先させる。これには，胸部X線ポータブル撮影，心電図，採血がある。外傷時に検索点をしぼって行う超音波検査 focused assessment with sonography for trauma（FAST）は，腹部臓器損傷や腹腔内出血の貯留以外に，心タンポナーデや血胸の有無を簡便に知ることができ，また繰り返し行うこともできる。

3　外傷に合併する重大な病態

外傷に伴う，次のようないくつかの重大な病態がある。

●**外傷性ショック**　外傷の初期対応で最も重要なことは，外傷性ショックへの対応である。外傷性ショックには一般に，一次性ショック（痛み・興奮などによる神経原性ショック）と二次性ショック（出血性ショック・心原性ショック・拘束性ショック）が含まれる（▶73ページ）。

●**出血**　開放性損傷によって外表にみられる外出血と，非開放性損傷で腹腔内・胸腔内・消化管内にみられる内出血がある。骨折では，骨折部位から出血量を推定することが必要である。出血性ショックでは，出血量の概算にショック指数❷が応用される。

●**圧挫症候群など**　非開放性外傷においても，広範囲で荷重時間が長い場合は，圧挫症候群（挫滅症候群）や，横紋筋融解症，急性腎不全，区画（コンパートメント）症候群などが合併する。また骨折では，入院後に脂肪塞栓や

NOTE

❶**被虐待児症候群** battered child syndrome
　被虐待児にみられる医学的所見。栄養不良，血腫・創傷・熱傷，多発する骨折などが報告されている。

NOTE

❷**ショック指数** shock index（SI）
　脈拍（回/分）/収縮期血圧（mmHg）で求められ，循環血漿量5Lの成人であれば，SI1.0が出血量約1L，2.0が約2Lに相当する（例：脈拍120回/分，収縮期血圧60mmHgであれば，SI＝2.0であり，出血量は約2Lと推定できる）。

---

plus　**重症外傷患者の緊急処置**

（1）頸椎・頸髄の保護（▶67ページ，図2-5）
（2）気道確保
　①用手的気道確保：外傷では下顎挙上法を行う（▶180ページ）。
　②器具による気道確保
　　・経口・経鼻エアウェイ，食道閉鎖式エアウェイ，コンビチューブ，ラリンジアルマスク，喉頭用マスク，バイトブロックなど
　　・気管挿管
　　・外科的気道確保（気管切開など）
　　・酸素投与：100%の酸素を毎分10〜15L投与する
（3）循環の確保
　①静脈確保：心臓に近い血管の確保が理想であるが，無理な場合は肘正中皮静脈でよい。中等症以上の場合は2か所以上確保する。この際，留置針は太いほうがよい。カテーテルの長さは，より短い

ほうがカテーテル内の流通抵抗が少ないため，大量の補液が可能となる。
　②骨髄内輸液：静脈確保が困難な場合，小児では脛骨前面を用いる。
　③緊急止血：大腿動脈からバルーンカテーテルを挿入し，大動脈の一時遮断を行う（IABO：intra-aortic balloon occlusion）。重症の胸部外傷の場合は救急室開胸を行い，鉗子で下行大動脈遮断を行う。出血性肺挫傷の場合には，肺門部の鉗子による遮断の適応となる。一時的な遮断によって，心臓・脳などの重要な臓器への灌流圧が得られる。この処置の直後には，手術室への搬送が必要となる。
（4）その他
　①胸腔ドレナージ
　②心嚢穿刺・心嚢ドレナージ

深部静脈血栓症に対する観察が必要となる。

● **外傷性てんかん**　外傷直後の直後てんかんと，1週間以内の早期てんかん，および，それ以降の晩期てんかんに分類される。全身性の強直性間代性てんかんでは，急性期には頭蓋内損傷が疑われる。酸素投与と抗痙攣薬の投与が必要である。

2　熱傷 burn

熱傷は，火炎，高温物質，化学物質，放射線などの各種熱エネルギーによる生体組織の損傷をいう。熱傷患者では，**体表熱傷**と**気道熱傷**❶を識別することが大切である。また，救急搬送される場合は，事前に事故の発生状況，受傷機転，患者情報（身体面，精神面，自殺企図の有無）など，できるだけ多くの情報を得るように努める。

NOTE
❶気道熱傷
　熱の直接作用による上気道型と，種々の有毒ガス吸入による肺実質型があるが，臨床的には混在型が多い。

1　病態

広範囲熱傷の病態は，熱傷性ショックで，2相性である。
● **第1相**　第1のショック相（24時間以内）は，全身の毛細血管透過性が亢進し，血漿成分が組織に漏出することと，熱傷創面からの体液喪失による循環血液量減少性ショックである。
● **第2相**　第2のショック相は，感染性ショックである。広範囲熱傷患者は免疫不全の状態にあるため，創部の感染や呼吸器感染は容易に全身に波及する。

2　重症度の評価

◆ 熱傷深度

● **熱傷深度の分類**　熱傷の深度はI度，II度，III度に分類される（◯図2-6）。重症度評価の場合，I度熱傷は熱傷面積から除外され，II度熱傷とIII度熱傷の合計面積を熱傷面積とする（II度とIII度が重症度の指標となる）。
● **熱傷深度の判断**　初期治療時において，熱傷の正確な判断は困難であるため，観察で判断する。水疱形成がなく発赤のみであればI度と評価できる（◯表2-6）。II度は水疱形成を伴い，水疱底に赤みのある浅達性II度（IIs，SDB）か，水疱底が白く血流に乏しい深達性II度（IId，DDB）かを判断する。IId度とIII度の目安は，毛囊の残存の有無である。

◆ 熱傷面積

熱傷面積は，患者体表面積に対する熱傷面積の百分率 percent total body surface area（**%TBSA**）で表記する。初期治療では，下記の簡便な方法で判断する。

　1 手掌法　傷病者の片手の手掌と指腹の面積を体表面積の約1%として概算する方法である。

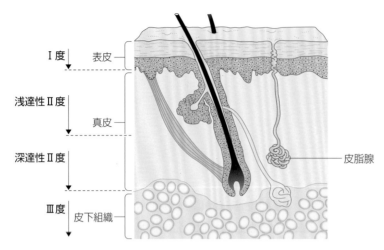

○図 2-6　皮膚の構造と熱傷深度

○表 2-6　熱傷深度分類

	損傷組織レベル	臨床症状	治癒までの期間
Ⅰ度熱傷 epidermal burn(EB)	表皮基底層，真皮乳頭層の炎症	受傷部皮膚の発赤のみ，浮腫，疼痛を伴う	数日で炎症消退
浅達性Ⅱ度熱傷 superficial dermal burn(SDB)	真皮網状層中層まで	水疱形成，水疱底真皮赤色，浮腫，強い疼痛あり	1〜2週間で上皮化，肥厚性瘢痕を残さない
深達性Ⅱ度熱傷 deep dermal burn(DDB)	真皮網状層下層まで	水疱形成，水疱底真皮白色，貧血状，知覚鈍麻あり	上皮化に 3〜4週間，肥厚性瘢痕を残す
Ⅲ度熱傷 deep burn(DB)	真皮全層，皮下組織まで	羊皮紙様，ときに炭化，無痛	自然上皮化に 1〜数か月，肥厚性瘢痕，瘢痕拘縮をきたす

　②9 の法則　成人の場合に用いる。会陰部を 1%とする(○図 2-7-a)。

　③5 の法則(ブロッカー Blocker の法則)　乳児，小児，成人で用いる(○図 2-7-b)。

　④ランド-ブラウダー Lund & Browder の法則　輸液・栄養管理のためには，この法則に準拠して詳細に図式化された熱傷評価シートを用いる(○図 2-7-c)。集中治療で必要になる。

3 重症度の判断基準

　熱傷の重症度の判断基準としては，以下が用いられる。

　①**熱傷指数 burn index(BI)**　BI＝Ⅲ度熱傷面積％＋Ⅱ度熱傷面積％×1/2。10〜15 以上が重症で，この数値が大きいほど死亡率が高くなる(ほぼ植皮の必要な面積に等しい)。

　②**熱傷予後指数 prognostic BI(PBI)**　PBI＝BI＋年齢(歳)。BI に年齢を加味したもので，70 以下では救命の可能性が高く，100 以上では不良である。

　③**アルツ Artz の基準**　熱傷患者の生命・機能予後に関する因子を組み合

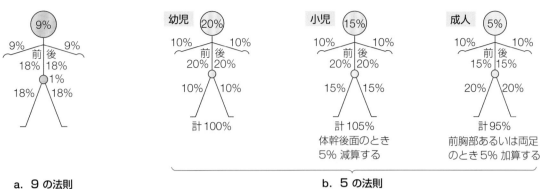

a. 9 の法則　　　　　　　　　b. 5 の法則

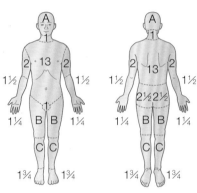

年齢による広さの換算						
年齢\部位	0歳	1歳	5歳	10歳	15歳	成人
A：頭部の½	9½	8½	6½	5½	4½	3½
B：大腿部の½	2¾	3¼	4	4¼	4½	4¾
C：下腿部の½	2½	2½	2¾	3	3¼	3½

c. ランド−ブラウダーの法則

▷図 2-7　熱傷面積の判断方法

▷表 2-7　熱傷の重症度（アルツの基準）

重症度	対応	熱傷の臨床所見
重症熱傷	総合病院あるいは熱傷専門病院に転送し，入院加療を必要とする	①Ⅱ度熱傷で 30%TBSA 以上 ②Ⅲ度熱傷で 10%TBSA 以上 ③顔面，手，足の熱傷 ④気道熱傷が疑われるもの ⑤軟部組織の損傷や骨折を伴うもの
中等度熱傷	一般病院に転送し，入院加療を必要とする	①Ⅱ度熱傷で 15%TBSA 以上 30%TBSA 未満 ②Ⅲ度熱傷で顔面，手，足を除く部位で 10%TBSA 未満
軽症熱傷	外来での治療可能	①Ⅱ度熱傷で 15%TBSA 未満 ②Ⅲ度熱傷で 2%TBSA 未満

わせ，実用的な対応を定めたもので，1957 年に作成されたものであるが，現在も広く用いられている（▷表 2-7）。

4　救急外来での初期対応

◆ バイタルサインの評価——気道の確保と循環の確保

● **気管挿管**　気道閉塞が疑われる場合は，積極的に気管挿管を考慮する。

顔面・頸部を含む熱傷の場合や，気道熱傷が疑われる場合，一酸化炭素中毒や有毒ガス中毒，意識障害を合併する場合は，早期の気管挿管を考慮する。熱傷では外傷を合併していることも多いので，注意深く全身を検索する。

● 補液　成人で熱傷面積15%以上，小児で10%以上のときは，静脈路を確保する。乳酸リンゲル液，酢酸リンゲル液を準備し，創部から離れた部位に，大口径（18〜16G）の留置針で，末梢静脈路を確保する。補液量の算出法としては，パークランド Parkland 法（バクスター Baxter 法）が標準的である。

$$補液量(mL) = 4.0 × 熱傷面積(\%TBSA) × 体重(kg)$$

上式で求めた量の1/2を最初の8時間で投与し，残りの1/2を16時間で投与する。各種モニターが必要で，集中治療室での管理が必要となる。

◆ 熱傷の創部処置

初期対応として，熱傷部位の異物除去と創部の冷却洗浄を行ったのち，深度と部位に応じた創部処置を行う。

広いⅢ度熱傷では感染防止のため，スルファジアジン銀クリームによる外用療法を行う。Ⅱ度熱傷には湿潤環境維持の目的にワセリン軟膏基剤を基本とする創部被覆材を用いてもよい。なお，大きな水疱は，細菌感染源となるため，無菌的に穿刺して表皮を切除してよい。顔面のⅡ度，Ⅲ度熱傷では，白色ワセリンを用いる。広範囲熱傷では受傷後早期（2週間以内）に同種皮膚手術による創閉鎖を行うことが望ましい。中等度・重度熱傷では，入院加療が必要である。

なお，熱傷治療専門施設に転送する場合には，救急室での診断と初期診療を確実に行い，異物や化学物質の除去以外の創部処置は行わず，清潔なシーツと毛布で全身を被覆したうえですみやかに転送する。

3 ショック shock

ショックは，急激な全身性の循環障害を基盤として重要臓器・細胞の機能維持が困難となり，さらにさまざまな障害を合併する症候群である。多くは低酸素状態を合併する。ショックを放置すれば，致死的となる。

1 ショックの一般症状

①血圧低下，②頻脈，③顔面蒼白，④四肢冷感，⑤呼吸不全の5徴候がショックの症状として最も一般的である[1]。1項目でも該当すれば，ショックを考えてよい。

2 ショックの分類

◆ 重症度による分類

重症度は原因によっても異なり，また軽症から重症へ進展する場合と，はじめから重篤な発症をする場合とがある。指標として血圧，脈拍数，血液ガ

NOTE

❶成人では，収縮期圧90mmHg以下，脈拍100回/分以上，呼吸数10回/分以下，意識低下，小児では爪床を圧迫して血液の戻りの遅延（2秒以上）がショックの目安である。

ス値(塩基過剰など), 時間尿量, 中心静脈圧などが用いられる。

1 軽度 末梢循環不全によって皮膚や四肢などに蒼白・冷感症状がみられる。

2 中等度 血圧は低下し(収縮期圧 80～100 mmHg), 頻脈(100～120 回/分)となる。臓器重量比で最大の血流量のある腎臓への血流が低下し, 乏尿になる。意識障害が出現する。

3 重症 最も重要な臓器である脳や心臓への血流量が低下する。その結果, 強い意識障害が出現し, 心臓では不整脈, 心不全から心停止へと進行する。

◆ 病態による分類

臨床的には, ① **循環血液量減少性ショック** hypovolemic shock, ② **血液分布異常性ショック** distributive shock(**血管原性ショック** vasogenic shock), ③ **心原性ショック** cardiogenic shock, ④ **心外閉塞・拘束性ショック** obstructive shock に大別される。

1 循環血液量減少性ショック 循環血液量が減少することによりショックとなる。原因としては, 大出血(出血性ショック), 下痢などによる脱水, 広範囲熱傷, 熱中症などがある。治療としては, すみやかに輸液や輸血で循環血液量を補う必要がある。

2 血液分布異常性ショック 末梢血管が拡張し, 血液が中枢から末梢に取られることにより, 中枢の血液量が相対的に低下してショックとなる。代表的には以下の3つがある。治療としては, すみやかに輸液をして中枢の血液量を増やしたうえで, 必要があれば末梢血管を収縮させるために血管収縮薬を投与する。

①**敗血症性(感染性)ショック** septic shock 「感染症によって重篤な臓器障害が引きおこされる状態」を敗血症 sepsis といい, このうち「急性循環不全により細胞障害および代謝異常が重度となり, ショックを伴わない敗血症と比べて死亡の危険性が高まる状態」が敗血症性ショックである[1]。他のショックと異なり, 2つの病期に分かれる。初期には末梢循環障害はなく, 反対に末梢血管は拡張して皮膚はあたたかく, 心拍出量は増加している(ウォームショック warm shock)。

②**アナフィラキシーショック** anaphylactic shock 「アレルゲン等の進入により, 複数臓器にアレルギー症状が惹起され, 生命に危機を与えうる過敏反応」をアナフィラキシーといい, 「アナフィラキシーに血圧低下や意識障害を伴う場合」をアナフィラキシーショックという[2]。ピリン系解熱薬・抗菌薬などの薬剤や, ヨード(ヨウ素)系造影剤❶, 食物やハチ(蜂)などによる虫刺症, 異型(不適合)輸血などでおこる。

③**神経原性ショック** neurogenic shock 交感神経が抑制され副交感神経が

NOTE
❶まれに非ヨード系でも生じる。

1)日本集中治療医学会・日本救急医学会:日本版敗血症診療ガイドライン 2020(J-SSCG2020). 2020.
2)日本アレルギー学会:アナフィラキシーガイドライン 2022. 2022.

優位となり，血圧が低下した状態をいい，脊髄損傷による場合は脊髄ショック spinal shock ともいう。血管迷走神経反射による場合もある。ほかのショックが頻脈であることが多いのに対して，神経原性ショックは徐脈となる。

③ **心原性ショック**　心臓自体の機能低下によるショックをいう。原因としては，心筋梗塞や心筋炎や心筋症などによるポンプ機能不全，徐脈や頻脈などの不整脈，僧帽弁や大動脈弁などの急性弁機能不全，心室中隔・心室壁の破裂などがある。治療としては，原因である心臓の疾患を治療する必要があるが，一時的に心臓をサポートする人工心肺などの機器を使用することもある。

④ **心外閉塞・拘束性ショック**　心臓が外部から圧迫されたり血管が閉塞したりして，血液が心臓に戻ってこなくなることでおきるショックである。原因としては，緊張性気胸，心膜炎や外傷などによる心タンポナーデ，肺血栓塞栓症などがある。治療としては原因疾患の治療が必要であり，緊急脱気，心嚢穿刺，血栓溶解などを行う。

3　ショックに合併する病態の生理

● **ショックの悪循環**　いずれのショックでも，初期には，循環血液量が（相対的あるいは絶対的に）減少するため血圧が低下し，代償性に交感神経が緊張し，カテコールアミンが放出され，末梢血管が収縮して血圧を維持する。しかし，放置すると組織の血流量が徐々に減少して組織は低酸素状態となり，細胞障害をきたす。これが進むと血流のうっ滞を生じ，血漿の血管外への漏出がおこり，さらに循環血液量が減少するというショックの悪循環が形成される（◯図2-8）。

● **多臓器不全・多臓器機能障害症候群**　ショックの最終病態として，多臓器不全 multiple organ failure（MOF）をきたす。多臓器不全とは，心臓・肺・肝臓・腎臓・脳などの重要臓器が複数同時に，あるいは相互に関連し合って機能

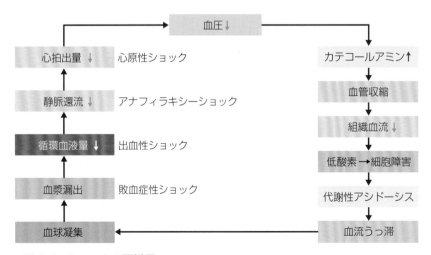

◯**図2-8　ショックの悪循環**

不全に陥る状態をいう。また，多臓器機能障害症候群 multiple organ dysfunction syndrome（MODS）という概念も提唱されている。MODS とは重症な外傷や疾病が原因でおこった制御不可能な炎症反応による 2 つ以上の臓器系の進行性の機能障害のことをいう。

● **SOFA スコア**　敗血症における臓器障害の評価には，SOFA（sequential organ failure assessment）スコアが用いられる❶。とくに，簡易版の qSOFA（quick SOFA）がよく用いられ，感染症あるいは感染症を疑う病態で，① 意識変容（GCS<15），② 呼吸数≧22 回/分，③ 収縮期血圧≦100 mmHg の 3 項目中 2 項目以上が存在する場合に敗血症を疑う[1]。

● **播種性血管内凝固（DIC）**　ショックがさらに進行すると，低酸素症にアシドーシスが加わり，血液は凝固しやすくなる。血管内に凝固がおこれば，凝固因子が消費されて出血傾向があらわれてくる。このような血小板減少と出血傾向などがあらわれる病態を，播種性血管内凝固 disseminated intravascular coagulation（DIC）とよんでいる。

● **急性呼吸促迫症候群（ARDS）**　急性呼吸窮迫症候群ともいう。ショック時など重症な病態でみられるもので，肺うっ血・間質浮腫・肺胞虚脱のほか，動脈血酸素分圧の低下や，胸部の X 線撮影ですりガラス状陰影を示す特異的な呼吸機能障害である。

● **意識障害**　脳は，ショックの際にはさまざまなかたちの意識障害として症状を示す。

4 ショックの診断的検査と治療

● **治療の原則**　ショックに対する治療の原則は，① 循環血液量，② 心機能，③ 呼吸機能，④ 血管機能の 4 つの安定化である。ショックの病態は複合して進行することが多い。DIC や MOF などの悪循環が形成される前に，予防的に検査・治療を並行して行うことが重要である。

検査

[1] **中心静脈圧**　基準範囲は 0〜10 mmHg である（◯84 ページ）。

[2] **心係数 cardiac index（CI）**　体重差や身長差などの個人差を考慮した心機能をあらわす。CI（L/分/m²）＝心拍出量（L/分）/体表面積（m²）であり，基準範囲は 2.2〜3.5 L/分/m² である。一般にフォレスター分類（◯85 ページ）を用いて評価する。

[3] **混合静脈血ガス分析**　末梢組織における酸素需給の平衡状態を評価する。混合静脈血とは肺動脈起始部の静脈血であり，スワン-ガンツカテーテルから採血する。混合静脈血酸素飽和度（Svo_2）の基準範囲は 35 mmHg 以上，酸素分圧（Pvo_2）は 42 mmHg である。

[4] **動脈血乳酸値**　低酸素血症を評価する。基準範囲は 4〜16 mg/dL である。

NOTE
❶体温・心拍数・呼吸数・動脈血酸素分圧の 4 つのうち，少なくとも 2 つが異常であれば適用される全身性炎症反応症候群（SIRS，◯21 ページ）という広い病態概念が，以前は敗血症の診断に使用されていたが，最近は SOFA が使用されている。

1）日本集中治療医学会・日本救急医学会：日本版敗血症診療ガイドライン 2020（J-SSCG2020）．2020.

第 **3** 章

外科治療を支える分野

A 麻酔法

1 麻酔

● **麻酔**　麻酔 anesthesia は，手術に伴う痛みを取り除くためだけでなく，患者が安全に手術を受けられるように全身管理をするために行われる。麻酔を担当するのは麻酔科医であるが，そのおもな仕事は，患者の身体的・精神的状態の評価，麻酔法の決定，手術中の全身管理，手術後の合併症の予防，術後疼痛管理など広範囲で，看護の業務とも多くの点で密接につながっている。

● **麻酔薬**　麻酔薬 anesthetic は，痛みに対する感覚を全身的または局所的に，かつ一時的，可逆的に消失させる。そして，① 意識の消失，② 痛みの消失，③ 有害反射の抑制，④ 筋緊張の消失という４つの条件のすべて，あるいは一部を備えていなければならない。実際の麻酔では，１つの薬剤だけですべての条件を達成することはできないので，数種類の薬剤を併用したり，２つ以上の麻酔方法を併用したりしている。

2 麻酔の種類

麻酔にはさまざまな種類のものがあるが，全身麻酔と局所麻酔に大別される（◉図 3-1）。

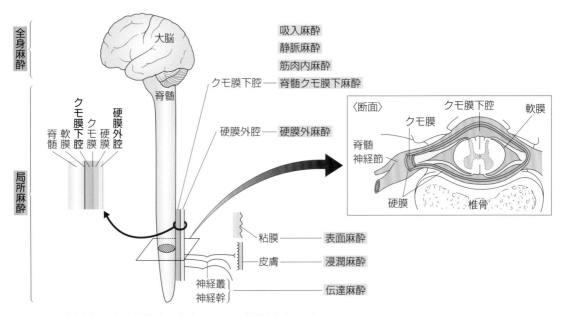

◉**図 3-1　基本的な痛覚伝導路と麻酔によって遮断される部位**

1 全身麻酔 general anesthesia

　血流を介して麻酔薬を脳へ運び，中枢神経系を抑制するのが，**全身麻酔**である。したがって，全身麻酔中は患者の意識はなくなる。ただし，NLA では，意識はあるが周囲に無関心な無痛状態となる。

　麻酔薬の投与方法によって，次のように分類される（◯図 3-1）。

　1 **吸入麻酔**　麻酔薬を肺から酸素とともに吸入させ，血流へ移行させる。

　2 **静脈麻酔**　麻酔薬を直接静脈内へ投与する。

　3 **ニューロレプト麻酔** neuroleptanalgesia（**NLA**）　神経遮断薬であるドロペリドールと鎮痛薬であるフェンタニルクエン酸塩を用いた静脈麻酔法で，NLA 原法という。

　4 **粘膜・筋肉内・経口投与による麻酔**　麻酔薬を直腸粘膜や筋肉，胃粘膜から血流へ吸収させ，中枢神経系を抑制する。

2 局所麻酔 local anesthesia（区域麻酔 regional anesthesia）

　脊髄神経または末梢神経，あるいは自律神経系のある部分で神経遮断（神経ブロック）を行うのが，**局所麻酔（区域麻酔）**である。したがって，麻酔中は患者の意識はおかされない。どの部分で麻酔薬が神経を遮断するかによって，次のように分類される（◯図 3-1）。

　1 **脊髄クモ膜下麻酔**　椎骨の棘突起間から針を穿刺し，局所麻酔薬をクモ膜下腔の脳脊髄液（髄液）内に注入して脊髄神経を遮断する。以前は通称，脊椎麻酔といわれ，おもに腰髄に行うため腰椎麻酔ともよばれた。

　2 **硬膜外麻酔**　脊髄クモ膜下麻酔と同様に，椎骨の棘突起間から穿刺し，局所麻酔薬を硬膜外腔に注入することによって脊髄神経の前根・後根を遮断する。

　3 **伝達麻酔**　局所麻酔薬を末梢神経の神経幹や神経節，あるいは神経叢に注入する。腕神経叢ブロックや大腿神経ブロックなどがある。

　4 **浸潤麻酔**　皮下組織や粘膜組織内に局所麻酔薬を注入し，神経伝導路を遮断する。小手術で頻用される。

　5 **表面麻酔**　粘膜表面に局所麻酔薬を塗布あるいは噴霧し，最も末梢で神経伝導路を遮断する。鼻粘膜麻酔やレーザー治療時の皮膚麻酔などがある。

3 術前管理

　麻酔を安全に施行するためには，十分な準備が必要である。麻酔前に患者の状態を総合的に把握し，執刀を担当する外科医や，患者の既往歴の治療を担当する内科医などとコミュニケーションをとり，患者やその家族から麻酔についてのインフォームドコンセントを文書で取得する。

　麻酔科医は，患者の身体的評価に加え，術前から患者の不安を軽減するような精神的ケアを行う。そのほか，経口制限や，必要があれば術前輸液，また内服投与されている薬物の休薬・再開指示なども行う。

1 術前回診

　十分な問診と全身の詳細な診察，および各種検査（スクリーニング検査）によって患者の術前評価を行い，必要であれば追加の精密検査を行う。緊急手術を除き，異常があれば術前から治療を行い，全身状態の改善をしておく。とくに，麻酔に特有の事項については詳細かつ積極的に検索し，もれのないようにすることが安全への第一歩である。

　手術前の患者評価としては，**アメリカ麻酔科学会の分類** American Society of Anesthesiologists-Physical Status（**ASA-PS**）が世界で広く用いられている（◉表3-1）。

◆ 問診と診察

　問診票・診察票などを利用して，もれのないようにするとともに，麻酔に特有の事項（喫煙歴，日常生活の活動性，アレルギー歴，家族を含めた麻酔歴とそのときの反応，挿管困難歴，家族の遺伝疾患歴，現在服用中の治療薬や代替治療歴など）を中心に積極的に問診・診察し，問題点を抽出する（◉図3-2）。

　常用薬は，麻酔薬と相互作用をおこして麻酔管理を困難にしたり，ときに合併症の原因になったりするため，注意を要する。

◆ 検査データと麻酔上の留意点

　基本的な検査をはじめ，場合によっては精密検査を追加して行い，患者の身体的状態を把握する。

●**循環器系**　心臓の予備能力は，麻酔や手術侵襲に対して患者が耐えうるかどうかの重要な要素である。その評価には，**ニューヨーク心臓協会** New York Heart Association（**NYHA**）**の分類**が参考になる（◉表3-2）。また周術期の心臓の危険度の評価には，アメリカ心臓病学会／アメリカ心臓協会 American

◉**表3-1　手術前の状態の分類（ASA-PS）**

クラス	状態
1	正常健康患者
2	軽度の全身性疾患を有する患者で，投薬を受けているが，管理状態のよい患者（軽度糖尿病，高血圧，慢性気管支炎などや，高齢者・新生児・肥満者も含む）
3	中〜高度の全身性疾患を有し，日常の活動が制限されている患者（透析中や，心筋梗塞治療後など）
4	生命をおびやかすほどの全身性疾患を有し，日常の活動が不能である患者
5	手術の施行・非施行にかかわらず，24時間以上の延命が期待できない瀕死の患者
6	脳死の患者の麻酔（移植のための臓器摘出術）

注）緊急手術では，上記の判定に emergency の「E」の記号をつける。

麻酔科からの術前問診票

麻酔は全身麻酔・局所麻酔いずれも医学の発展により非常に安全なものになってきていますが，事前に麻酔科医が知っておきたい事項がありますので，以下の質問にできるだけ詳細に正確にお答えください。

1) 最近食事はきちんととれていますか。　　　　　　　　　　（はい・いいえ）
2) 最近，睡眠は十分にとれていますか。　　　　　　　　　　（はい・いいえ）
3) 今，かぜをひいていますか。　　　　　　　　（はい・いいえ）
4) 階段をのぼったり，走ったりした際，息切れ・動悸のために立ちどまって
　　休んだり，しゃがみ込んでしまったことがありますか。　　　（はい・いいえ）
5) 咳や痰が，ふつうより多いように思いますか。　　（はい・いいえ）
6) 薬や食物などに，アレルギー体質ですか。　　　　　　　（はい・いいえ）
7) タバコはお吸いになりますか。1日どのくらいですか。　　（はい・いいえ）＿＿＿＿本
8) お酒はお飲みになりますか。1日の量はどのくらいですか。　（はい・いいえ）＿＿＿＿
9) ご職業はなんですか。　（具体的に　　　　　　　　　　　　　）
10) 下記の病気にかかったことがありますか。ありましたら○印をつけ，下記に詳細をお書きください。
　　a) 心臓病　　b) 高血圧　　c) 肺・気管支の疾患　　d) 腎臓病　　e) 肝臓病　　f) 糖尿病
　　g) 脳・脳血管系疾患　　h) アレルギー系の疾患　　i) その他（　　　　　　）
　　　病名（　　　　　　）：時期（　　　歳），治療（　　　　　　）
　　　病名（　　　　　　）：時期（　　　歳），治療（　　　　　　）
11) 今までに手術を受けたことがありますか。（上記の疾患も含めて）
　　　病名（　　　　　　）：手術名（　　　　　　）時期（　　　歳）
　　　麻酔（全身麻酔・背中からの麻酔・局所麻酔）
　　　麻酔でなにかかわったことがありましたか。　　　（はい・いいえ）
12) 上記の治療薬以外で常用薬がありますか。　　　　　（はい＿＿＿＿＿＿＿・いいえ）
13) 今までに輸血を受けたことがありますか。　　　　　（はい・いいえ）
14) 血液型はなんですか。（A・B・O・AB）
15) 宗教等の理由により，緊急時においても輸血を拒否なさいますか。　　（はい・いいえ）
16) 御家族などの血縁者が以前麻酔を経験し，異常な反応があったなど聞いてますか。（はい・いいえ）
17) 御家族などの血縁者に，下記のような疾病の人がいますか。　　（はい・いいえ）
　　a) 筋ジストロフィー・重症筋無力症　　b) 脳・神経系の疾患　　c) 心臓病
　　d) 高血圧　　e) 糖尿病　　f) その他（　　　　　　　）
18) 現在の身長，体重をお書き下さい。身長　　　cm 体重　　　kg
19) 入れ歯や差し歯，治療中の歯などがありますか。（はい・いいえ）
20) 女性の方で，現在妊娠しているか，している可能性はありますか。（はい・いいえ）

手術を受けられる方が**お子様（6歳以下）**の場合，以下の質問にもお答えください。
1) 妊娠中および分娩中，出生時は順調でしたか。（はい・いいえ）
2) 何週で生まれましたか，出生時体重は何gでしたか。（　　　　週・　　　　g）
3) 分娩様式はなんでしたか。（自然分娩・誘発分娩・帝王切開）
4) 成長，発達は順調ですか。（はい・いいえ）
5) 最近1か月以内に，予防接種を受けましたか。それはなんの予防接種ですか。（はい＿＿＿＿＿＿・いいえ）

▶ **図 3-2　麻酔科からの術前問診票（例）**
（東京慈恵会医科大学附属病院の問診票をもとに作成）

▶ **表 3-2　ニューヨーク心臓協会（NYHA）の分類**

クラス	心疾患患者の重症度および心機能予備力
Ⅰ	心疾患を有するが，日常の生活活動で疲労・動悸・息切れ・狭心症症状などをきたさず，身体活動を制限する必要がない。
Ⅱ	心疾患を有するが，安静時にはなにも症状はない。しかし，通常の身体活動で疲労・動悸・呼吸促迫・狭心症症状などがおこる。軽度の身体活動の制限が必要である。
Ⅲ	日常生活活動を軽度に制限しても，疲労・動悸・呼吸促迫・狭心症症状などが出現する。中等度ないし高度の身体活動の制限を要する。
Ⅳ	高度の運動制限をしても心不全や狭心症症状があり，安静をまもらない場合には症状が増悪する。

College of Cardiology/American Heart Association（ACC/AHA）の「**非心臓手術における周術期心血管系評価のガイドライン**」が役だつ。近年は日本人の食生活の欧米化に伴って，循環器系の障害をもった手術患者が増加しているので注意を要する。

● **呼吸器系**　換気障害は，肺活量測定で％肺活量が80％未満の拘束性障害

●表3-3　ヒュー-ジョーンズの呼吸困難の分類

分類	程度	呼吸困難の状態
Ⅰ	正常	同年齢の健康人と同様の労作ができ，歩行・階段の昇降も健康人とかわらない。
Ⅱ	軽度	平地では健康人と同様に歩行できるが，坂・階段は健康人並みには上れない。
Ⅲ	中等度	平地でも健康人並みには歩けないが，自分のペースでなら1km（原文では1マイル）以上歩ける。
Ⅳ	高度	休みながらでなければ50m（原文では50ヤード）以上歩けない。
Ⅴ	きわめて高度	会話・着がえでも息切れがする。息切れのために外出もできない。

と，1秒率が70％未満の閉塞性障害とに分けられる。換気運動が障害される神経・筋疾患，高度肥満，脊柱側彎症などでは拘束性障害を，気管支喘息や高度喫煙，肺気腫，慢性気管支炎などでは閉塞性障害を呈する。ともに麻酔管理上，注意を要する。

また，手術患者の高齢化とともに，呼吸器系のさまざまな型の障害が増加している。その評価として，ヒュー-ジョーンズ Hugh-Jones の呼吸困難の分類が役だつ（●表3-3）。

とくに前記のような疾患のある患者では，手術後には呼吸器合併症がおこりやすく，手術前からの吸入療法や呼吸理学療法，手術後の人工呼吸や非侵襲的陽圧換気などの呼吸療法も必要となることがある。

● 消化器系　高度の肝機能障害では解毒作用が低下するため，薬物効果が延長する。また，低アルブミン血症でもさまざまな薬物作用が増強する。

手術前後の嘔吐，下痢，胸・腹水は，脱水のほか電解質異常，酸塩基平衡障害をもたらし，周術期管理に影響を及ぼす。

● 血液・凝固系　出血傾向のある場合には，その原因を明らかにし，欠乏している凝固因子の補充が必要となる。抗凝固・抗血小板療法が行われている場合は，手術野の易出血や脊髄クモ膜下麻酔・硬膜外麻酔による血腫予防のために，手術に先だって抗凝固・抗血小板薬投与の中断，あるいは薬物の変更を行う必要がある。しかし，投与中断によって原疾患の増悪や新たな合併症をまねく危険性があるので，処方科との協議や患者へのインフォームドコンセントを忘れてはならない。

近年，わが国においても，周術期における肺血栓塞栓症の発症が増加している。その危険因子としては，肥満，脂質異常症，長期臥床，手術体位（とくに砕石位手術），骨盤などの大骨折，長時間手術，腹腔鏡手術などがあげられる。その予防のためにガイドラインが作成されており，発症の危険度に応じて，弾性ストッキング・間欠的加圧装置の使用，低用量ヘパリンの投与を周術期に行うように推奨されている（●318ページ）。

術前の極度の貧血に対しては成分輸血を考慮するが，高齢の場合や慢性腎不全・肝硬変など慢性的な基礎疾患をもつ場合は，ヘモグロビン8g/dL，血小板5万/μLを手術可能な下限値として術前輸血を行っている。輸血にはさまざまなリスクがあるため，慎重にすべきである（●128ページ）。時間的

▶表3-4　誤嚥性肺炎予防のための経口摂取制限

飲食物	最低絶飲食時間
クリアリキッド[1]	2時間
母乳	4時間
人工乳	6時間
ミルク	6時間
軽食[2]	6時間

1) クリアリキッド：水，果肉なしフルーツジュース，炭酸飲料，ブラックティーおよびコーヒー。
2) 軽食：単にトーストとミルクのことであり，揚げた物や肉類は含まない。

注) このガイドラインは，すべての年齢の健康な予定手術患者（妊婦以外）への推奨であり，胃内が完全に空であることを保証しているものではない。
（Warner, M. A. et al.: Practice guidelines for preoperative fasting and the use of pharmacologic agents to reduce the risk of pulmonary aspiration. *Anesthesiology*, 90(3): 896-905, 1999 をもとに作成）

な余裕があれば，鉄剤などの服用により貧血を改善したり，手術中の輸血が予測される場合には，自己血輸血や手術中の回収血輸血を考慮すべきである。

2 麻酔前投薬

　麻酔が円滑に行われるようにするために，麻酔導入の1〜2時間前に薬物を投与する。これを**麻酔前投薬**（または単に**前投薬** premedication）という。前投薬の目的は，① 不安の除去と鎮静，② 気道からの分泌抑制，③ 迷走神経反射など有害反射の抑制，④ 代謝抑制，⑤ 疼痛閾値の上昇，⑥ 主麻酔薬の節減，⑦ 胃酸分泌抑制である。患者への麻酔・手術の十分な説明も，患者の不安を軽減する精神的因子であることを忘れてはならない。

　最近では，患者確認・手術部位確認などの医療安全面や小児患者の家族同伴入室の希望を考慮して，前投薬に鎮静薬を使用せず，徒歩や車椅子での手術室入室を行っている施設がほとんどである。

3 経口摂取制限

　以前は非常に厳しい経口摂取制限規則があったが，最近では胃内容物消失時間などの研究によって制限時間が緩和されている。消化器系手術以外の定時手術の場合の手術前経口摂取制限の一例を示す（▶表3-4）。

　また，最近では**術前経口補水療法**を導入している施設が増えている。これは，水分や電解質を調整した補水液を術前2時間まで許可する方法で，患者の飲水制限に対する精神的負担の軽減や，点滴をしないことによる痛みの軽減・医療安全の確保が利点である。

4 　術中管理

　手術室に患者が入室してきたら，麻酔科医は，まず外科医，手術室・病棟看護師とともに患者確認と手術部位などの確認を行う。次に麻酔科医は，手術直前の患者の精神的・身体的状態と経口摂取制限の状況を確認する。病棟看護師から手術室看護師への申し送り事項も確認する。

　術中管理は，麻酔科医と看護師および外科医の共同作業であり，すべての

事項について互いに確認し合い，十分にコミュニケーションをとることが手術成功の秘訣である。最近では，手術執刀前には患者の確認や手術部位の確認を，閉創前にはガーゼ・器械の確認などを，チェックリストにより行うタイムアウト（●270ページ）の導入が推奨されている。さらには，手術終了時に術野内の遺残物（ガーゼや器械）確認のために，X線撮影を行うことも一般的になった。

1 術中モニター

手術中のモニタリングには，非観血的な基本モニターから観血的な高度のモニターまでさまざまな手技・装置があり，手術部位・範囲や手術予定時間，患者の術前の既往歴や状態，麻酔方法などによって選択される。どのような小さな手術でも必ず麻酔が必要であるため，最低でも心電図・血圧計・パルスオキシメーターおよび聴診器は必需品である。また，必ず1ルートは静脈路を確保しておかなければならない。

モニターにはアラーム設定ができるので，個々の患者に合わせた各モニターパラメーターの最低値・最高値を必ず設定し，安全な患者管理の遂行に役だてる。

◆ 循環器系モニター

１心電図・心拍数　手術中に使用される心電計は，非侵襲的であり，3点誘導のものと5点誘導のものとがある。手術中に12誘導のすべてを連続的にモニタリングすることは困難であるが，II誘導とV_5あるいはV_6の組み合わせで，80％以上の不整脈や虚血変化が診断可能である。

２非観血的血圧測定　測定方法には，聴診法・触診法・振動法などがある。測定機器には，時計型血圧計，自動血圧計などがある。

３観血的動脈圧測定　橈骨動脈，足背動脈などにカテーテルを留置し，トランスデューサーを介して動脈圧を連続的にモニタリングする。また，そのカテーテルから採血して動脈血ガス測定を行い，麻酔管理に役だてる。最近では，動脈圧波形を解析して心拍出量を持続的にモニタリングできる機器もある。

４中心静脈圧（CVP）測定　内頸静脈・外頸静脈・鎖骨下静脈・大腿静脈・尺側皮静脈などからカテーテルを挿入し，トランスデューサーを介して中心静脈圧（●268ページ）を連続的にモニタリングする。

中心静脈圧は右心前負荷（静脈還流）の指標となり，輸液管理に役だつ。また，中心静脈栄養法などにも使用できるようにルーメン❶を増やしたものもある。最近では，連続的に酸素飽和度を測定できるセンサーも追加され，中心静脈血酸素飽和度を測定できるカテーテルもある。

５スワン-ガンツ Swan-Ganz カテーテル（肺動脈カテーテル）　おもに右内頸静脈から穿刺されるカテーテルで，中心静脈圧・肺動脈圧・肺動脈楔入圧・心拍出量・中枢温・混合静脈血酸素飽和度・体血管抵抗・肺血管抵抗などが測定・計算でき，循環管理に役だつ。簡単な心機能評価としてフォレス

▭ NOTE

❶ルーメン lumen
　内腔の意味。2本のカテーテルを1本にしたものをダブルルーメン，3本のカテーテルを1本にしたものをトリプルルーメンとよぶ。

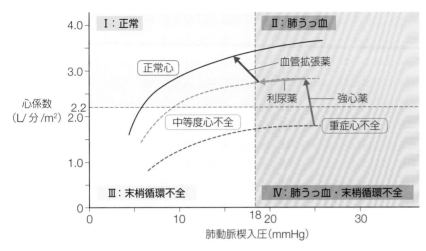

縦軸：心係数（L/分/m²）
　4.0
　3.0
　2.2
　2.0
　1.0
　0

横軸：肺動脈楔入圧（mmHg）　0　10　18　20　30

Ⅰ：正常　正常心
Ⅱ：肺うっ血　血管拡張薬
利尿薬　強心薬
中等度心不全
重症心不全
Ⅲ：末梢循環不全
Ⅳ：肺うっ血・末梢循環不全

◎図 3-3　フォレスター分類と治療方針

ター Forrester, J. S. らによる分類（**フォレスター分類**）が用いられ，心不全治療に役だてられている（◎図 3-3）。

　⑥ **経食道心臓超音波装置**　経食道的に超音波プローブ（探触子）を挿入するため，胸壁心臓超音波装置より侵襲的ではあるが，手術中は術野との関係やプローブの固定性の面から使いやすい。

　とくに，形態学的心機能や血流の特徴，血栓や空気などの有無を連続的にモニタリングでき，心臓手術をはじめとして手術前から心機能の低下した患者の麻酔管理には有用である。また肺塞栓症などの手術中の突発的な心臓トラブル発生時にも挿入が容易であり，最近広く使用されるようになってきた。

◆ 呼吸器系モニター

　① **パルスオキシメーター（経皮的動脈血酸素飽和度測定装置）**　非観血的・持続的・経皮的に動脈血酸素飽和度を測定する装置である。酸素化ヘモグロビンと脱酸素化ヘモグロビンの吸光度の差を利用した測定法で，発光部と吸光部とからなるプローブを手足の指，鼻や耳朶をはさむように装着する。

　原因がなんであれ酸素飽和度の低下を感知するため，低酸素症の検出には非常に有用であり，迅速な処置を可能とする。また，軽量・小型化が進み持ち運びができるため，患者の移動時や CT 室・MRI 室・内視鏡室などの狭い場所でも役だつ。研究がさらに進み，最近では，ヘモグロビン濃度や一酸化炭素ヘモグロビン濃度，メトヘモグロビン❶濃度まで持続的に測定可能となってきた。

　② **気道内圧計**　すべての人工呼吸器に装備されている。アナログ式のものや，デジタル式に最低・最高・平均気道内圧を表示できるものがある。人工呼吸中の痰詰まりや気管支喘息などの発見に役だつ。

　③ **流量計**　すべての人工呼吸器に装備されており，気管挿管中の患者の 1 回換気量や分時換気量などがモニタリングできる。

　④ **呼気ガスモニター**　気管挿管中の患者の気管チューブ内のガスを分析

□**NOTE**

❶**メトヘモグロビン**
methohemoglobin
　赤血球内のヘモグロビン中の核をなす二価の鉄イオンが酸化されて三価の鉄イオンになったもので，酸素と結合することができない。

し，酸素濃度，二酸化炭素濃度，麻酔ガス濃度（吸入麻酔薬および亜酸化窒素）を連続的にモニタリングできる。とくに，二酸化炭素濃度のモニタリングは重要で，呼気の二酸化炭素濃度の経時的波形変化は，気管チューブの食道誤挿管の発見や気管支喘息発作の発見，肺塞栓症の早期発見などに有用であるばかりでなく，体液の酸塩基平衡の監視にも役だつ。

　⑤動脈血ガス測定　動脈カテーテルから採血し，ガス測定器で動脈血のpH，酸素分圧，二酸化炭素分圧のほか，炭酸水素（重炭酸）イオン濃度，血中電解質，ヘモグロビン濃度，血糖値，および乳酸濃度などを測定する。患者の呼吸状態，体液の酸塩基平衡の把握や血球計算（血算）などに役だてる。

◆ 筋弛緩モニター

　通常，尺骨神経を電気刺激して母指内転筋の収縮をモニタリングすることによって，筋弛緩薬の神経筋接合部の遮断効果を評価する。呼吸・循環モニターに比べて普及は遅れたが，筋弛緩薬の過剰・過小投与防止や患者の全身麻酔からの回復を評価するのに重要である。

◆ 神経系モニター

　①BIS（bispectral index）モニター　前額部の3か所に電極をはって脳波を測定し，0〜100の数値で麻酔深度あるいは鎮静状態をモニタリングする。0が昏睡状態，100が覚醒状態をあらわす。手術中のBIS値は40〜60といわれており，手術中の覚醒などの危険を減らす目的にも役だっている。

　②無侵襲混合血酸素飽和度監視装置　発光ダイオードから発せられる近赤外線を用いて局所酸素飽和度（rSo_2）を測定する装置である。近赤外線は容易に頭蓋骨や骨格筋を透過するので，この装置によって頭蓋内の酸素需給バランスなども把握可能である。

　③神経誘発電位測定装置　体性感覚誘発電位，聴性脳幹誘発電位，運動誘発電位，視覚誘発電位を測定する装置で，脳腫瘍の手術や，脳血管・脊髄の手術などの術中モニターとして近年注目されている。

◆ その他のモニター

　①体温測定　一般的に，手術中は麻酔や輸液のために体温が低下するので，手術中の体温管理は重要である。おもに直腸温，膀胱温や咽頭・食道温などが用いられる。

　②尿量・尿中成分の測定　麻酔方法にかかわらず，手術予定時間が2時間以上の手術においては，尿道カテーテルを挿入して時間尿量をモニタリングする。尿量は，血管内ボリュームの指標となるばかりでなく，重要臓器血流の代表として，腎血流量をモニタリングしているという意味をもつ。

　また，尿糖，尿中ケトン体，尿比重および尿中電解質の測定をして，糖尿病の状態や腎機能，酸塩基平衡の管理に役だてることもできる。

　③出血量の管理　持続的な長時間の出血や急激な出血には輸血が必須である。手術中の出血量は，術野からのガーゼへの吸収量と吸引管による吸引

量，および術野からもれ落ちた血液量の合計で予測する。正確な管理をするには患者から採血して血算検査をすればよいが，結果にはタイムラグがあるため，術野の観察や外科医とのコミュニケーションおよび経験が重要となる。

2 体位

手術中の患者の体位は，手術部位や術式などによっておおよそ決まってくるが，そのほかに，① 患者にとって無理のないこと，② 麻酔管理の安全を確保できること，③ 術者が手術しやすい体位であること，などの点も考慮して微調整する（○260ページ）。

血流や換気は重力の影響を受けるので，体位によって循環動態・換気状態が変化する。そのため，それぞれの体位に即した麻酔管理が要求される。また，体位によっては手術台や手台・足台などに身体の一部が強く押しつけられ，褥瘡や神経障害の原因となる。このことにも十分に留意して体位を固定し，必要に応じて除圧クッションなどを利用する必要がある。

5 術後管理

術後管理の目的は，手術侵襲と麻酔中に使用した薬剤の影響で予備力のない状態となっている患者の全身管理，および疼痛管理である。

1 回復室での管理

回復室では，麻酔覚醒直後であるため十分な酸素吸入のもと，意識回復状態や呼吸・循環の安定をはかるとともに，疼痛管理を行う。また，患者の状態が回復室退室基準を満たすか観察する（○表3-5）。基準が満たされ，麻酔

○表3-5　回復室退室基準

項目	状態・基準
一般状態	意識状態の確認 　人・場所・時間などの認識 　簡単な指示に従う チアノーゼ：なし 吐きけ・嘔吐：なし 悪寒：なし
循環	循環動態：30分以上安定 血圧・脈拍：術前安静時の±20%内
気道・呼吸	喘鳴・陥凹呼吸：なし 呼吸回数：10〜30回/分 嚥下・咳嗽反射の回復 呼吸仕事量が許容範囲
脊髄クモ膜下麻酔	残存知覚麻痺：T_{12}以下
硬膜外麻酔	下肢の運動機能回復のきざし（足の動き）

注）これは一般的な基準である。臨床では個々の患者の手術前・手術中の状態を考慮して判断される。

科医から指示が出れば，患者を病棟へ帰室させる。

2 術後疼痛管理

　術後鎮痛の目的は，① 苦痛の軽減，② 術後合併症の予防，③ 創傷治癒の促進である。また，その基本的な考え方として，① 積極的に行う，② 患者が疼痛を訴える前から除痛する(先取り鎮痛 pre-emptive analgesia)，③ 早期離床につなげる，④ 疼痛感受性には個人差があるため，よく観察して個々に鎮痛法や薬剤量をかえる，⑤ 鎮痛法について術前から患者に十分に説明して不安を取り除いておく，などが重要である(◐301ページ)。

　最近では，術後疼痛管理チームを構成して病棟回診をしている施設も多くなってきた。

3 麻酔の質管理

　麻酔薬や機器・モニターの発達に伴って麻酔は安全なものになってきたが，反面，質を問われる時代となった。術前・術中・術後の一連の周術期管理を安全なものとし，質の高い医療を提供するためには，基礎疾患のリスク管理や多職種の連携を築くことが最も重要である。そこで，医師・看護師・薬剤師・臨床工学技士・歯科医師・理学療法士・管理栄養士・メディカルソーシャルワーカーなどの多職種の人々が互いの専門性を生かしながら情報共有し，チームとして患者を支援する**周術期管理チーム制度**が各学会で提唱され始めている。

6 全身麻酔

　全身麻酔では，麻酔薬が中枢神経に到達して意識消失がおこる(NLA を除く)。麻酔薬の運ばれる経路によって，吸入麻酔，静脈麻酔，筋肉内麻酔などに分類される(◐78ページ，図3-1)。

　全身麻酔では麻酔薬や筋弛緩薬の作用で自発呼吸が減弱または消失するので，呼吸管理が必要である。呼吸管理方法には，① 自発呼吸，② 補助呼吸，および ③ 人工(調節)呼吸がある。呼吸管理に使用される器材には，マスク，ラリンジアルマスク laryngeal mask，気管挿管などがある。いずれの器材でもすべての呼吸方法が可能であるが，熟練した者による厳重な管理が不可欠である。

1 麻酔器

　麻酔器は，**ガス供給部分**と**呼吸回路**からなりたっている。呼吸回路は，内蔵された2枚の弁によって呼気と吸気が一方にだけ流れ，肺と麻酔器の間を循環するように工夫されている。この途中にバッグまたは人工呼吸器を取りつけることによって，さまざまな呼吸方法が可能となっている。また，ガス供給部分も上記の呼吸回路の途中に合流し，酸素・亜酸化窒素・圧縮空気は流量計を介して，揮発性吸入麻酔薬は専用の気化器によって濃度調節をして

供給される。安全弁の開閉とガス流量の多少に応じて，**閉鎖式**と**半閉鎖式**とがある。

　一般的には，**空気**あるいは**亜酸化窒素**（笑気，N_2O）を酸素と併用して高流量ガスを流す半閉鎖式が使用されているが，最近では麻酔薬による大気汚染の問題やコスト面から，低流量の半閉鎖式が徐々に普及してきている。

　いずれの場合でも呼気を再吸入させるために，回路内には**二酸化炭素吸収装置** CO_2 absorber（**カニスター** canister）が必要である。その装置には，呼気中の CO_2 を吸収するために，**ソーダライム**あるいは**バラライム**❶を充塡する。

● **麻酔器の人工呼吸器**　一般の人工呼吸器と同様，換気方式には，1回換気量を設定する従量式と，最高気道内圧を設定し，気道内圧が設定圧に達したら呼気に切りかわる従圧式の2つがある（▶107ページ）。

（▶107ページ）

2　気道確保法

◆ マスク類

● **マスク**　鼻と口をおおうマスクによる気道確保（マスク呼吸法）は，蘇生法における基本である（▶図3-4）。マスク呼吸法は，全身麻酔導入後で気管挿管までの呼吸補助や，短時間の小手術などで使われることが多い。しかし，胃内容物の嘔吐・逆流によって気管内への誤嚥が生じ，重篤な肺炎の原因となる危険性があるため，十分に注意しなければならない。

● **ラリンジアルマスク**　口腔咽頭内におさめられる形に工夫されたマスクである（▶図3-4）。近年は，わが国でも広く使われるようになった。マスク麻酔と気管挿管の中間的存在といわれる。気管挿管に比べて口唇・歯の損傷や咽頭痛が少なく，患者への刺激性も少ないため，自発呼吸下の麻酔管理に便利である。しかし，食道閉鎖性が弱いので，胃内容物の逆流が予測される上腹部手術（腸閉塞・幽門狭窄など）の患者や，急患などで食事直後に手術となった患者では禁忌である。また，胃管チューブを挿入できるルーメンのついたラリンジアルマスクや挿入しやすいように工夫されたマスクも登場している。

□**NOTE**

❶**ソーダライム** soda lime と**バラライム** baralyme

　どちらも CO_2 吸収剤である。おもに水酸化ナトリウム・水酸化カルシウム・水酸化バリウムおよび水からなり，ケイ酸で固めた小顆粒である。CO_2 を吸収してアルカリ性が低下すると，青紫に変色する指示薬が入っており，交換時期を知らせてくれる。

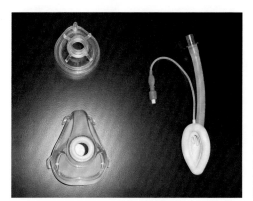

▶**図 3-4　麻酔用マスクとラリンジアルマスク**
左上：麻酔用マスク（小児）
左下：麻酔用マスク（成人）
右：ラリンジアルマスク

◆ 気管挿管

　気管挿管は，確実に気道が確保され，補助呼吸・調節呼吸（◐107ページ）を容易にするため，全身麻酔全般で最もよく行われる手技であり，集中治療室での呼吸管理にも必須である（◐表3-6）。

　挿入される経路によって，① 経口挿管，② 経鼻挿管，③ 経気管切開孔挿管に分類される。また挿管手技によって，① 直視下挿管，② 盲目的挿管，③ 逆行性挿管，④ 気管支鏡補助下挿管，⑤ ラリンジアルマスクなどのチューブ内を経由して気管挿管する方法などに分類される。

● **気管挿管の手順**　ここでは，最もオーソドックスな定時手術時の直視下経口気管挿管の手順を説明する。最近では，**マッキントッシュ型喉頭鏡**ばかりでなく，**ビデオ硬性挿管用喉頭鏡**（エアウェイスコープ®，MACグラス®）なども広く使われている。

(1) マスクによる純酸素の吸入と麻酔導入（静脈麻酔薬や吸入麻酔薬）を開始する。
(2) 意識消失確認後，マスクによる純酸素用手呼吸を開始する。
(3) 筋弛緩薬投与後，その作用発現までマスクによる調節呼吸を行う。
(4) あらかじめ入れておいた円座枕で，頭部のスニッフィングポジション sniffing position をとる（◐図3-5）。

◐**表3-6　気管挿管の利点と欠点**

利点	欠点
① 最も確実な気道確保方法である。 ② 気道閉塞（舌根沈下，喉頭痙攣，吐物などによる）から気道をまもる。 ③ 調節呼吸が行いやすい。 ④ マスクを保持する手がいらない。 ⑤ 麻酔科医が患者から離れることができる。 ⑥ 解剖学的死腔が減少する。 ⑦ 気管内吸引が可能である。	① 気管挿管には麻酔が必要である。 ② 気道刺激により循環器系に影響を与える。 ③ 気管支刺激症状（喘息，気管支痙攣など）がおこる可能性がある。 ④ 声帯をいため，嗄声や反回神経麻痺をおこす可能性がある。

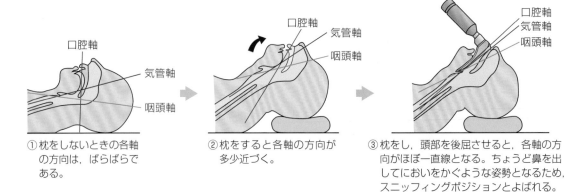

① 枕をしないときの各軸の方向は，ばらばらである。

② 枕をすると各軸の方向が多少近づく。

③ 枕をし，頭部を後屈させると，各軸の方向がほぼ一直線となる。ちょうど鼻を出してにおいをかぐような姿勢となるため，スニッフィングポジションとよばれる。

◐**図3-5　挿管時の頭部の状態**

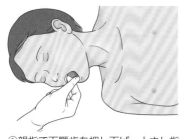

①親指で下顎歯を押し下げ，人さし指または中指で上顎歯を押し上げて開口する。

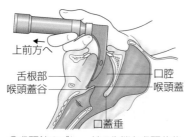

②喉頭鏡のブレードの先端を喉頭蓋谷に入れ，上前方に持ち上げる。

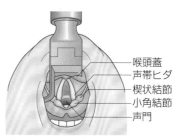

③喉頭展開時の視野。

▶**図3-6　マッキントッシュ型喉頭鏡による喉頭展開**

（5）右手の示指または中指で上顎歯を，母指で下顎歯を交差させるように開口し（指交差法，▶図3-6-①），左手にマッキントッシュ型喉頭鏡を持つ。

（6）喉頭鏡のブレードで舌を左によけながら，舌根部正中にブレードをさらに滑り込ませる。

（7）喉頭鏡のグリップを上前方に引き上げると，喉頭蓋が見える。

（8）ブレードの先端を喉頭蓋と舌根部の間の喉頭蓋谷まで進め，グリップをさらに引き上げると喉頭蓋が手前に展開し，逆V字の白い帯状の声門が見える（▶図3-6-②，③）。このとき歯を折らないようにするため，ブレードを歯にあてて，てこの支点にしてはいけない。

（9）気管チューブを右口角から気管内に挿入する。カフが声門をこえるまで確認し，喉頭鏡を口腔内から抜く。

（10）カフをふくらませ空気もれをなくす。

（11）チューブが気管内にあることを ① 胃泡音のないこと，② 肺の聴診，③ 胸郭の動き，④ チューブ内のくもり，⑤ 呼気ガスモニター，⑥ バッグへの呼気の戻り，などで確認する。

（12）チューブの深さを決定し，口角にテープで固定する。

（13）人工呼吸器に切りかえる。

（14）もう一度，全肺野を聴診して確認する。

3　麻酔導入法

　全身麻酔の導入方法には4つあり，それぞれ以下のような特徴がある。

● **急速導入**　手術前の経口摂取が制限された成人の定時手術では，最も一般的な導入方法である。静脈麻酔薬のバルビツール酸やプロポフォールで鎮静後，筋弛緩薬を併用して気管挿管をする。導入前に静脈路が確保できること，および嘔吐因子（食後など）がないことが絶対条件となる。

● **緩徐導入**　手術前の経口摂取制限をされた小児の定時手術では，最も一般的な導入方法である。小児では，麻酔開始前に安静下に静脈路を確保することは困難である。そこで，吸入麻酔薬のセボフルランをマスクで徐々に濃度を上げながら吸入させ，睡眠させたあと，静脈路を確保し，筋弛緩薬を併用して気管挿管をする。

● **迅速導入** 前記の2つの導入方法は，筋弛緩薬が効果をあらわすまでマスクによる他動的な呼吸管理が必要である。救急患者で食事直後であったような状態（フルストマック）では，胃内容物の嘔吐・逆流による誤嚥をおこす危険性があり，マスクによる換気は，その危険性を高めてしまう。

そこで，静脈麻酔薬と短時間作用型の筋弛緩薬をほぼ同時に投与し，輪状軟骨を圧迫して食道を閉塞させ嘔吐を防止しつつ，マスク換気をせずに気管挿管をする迅速導入を行う。救急患者以外では，腸閉塞・アカラシア・腹腔内巨大腫瘍のある患者，および妊婦などで応用される。

● **意識下挿管** 患者の意識を残すことによって喉頭反射を温存させて気管挿管時の誤嚥を予防する場合や，患者の自発呼吸を消失させることが危険な場合に行われる方法である。患者が意識清明な場合は苦痛が大きいので，少量の鎮静・鎮痛薬を用いることがある。

急性アルコール中毒，薬物中毒や呼吸不全などで，すでに意識低下状態にある患者の救急室・ICUなどでの気管挿管，あるいは定時手術において事前に挿管困難が想定される患者で気管支鏡的挿管などを行う場合などに応用される。

4 吸入麻酔

吸入麻酔は全身麻酔の代表的な麻酔法である。

● **吸入麻酔の効果の指標** 理想的な麻酔には，円滑で迅速な導入および覚醒が必要である。そのためには，中枢神経に速く，強い麻酔薬を送り込むことが要求される。麻酔薬自体の組織への溶解度（分配係数）や，吸入濃度，肺の換気，肺の血流，肺胞の状態など，さまざまな因子がこれに影響する。

このうち，代表的なものについて解説する。

1 **分配係数** 麻酔導入・覚醒の速度に関与する重要な因子である。

血液/ガス分配係数の大きい麻酔薬は，血液に溶解しやすく，血液と肺胞との間で麻酔ガスが平衡に達するまでに時間がかかる。

また，組織/血液分配係数の大きい麻酔薬は，血液から組織へ移行しやすいため，肺に戻ってくる血液中の麻酔薬濃度が低下する。そのため，肺胞と血液との間で麻酔ガスが平衡に達するのに，さらに時間を要することになる。

麻酔覚醒時にも同様に，麻酔薬の平衡状態から脱するのに時間がかかる。

2 **最小肺胞内濃度** minimum alveolar concentration（**MAC**） 吸入麻酔薬の強さをあらわし，皮膚切開で50%の患者が体動をおこさない最低の肺胞内濃度である。

3 **吸入麻酔深度** 吸入麻酔薬のきいている深度を直接モニタリングすることはむずかしいが，吸入麻酔薬の肺胞内濃度を呼気終末麻酔ガス濃度で代用し，かつバイタルサインの変化をともに観察することによって，間接的に予測する。

◆ 吸入麻酔薬

吸入麻酔薬には，① 常温で液体であるが揮発性があり，使用時にガス体

◉表 3-7　吸入麻酔薬の特徴

一般名(商品名)		亜酸化窒素	イソフルラン	セボフルラン (セボフレン®)	デスフルラン (スープレン®)
分子量		4.4	184	200	168
沸点(℃)		－	48.5	58.5	22.8
MAC(100%酸素下, 30〜55歳)		104	1.17	1.8	6.6
37℃分 配係数	血液/ガス 脳/血液 脂肪/血液	0.47 1.1 2.3	1.4 2.6 45	0.66 1.7 51	0.42 0.54 19
体内代謝率(%)		0	0.2	3	ほとんどない
におい		甘い	エーテル様	有機溶媒臭	エーテル様

として吸入させる揮発性麻酔薬と，② 常温でガス体でありボンベ内に保存
されているガス麻酔薬とがある(◉表 3-7)。

▍揮発性麻酔薬

1 **イソフルラン**　以下のような特徴がある。

(1) 体内代謝率が低いため，肝・腎障害の危険性が少ない。

(2) 脳波上で痙攣波を抑制し，脳血流量は増加させるが，脳酸素消費量は減少し，頭蓋内圧亢進も少ないため，脳外科手術の麻酔に好まれる。

(3) 心筋抑制作用が比較的強く，頻脈・低血圧をまねくため，虚血性心疾患患者の麻酔には好まれない。

(4) 気道刺激性・刺激臭が強く，また緩徐導入には適さない。

2 **セボフルラン(セボフレン®)**　以下のような特徴がある。

(1) 麻酔の導入・覚醒がきわめて速く，気道刺激性が少ないため，緩徐導入に最適である。

(2) フッ素分子数が最も多いため血中遊離フッ素濃度が高まり，腎障害をまねく可能性がある。

(3) 脳波上でてんかん波を誘発する。

(4) ソーダライムと反応して微量のコンパウンド A が産生され，腎機能障害をもたらすことがある。

3 **デスフルラン(スープレン®)**　以下のような特徴がある。

(1) 現存の揮発性麻酔薬で最も導入・覚醒が速く，体内代謝もほぼないため麻酔からの全身回復も速い。

(2) 気道刺激性・刺激臭が最も強く，導入時に使用できない。

(3) わが国では 2011 年より販売されているが，沸点が低く，蒸気圧を安定させるために加温装置を付けるなどの気化器の工夫が必須で，価格やフッ素系温室効果ガスの問題から，販売の中止が検討されている。

▍ガス麻酔薬

「ガス」とは**亜酸化窒素(笑気；N_2O)**のことで，常温で無色・透明・無臭

の気体である。ボンベには，加圧されて液体として封入されているため，残量はボンベの重量でチェックする。導入・覚醒は最も速いが，MACが105％であるため単独では十分な鎮痛効果が得られない。そのため，臨床ではほかの揮発性吸入麻酔薬と併用されている。

▍VIMA

　VIMA（volatile induction and maintenance of anesthesia）とは，揮発性吸入麻酔薬，とくにセボフルランと亜酸化窒素のみによって麻酔の導入から維持までまかなう方法である。小手術や日帰り手術の全身麻酔に応用されている。

5　静脈麻酔

　静脈麻酔は少ない器具で手軽に行え，しかもすみやかに意識を消失させることができるほか，手術室内の空気汚染もないなどの利点を有する。しかし，麻酔深度や麻酔時間の調節に熟練を要する。

　① バルビツール酸（チオペンタールナトリウム〔ラボナール®〕，チアミラールナトリウム〔イソゾール®〕）　静脈内注射後すみやかに脳組織に分布し，１分以内に意識が消失する。その後，筋肉や脂肪組織に移行する。そのため睡眠からの覚醒は速いが，薬物は長く体内にとどまる。しかし，鎮痛作用は弱く筋弛緩もおきないので，この麻酔薬だけでは手術を行うことはむずかしい。

　各種全身麻酔の導入や，短時間手術（子宮内容除去術など），脱臼（だっきゅう）の整復，血管内カテーテル検査・治療時などに鎮静目的で使用される。また，抗痙攣作用や頭蓋内圧降下作用などの脳保護作用があるので，痙攣・てんかん，あるいは心肺蘇生後や脳損傷後に治療薬としても用いられる。

　② ケタミン塩酸塩（ケタラール®）　静脈麻酔，筋肉内麻酔のいずれでも使用できる。静脈内注射では約１分で就眠し15〜20分で覚醒する。筋肉内注射では就眠に数分を要し，覚醒まで２時間にも及ぶことがある。

---

plus　亜酸化窒素（笑気）の特性と使用上の注意

　亜酸化窒素（笑気）は，吸入麻酔薬としての適応は減っている。使用時は，以下の点に注意する。

　①**二次ガス効果**　高濃度の亜酸化窒素と低濃度の揮発性麻酔薬を併用すると，亜酸化窒素が速く吸収されて揮発性麻酔薬の濃度が肺胞内で相対的に上昇し，結果として揮発性麻酔薬の効果が強まる。

　②**拡散性低酸素血症**　長時間の亜酸化窒素吸入後，麻酔を切ると，体内に溶解した亜酸化窒素が急速に肺胞に拡散してくるため，肺胞内の酸素分圧が低下して発症する低酸素血症である。臨床では，亜酸化窒素吸入中止後は必ず100％酸素吸入を行う必要がある。

　③**体内閉鎖腔の膨張**　体内の閉鎖腔内はほとんどが窒素であるが，亜酸化窒素の血液溶解度は窒素の32倍であるため，亜酸化窒素を吸入中は閉鎖腔内に亜酸化窒素が拡散していく。その結果，閉鎖腔内の内圧が上昇する。これによって，気胸や腸閉塞では症状が悪化し，ブラなど脆弱（ぜいじゃく）化した肺胞は破裂する危険性があるため，麻酔に亜酸化窒素の使用は避ける。

　また，カフつき気管チューブ使用中の亜酸化窒素吸入は，カフ内圧を上昇させて気管粘膜虚血の原因となるため，カフ内のガス抜きが定期的に必要となる。

　適応は，体表の短時間手術やカテーテル検査・治療時のほか，気管支収縮作用がないため喘息患者の麻酔にも使いやすい。また，循環抑制はなく血圧上昇作用があるため，循環状態のわるい患者にも使用できる。しかし，眼圧・頭蓋内圧亢進作用があり，そのような患者には禁忌とされる。また，覚醒時に幻覚や悪夢を経験することがある。

　③**プロポフォール（ディプリバン®）**　近年，最も頻用されている静脈麻酔薬である。導入・覚醒が迅速で蓄積作用も少なく，麻酔深度の調節性がよく持続静脈内注射が可能で，維持麻酔薬としても用いられる。吐きけ・嘔吐が少なく，覚醒後に多幸感があるのが特徴である。しかし，鎮痛作用はなく，ほかの鎮痛薬や局所麻酔法との併用が必要である。プロポフォールは脂肪乳剤であり，静脈内注射時に血管痛があるほか，細菌の培地となるためアンプルから吸引後は 12 時間以内の使用が義務づけられている。また，循環・呼吸抑制が強いので，厳重なモニタリングのもとで使用しなければならない。

6　麻薬性鎮痛薬

　麻薬性鎮痛薬は，**オピオイド受容体❶**を介して作用する。オピオイド受容体に対する作用の違いによって，以下のように分類される。
（1）作用薬：モルヒネ塩酸塩水和物，ペチジン塩酸塩，フェンタニルクエン酸塩，レミフェンタニル塩酸塩
（2）拮抗薬：ナロキソン塩酸塩
（3）拮抗性鎮痛薬：塩酸ペンタゾシン（ソセゴン®），ブプレノルフィン塩酸塩（レペタン®）

　麻薬性鎮痛薬は，心筋抑制が軽度で循環系への副作用も少ないため，心臓手術をはじめ心疾患合併患者の麻酔に広く用いられる。しかし，呼吸抑制が強く蓄積効果も強いため，術後の呼吸管理に注意を要する。手術時の麻酔ばかりでなく，術後の急性疼痛やがん性疼痛管理目的などにも広く応用されている。

---

plus	**プロポフォールによる麻酔導入と麻酔深度の評価**

　①**標的濃度調節持続静注** target controlled infusion **(TCI)**　設定した目標濃度になるように投与速度を自動調節してポンプ注入する方法である。血中濃度を標的とする方法と，効果部位濃度（たとえば仮想的脳内濃度）を標的とする方法とがある。プロポフォールでは専用シリンジポンプが市販されており，年齢・体重から設定した目標濃度になるように，投与速度を薬物動態から計算し自動注入できる。
　②**全静脈麻酔** total intravenous anesthesia **(TIVA)** 鎮静として前記の TCI，鎮痛薬として麻薬，場合によっては筋弛緩薬を併用し，すべてを静脈内投与のみで導入・維持する方法である。2007 年にわが国でも発売されたレミフェンタニル塩酸塩は，超短時間作用型のオピオイド鎮痛薬であり，蓄積作用がほとんどないため，TIVA に適切である。
　③**BIS モニター**　患者の鎮静状態を評価するのに便利であり，とくに麻酔深度をモニタリングしにくい TIVA では必須である（●86 ページ）。

7　筋弛緩薬

　筋弛緩薬は，骨格筋の緊張をゆるめ，一時的な筋弛緩をおこす薬剤である。麻酔導入時の気管挿管を容易にするばかりでなく，腹部手術では腹直筋を弛緩させ，胸部手術では呼吸運動をとめて手術操作を容易にする。また，破傷風や痙攣の治療，集中治療における人工呼吸管理などにも用いられている。

　筋弛緩薬は，神経筋接合部の終板のアセチルコリン受容体に作用して効果が発現するが，その様式により**脱分極性筋弛緩薬**と**非脱分極性筋弛緩薬**とに分類される。それぞれの特徴を◖表3-8に示す。

●**脱分極性筋弛緩薬**　スキサメトニウム塩化物水和物（別名サクシニルコリン）がある。作用発現が速く，挿管のための導入薬に適するが，連続使用によって作用が減弱するため，麻酔の維持には使用しない。筋肉痛，高カリウム血症，眼圧・腹圧上昇，悪性高熱症などの副作用をおこす可能性があるため，最近ではあまり使われなくなってきた。

●**非脱分極性筋弛緩薬**　以前はベクロニウム臭化物がおもに用いられていたが，現在わが国でよく使われているのは，2007年に発売されたロクロニウム臭化物（エスラックス®）で，作用発現時間が最短の非脱分極性筋弛緩薬である。

●**非脱分極性筋弛緩薬の拮抗薬**　ネオスチグミン（ワゴスチグミン®）は抗コリンエステラーゼ薬であり，アセチルコリンを増加させ，アセチルコリン受容体に結合している筋弛緩薬と拮抗する作用がある。投与のタイミングは，筋弛緩モニターで筋弛緩程度を評価するか，臨床的には自発呼吸出現後とする。副作用として徐脈・不整脈，まれに心停止をおこすことがあるので単独投与は避け，アトロピン硫酸塩水和物とまぜて使用される。

　また，わが国では2010年に発売されたスガマデクスナトリウム（ブリディオン®）は，非脱分極性筋弛緩薬を取り込むような包接という直接結合によって複合体を形成し，筋弛緩薬の作用を不活性化する，新しいタイプの拮抗薬である。アミノステロイド系筋弛緩薬に有効で，とくにロクロニウム臭

◖表3-8　筋弛緩薬の特徴

一般名 (商品名)	脱分極性	非脱分極性	
	スキサメトニウム塩化物水和物	ベクロニウム臭化物	ロクロニウム臭化物（エスラックス®）
種類	脱分極性	非脱分極性	非脱分極性
構造		ステロイド	ステロイド
挿管投与量(mg/kg)	1.0	0.1〜0.2	0.6〜1.0
作用発現時間(分)	0.5〜1	2〜2.5	1.5
作用持続時間(分)	<4	30〜60	30〜60
ヒスタミン遊離	±	−	−
心臓ムスカリン性受容体遮断作用		−	+
代謝排泄臓器依存率　肝臓：腎臓(%)		65：35	65：35

化物に対する特異性が高い。ネオスチグミンと異なり，非脱分極性筋弛緩薬を直接不活化させるため，100％弛緩下でも拮抗可能である。

8 バランス麻酔

　鎮静・鎮痛および筋弛緩の目的で，いくつかの静脈麻酔薬または吸入麻酔薬を併用する麻酔方法である。併用時の麻酔作用の発現強度は，それぞれの薬剤の効果を単純加算した相加作用ではなく，それぞれの薬剤効果が増強し合う相乗作用があることが多いといわれる。そのため，結果として，それぞれの薬剤の量を減少させることができ，それぞれの副作用発現も減らすことができる。

　しかし，それぞれの薬剤の効果を測定することはできず，覚醒遅延をおこしやすいため，十分な知識と経験が要求される。

9 全身麻酔中・麻酔後の合併症

　全身麻酔中・麻酔後の合併症として，呼吸器系では気道閉塞，声門・喉頭痙攣，気管支痙攣，無気肺，肺水腫などが，循環器系では低血圧，高血圧，不整脈，心停止などがあり，そのほか吐きけ・嘔吐，体温低下，悪寒戦慄（シバリング），興奮・せん妄などがあげられる。さらに，麻酔管理上特徴的な合併症として忘れてはならないのは，**悪性高熱症**である。

● **悪性高熱症**　全身麻酔開始後，吸入麻酔薬やスキサメトニウム塩化物水和物（筋弛緩薬）の投与を誘因としておこり，筋硬直に続いて 40℃ 以上の高熱，あるいは 15 分で 0.5℃ 以上の体温上昇，頻脈，チアノーゼ，アシドーシ

---

plus	**筋収縮の機序と筋弛緩薬**

　骨格筋では，神経筋接合部の終板で脱分極がおこると活動電位が生じ，急速に筋線維に伝わって筋収縮がおこる。より詳細には，次のとおりである。

　神経終末部に刺激が伝わると，シナプス小胞から**アセチルコリン**（ACh）が放出されて，それが筋の終末板の **ACh 受容体**に結合し，イオンチャンネルが開かれてナトリウムイオン（Na^+）の細胞内への流入とカリウムイオン（K^+）の細胞外への流出がおこり，活動電位（脱分極）が発生する（◐図）。ACh は**アセチルコリンエステラーゼ**（AChE）によって加水分解され，逆に Na^+ の細胞外への流出と K^+ の細胞内への流入によって再分極の静止電位状態に戻る。

　脱分極性筋弛緩薬は，ACh と同様に ACh 受容体に結合し，イオンチャンネルを開いて脱分極をおこさせるが（この脱分極を線維束攣縮とよぶ），その脱分極が ACh よりも長時間持続して受容体に脱感作を生じさせ，シナプス小胞からの ACh に反応しなくなり，

筋弛緩がおこる。

　一方，**非脱分極性筋弛緩薬**は，ACh 受容体によく結合するもののその後の反応をおこさないため，ACh が結合する余地がなくなり，筋弛緩が成立する。

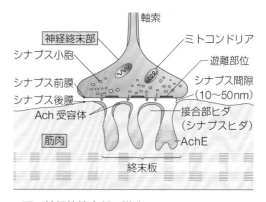

◐図　神経筋接合部の構造

スを呈する疾患である。発生頻度は低いが，常染色体顕性(優性)遺伝する。

　検査では，動脈血二酸化炭素分圧の上昇，高カリウム血症，血清クレアチンキナーゼ(CK)の上昇，ミオグロビン尿などがみられる。

　現在は特効薬であるダントロレンナトリウム水和物が開発され，救命率が上がっている。手術を行う病院にはダントロレンを必ず常備しておかなければならない。悪性高熱症を発症したときは，手術はできるだけ早急に中止し，酸素投与，輸液と全身冷却，およびアシドーシスの補正を行う。

　また，悪性高熱症には遺伝的因子の関与も指摘されているので，術前に患者とその近親者の麻酔歴をよく聴取しておくことが重要である。悪性高熱症の患者に遭遇したら，その後，家族を含めて確定診断や精神的問題，あるいは以後の他施設での診療時の注意事項などのフォローや，悪性高熱症友の会などの社会的活動の紹介を行う必要がある。

7　局所(区域)麻酔

　局所(区域)麻酔とは，**局所麻酔薬**を用いて末梢神経を一時的に麻痺させる方法で，意識を失わせることなく局所の痛覚を除くことのできる麻酔法である。① 麻酔をきかせたい部位に直接作用させる狭義の局所麻酔(浸潤麻酔や表面麻酔)と，② 麻酔をしたい部位の中枢側の神経に局所麻酔薬を作用させる伝達麻酔(脊髄クモ膜下麻酔，硬膜外麻酔，その他の神経ブロック)とに分類される。

1　脊髄クモ膜下麻酔

　腹部，とりわけ下腹部・下肢の比較的短時間の手術が適応となる。脊髄のクモ膜下腔(◐78ページ，図3-1)に局所麻酔薬を注入し，脊髄神経の前根と後根を遮断することによって感覚神経・運動神経・交感神経を麻痺させる。

　手技が簡便・安価であり，十分な無痛と筋弛緩効果も得られるので，整形外科・形成外科・産婦人科領域をはじめとして広く使われている。しかし，手術時間の制限があり，麻酔範囲の限定もむずかしく，患者に意識があるなど，制約も多い麻酔法である。

●**体位と穿刺部位**　側臥位または座位で，患者は両膝をかかえるようにして腰を前屈させ，棘突起間を広げて針を刺しやすくする。介助者は腹側に立ち，患者の体位を介助するとよい(◐258ページ，図8-3)。

　脊髄の終端が第1腰椎(L_1)の下端で終わることが多いため，脊髄を損傷するおそれが少ない第2腰椎(L_2)以下で穿刺を行うことが多い(◐図3-7-a)。椎体の位置を決めるにはいくつかの方法があるが，脊髄クモ膜下麻酔ではヤコビー線(左右の腸骨稜を結ぶ線)から数えるのがよい(◐図3-7-b)。

●**使用薬剤**　脳脊髄液の比重(1.006)より高い比重をもつ**高比重麻酔薬**(0.5%高比重ブピバカイン塩酸塩水和物)と，**等比重麻酔薬**(0.5%等比重ブピバカイン塩酸塩水和物)，および**低比重麻酔薬**がある。低比重麻酔薬はあまり使われない。

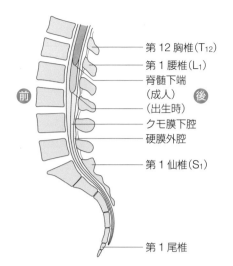

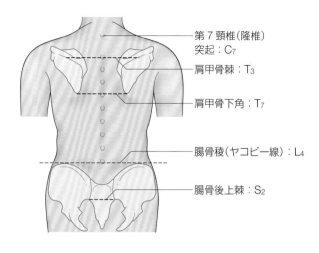

a. 脊椎と脊髄下端の解剖

b. 脊髄クモ膜下麻酔・硬膜外麻酔時の椎体高位の目標

▶図 3-7　脊髄クモ膜下麻酔に関係する脊椎の解剖

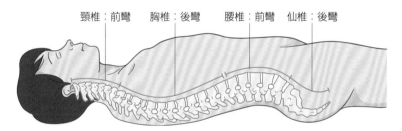

▶図 3-8　脊柱の生理的彎曲（仰臥位）

　重力と体位および脊柱の彎曲（わんきょく）が影響し，麻酔薬の種類によって広がりが変化する（▶図 3-8）。たとえば，高比重麻酔薬では頭高位が，等比重麻酔薬ではほぼ水平位が安全である。とくに側臥位による股関節手術などでは等比重ブピバカインが，患側を上にできるので有利である。

　また，局所麻酔薬に麻薬（モルヒネやフェンタニル）を少量混合し，麻酔作用時間の延長や術後の鎮痛に役だてることも行われている。

● **麻酔の範囲**　麻酔薬の広がりは，重力ばかりでなく，穿刺時の注入速度・薬液量や髄液圧などによっても変化する。目的とする手術の麻酔範囲が得られたかどうかは，酒精綿（しゅせいめん）による温覚テストや，とがったものでつつくなどの痛覚テストを行い，皮膚分節 dermatome を使って判定する。

● **禁忌**　次の場合，脊髄クモ膜下麻酔は禁忌であるが，（5）〜（7）は臨床上の利点と欠点を考慮し，術前に合併症予防を十分に行ったうえで適応を決める。

（1）体位などに協力が得られない患者（認知症患者，小児など）

（2）中枢神経の疾患を有する患者（腫瘍や炎症など）

（3）穿刺部位に感染や褥瘡などがある患者

（4）腫瘍などで頭蓋内圧亢進のある患者

（5）出血傾向（先天性，抗凝固療法・抗血小板療法施行中）のある患者

（6）奇形・肥満などで穿刺困難が想定される患者

（7）重篤なショック，高度の脱水，貧血などのある患者

● **合併症**　次のような合併症をおこすことがあるので，術前の経口制限と，全身麻酔へ変更できる万全の準備をしておく必要がある。

（1）血圧低下：交感神経遮断によって末梢血管の拡張が生じ，静脈還流が減少する。急速輸液や昇圧薬投与で対処する。

（2）吐きけ・嘔吐：低血圧による中枢性低酸素症や手術による腸管の牽引などが原因となる。

（3）高位（全）脊髄クモ膜下麻酔：麻酔範囲が脊髄高位まで及び，著明な低血圧・呼吸抑制・意識消失などのショック状態を呈する。人工呼吸で対処する。

（4）術後の頭痛：穿刺部からの髄液の漏出による髄液圧の低下が原因とされる。手術直後から1週間ほどの間に発生し，起き上がると症状が悪化する。十分な補液やカフェイン・鎮痛薬などの薬物治療，ときに硬膜外充填療法（生理食塩水や自己血液など）によって対処する。

（5）尿閉・馬尾症候群❶：数日で軽快する。尿道カテーテル留置は，ほぼ必須である。

（6）髄膜刺激症状・髄膜炎：どちらもまれにみられる。穿刺時の循環器系のモニタリング，穿刺部位の消毒とガウンテクニックが不可欠である。

2　硬膜外麻酔

硬膜外麻酔は，硬膜外腔に局所麻酔薬を注入し，脊髄神経の前根と後根を遮断する麻酔法である。脊髄クモ膜下麻酔とは異なり，カテーテルを長期にわたって留置できるので，術後持続鎮痛やがん性疼痛管理など応用範囲が広い。穿刺体位，穿刺部位決定，麻酔範囲判定，穿刺禁忌など，脊髄クモ膜下麻酔法に準じる部分が多い。

● **穿刺方法**　硬膜外腔は，胸腔内の陰圧を反映してわずかに陰圧となっている。硬膜外腔穿刺法には，そのことを利用した抵抗消失法❷と水滴法❸とがある。臨床ではおもに前者の方法が好まれる。局所麻酔薬の投与法には，硬膜外針からの1回注入法と，カテーテル留置による持続注入法とがある。

● **使用薬剤**　局所麻酔薬のほぼすべてが使用可能であり，麻薬の混注により作用時間延長や効果増強を利用することも多い。局所麻酔薬の特徴を▶表3-9 に示す。

● **特色**　硬膜外麻酔について，脊髄クモ膜下麻酔と対比させながら利点（1～5）と欠点（6，7）をあげる。

（1）血圧低下，呼吸抑制が軽度である。

（2）持続注入法によって長時間の手術に対応でき，術後疼痛管理にも役だつ。

（3）頸椎から仙椎までのどの椎体間でも可能である。

（4）穿刺部位と注入局所麻酔薬量を調節し，脊椎の分節に応じた遮断（分節麻酔）が可能である。

NOTE

❶馬尾症候群

馬尾神経の障害により，膀胱直腸障害や陰部の感覚障害，下肢の運動障害などをおこしたもの。

NOTE

❷抵抗消失法

硬膜外針を棘突起間から穿刺して内套を抜去後，滑りのよいシリンジに生理食塩水を少量充填して硬膜外針に取りつけ，一定の圧をシリンジにかけながら硬膜外針をさらに進める方法。先端が硬膜外腔に入ると，シリンジの抵抗が急になくなる。

❸水滴法

硬膜外針を棘突起間から穿刺して内套を抜去後，その内腔をふさぐようにして水滴を付け針を進める方法。先端が硬膜外腔に入ると，水滴が吸い込まれる。

◯ 表3-9　局所麻酔薬の特徴

分類	エステル型			アミド型				
一般名（商品名）	コカイン塩酸塩	プロカイン塩酸塩	テトラカイン塩酸塩（テトカイン®）	ジブカイン塩酸塩	リドカイン塩酸塩（キシロカイン®）	メピバカイン塩酸塩（カルボカイン®）	ブピバカイン塩酸塩水和物（マーカイン®）	ロピバカイン塩酸塩水和物（アナペイン®）
効力	4	1	10	15	2	2	8	6
毒性	4	1	10	15	1	1	8	－
作用発現（分）	1	2〜5	5〜10	10	2〜3	2〜5	3〜5	3〜5
作用持続（時間）	1	1	1.5〜2	2.5〜3	1〜1.5	1〜2	3〜5	2.5
極量†		1,000 mg/日			4〜7 mg/kg（アドレナリン添加）	7 mg/kg	2 mg/kg	3 mg/kg
表面麻酔	4〜10%	－	－	1%	2〜4%	2〜4%	－	－
浸潤麻酔	－	0.5〜1%	＊	＊	0.5%	0.5%	0.25%	0.5〜1%
伝達麻酔・硬膜外麻酔	－	2%	＊	＊	2%	2%	0.25〜0.5%	0.1〜1%
脊髄クモ膜下麻酔	－	5%	0.5%	0.3%	＊	＊	＊	－

－：使用しない，＊：使用することもある。†：極量とは，使用可能という意味ではなく，ここまで使うと局所麻酔中毒となる危険性がきわめて高い禁止量という意味である（体重だけでなく麻酔方法，年齢，代謝率／排泄率などを加味すること）。

（5）注入する局所麻酔薬濃度を調節し，運動神経機能を温存したまま感覚神経だけを麻痺させること（分離麻酔）ができる。

（6）筋弛緩作用が比較的弱く，手技に熟練が必要であり，局所麻酔薬を大量に使用するため中毒をおこす可能性がある。

（7）硬膜外穿刺中にクモ膜穿孔をおこす可能性があるので，十分な吸引テストと少量の局所麻薬による麻酔範囲テストを行うことが望ましい。

3　伝達麻酔（神経ブロック）

　最近では，超音波像により神経走行を直視し，穿刺針を描出しながら目標とする神経束に局所麻酔薬を注入する方法が普及している。熟練は必要だが，持続注入も可能であり，術後鎮痛も含めて，上肢や下肢の手術を中心に頻用されるようになってきた。

B　呼吸管理（酸素療法と機械的人工換気）

　呼吸管理とは，呼吸機能維持・改善を目的として行われる処置や，機器などを用いた呼吸の補助などを広くさすが，ここでは酸素療法と機械的人工換気について述べる。

1 酸素療法

1 酸素の運搬機能

● **酸素の運搬とその障害**　人間は，安静時で1分間に約250 mLの酸素を消費して，生体の機能を維持している。酸素はまず呼吸運動によって肺胞に到達し，肺胞から血管内に拡散され，血液によって組織に運搬される。さらに各細胞のミトコンドリア内に取り込まれて，最終的にクエン酸回路で生体活動のエネルギー源であるATPを産生するために利用される。この一連の酸素の動きを図式化したものが，**酸素(O_2)カスケード**（**酸素瀑布**(ばくふ)）である（◉図3-9）。

　ガス相で示される肺機能は，各種の肺障害によって肺胞気と動脈血との酸素分圧較差が大きくなり，低酸素血症が引きおこされる。血液相では，酸素はヘモグロビン（Hb）と化学的に結合するもの（酸素化ヘモグロビン）と，血漿中に物理的に溶解するもの（溶存酸素）とに分けられる。つまり，貧血・出血や心拍出量の低下があれば，肺の障害がなくても組織への酸素運搬は障害されることになる。

● **酸素解離曲線**　**酸素分圧**（P_{O_2}）と**酸素飽和度**（S_{O_2}）の関係は，**酸素解離曲線**で示される（◉図3-10）。空気吸入中の肺では，P_{O_2}が100 mmHg前後となり，Hbが100%近く酸素で飽和される。一方，その血液がP_{O_2}の低い組織（30〜40 mmHg）に到達すると，酸素は容易にHbから離れて組織内へ拡散し，各細胞に取り込まれる。また，酸素解離曲線は種々の生体変化で移動し，血液の肺での酸素取り込みや組織での酸素放出に変化を生じる。

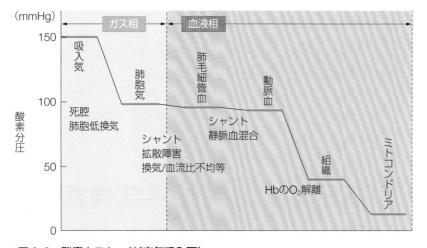

◉**図3-9　酸素カスケード（空気吸入下）**
酸素カスケードの各部位の異常によって，酸素分圧はさらに低下する。
酸素療法は，カスケード全体をもち上げ低酸素状態を改善する。

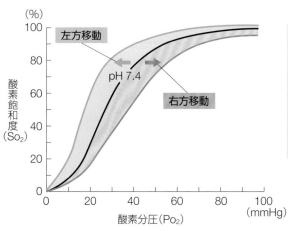

（％）

左方移動

pH 7.4

右方移動

酸素飽和度（So_2）

酸素分圧（Po_2）

（mmHg）

左方移動
・肺での酸素摂取有利
・末梢での酸素放出不利
【誘因】
・体温低下
・アルカローシス
（pH 上昇, Pco_2 低下）
・2, 3-ジホスホ
グリセリン酸減少

右方移動
・肺での酸素摂取不利
・末梢での酸素放出有利
【誘因】
・体温上昇
・アシドーシス
（pH 低下, Pco_2 上昇）
・2, 3-ジホスホ
グリセリン酸増加

◔**図 3-10　ヘモグロビンの酸素解離曲線および曲線移動の誘因**

2 低酸素症

　低酸素症 hypoxia とは，酸素が十分に存在しないか，または酸素を利用できない状態にあるため，細胞が正常に機能を営めなくなった状態をいう。また，**動脈血酸素分圧**（PaO_2）が 60 mmHg 未満のときを**低酸素血症** hypoxemia とよぶ。厳密にはこの 2 語は異なるが，臨床上，ほぼ同義に使われる。

●**原因と症状**　酸素運搬の過程からみて，低酸素症の原因は次の 4 つに分類できる。呼吸に起因する ① 換気不全，② 血液酸素化障害，心不全や貧血などに起因する ③ 酸素運搬障害，およびシアン中毒などでみられる ④ 酸素利用障害である。

　低酸素症の特徴的な症状は，チアノーゼ，呼吸困難，過呼吸などの呼吸リズムの変化，血圧・脈拍数上昇，不整脈などの心血管系の変化，不穏をはじめとする中枢神経症状などさまざまであり，放置すると生命維持が困難となる可能性がある。また，全身麻酔後の患者は各種薬剤の残存や蓄積による呼吸抑制があり，低酸素症をおこしやすい。

3 酸素療法の目的と方法

●**目的**　酸素療法の目的は，組織・細胞の酸素欠乏状態の改善と予防である。酸素の投与は，酸素カスケードの最初の段階で吸入酸素の分圧を上昇させ，酸素分圧の圧勾配を大きくすることによって，組織への酸素供給量を増加させることとなる。

●**注意点**　なお，酸素療法は，一般的に非侵襲的でかつ簡便であるため，とくに手術後はほぼ全例に施行されている。しかし，低酸素状態の原因となっている疾患や病態の根本的な治療手段ではないので，貧血の治療，循環動態の改善，組織炎症などの治療を必ず並行して進めていくことが重要である。

　長時間にわたる高濃度の酸素投与は肺胞に障害を与えるため，酸素療法で

◗表3-10 各種酸素吸入装置による酸素流量と吸入酸素濃度の関係

酸素吸入装置	100%酸素流量(L/分)	吸入酸素濃度(%)
経鼻カニューレ	1 3 5 6	24 32 40 44
単純フェイスマスク	5～6 6～7 7～8	40 50 60
リザーバーバッグつき フェイスマスク	6 8 10	60 80 ≧80

注)上表は正常に自発呼吸をしていることが前提である。

(Shapiro, B. A. et al. : *Clinical Application of Respiratory Care, 4th ed.* Mosby-Year Book, 1990 による，一部改変)

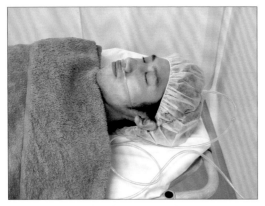
a. 経鼻カニューレ法

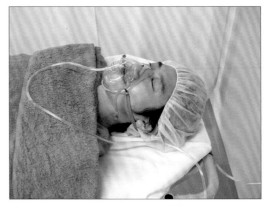
b. フェイスマスク法

◗図3-11 経鼻カニューレ法とフェイスマスク法

は酸素濃度を必要最小限にとどめることが基本である。一般的に，酸素流量を増せば吸入酸素濃度も上昇するが，方法によっては得られる吸入酸素濃度に上限ができてしまう(◗表3-10)。

また，中央配管またはボンベから供給される高圧酸素は乾燥しているため，加湿器を通して吸入させる。

◆ 酸素投与法

● **経鼻カニューレ法** 経鼻カニューレ(鼻カニューレ)法は簡便であり，装着による不快感も少ないため，周術期の外科系患者から，検査のため病院内を移動する患者，あるいは在宅酸素療法などに，広く用いられている(◗図3-11-a)。しかし，高い吸入酸素濃度は得られない(◗表3-10)。

● **フェイスマスク法** 経鼻カニューレよりも高濃度酸素吸入が必要な場合によく用いられる(◗図3-11-b)。必要な酸素濃度に応じていろいろなフェイスマスクがある。

　　①**単純フェイスマスク**　マスクには側孔がついており，呼気が逃がせるようになっている。二酸化炭素の蓄積を防ぐため，酸素流量は最低4〜5L/分に設定する。

　　②**リザーバーバッグつきフェイスマスク**　単純フェイスマスクにリザーバーバッグ(酸素貯留袋)を装着したもので，吸気時にそこから高濃度酸素を吸入できる。単純フェイスマスクより吸入酸素濃度を上げたいときに有効である。

　　③**ベンチュリーマスク**　高流量酸素の勢いで室内の空気を引き込み，吸入酸素濃度をほぼ一定に保つことができる。ICU管理などで比較的安定した吸入酸素濃度が必要なときに使用されるが，酸素消費量が多く不経済である。

● **PEEP と CPAP**　**呼気終末陽圧** positive end-expiratory pressure(**PEEP**，通称ピープ)および**持続気道陽圧** continuous positive airway pressure(**CPAP**，通称シーパップ)は，自発呼吸下に持続的に気道内圧を陽圧(PEEP)に維持する方法であり，機能的残気量を増加させ，肺内シャント❶率を減少させ，結果として，PaO_2を上昇させる。挿管中はもちろん，密着できるマスクや鼻マスクによる**非侵襲的陽圧換気法** noninvasive positive pressure ventilation(**NPPV**)も最近はよく行われている。

　　さらに，**高流量鼻カニューレ** high-flow nasal cannula(**HFNC**)により軽いPEEPをかける方法も広がっている。十分に加温加湿した酸素を30〜60L/分の高流量で特殊な鼻カニューレから流すことで，$5\,cmH_2O$程度のPEEPが維持できる。

● **高圧酸素療法**　動脈血の酸素含量は，ヘモグロビンと結合した酸素量と溶存酸素量とから計算される。吸入酸素を3絶対気圧にすると，酸素化ヘモグロビンの酸素量は変化しないが溶存酸素量は3倍となり，安静時成人の酸素消費量に等しくなる。つまり，理論上は，ヘモグロビンがなくとも溶存酸素のみで生命維持ができるわけである。適応は，減圧症(潜函病)，動脈空気塞栓症，一酸化炭素中毒，ガス壊疽である。

● **人工呼吸療法**　呼吸不全患者では，気管挿管や気管切開によって人工呼吸療法を行うことが多い。

4 酸素療法のおもな合併症

　低酸素症であれば，躊躇なくなんらかの酸素療法を行うべきであるが，問題点がないわけではない。

　　①**酸素中毒**　諸説があるが，吸入酸素濃度60%以上で1日以上吸入させると，肺胞が障害を受けるといわれる。このため低酸素症がかえって進行し，肺胞粘膜の不可逆的変化を生ずる。これに対する有効な治療法はなく，CPAPやPEEPなどを活用してPaO_2の上昇をはかり，吸入酸素濃度をできる限り下げる必要がある。

　　②**未熟児網膜症**　未熟児におこる酸素中毒の合併症で，眼球網膜の線維性増殖変化によって失明することがある。

▭NOTE

❶**肺内シャント**

　なんらかの原因でつぶれて換気の行われていない肺胞を通過する静脈血が，ガス交換を受けずに直接左心房へ還流すること。慢性呼吸器疾患や先天性心疾患でみられる。低酸素症を呈するが，動脈血二酸化炭酸分圧は正常か，やや低下を示す。

③**気道の乾燥**　酸素療法は，加湿器，ネブライザーまたは人工鼻などを使用して，加湿しながら施行するべきである。気管支粘膜分泌物や痰の乾燥を防ぎ，無気肺の予防につながる。

④**二酸化炭素蓄積**　呼吸のリズムは，健常人では動脈血二酸化炭素分圧（Pa_{CO_2}）が呼吸中枢を刺激して維持されている。一方，慢性呼吸不全の患者では，低酸素血症と高二酸化炭素血症が持続しているため，Pa_{CO_2} に対する呼吸中枢の感受性が低下し，低い Pa_{O_2} が呼吸中枢を刺激して呼吸リズムを維持している。この場合，酸素療法によって急激に低酸素血症を改善すると，呼吸中枢刺激が失われて自発呼吸が抑制されることがある。そのためさらに Pa_{CO_2} が上昇し，傾眠状態となる。これを炭酸ガス（二酸化炭素）ナルコーシスとよぶ。

2　機械的人工換気

人工呼吸には，① 一次救命処置（BLS，●178ページ）で行う口対口人工呼吸法，② バッグバルブマスクやジャクソン＝リース回路などを用いて行う用手的人工呼吸法，③ 人工呼吸器（レスピレーター，ベンチレーター）による機械的人工換気法，④ 体外式膜型人工肺 extracorporeal membrane oxygenation（ECMO）のように体外式に肺補助をする方法，また経皮的心肺補助 percutaneous cardiopulmonary support（PCPS）や人工心肺のように，肺機能ばかりではなく心機能も同時に補助する方法がある。ここではとくに ③ の人工呼吸器による機械的人工換気について解説する。

1　人工呼吸の目的と適応

人工呼吸の目的と適応を十分に理解して行わなければ，患者の状態を自発呼吸状態よりも悪化させることにもなりかねないため，適応を慎重に決める必要がある。人工呼吸の目的は，① 必要な肺胞換気を維持し Pa_{O_2}，Pa_{CO_2} を改善する，② 呼吸仕事量を軽減して酸素やエネルギー消費を減らす，③

---

plus	呼吸不全

呼吸不全とは，呼吸器系の障害によって生体に十分な酸素の摂取や二酸化炭素の排泄ができず，Pa_{O_2} の低下や Pa_{CO_2} の上昇をきたし，その結果，組織や臓器が障害されて生体が正常な機能を維持できなくなった状態として定義される。

一般的に，空気吸入下安静で Pa_{O_2} が 60 mmHg 以下，あるいは Pa_{CO_2} が 60 mmHg 以上のいずれかが存在すれば呼吸不全とし，この状態が 1 か月以上持続するものを慢性呼吸不全とする。つまり，呼吸不全では，低酸素血症または高二酸化炭素血症が存在する。

呼吸不全の基本的な治療は，人工呼吸を含めた酸素療法，原因となる基礎疾患の治療，薬物療法，新たな臓器障害の予防，感染対策である。

手術・麻酔の侵襲で，患者は手術後，急性呼吸不全までにはいたらなくとも，それに近い病態に陥る可能性は十分にある。また，もともと呼吸器疾患をもつ患者や，高齢者，肥満の患者では，そのリスクはますます増加し，慢性呼吸不全へ進む場合もある。そのため，手術後の患者には，とくに酸素療法が重要である。

◖表3-11　人工呼吸の適応（急性呼吸不全時）

項目	測定値
1回換気量（VT）	＜150 mL
肺活量（VC）	＜500 mL（10 mL/kg）
呼吸回数	＞30 回/分，＜5 回/分
Pao_2	＜60 mmHg（Fio_2＝0.4）
$Paco_2$	＞60 mmHg
最大吸気圧	＜−20 cmH$_2$O

呼吸困難の症状：鼻翼呼吸，陥没呼吸，意識低下，不穏状態
大手術：食道手術，心血管系手術など侵襲の大きな手術後

肺機能を改善する，④ 肺に起因する呼吸不全でなくとも全身管理の一貫として行う，などである。

　◖表3-11 に人工呼吸の適応をあげた。つねに，呼吸モニター（圧と量），パルスオキシメーター，呼気ガスモニター，心電図，血圧，体温，尿量，意識状態など麻酔中と同様のモニタリングを行ったうえ，適時，動脈血ガス分析を行いながら，全身管理することが肝要である。人工呼吸管理は，可能であれば集中治療室あるいはそれに準じる部署で行う必要がある。

2　人工呼吸器

　換気方式の分類は，1回換気量を設定する**従量式換気法** volume control ventilation（**VCV**）と，吸気時の気道内圧を一定に設定する**従圧式換気法** pressure control ventilation（**PCV**）の2つに分けられる。高い気道内圧による肺障害を防ぐために，従圧式換気法が多用される傾向にある。人工呼吸器による換気方式を「モード」とよぶ。

　従量式換気法には，**従量式の調節呼吸，補助呼吸，同期性間欠的強制換気法** synchronized intermittent mandatory ventilation（**SIMV**），**量支持換気法** volume support ventilation（**VSV**），**圧補正式従量式換気法** pressure regulated volume control ventilation（**PRVCV**）などがある。

　従圧式換気法には，**従圧式の調節呼吸，補助呼吸，SIMV，圧支持法** pressure support ventilation（**PSV**），**圧制限時間調節換気法** pressure limited time cycle ventilation（**PLTCV**），**二相性気道内陽圧法** biphasic positive airway pressure（**BIPAP**），**気道圧開放換気法** airway pressure release ventilation（**APRV**）などがある。

● **おもな換気モード**　おもな換気モードの特徴を説明する（◖表3-12）。

　1 **間欠的陽圧換気法** intermittent positive pressure ventilation（**IPPV**）　人工呼吸の基本モードである。自発呼吸では，吸気時に陰圧となり，呼気時に陽圧となる。一方，IPPV は，吸気時に呼吸器から陽圧をかけてガスを送り込み，それを中止して大気圧に開放すると肺が自然に収縮して呼気となる。IPPV の呼気時に PEEP を加えると，**持続陽圧換気** continuous positive pressure ventilation（**CPPV**）になる。また，IPPV の回数を減らして自発呼吸をまぜると，**間欠的強制換気** intermittent mandatory ventilation（**IMV**）になる。

○表3-12　おもな換気モードの特徴と注意点

換気モード		自発呼吸の有無	換気量の増量	自発呼吸消失時	呼吸仕事量	吸気努力軽減効果	気道内圧	注意点
VCV	補助呼吸	+	可能	調節呼吸へ移行	多い	−	高い	気道内圧呼吸数
	調節呼吸	−	可能	問題ない	0	+	高い	気道内圧
PCV	補助呼吸	+	可能	調節呼吸へ移行	多い	−	設定値	換気量呼吸数
	調節呼吸	−	可能	問題ない	0	+	設定値	換気量
SIMV		+	可能	IMVの回数だけ換気	やや多い	−	SIMV時のみ高い	自発呼吸数自発換気量
PSV		+	可能	作動せず	少ない	+	設定値	呼吸数換気量
CPAP		+	不可能	作動せず	多い	−	PEEP圧	呼吸数換気量

　②調節呼吸 control ventilation　設定した一定時間ごとに，吸気が始まる呼吸をいう。自発呼吸があっても非常に弱い場合，あるいは無呼吸や筋弛緩薬使用下の患者の場合にこの表現が使われる。

　③補助呼吸 assist ventilation　患者の自発呼吸に合わせて換気する方法で，吸気の陰圧を引きがね(トリガー)として，自発呼吸のたびに設定された1回換気量を肺へ送り込む。トリガー感度の設定によって，拾う自発呼吸の強さを決めることができる。これによって調節呼吸時でも，トリガー感度をうまく設定しておけば，患者の自発呼吸が強くなってきたときに咳き込むことなく補助呼吸に移行できる。

　④SIMV　IMVでは，強制換気が自発呼吸とまったく無関係に行われるため，患者の呼気時に強制換気が行われるとむせ込みをおこしてしまう。そこで，患者の吸気の陰圧をトリガーとして，吸気相に一致させて強制換気をする方法である。

　⑤PSV　自発呼吸やSIMV，CPAPでは，吸気時に回路内圧が低下する。このときに気道内に一定の陽圧がかかるようにガスを送り，気道内圧を保つ方法である。吸気時の呼吸努力を軽減する作用があるため，SIMVと併用して患者の呼吸器からの離脱(ウィーニング)によく用いられている。

　⑥BIPAP　CPAPレベルで，低い圧と高い圧の二相を交互に反復させることによって換気効果をもたせた方法である。低圧相から高圧相への移行は患者の吸気に，同様に高圧相から低圧相へは呼気に同期させて行われる。

　⑦高頻度換気 high-frequency ventilation　通常の人工呼吸器よりも極端に少ない1回換気量で，かつ換気回数を極度に増やした方法である。換気回数は，60〜3,000回/分が可能である。

3 人工呼吸が生体に及ぼす影響

　胸腔容積を大きくして吸気を行う自発呼吸に比べて，陽圧を肺内にかける

人工呼吸は非生理的であり，その影響は PEEP を併用するとさらに著しくなる。

● **呼吸器系への影響**　圧損傷や死腔の増加が問題となる。

（1）圧損傷：陽圧は，肺胞の過膨張・破裂の危険性を伴い，気胸・肺気腫・縦隔気腫・皮下気腫などがおこることがある。

（2）死腔の増加：高い PEEP を用いると，肺のふくらみやすいところばかりが換気され，不均等換気が生じる。

● **循環器系への影響**　次の2つが原因となって心拍出量が減少し，血圧が低下する。そのため十分な補液と，必要であれば持続昇圧薬の併用を要する。

（1）胸腔内圧上昇に伴う静脈還流の減少（前負荷の減少）

（2）肺の膨張による肺血管抵抗の増大（右室後負荷の増大）

● **脳循環への影響**　胸腔内圧の上昇によって頭蓋内圧も上昇し，前述のように血圧が低下することによって脳灌流圧も低下し，脳循環はさらに悪化する。

● **腎機能への影響**　PEEP によって尿量減少と体液貯留の傾向がみとめられる。これは，腎血流減少，皮質から髄質への腎血流再分布，抗利尿ホルモンの分泌亢進などによる。

● **肝機能への影響**　PEEP は肝血流量を減少させ，肝障害をおこさせる可能性がある。

3 在宅酸素療法と在宅人工呼吸療法

1 在宅酸素療法 home oxygen therapy（HOT）

在宅酸素療法は，慢性呼吸不全患者の QOL 向上を目的として行われる。対象疾患は，慢性閉塞性肺疾患，肺結核後遺症，間質性肺炎，肺がんの順に多い。安静時空気呼吸下で動脈血酸素分圧（PaO_2）が 55 mmHg（動脈血酸素飽和度〔SaO_2〕が 88％）以下で，症状が安定していれば適応となる。

方法としては，経鼻カニューレに酸素濃縮装置・液体酸素・酸素ボンベのいずれかをつないで使用する。とくに酸素ボンベは，携帯性にすぐれている。また，家族の協力が欠かせず，訪問看護や 24 時間体制の往診，緊急入院機関の存在も重要である。

2 在宅人工呼吸療法

人工呼吸器から離脱できない患者で，高二酸化炭素血症を伴う慢性呼吸不全，筋萎縮性側索硬化症や筋ジストロフィーなどの難治疾患が対象となる。

方法としては，**鼻マスク間欠的陽圧換気** nasal mask intermittent positive pressure ventilation（**NIPPV**）と **気管切開下間欠的陽圧換気** tracheostomy intermittent positive pressure ventilation（**TIPPV**）がある。患者本人，家族，介護者の徹底した教育が必要であり，呼吸療法士制度の充実，設備を整えた住宅など，わが国ではまだ課題の残る分野である。

C 体液管理

● **体液**　**体液** body fluid とは生体を構成する液体成分であり，生命の最小単位である細胞は体液に浸るように存在している。量的・質的な**恒常性** homeostasis（ホメオスタシス）を管理・維持するために内分泌系や神経系などのさまざまな生理機能が関与し，最終的に腎臓で水と電解質成分の排液調節が行われている。

● **水・電解質，酸・塩基**　水は電解質や栄養素の溶媒としての役割をもつほかに，体液成分の濃度，pH に密接に関係する。電解質はイオンとして体液中に存在して多様な生理機能を果たす。水と電解質とが最適に調節されている状態を**水・電解質平衡**（水・電解質バランス）とよぶ。また，生命の維持のために体液（血漿）は弱アルカリ性（pH7.40±0.05）に維持される必要があり，このしくみを**酸塩基平衡** acid-base balance という。

● **体液管理と輸液**　手術では，侵襲や麻酔の作用によって内分泌や循環機能などに大きな変化を生じ，体液にも影響がもたらされる。ここでは，手術時の体液に関する病態生理とそれを修正する輸液の基本を学ぶ。

1 体液の構成と調節

1 体液の分布

● **体重に占める割合**　体内の水分は，体重の約60%（45〜80%）を占め，標準的な体格の男性（体重60 kg）では約36 L である。水分量は性別・年齢によって異なり，女性は脂肪が多いため男性よりも水分の割合が少なく（体重の約55%），新生児では体重の80%と多いが小児で70%となる。その後も年齢とともに減少し，高齢者では約50%となる。

● **細胞内外の分布**　体液は**細胞内液**（約40%，24 L），**細胞外液**（約20%，12 L）に大別され，細胞外液はさらに血管内に血漿成分として5%（3 L）存在し，細胞と細胞の間に間質液として15%（9 L）存在する。

2 浸透圧

浸透圧とは，2つの濃度が違う液体が相接する場合，濃度を一定に保とうとして水分が移動する力のことをさし，生物の細胞のはたらきのなかで重要な役割を担っている。半透膜（細胞膜など）を隔てて溶液中にとけている溶質の濃度の合計に応じて，一方の側へ水を引き込む力がはたらく。その結果，濃度の高いほうへ水が移動し，両者の浸透圧は等しくなる（●図3-12）。

血清の浸透圧の基準値は275〜290 mOsm/L である。細胞内液に含まれる電解質は主としてカリウム（K），リン酸などであり，ナトリウム（Na）や塩素（Cl）の濃度は低い。細胞外液の電解質組成は血漿と間質液とでほぼ等しく，Na と Cl が主たるものである。酸塩基平衡に重要なはたらきをする重炭酸イ

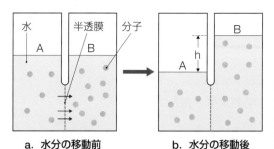

水　半透膜　分子	B
A　B	A h B
a. 水分の移動前	b. 水分の移動後

◦**図3-12　浸透圧による体液の移動**
分子(アルブミン)を多く含むBのほうのより大きな浸透圧によって，AからBへの水の移動がおこる。移動により安定した状態(b)において，生じるAとBの静水圧の差(h)が，移動前(a)に存在したAとBの浸透圧の差となる。

オン(炭酸水素イオン，HCO_3^-)は細胞内外に同程度の濃度で存在していて，細胞外液は循環血液の一部として血圧調整に寄与している。

　細胞膜にあるNa^+/K^+-ATPアーゼによるNa^+の細胞外へのくみ出しと，それに共役したK^+の細胞内への取り込みにより，細胞膜を介してきわだった電解質分布が生成される。この電解質を主とした浸透圧差に従って，細胞膜を水が通過し，体液の浸透圧平衡が成立する。

● **膠質浸透圧**　アルブミンなどの膠質(コロイド)の濃度によって生じる浸透圧を**膠質浸透圧**とよぶ。血管内外で浸透圧が異なる場合，水のみならず無機イオンや小さな分子も毛細血管壁を通過して移動する。血漿中のアルブミン濃度が膠質浸透圧の維持に重要であり，低アルブミン血症は，浮腫・胸水・腹水の原因となる。

3　水分と電解質の平衡

◆　水分平衡

　常温・安静時の生態における水分の出入りは，「水分摂取量＝不感蒸泄＋尿量＋糞便の水分量－代謝水」の関係にある。通常は，摂取量と尿量で調節を受けて平衡状態を維持している。

　1 **不感蒸泄**　気道および発汗以外の皮膚からの水分喪失をいう。気道から失われる水分は呼気を加温し，皮膚からの蒸発は体温調節にかかわるなど，重要な役割を果たしている。不感蒸泄による1日の水分喪失量は，およそ15 mL/kgである。過換気・発熱・代謝亢進で不感蒸泄は亢進し，体温が1℃上昇するごとに約15%増加する。

　2 **尿**　健康成人の尿は，通常尿量1～1.5 L/日，pH 5～7，浸透圧50～1,500 mOsm/kg・H_2O，比重1.003～1.030で，糖やタンパク質を含まない。血液が腎臓の糸球体で濾過され，尿細管で再吸収および分泌を受け，腎盂・尿管を経て膀胱から排泄されたものが尿となる。尿の産生過程で老廃物や有害物質の排泄や水・電解質，酸塩基平衡の調節などを通じて，体液の恒常性を維持している。尿の成分は90%以上が水分で，残りの主成分は尿素および塩素，ナトリウムであり，その他の電解質や，アンモニア，リン酸，クレアチニン，尿酸なども含まれている。

　3 **代謝水**　摂取した食物が体内で分解されたときに発生する水をいう。

燃焼エネルギーの10%に相当し，1日の代謝水は「体重(kg)×5 mL」で求められ，成人でおよそ300 mLである。

◆ 電解質平衡

正常では，電解質の摂取量と排出量は等しい。体外への電解質の喪失は尿への排泄が主で，発汗による電解質の喪失もおこる。

◆ 体液の調節

体液の異常は中枢神経系や，循環器系の圧受容体・浸透圧受容体で感知され，内分泌系の反応，プロスタグランジン，サイトカインを介し，最終的に腎臓で体液の調節が行われる。水分の調節には抗利尿ホルモン(ADH)，ナトリウムの調節にはレニン-アンギオテンシン-アルドステロン系，心房性ナトリウム利尿ペプチド(ANP)，脳性ナトリウム利尿ペプチド(BNP)が関与している。

4 水分平衡・電解質平衡の異常

手術を受けた患者では，経口摂取の制限や消化液の喪失によって，体液平衡の異常が生じやすい。

◆ 水分平衡の異常

水分が欠乏すると体液の浸透圧が上昇(血清ナトリウム値の上昇)し，水分が過剰になると浸透圧が低下(血清ナトリウム値の低下)する。

●**水分の欠乏**　水分の欠乏を脱水症といい，発熱，尿量の増加，下痢などによって水分が失われると発症する。口渇・乏尿がみられる。

●**水分の過剰**　電解質を含まない輸液(5%ブドウ糖液など)の過剰投与や腎不全でみられる。体液浸透圧が低下し，高度になると脳浮腫をきたし，精神症状(頭痛，吐きけ・嘔吐，錯乱・昏睡など)や，神経筋症状(筋力の低下，痙攣，運動失調など)が出現する。

◆ ナトリウム平衡の異常

ナトリウム量の異常は，浸透圧変化により細胞内からの水の移動がおこり，初期は血清ナトリウム値が基準範囲内に調整されることがある。

●**ナトリウムの欠乏**　消化液の異常喪失(頻回の嘔吐，下痢など)のほか，熱傷，著しい発汗，サードスペースへの移動(腹膜炎，膵炎，腸閉塞など)，利尿薬，腎機能障害によるナトリウムの尿中排泄の増加，経口摂取不足が原因となる。

●**ナトリウムの過剰**　過剰に摂取されたナトリウムを腎臓が排泄できない状態，または腎臓でのナトリウム再吸収の異常亢進が原因となる。症状としては，浮腫がみられるようになり，進行すると意識障害・痙攣などが出現することもある。

◆ カリウム平衡の異常

　体内のカリウム量は約 50 mEq/kg であるが，細胞外液中にあるのは 2％以下にすぎず，大部分は細胞内にある（70％は骨格筋細胞内）。
● **カリウムの欠乏**　消化管からの頻回の下痢や腎臓からの尿量が多いと，カリウムが失われる。重症になると脱力感・感覚異常や痙攣などが出現する。
● **カリウムの過剰**　カリウムの過剰は，腎不全でおこり，ときに心停止にいたる重症な不整脈を誘発することがある。

2　輸液法

1　輸液計画

　輸液を必要とする患者の病態を理解したうえで，輸液計画をたてる。輸液には，生体の恒常性を維持することを目的とした**維持輸液**と，平衡状態がくずれた場合に行う**補正輸液**がある。とくに周術期は，絶食となる期間があり生体の恒常性を維持するため，適切な輸液管理が求められる。

　看護師は，指示された輸液が適切に準備されているか確認し，間違いなく投与されるよう，ダブルチェックを怠らないようにする。

2　維持輸液

　短期間の輸液で重要となるのは，水分と電解質（とくにナトリウムとカリウム）である。長期になる場合は栄養（糖質，アミノ酸など），電解質・微量元素・ビタミン（とくにビタミン B）に対する配慮が必要である。
● **必要水分量**　1 日に必要な水分量は，次のように求める

　　必要水分量＝尿量＋不感蒸泄＋糞便水分量－代謝水

　尿量は，前日の尿量も参考に，成人 1 日尿量 30〜40 mL/kg 体重から求める。
● **必要電解質量**　ナトリウムの平衡を保つためには 1 日に 1.0〜1.5 mEq/kg 体重，食塩（NaCl）として 3〜5 g が必要となる。軽度の発汗では 1 日に 25 mEq，中等度で 50 mEq，高度で 75 mEq のナトリウムが失われるので，発汗の程度に応じてナトリウムを追加する。

　カリウムの維持は 1 日に 0.7〜0.8 mEq/kg 体重である。
● **維持輸液量**　以上をまとめると，1 日の維持輸液量は次のようになる。
（1）水分：2,000〜2,500 mL あるいは 40〜50 mL/kg 体重
（2）ナトリウム：75〜100 mEq あるいは 1.0〜1.5 mEq/kg 体重
（3）カリウム：40 mEq あるいは 0.7〜0.8 mEq/kg 体重

3　補正輸液

　胃管からの排液や下痢，腸瘻などがある場合，次の 24 時間で見込まれる喪失量を補正輸液量として加える。すでに生じている水・電解質平衡の異常

を補正するためには，まずなにがどの程度不足しているのかを，尿量，尿比重，血圧，脈拍数，血液検査から知る必要がある。

4 輸液の実際

輸液は維持輸液と補整輸液からなるが，実際の投与量は次のようになる。

　　輸液量＝維持輸液＋補正輸液×安全係数

急激な補正とならないように，安全係数として 1/2 ないし 1/3 をかける。

3 周術期の輸液管理

● **手術侵襲とサイトカイン，ホルモン**　生体に手術侵襲が加わると，炎症性サイトカイン（IL-6 など）が放出され，筋肉が分解されてアミノ酸が放出される。また，副腎皮質刺激ホルモン（ACTH），抗利尿ホルモン（ADH），レニン，アルドステロンなどの分泌がおこり，水分とナトリウムが体内に貯留する。

● **乏尿期・利尿期**　手術直後は，侵襲によって血管透過性が亢進し，水分・ナトリウムはともに血管外へ移動する。血管外へ移動した水分は，循環血液に関与せず細胞内でも細胞外でもないサードスペースに集まる。この時期を**乏尿期**（術後 1〜3 日）といい，尿量が減少するため輸液により細胞外液の補充を行う必要がある。

乏尿期を離脱すると（通常 2〜4 日），サードスペースに移動していた水分とナトリウムが血管内に戻り，循環血液量は回復（増加）し，尿量が増加する。この時期を**利尿期**という。

● **術後の輸液計画**　術後の輸液計画は，手術前の全身状態，手術侵襲の程度，手術時間，術中の出血量や輸血・輸液量，尿量からイン/アウトバランスを確認してたてる。術後早期は細胞外液の補充が主体で，生理食塩水やリンゲル液が投与される。補充水分量として，30〜50 mL/kg 体重/日を基本に，尿量を確認しながら調節する。尿量が安定すれば維持輸液へ移行する。

4 輸液に伴う合併症

輸液は強制的に血管内に水分・電解質を投与する行為であるため，投与速度が早ければ，循環器系への負担となる。投与速度は，500 mL/時をこえないようにする。とくに高齢者や，呼吸器・循環器障害のある患者では，肺水腫・うっ血性心不全をきたしやすいので投与速度を抑える必要がある。

集中治療管理が必要な場合，輸液ルートは，中心静脈カテーテルからなされることが多い。末梢静脈からルートが確保されている場合は，静脈炎・皮下水腫・感染などの合併症に注意する。長期間留置すると合併症の頻度が高まるため，CDC ガイドラインでは 72〜96 時間ごとに交換することが推奨されている。例外として，清潔が保てない場合はすみやかに交換する。また，小児の場合は定期的には交換せず，必要に応じて交換する。

D　栄養管理

1　栄養管理の重要性

　糖質，脂質，およびタンパク質を三大栄養素という。これら三大栄養素の摂取不足を**低栄養**，摂取過剰を**過栄養**とよび，両者をあわせて**栄養障害**とよぶ。生体の生理的な代謝および恒常性の維持のためには，三大栄養素を含む必要十分な栄養素の摂取が不可欠であり，栄養管理はあらゆる疾患の治療の土台となる。わが国でも，栄養管理は近年急速な発展をとげている。

　1 低栄養　低栄養とは食物の摂取不足によってエネルギーまたは栄養素が不足している状態で，大きく3つに分類される(◐表3-13)。とくにタンパク質ならびにエネルギーの摂取不足により体重減少・成長障害などがもたらされることを，**タンパク質・エネルギー欠乏症** protein energy malnutrition (PEM)とよぶ。栄養不足によって，手術後感染症の増加，創傷治癒遅延，易疲労感や離床の遅れなどが生じる。

　2 過栄養　過栄養は，脂肪の蓄積による肥満をもたらし，さまざまな疾患の原因となる(◐表3-14)。肥満の定義には，BMI(body mass index)30以上(WHO分類)や25以上(日本肥満学会)がある。

---

plus	**術後回復強化プログラム ERAS(Enhanced Recovery After Surgery)**

　ERASとはヨーロッパ静脈経腸栄養学会 European Society for Clinical Nutrition and Metabolism(ESPEN)が提唱を始めた，術後の迅速な回復を目ざしたプロトコルで，絶食期間の短縮と早期離床を目ざした周術期管理である(◐表)。大腸手術に関連して術前・術中・術後管理について発表され，その後ほかの疾患でも行われるようになっている。術前の腸管前処置，術前8時間までの経口摂取，直前までの飲水，硬膜外麻酔を併用した麻酔，術後点滴期間の短縮，早期の経口摂取開始，早期離床により合併症の減少がみとめられる。

　近年ではERASの概念から，経口摂取の開始も早まり，周術期の輸液を必要とする期間も短くなっている。

◐表　ERAS に基づいた周術期管理

1：入院前管理	2：手術中管理	3：術後管理
① 入院前カウンセリング ② 水分・炭水化物の補給 ③ 絶食期間の短縮 ④ 腸管術前処置の制限 ⑤ 予防的抗菌薬 ⑥ 塞栓予防 ⑦ 麻酔前投薬は不要	① 短期作用麻酔薬の使用 ② 硬膜外麻酔による麻酔・鎮痛 ③ ドレーンの不使用 ④ 生食・水分過剰輸液を避ける ⑤ 麻酔中の体温維持	① 硬膜外麻酔を用いた鎮痛 ② 経鼻胃管を用いない ③ 吐きけ・嘔吐の予防 ④ 生食・水分過剰輸液を避ける ⑤ カテーテル類の早期抜去 ⑥ 経口摂取の早期開始 ⑦ 非麻薬系経口鎮痛剤・NSAIDs の使用 ⑧ 早期離床 ⑨ 腸管蠕動刺激 ⑩ コンプライアンスと術後結果の監査

(ERAS Society: EARS Society Guidlines による，一部改変)

○ 表 3-13　低栄養の分類

種類	特徴
クワシオルコル kwashiorkor（急性低栄養）	タンパク質不足が中心。浮腫，腹水貯留，低アルブミン血症。
マラスムス marasmus（慢性低栄養）	エネルギー不足が中心。著明な皮下脂肪や筋肉量の減少。
マラスムス性クワシオルコル	クワシオルコルとマラスムスの混合型。タンパク質-エネルギー低栄養状態という，最も多い低栄養状態。

○ 表 3-14　過栄養と関連する疾患

- メタボリックシンドローム（高血圧・糖尿病・脂質異常症）
- 冠動脈疾患
- がん
- 非アルコール性脂肪肝炎（NASH）
- 睡眠時無呼吸症候群

栄養スクリーニング票

患者 ID：　　　　　性別：　　　　　主担当医：
患者氏名：　　　　年齢：　　　歳　看護師：
病棟・診療科：　　　　　　　　管理栄養士：
入院日：　　　　スクリーニング日：
身長：　　cm／測定日　体重：　　kg／測定日　BMI：

栄養評価（SGA）＊年齢制限なし
　栄養補給方法：　経口　・　非経口（経管〈胃・腸〉，末梢静脈〈PPN〉，中心静脈〈TPN〉）
　食欲：　無　・　有
　喫食状況：　全量　・　2／3　・　1／2　・　少量　・　食べられない
　摂食不良の原因（2 週間以上の症状継続）：
　　　食欲不振　・　咀嚼困難　・　嚥下困難　・　胃部不快感　・　下痢／嘔吐　・　ほか
　浮腫：　無　・　有　（部位　　　　　）
　腹水：　無　・　有
　発熱：　無　・　有　（　　　℃）
　褥瘡：　無　・　有　（部位　　　　　）

栄養評価（スクリーニング）＊成人用（13 歳〜）　＊13 歳未満は，主治医の判断にて評価・使用してください
　過去 3 か月間で食欲不振，消化器系の問題，咀嚼，嚥下困難などで食事量が減少しましたか？
　　　0：著しい減少　　　1：中等度の食事量の減少　　　2：食事量の減少なし
　過去 3 か月間の体重減少がありましたか？
　　　0：3kg 以上の減少　　　1：わからない　　　2：1〜3kg の減少　　　3：体重減少なし
　自力で歩けますか？（活動係数 1.30）
　　　0：寝たきりで，または車椅子を常時使用
　　　1：ベッドや車椅子を離れられるが，歩いて外出できない
　　　2：自由に歩いて外出できる
　過去 3 か月間で精神的なストレスや急性疾患を経験しましたか？
　　　0：はい　　　1：いいえ
　神経・精神的な問題の有無
　　　0：高度認知症，またはうつ状態　　　1：中程度の認知症　　　2：精神的な問題なし
　BMI　＊体重（kg）÷ 身長 2（m）
　　　0：19 未満　　　1：19〜21 未満　　　2：21〜23 未満　　　3：23 以上
　合計点数：
　　　A：12〜14　栄養状態良好
　　　B：8〜11　低栄養のおそれあり
　　　C：0〜7　低栄養
　　＊スクリーニング点数が 8 点以上，入院期間が 5 日以内の場合は，栄養管理は不要と考えますが
　　　主治医の判断（病態，治療方針）により，特別な栄養管理の有無を判断してください。
　【総合評価】
　　入院診療計画書の特別な栄養管理の必要性：　無　・　有

○ 図 3-13　栄養状態の主観的評価調査票（例）

2 栄養状態の評価と栄養療法の選択

1 栄養状態の評価

　栄養状態の評価は，**栄養スクリーニング**および**栄養アセスメント**の２段階で進める。

　１ 栄養スクリーニング nutritional screening　問診・視診・触診によって，栄養学的なリスクを有する症例を拾い上げることである。代表的なものに，**主観的包括的栄養評価法** subject global assessment（SGA）がある（○図 3-13）。

▶表3-15　栄養アセスメントの分類

静的栄養アセスメント	動的栄養アセスメント	予後栄養アセスメント
目的：個人あるいは集団の栄養状態の異常の有無・程度・種類を明らかにする。 指標：身体計測，生物学的半減期が長く代謝回転の遅い血液マーカー，免疫機能。現時点での栄養状態の把握に効果的。	目的：病態の推移や栄養療法などに伴う栄養状態の短期的変化を評価する。 指標：半減期が短く，合成および代謝速度が速いRTP(▶23ページ)，タンパク質代謝動態，アミノ酸代謝動態，間接熱量測定。	術前の栄養状態を指数化して，その値から手術の危険度や予後を推測する。 1980年にバズビー Buzby, G. P. らによって提唱された予後栄養指数 prognostic nutritional index(PNI)や小野寺らにより提唱された PNI が有名である。

▶表3-16　栄養療法に関するガイドライン

- 日本静脈経腸栄養学会 Japanese Society of Parenteral and Enteral Nutrition (JSPEN)：静脈経腸栄養ガイドライン第3版(2013)
- アメリカ静脈経腸栄養学会 American Society of Parenteral and Enteral Nutrition (ASPEN)：静脈経腸栄養ガイドライン改訂版(2002, 2009)など
- ヨーロッパ静脈経腸栄養学会 European Society of Parenteral and Enteral Nutrition (ESPEN)：経腸栄養ガイドライン(2006)，静脈栄養ガイドライン(2009)など

1982年にベーカー Baker, J. P. らとデッキー Detsky, A. S. らにより報告され，わが国でも栄養支援チーム(NST)で活用されている代表的な栄養スクリーニングの方法である。

2 栄養アセスメント nutritional assessment　栄養スクリーニングで拾い上げられた栄養不良の患者の栄養状態を，さまざまな栄養指標により客観的かつ詳細に評価することである。静的栄養アセスメント，動的栄養アセスメント，予後栄養アセスメントの3つに分類される(▶表3-15)。これらの栄養アセスメントの意義と，栄養に関する各種パラメーターの理解が必要である。得られた結果から，①栄養障害の評価，②栄養療法の選択と計画，③栄養療法の効果の監視，④予後の評価を行う。

2　栄養療法の選択

栄養療法は，大きく静脈栄養法と経腸栄養法に分類される。栄養療法の選択には各国が推奨するガイドラインがある(▶表3-16)。ガイドラインはあくまで診療を実践していくうえでの基本的指針であり，個々の医師の考え，各施設の治療方針，患者の希望などを無視して強要されるものではない。

アメリカ静脈経腸栄養学会による栄養療法選択基準のガイドラインは，静脈栄養法と経腸栄養法をどのように選択すべきかがわかりやすく，世界的に広く受け入れられている(▶図3-14)。

3　栄養支援チーム nutrition support team(NST)

栄養障害の治療には医師，看護師，薬剤師，管理栄養士，検査技師らがそれぞれの専門知識をいかし組織横断的に協力して栄養管理を行う必要がある。このように各科間の垣根をこえて栄養障害の治療に携わる集団を栄養支援

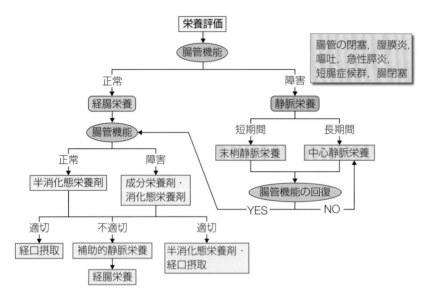

◖図 3-14　栄養療法の選択基準

（ASPEN: Guidelines for the use of parenteral and enteral nutrition in adult and pediatric patients. 2002 による，著者訳）

チーム（NST）とよぶ。NST は 1973 年にアメリカのボストンシティ病院で誕生し，1980 年代には全米に普及した。

　わが国では，1998 年に NST 運営システムである持ち寄りパーティー方式 potluck party method（PPM，兼業兼務システム）が考案され，全科型 NST がつぎつぎに設立された。2021 年現在，1,300 以上の施設で NST が設立されている。

　NST のおもな業務は，院内の栄養不良患者の拾い上げと栄養アセスメントのほか，NST 回診・検討会・コンサルテーションである。このような NST による栄養管理法の適正化によって，① 静脈栄養法の減少と経腸栄養法の増加，② 感染症減少による抗菌薬使用の減少，③ 在院日数の短縮，などの効果があることが明らかになっている。

3　栄養療法の実際

栄養療法は，**静脈栄養法**と**経腸栄養法**の 2 つに分けられる。

1　静脈栄養法 parenteral nutrition（PN）

　静脈内カテーテルを介しての栄養投与方法である。消化管を利用できない場合や，経口・経管栄養と併用して補助的な栄養と水分の補給，電解質補正に利用される。経腸栄養法と比較すると非生理的で，カテーテル関連血流感染などの合併症がある。◖表 3-17 に静脈栄養法の絶対適応と相対適応についてまとめた。

● **静脈栄養法の種類**　静脈栄養法には，四肢静脈カテーテルを介する末梢静脈栄養法と，中心静脈カテーテル central venous catheter（CVC）を介して高

◖表 3-17　静脈栄養法・経腸栄養法の適応・非適応

	静脈栄養法(PN)	経腸栄養法(EN)
適応	1)絶対的適応：EN が不可の状態。 　① 短腸症候群急性期 　② 炎症性腸疾患急性期 　③ 消化管瘻発症期 　④ 腸閉塞 　⑤ 重症膵炎急性期 　⑥ 消化管機能不全	1)適応：経口摂取が不能または不可能の場合。PN も可能だが，EN を推奨する。 　① 上部消化管の通過障害(食道がん，胃がん，頭頸部がんなど) 　② 意識障害 　③ 嚥下障害 　④ 認知症 　⑤ 化学療法，放射線療法の副作用時 　⑥ 神経性食思不振症
	2)相対的適応 　① 消化管手術直後 　② 消化管出血 　③ 嘔吐状態 　④ 異化亢進 　⑤ 化学療法・放射線療法の副作用での経口摂取障害 　⑥ 神経性食思不振症 　⑦ さまざまな原因で経腸栄養不可のとき	2)相対的適応：消化管の安静が必要な場合。 　① 上部消化管術後，上部消化管縫合不全，急性膵炎，炎症性腸疾患 　② 吸収不良症候群 　③ 代謝亢進状態 　④ 肝性脳症 　⑤ 腎障害 　⑥ 呼吸不全
非適応	消化管機能が保たれているとき	消化管が使用不可，消化管の使用にて病状が悪化する場合(① イレウス，② 難治性下痢)

濃度・高エネルギーの輸液を投与する中心静脈栄養法がある。

　1 **末梢静脈栄養法** peripheral parenteral nutrition(**PPN**)　経口摂取や経管栄養の短期的な補助栄養として利用されることが多い。具体的には，10%程度のブドウ糖液とアミノ酸および脂肪乳剤を用い，通常2週間以内の場合に選択される。

　血管痛や静脈炎，カテーテル感染予防のため72～96時間ごとのカテーテル交換が必要などの問題がある。

　2 **中心静脈栄養法** total parenteral nutrition(**TPN**)　高濃度の糖質を中心とする経静脈的栄養法(**高カロリー輸液**)である。糖質だけでなくアミノ酸，脂質，電解質，微量元素，ビタミンなど，すべての栄養素の投与が可能で，経口摂取不可でも長期間の生命維持が可能である。末梢静脈栄養法に比べ短期間でのカテーテル交換は必要ないが，カテーテルは内頸静脈をはじめとして鎖骨下静脈や大腿静脈などの大血管に挿入しなければならず，挿入に熟練が必要である。

　近年では，**末梢挿入型中心静脈カテーテル** peripherally inserted central catheter(PICC)が，その挿入の容易性・安全性などから挿入経路として優先されることが増えてきている。

● **静脈栄養法の問題点**　静脈栄養法には，静脈栄養カテーテルに起因する問題だけでなく，消化管を長期利用しないことによって免疫・代謝障害の発生リスクが高まるという問題もある(◖表3-18)。

　したがって，静脈栄養は補助的利用にとどめ，可能な限り消化管を利用した栄養管理をすることが重要である。

●表3-18　静脈栄養法の問題点

①**カテーテルに起因する問題**：カテーテル挿入時の気胸や血胸，カテーテル関連血流感染症 catheter-related blood stream infection（CRBSI）など
②**消化管を長期間使用しないことに起因する問題**：腸管粘膜の萎縮，バクテリアルトランスロケーション（●33ページ）など
③**代謝に起因する問題**：糖代謝異常，肝機能障害，胆汁うっ滞など

●表3-19　経腸栄養法の合併症の原因と対策

合併症	下痢	誤嚥性肺炎
原因	栄養剤の浸透圧が高い，投与速度が速い，温度が低い，細菌汚染，など。	嚥下機能障害，下部食道括約筋不全，胃排出能の低下，など。
対策	栄養剤の変更，投与速度を遅くする，食物繊維の付加，など。改善しない場合は，細菌感染の有無を確認する。	対症療法（薬物など）が中心。体位・投与速度の工夫，チューブ先端を空腸に入れる，など。

2 経腸栄養法 enteral nutrition（EN）

　腸管を介して栄養を吸収させるもので，生理的で代謝上の合併症も少なく，維持・管理も比較的容易であり，栄養療法の第一選択である。広義には，口からものを食べる**経口栄養**と，経鼻チューブや胃瘻・腸瘻を介して栄養を投与する**経管栄養**を含むが，後者のみをさすこともある。消化管が機能している場合すべてが適応となり，非適応は，消化管が使用不可の場合や消化管の使用にて病状を悪化させる場合である（●119ページ，表3-17）。

●**経腸栄養法の利点・合併症**　経腸栄養法は静脈栄養法に比べて生理的で，消化管ホルモンの動態を正常に維持でき，静脈栄養法に伴う問題点（●表3-18）を回避することができる。一方，経腸栄養法の合併症としては，下痢や腹痛などの消化器症状と，逆流・誤嚥による誤嚥性肺炎がある（●表3-19）。

●**経腸栄養法の投与経路と投与方法**　投与経路としては，短期間（4週間以下）では**経鼻経管栄養法**，長期間（4週間以上）では**胃瘻・腸瘻**が用いられる。胃瘻・腸瘻は手術的（開腹や腹腔鏡手術），または内視鏡的に造設される。投与法としては，下痢などの消化器症状を抑えつつすみやかに維持量に到達できるように，漸増投与法が用いられる。

　経皮的内視鏡下胃瘻造設術 percutaneous endoscopic gastrostomy（**PEG**）は1979年にアメリカではじめて施行され，手技の簡便性と経済性から世界中に普及した。内視鏡または局所麻酔下に短時間に造設可能で，合併症も少ない。高齢者の増加や介護保険の導入で，わが国でもかなり普及している。

●**経腸栄養剤の種類**　経腸栄養剤は**天然濃厚流動食**と**人工濃厚流動食**に分けられ，人工濃厚流動食はさらに**半消化態栄養剤**，**消化態栄養剤**，**成分栄養剤** elemental diet（ED）に分けられ，後者になるほど消化の負担が小さい（●表3-20）。浸透圧，脂肪含量，投与を行うチューブサイズ，患者の疾患・状態を理解したうえで，栄養剤を選択する。

4 栄養療法のモニタリング

　静脈・経腸栄養法は強制的で，患者の欲求や拒絶と無関係に投与されるため，栄養療法施行中には投与成分の過不足や感染性合併症に注意する必要が

○表 3-20　経腸栄養剤の分類

	種類	消化の負担の度合い
天然濃厚流動食	天然食品の水分量を減らし，単位重量あたりのエネルギーを大きくしたもの。必要な栄養素をすべて含み，栄養価も高い。消化を必要とするため，消化・吸収機能障害をもつ場合には適さない。	大きい
人工濃厚流動食	① **半消化態栄養剤**：天然食品に人工的処理（消化）を加えたもの。窒素源はタンパク質が中途消化された形態のもの。胃酸や膵酵素などによる化学的消化を必要とする。	
	② **消化態栄養剤**：窒素源をアミノ酸，ジペプチド，トリペプチドとしたもの。化学的消化の負担がさらに軽くなっている。	
	③ **成分栄養剤**：窒素源をアミノ酸としたもの。化学的消化能を要せず，吸収能のみを必要とする。	小さい

ある。

● **代謝性合併症の予防**　代謝性合併症の予防のためには，以下の点に留意する。

（1）水分量：脱水と水分過剰があり，異常は腎不全や心不全を引きおこす。

（2）糖質・タンパク質・脂質：高・低血糖，高窒素血症，高トリグリセリド血症。

（3）電解質：ナトリウム，カリウム，塩素，リン，マグネシウムなどの異常。微量元素（鉄，亜鉛，銅）の定期的なチェック。

（4）酸塩基平衡：消化液の損失，腎疾患，呼吸不全，ビタミン B_1 欠乏などによっておこる。

● **感染性合併症の予防**　感染性合併症としては，静脈栄養法の場合はカテーテル関連血流感染（CRBSI）が重要である（○32ページ）。カテーテル挿入時および挿入部の管理に留意する。経腸栄養法の場合は細菌性下痢，誤嚥性肺炎が重要である。

5 外科手術における栄養管理

● **周術期における栄養管理の重要性**　手術侵襲（しんしゅう）が加わると，神経内分泌，免疫機構，および代謝に影響を与える急性の生体反応が出現する（○18ページ）。このダイナミックな生体反応がおこる周術期には十分なエネルギー補給が必要であり，栄養管理が重要となる。

　不十分な栄養管理は，術後の合併症（感染症，創傷治癒遅延など）を増加させ，また在院日数や医療費の増大などの医療経済にも影響する。

1 手術前の栄養管理

　手術侵襲による栄養不良を考えると，術前の総合的な栄養状態の評価と栄養管理が重要である。術前 6 か月以内で健康時体重から 10％以上の体重減少がある場合や，血清アルブミン値 3.0 g/dL 以下である場合は中等度以上の栄養障害と判断し，手術の前に栄養管理が必要と判断する。

選択する栄養療法は，消化管の通過障害の程度により経口摂取，経腸栄養，経静脈栄養の順とし，併用も考慮する。同時に血糖管理も重要である。

最近では，在院日数を短くするために外来での栄養管理を施行するケースが増えている。悪性疾患の場合，原則2週間程度の期間を設けて栄養指導を行う。

2 手術後早期の栄養管理

術後2〜3日で経口摂取が可能となる場合や，絶食期間が1週間以内かつ術前からの低栄養がない場合は，末梢静脈栄養による水分・電解質の投与で十分である。

一方，術後長期の絶食期間が必要な場合や術前から低栄養の場合は，積極的な栄養管理が必要である。この場合，栄養管理目的の胃瘻や腸瘻チューブを術中に留置し，術後早期から経腸栄養を開始する。末梢・中心静脈栄養はカテーテル感染などのリスクがあるため，経腸栄養ができない場合に限って用いる。

● エネルギー，三大栄養素の量　侵襲が大きい手術の場合，かつては術後投与カロリーを高めにすることが推奨されてきたが，術後のエネルギー消費可能量はそれほど高くはなく，また，投与カロリーが過剰な場合に栄養過剰や高血糖となるため，目標投与カロリーは低く設定されるようになった。実際には総エネルギーは25〜30 kcal/kg/日以内，タンパク質は1.2〜1.5 g/日，脂肪はエネルギー量が総エネルギーの20〜30%以内となるよう投与する。

術後は耐糖能低下（**外科的糖尿病** surgical diabetes）があるため，CDCのガイドラインでは血糖は200 mg/dL以下が推奨されている。糖尿病患者に対しては，さらに厳重な血糖コントロール（150 mg/dL以下）が術後合併症の発生予防のためにも重要である。

● 必要エネルギーの算出　術後の総エネルギー必要量の算出法には，▷表3-21の3つがあるが，基礎エネルギー消費量を算出する**ハリス-ベネディクト** Harris-Benedict **の公式**を用いることが多い。この公式は術後だけでなくNSTを含む栄養評価全般でも広く全国的に用いられている。そのほか，近年ではERASプロトコル（▷115ページ）や免疫調整栄養療法❶なども，周術

▢ NOTE
❶**免疫調整栄養療法**
immunonutrition
　侵襲に対する免疫反応を修飾・増強するような栄養管理法である。免疫賦活栄養素（グルタミン，アルギニン，ω-3系脂肪酸など）を多く含んだ栄養剤を周術期に投与し，免疫機能を高め，侵襲に対する防御効果を期待する。感染性合併症の低下や医療経済的効果の報告がある。

▷表3-21　必要エネルギーの算出法

①間接熱量計で測定した安静時エネルギー消費量 resting energy expenditure（REE）を用いる方法
REE(kcal) = {3.941×V_{O_2}(mL/分)＋1.106×V_{CO_2}(mL/分)}×1.44−2.17×BUN（尿素窒素）
②ハリス-ベネディクト Harris-Benedict の公式から算出した基礎エネルギー消費量 basal energy expenditure（BEE）を用いる方法
男性：BEE(kcal)＝66.47＋13.75×体重(kg)＋5.0×身長(cm)−6.76×年齢(歳)   女性：BEE(kcal)＝655.1＋9.56×体重(kg)＋1.85×身長(cm)−4.68×年齢(歳)
③簡易式を用いて体重から算出する方法
必要エネルギー(kcal)＝体重(kg)×25〜30(kcal/kg)

期に取り入れることで術後の回復が早まることが実証され，注目されている。

3 退院後の在宅栄養管理

　侵襲の大きな手術のために，経口摂取不良や消化吸収障害で栄養障害が生じた場合，退院後も治療の継続や社会復帰を目標として自宅および外来での栄養指導介入（在宅栄養管理）を行う。外来における担当医師と臨床栄養士は，入院中の患者の状態（術式，術後経過など）や栄養評価と食事摂取状況を把握したうえで，適切な栄養指導を継続して行う。

　在宅栄養管理は保険適用であり，**在宅静脈栄養法**と**在宅経腸栄養法**がある。

◆ 在宅静脈栄養法 home parenteral nutrition（HPN）

　中心静脈カテーテルを介して，持続的または間欠的に高カロリー輸液を施行する。適応は，腸管大量切除（短腸症候群）や腸管機能不全のために，経口摂取や経腸栄養法では栄養維持が困難な場合である。末期がんや外来化学療法施行中の患者に対して，水分や栄養維持のために行うこともある。

◆ 在宅経腸栄養法 home enteral nutrition（HEN）

　胃瘻，腸瘻，または食道瘻を造設し，経腸栄養法を行う。適応は，比較的軽度の腸管切除後や腸管機能不全，食道がんや胃がんの手術後などである。また，高齢者で誤嚥のリスクの高い場合や長期臥床状態の場合にも行うことがある。

4 術前・術後栄養管理と看護

　術前・術後栄養管理において，看護師に求められる重要な役割は，正確な栄養評価を行い，栄養不良が周術期に見られれば NST や各専門職へ相談を行うことである。同時に，医師，看護師，栄養士などの多職種のかかわりがうまく機能しているか確認することも重要である。

　実践的な術後栄養管理のポイントを●表 3-22 に示す。

●表 3-22　看護における術後栄養管理のポイント

静脈栄養および経腸栄養法でのカテーテル管理	カテーテルの逸脱・閉塞・切断やカテーテル由来の発熱，栄養剤の内容および投与速度などの確認。
血糖管理	外科的糖尿病による高血糖は，創傷治癒遅延や免疫能の低下をもたらす。術後の血糖コントロールは，200 mg/dL 以下を目標とする。
経口摂取管理	高齢者や長期人工呼吸器装着患者において注意する。必要時は，嚥下機能評価，嚥下訓練を行う。
継続的な栄養評価	継続的な栄養評価を行い，食事内容や摂取方法の再評価・工夫を行っていく。

E 輸血療法

輸血療法とは，生体に不足した血液成分を血液製剤で補い，機能の回復をはかる治療法である。輸血を行う場合は，実施手順を 遵 守し，過誤防止に努め，そして献血者の善意に感謝し，製剤を適正かつていねいに使用することが求められる。

ここでは，まず血液製剤の種類と特徴を述べ，輸血を安全に実施するうえで遵守すべき手順と過誤防止策について，看護師の対応を中心に述べる。つづいて看護師も知っておくべき輸血検査，手術に備えての血液準備法，そして自己血輸血などについても，要点を概説する。

1 輸血用血液製剤の種類と特徴，保管上の留意点

血液製剤とは，ヒトの血液を原料として製造される医薬品で，輸血用血液製剤と血漿分画製剤に分けられる。前者には，全血およびそれを分離・調整するなどして得られる赤血球，血小板，血漿の各製剤がある。後者は，血漿から治療に必要な血漿タンパク質分画を精製して得られたものである。

医薬品，医療機器等の品質，有効性及び安全性の確保等に関する法律（医薬品医療機器等法，旧薬事法）では感染症のリスクを考慮し，おもに動物由来製品を生物由来製品とし，なかでもヒト由来製品はとくに注意すべきものとして**特定生物由来製品**と位置づけ，より厳しい安全対策措置がとられている（▶図3-15）。また，**安全な血液製剤の安定供給の確保等に関する法律（血液法**）では，適正使用，安全性の向上などがうたわれている。

輸血用血液製剤の一覧を▶表3-23に，保管上の留意点を▶表3-24に示す。副反応の低減を目的にすべての製剤は製造過程で白血球除去が行われ，また輸血後移植片対宿主病（PT-GVHD，▶130ページ）予防のために，新鮮凍結血漿を除き，各製剤とも放射線照射（Ir）済みの製剤がある。

●**全血・赤血球製剤** いずれも赤血球機能の補充が目的であるが，実際に

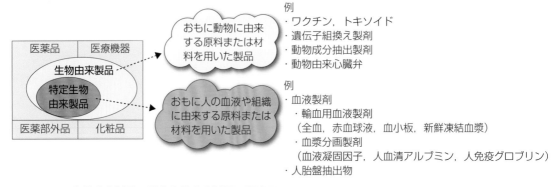

例
・ワクチン，トキソイド
・遺伝子組換え製剤
・動物成分抽出製剤
・動物由来心臓弁

例
・血液製剤
　・輸血用血液製剤
　　（全血，赤血球液，血小板，新鮮凍結血漿）
　・血漿分画製剤
　　（血液凝固因子，人血清アルブミン，人免疫グロブリン）
・人胎盤抽出物

▶**図 3-15　生物由来製品・特定生物由来製品の概念図**
（厚生労働省：医療関係者のための改正薬事法・血液法説明資料「医薬品・医療機器の適正な使用により，より安心できる医療の提供を」．2002による，一部改変〔例示は著者による〕）

◯表 3-23　輸血用血液製剤の種類と特徴

薬価基準収載名	略号	目的・効果	貯法（℃）	有効期間	包装
（照射）人全血液-LR	(Ir)WB-LR	一般の輸血適応症	2～6	採血後21 日間	200(400)mL 由来の血液量
（照射）赤血球液-LR	(Ir)RBC-LR	赤血球の不足や機能廃絶	2～6	採血後28 日間	200(400)mL 由来の赤血球
（照射）洗浄赤血球液-LR	(Ir)WRC-LR	血漿成分による副作用回避	2～6	製造後48 時間	200(400)mL 由来の赤血球
（照射）解凍赤血球液-LR	(Ir)FTRC-LR	まれな血液型患者	2～6	製造後4 日間	200(400)mL 由来の赤血球
（照射）合成血液-LR	(Ir)BET-LR	ABO 血液型不適合妊娠による新生児溶血性疾患	2～6	製造後48 時間	200(400)mL 由来の O 型赤血球に AB 型血漿約 60(120)mL を混和
（照射）濃厚血小板-LR	(Ir)PC-LR	血小板減少症	20～24振盪	採血後4 日間	1 単位(20 mL)，2(40)，5(100)，10(200)，15/20(250)
（照射）濃厚血小板 HLA-LR	(Ir)PC-HLA-LR	血小板減少症，HLA 抗体保有患者	20～24振盪	採血後4 日間	10 単位(200 mL)，15/20(250)
（照射）洗浄血小板-LR	(Ir)WPC-LR	血漿成分による副作用回避	20～24振盪	製造後48 時間	10 単位(200 mL)
（照射）洗浄血小板 HLA-LR	(Ir)WPC-HLA-LR	HLA 抗体保有患者	20～24振盪	製造後48 時間	10 単位(200 mL)
新鮮凍結血漿-LR	FFP-LR	血液凝固因子補充	－20以下	採血後1 年間	200(400)mL 由来の血漿 120(240)mL(全血由来)，480 mL(成分由来)

注）LR：leukocytes reduced（白血球除去），Ir：irradiated（放射線照射済み）

◯表 3-24　血液製剤の保管・取り扱い上の一般的注意

赤血球製剤	血小板製剤	血漿製剤（新鮮凍結血漿）
① 室温放置の禁止 ・温度の上昇で赤血球機能は低下し，細菌が混入していれば増殖の可能性がある。 ② 血液製剤専用保冷庫で適正保存 ・温度上昇警告アラーム付き専用保冷庫で 2～6℃に厳格に保管する。 ・頻繁なドアの開閉は庫内の温度上昇につながるため，入出庫や交差適合試験の際の出し入れは必要最小限にする。 ・過収納は保冷庫の温度分布を不均一にする。 ③ 保冷庫の定期点検 ・自記温度記録計，保冷庫内の温度計を定期的に点検する。	① 水平振盪 ・血小板代謝に必要な酸素供給を維持するために振盪保存とする。 ② 温度管理(20～24℃) ・温度管理つきの振盪装置が望ましい。 ・室温保存する場合には，室温の 24時間管理が必要である。 ③ 外観検査 ・室温保存では細菌増殖の可能性があるので，混濁に注意する。 ・渦巻き反射 swirling のない血小板は機能低下，細菌汚染が危惧される。	① バッグの取り扱いに注意 ・凍結状態のバッグはすべりやすく，床に落とすと破損しやすい。 ② 使用直前に解凍 ・30～37℃ で解凍し，ただちに使用する。すみやかな使用が困難な場合は 2～6℃で保存し，24 時間以内に使用する。

使用されている製剤の 99% 以上は赤血球液である。有効期間は製剤種ごとに異なっているが，保管温度は 2～6℃である。

● **血小板製剤**　止血，出血の予防が目的である。期待通りの効果が得られず，その原因として白血球抗体が証明されれば，HLA 適合血小板が考慮される。20～24℃で振盪（しんとう）しながら保存し，採血後 4 日以内に使用する。

● **血漿製剤**　凝固因子の補充が目的である。**新鮮凍結血漿**は－20℃以下で凍結保存され，有効期間は採血後 1 年である。安全性の確認のため，6 か月間の貯留保管期間をおいて供給されている。使用前に 30～37℃で解凍し，ただちに通常の輸血セットで使用する。すみやかな使用が困難な場合は 2～6℃で保存し，解凍後 24 時間以内に使用する。

　なお，高温や低温で融解すると，タンパク質の変性やクリオプレシピテートの沈殿で，期待の輸血効果は得られなくなるので注意が必要である。

● **血漿分画製剤**　血漿分画製剤のなかでも代表的な**アルブミン製剤**は，コーン Cohn のエタノール分画法で精製される。有効期間は検定合格日より 2 年間である。等張製剤(5％アルブミン製剤，4.4％加熱人血漿たん白製剤)は循環血漿量の是正に，高張製剤(20％，25％アルブミン製剤)は膠質浸透圧の維持に用いる。

2　輸血実施手順と過誤防止策

　日本輸血・細胞治療学会は，輸血の手順すべての明確化が過誤防止につながるとの考えから，「**輸血実施の手順書**」や「**輸血過誤防止のチェックポイント**」を策定し，安全な輸血療法の啓蒙に努めてきた。

　以下に，その要点を示す。

1　輸血のオーダー前に実施すべき事項

　輸血同意書を取得し，輸血前の各検査を行い，問題点があれば解決しておかなければならない。

● **インフォームドコンセント**　輸血を行う場合は，患者の同意が必要である(血液法，医薬品医療機器等法による)。説明文に従い，患者が理解できるよう平易な言葉で説明し，納得してもらったうえで同意書に署名してもらう。同意書はつねに確認できるよう，電子カルテや診療録の所定の場所に保管する。

● **血液型検査，不規則抗体検査**　輸血の可能性がある患者では，**血液型検査**(◐133 ページ)を時期をかえて 2 度実施し，その結果の一致をもって，血液型を確定する。患者にその結果を知らせ，確認するとともに，血液型を診療録とネームバンドに明示する。また，不規則抗体のスクリーニング検査も行っておかなければならない。

● **交差適合試験**　血液製剤を輸血部門にオーダーする際には，**交差適合試験**(◐134 ページ)用の検体の提出も必要となるが，このときに検体の取り違えがおこりやすい。① 採血時に患者確認を行うこと，② 血液を検体用試験管に注入する際には，あらかじめ試験管にはられたラベルの患者名・患者登録番号(ID)を確認すること，そして ③ オーダーと試験管ラベルの内容が一致していることを確認することが，過誤防止に重要である。

2　輸血前の確認作業

　輸血は，過誤防止のために，以下の各確認作業を医師や看護師，2 名で声

を出し合って行い，所定欄にサインしてから開始する。

● **血液製剤の確認**　血液製剤が患者本人用に準備されたものであることを確認する。まずは患者の氏名・登録番号・血液型，および製剤の種類と単位数・製造番号・有効期限・放射線照射ずみであること（全血・赤血球製剤，血小板製剤），交差適合試験の結果を確認する。つづいて血液バッグの破損の有無や色調を観察する。異状がないことを確認したのちに，血液バッグに輸血セットを接続し，ただちにベッドサイドに運ぶ。血液製剤を長時間，看護室に放置してはならない。

● **患者本人の確認**　あらかじめ同意書を確認し，ベッドサイドでは患者自身に氏名と血液型を言ってもらい，本人であることを確認する。麻酔中，あるいは意識のない患者では，医師と看護師が診療録やネームバンドで患者情報と血液製剤表示内容との照合を行う。最近はバーコードリーダでの3点認証（患者，血液製剤，実施者）が広く普及しているが，いまでも人による読み合わせは重要である。

3 輸血前・中・後の観察

輸血の副反応を事前検査で予測することはできない。そのため，輸血前後の患者観察はきわめて重要な看護業務となる。

● **輸血前のバイタルサインのチェック**　輸血前の血圧・体温のチェックは，その後の変化を評価するうえで欠かすことができない。可能であればSpO_2も確認する。

● **輸血中の観察**　輸血中の全身状態の観察は，副反応の早期発現に最も重要である。とくに重篤で致死的な副反応は輸血開始から数分で発現するので，5分間は患者の様子を観察し，緊急事態に備える。問題がなければ15分後に再度確認し，その後は15〜30分ごとに適宜，観察する。おもな副反応症状を●表3-25に，重要な病態と症状を●表3-26に示す。

● **輸血後のバイタルサインのチェック**　輸血終了後のバイタルサインのチェックも，副反応の発現を見落とさないために重要である。

▶表 3-25　おもな輸血副反応症状

① 発熱（38℃以上か，輸血前の値から1℃以上の上昇） ② 悪寒戦慄 ③ 熱感，ほてり ④ 瘙痒感（かゆみ） ⑤ 発赤，顔面紅潮 ⑥ 発疹，蕁麻疹 ⑦ <u>呼吸困難（チアノーゼ，喘鳴，呼吸状態の悪化など）</u> ⑧ 吐けき，嘔吐 ⑨ <u>腹痛，胸痛，腰背部痛</u>	⑩ 頭重感，頭痛 ⑪ <u>血圧低下（収縮期血圧が30 mmHg以上の低下）</u> ⑫ 血圧上昇（収縮期血圧が30 mmHg以上の上昇） ⑬ <u>動悸，頻脈（成人：100回/分以上）</u> ⑭ <u>血管痛</u> ⑮ <u>意識障害</u> ⑯ <u>血尿（ヘモグロビン尿）</u> ⑰ その他

下線は重大な病態を示唆しているので，詳細を確認する。

▶表 3-26　重要な輸血副反応とそのおもな症状

	発熱	発赤	血圧低下	呼吸困難
急性溶血反応	○	○	○	○
輸血関連急性肺障害	△		△	○
細菌感染症	○		○	
重症アレルギー反応		○	○	○
非溶血性発熱反応	○			
輸血関連循環負荷				○

○みとめられる，△みとめられない場合もある

4 輸血終了後の記録と対応

輸血は終了後の記録で終わるのではない。終了後しばらくしてからも，通常とは異なった症状・所見がみられれば，輸血との関係を念頭に注意深く観察し，適切に対処する。

● **記録**　輸血が終了したら，投与製剤について製剤名・量・製剤番号を再確認し，開始時刻と終了時刻，急性副反応の有無(有の場合は症状・診断・処置など)を副反応報告書，診療録(看護記録)に残すことを忘れてはならない。

● **経過観察**　輸血終了後も経過観察は必要である。細菌性ショックや輸血関連急性肺障害(TRALI，●131ページ)のように，輸血後数時間経過して症状があらわれる重篤な副反応もあるためである。確定診断と原因究明のために，輸血終了後の血液バッグは捨てずに，6時間以上保管しておく。また，数か月後にウイルス感染症や感作の有無を確認することも推奨されている。なお，死亡や重篤な副反応が生じた場合は，医薬品医療機器総合機構(PMDA)に，すみやかに報告しなければならない。

5 人為的過誤の原因

輸血過誤，なかでも型違い輸血は患者の生命をおびやかすだけでなく，当事者や施設全体にもさまざまな意味で多大な負荷となるので，確実に回避しなければならない。

● **血液製剤の管理**　血液製剤ごとに至適な保管条件が異なるため(●125ページ，表3-24)，看護室やICUで管理することは困難である。また，製剤取り違えによる過誤輸血の原因にもなる。血液製剤は輸血部門で一括管理し，使用直前に出庫する方式が安全で，効率的である。

● **不適合輸血の原因**　●表3-26(●127ページ)の各症状や，穿刺部の熱感・疼痛，吐き気・嘔吐，赤(褐)色尿がみられた場合，まずは不適合輸血を考える。致死率は血液型の組み合わせ，輸血量，免疫能，対処にもよるが，おおむね20%とされ，すみやかな対応が求められる(●130ページ)。

2000年の「ABO型不適合輸血実態調査」(日本輸血学会)によると，回答した施設の20%に不適合輸血の経験があり，5年間の件数は166件であった。原因は輸血バッグの取り違えが最多で，そのほか，血液型の判定ミス，患者の取り違え，伝票の取り違えなど，多くは人為的過誤であった。

過誤の当事者は看護師と医師であり，最終確認のすり抜けが事故の原因である。ベッドサイドで医療従事者2人が行う確認作業は，過誤防止の「最後の砦」であることを忘れてはならない。

3 輸血副反応

欧米では，1980年代の血液製剤によるHIV感染事故を機に血液監視の重要性が認識され，法に基づく調査が実施されてきた。わが国でも，1993年

に日本赤十字社(日赤)中央血液センターに副反応調査室が設けられ，情報収集が始まった。当初，最も重視されたのが輸血後移植片対宿主病(PT-GVHD)であった。しかし，放射線照射血の導入でその報告はなくなり，現在では輸血関連循環過負荷(TACO)，輸血関連急性肺障害(TRALI)が注目されている。

1 代表的な致死的副反応

PT-GVHD が予防されるようになった今日，致死的となるのは，① 不適合輸血による急性溶血，② TRALI，TACO，③ 細菌汚染による敗血症性ショックである。いずれも輸血開始後の患者観察，発症時の対応が重要である。ちなみに 2015 年から 2019 年の 5 年間にアメリカ食品医薬品局(FDA)に報告された輸血による死亡総数 192 例のうち 65 例(33.8%)が TRALI であった(◉図 3-16)。

◆ 即時性溶血性副反応 acute hemolytic transfusion reaction (AHTR)

即時性の溶血性反応では，輸血された赤血球が受血者の抗体と結合し，補体が活性化され，短時間で溶血する(**血管内溶血**)。ABO 型不適合輸血が代表的である。たとえば O 型患者に誤って A 型の血液が輸血されると，患者の有する抗 A で A 型赤血球は次々に破壊される。このような組み合わせをメジャーミスマッチ major mismatch といい，生命が危険にさらされうる。しかし，AB 型患者への B 型赤血球輸血のように，血液製剤中の抗体が(この場合は抗 A)が患者血中に入るような組み合わせ(マイナーミスマッチ minor

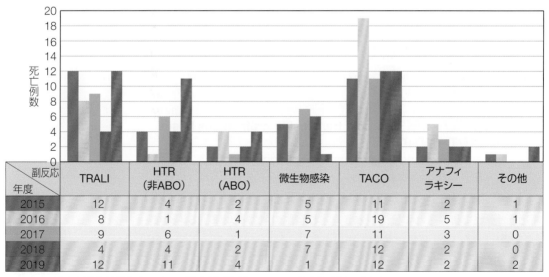

年度＼副反応	TRALI	HTR (非ABO)	HTR (ABO)	微生物感染	TACO	アナフィラキシー	その他
2015	12	4	2	5	11	2	1
2016	8	1	4	5	19	5	1
2017	9	6	1	7	11	3	0
2018	4	4	2	7	12	2	0
2019	12	11	4	1	12	2	2

＊TRALI：輸血関連急性肺障害，HTR：溶血性副作用，TACO：輸血関連循環過負荷

◉図 3-16　輸血関連死亡例数

(Fatalities Reported to FDA Following Blood Collection and Transfusion: Annual Summary for Fiscal Year 2019 による，著者訳)

mismatch)の輸血では，抗体は患者体内で希釈され，通常，溶血はおこらず，臨床的問題も生じない。

　なお，急性血管内溶血はABO以外の血液型，たとえばダフィーDuffyやキッドKiddなど（●134ページ）でも生じうる。患者がそれらの抗原に対する不規則抗体を有している場合に対応抗原陽性血が入ると，ABO同型でも血管内溶血が生じるためである。尿潜血陽性となるが，沈査では赤血球はみとめられない。

● **不適合輸血への対応**　不適合輸血に気づいたらただちに中止し，輸液に変更のうえ全速で滴下する。患者のバイタルサインをモニターし，呼吸循環動態の安定化をはかる。同時に，輸血された血液が真に当該患者用であったかを，輸血バッグ，診療録，伝票等で確認する。とくに氏名・血液型はすみやかにチェックする。転帰に大きく影響する病態としては急性腎不全や播種性血管内凝固症候群（DIC）が重要であり，ICUなどで関連各科がチームとして対応する。

　原因は，ほとんどが輸血の際の患者やバッグの取り違えなど，人為的なエラーであるため，上述のごとく輸血手順書のルールの確実な遵守が絶対である。しかし，実際は「すり抜け」で事故が生じていることから，まずは「ゆっくりスタートし，5分間は患者の状態をしっかり観察する」ことを徹底したい。

◆ 遅発性溶血性副反応 delayed hemolytic transfusion reaction（DHTR）

　患者が検出感度以下の不規則抗体（●134ページ）を有している場合，抗原陽性血でも交差適合試験が陰性となり輸血されてしまう。抗原は免疫を刺激し，急速に産生されたIgG抗体が移入赤血球と反応し，おもに脾臓で徐々に破壊される（**血管外溶血**）。これを遅発性溶血性副作用といい，無症状のこともあるが，数時間から数日後に軽度の発熱，貧血，黄疸などで気づかれる。このような反応態度を示す抗体として，キッドKidd，ダフィーDuffy，Rhなどの血液型抗原に対する抗体が知られている。対応はABO型不適合輸血の場合と同様である。

◆ 輸血後移植片対宿主病 post transfusion-graft versus host disease（PT-GVHD）

　輸血後移植片対宿主病（PT-GVHD）は，輸血用血液に混入する白血球（とくにT細胞）に起因する副反応である。輸注されたドナーのリンパ球が患者（宿主）の免疫で排除されずに生き残り，逆に宿主の臓器を攻撃するもので，典型例では輸血1〜2週後に発熱・発疹が生じ，続いて肝障害・下痢が出現し，最終的には1か月以内に汎血球減少症による感染症や出血で，90％以上が死亡する。白血球型（HLA）の近似するわが国ではきわめて大きな問題であったが，放射線照射が予防に有効であることが明らかとなり，2000年以降，確定された症例の報告はない。

◆ 輸血関連急性肺障害 transfusion-related acute lung injury（TRALI）

　輸血関連急性肺障害（TRALI）は，輸血中～輸血後6時間以内に発症し，多くは96時間以内に終息する非心原性急性呼吸障害である。低酸素血症，胸部X線写真での両側肺野浸潤影をみとめるが，循環過負荷を示唆する所見はなし，がTACOとの鑑別上，重要である。

　機序の解明は十分でないが，ドナー血中の白血球抗体，リン脂質などが白血球に作用し，放出されたサイトカイン・化学物質が患者の肺毛細血管を傷害し，肺水腫を引きおこすと考えられている。

　白血球抗体は女性（とくに経産婦）の血液にみられることが多いため，全血400 mL由来新鮮凍結血漿は男性のドナーから作製されている。

● **治療**　治療は呼吸管理が重要で，酸素のみで80%以上は改善するが，重症例では人工呼吸器の補助が必要である。急性呼吸促迫症候群（ARDS）同様，コルチコステロイドの有効性は確認されていない。

◆ 輸血関連循環過負荷 transfusion associated circulatory overload（TACO）

　急速・大量・過剰輸血はときに呼吸困難・起座呼吸・浮腫などの心不全症状をもたらす。この病態を輸血関連循環過負荷（TACO）と称し，とくに心機能の低下した高齢者，小児では要注意である。輸血副反応というより過誤ともいうべき問題であり，適正輸血が強く求められている。循環過負荷の所見（左房圧や中心静脈圧の上昇，心陰影の拡大など）がTRALIとの鑑別上重要である。ただちに輸血を中止し，呼吸循環の安定をはかるが，利尿薬や場合に行っては瀉血❶も考慮する。

◆ 細菌感染症

　ウイルス感染症の危険性が低下するなか，むしろ細菌感染症が注目されてきた。輸血と患者血液の培養試験結果から死亡との因果関係が明らかになった例として，2000年（血小板／肺炎球菌），2003年（赤血球濃厚液／腸炎エルシニア），2006年（血小板／黄色ブドウ球菌）がある。その後，さらなる対策として初流血除去（2006年），保存前白血球除去（2007年）などが導入されたが，2017年（血小板／大腸菌）に死亡例が報告された。

　とくに血小板製剤は保存温度が20～24℃であるため，細菌の増殖で，年に1～3件程度，輸血と関連性が高い副反応例の報告がある。血液センターでは病原体不活化技術の導入が検討されているが，臨床ではまず，輸血前の外観チェックを行うこと，発熱，悪寒，頻脈，呼吸困難，血圧の変化などに注意することが重要である。

2 必ずしも致死的ではないが重篤な副反応

　致死的ではないものの重篤な輸血副反応に，血液媒介性の病原微生物によ

る感染症やアナフィラキシーショックがある。

◆ ウイルス感染症

輸血感染症撲滅（ぼくめつ）に向けた検査技術の進歩は著しく、戦後、まずは梅毒への対応から始まり、その後、ウイルス肝炎（B型、C型肝炎ウイルス〔HBV、HCV〕による）、HIV感染などへの対応が強化された。

1999年、血液センターから供給される献血血液に対して**ウイルス核酸増幅検査** nucleic acid amplification test（**NAT**）が導入され、上記感染症の危険性は著しく低下した（◉図3-17）。しかし2013年、ウインドウ期の献血によるHIV感染が生じ、NATの導入でも確実に感染を阻止することはできないことが再認識された。このため厚生労働省から献血者に対し、「検査目的の献血はやめよう」とのよびかけがなされた。

なお、献血者の感染症マーカーが陽転化したり、医療機関から輸血による感染疑いの報告があった場合は、感染被害の防止、早期発見や治療の観点から、関連した血液製剤や受血者の感染にかかわる情報をすみやかに収集し、分析・評価することが必要である。これを**遡及調査**（そきゅう）という❶。

⚞NOTE
❶詳細は、厚生労働省「血液製剤等に係る遡及調査ガイドライン」を参照。

◆ アナフィラキシーショック

輸血は非自己の細胞、血漿タンパク質の移入であり、同種免疫反応は避けられない。過剰な反応により皮膚・呼吸器症状、および急激な血圧低下とそれに伴う意識レベルの低下などの全身症状がみられた場合は、アナフィラキシーショックと考え、迅速な対応が必要である。

日本赤十字社の輸血情報（2020年）によれば、報告された副反応の96.1%は非溶血性反応であり、そのうちアレルギーが53.7%と最多で、アナフィラキシーショックを含む重症アレルギーが13.1%、発熱12.0%などの順となっ

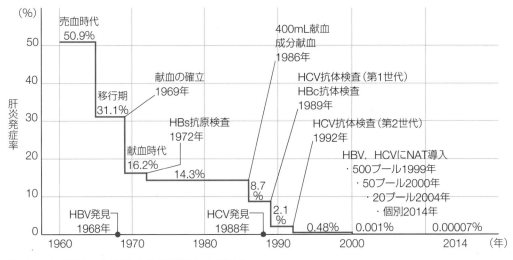

◉図3-17　わが国における輸血後肝炎発症率の推移
（厚生労働省資料による、一部改変）

ている。わずか数 mL の輸血でも発症する場合があり，FDA によれば17万件の輸血に1回発症し，年に数例が死亡している（●129ページ，図3-16）。

◆ その他の副反応

変異型クロイツフェルト−ヤコブ病（vCJD），ウエストナイル熱，重症急性呼吸器症候群（SARS），その他，輸血には未知のリスクがひそんでいることを認識し，適切に使用しなければならない。

4 輸血に関する検査

輸血の検査には，① 輸血用血液そのものの安全性を確保するための検査と，② 患者に安全に輸血を実施するための検査がある。

① は赤十字血液センターで行われるもので，感染症の検査として，HBs 抗原，HBc 抗体，HCV 抗体，HIV 抗体，ヒトパルボウイルス B19 抗原，NAT（HBV DNA，HCV RNA，HIV RNA，HEV RNA），梅毒血清反応，HTLV 抗体などがある。また，ABO 血液型，Rh（D）血液型，不規則抗体スクリーニング検査も実施されている。

一方，② は病院の輸血部門で患者血液を対象に行われるもので，ABO 血液型，Rh（D）血液型，不規則抗体スクリーニング検査，交差適合試験などがある。以下は重要な輸血前検査であり，その意義を理解しておかねばならない。

1 血液型検査

● **ABO 血液型**　ABO 血液型では，血液中に自己赤血球抗原とは反応しない自然抗体が存在する（**ラントシュタイナー** Landsteiner **の法則**）。そこで，ABO 血液型検査では**オモテ検査**（赤血球の A，B 抗原を，抗 A，抗 B 抗血清を用いて検出する）と，**ウラ検査**（血漿中の抗 A，抗 B を，A 型，B 型赤血球試薬を用いて検出する）を行うことが必須で，両者の結果の一致をもって，血液型が確定される（●表3-27）。不一致の場合は原因の精査が必要であ

●表 3-27　日本人の ABO 血液型

表現型	赤血球の抗原	血清中の抗体	オモテ検査		ウラ検査		遺伝子型	頻度（%）
			抗 A	抗 B	A 血球	B 血球		
A 型	A，H	抗 B	＋	－	－	＋	A/A	8.41
							A/O	31.32
O 型	H	抗 A，抗 B，抗 A，B	－	－	＋	＋	O/O	29.00
B 型	B，H	抗 A	－	＋	＋	－	B/B	2.89
							B/O	18.36
AB 型	A，B，H	－	＋	＋	－	－	A/B	9.86

＋：凝集あり，－：凝集なし

る。たとえば，造血幹細胞移植によって血液型がかわることや，血清中の不規則同種抗体のためにウラ検査で異常凝集を示すことがある。

　わが国の ABO 血液型の頻度は，A：O：B：AB≒4：3：2：1 であるが，世界的には O 型が多い。

●**Rh 血液型**　ABO 血液型と並び，Rh 血液型の検査も必須である。D, C, c, E, e など，50 以上の抗原が知られているが，とくに免疫原性の強い D 抗原の有無の検査が重要である。被験赤血球が抗 D 試薬に凝集し，コントロールでは凝集がみられない場合，RhD 陽性と判定する。両検査が陰性の場合，抗原の減弱によることもあるため，真に D 抗原の発現がないのかを確認試験で判定しなければならない。

　わが国の RhD 陰性の頻度は，0.5％であるが，白人では 17％と，けっしてまれではない。

2 不規則抗体検査

　自然抗体である抗 A，抗 B 以外の抗体，すなわち ABO 血液型以外の赤血球抗原に対する抗体を総称して**不規則抗体**という。通常，輸血や妊娠などに伴い免疫によって産生される。溶血性副反応や新生児溶血性疾患の原因となるため，輸血前には抗体スクリーニング検査を行い，陽性の場合は精査しておかねばならない。先述の Rh，ダフィー Duffy，キッド Kidd のほか，ケル Kell，ディエゴ Diego などに対する抗体は臨床的に重要であり，輸血には抗原陰性血が必要である。

　なお，日本人における不規則抗体の検出頻度は，入院患者で 1.28％，妊婦で 1.32％，献血者で 0.15％とされる。

3 交差適合試験

　輸血前には血液型と不規則抗体の検査を行い，赤血球製剤の輸血では，さらに患者血液と輸血用血液を試験管内で混和し，凝集や溶血の有無を確認する，**交差適合試験**を行う。おもな目的は輸血用血液の ABO 血液型の適合性と臨床的に問題となる不規則抗体の有無を確認することである。

　方法として**主試験**（患者血清と輸血用血液の赤血球との反応をみる）と，**副試験**（輸血用血液の血漿と患者赤血球の反応をみる）があるが，主試験が陽性の場合は患者血漿中に輸血赤血球と反応する抗体が存在することを意味しており，原則的にその製剤の使用は禁止となる。しかし，陰性でも前述のように遅発性溶血性副反応をおこすことがあるので，注意が必要である。

5 手術時の血液準備

　赤血球の輸血では，通常，ABO 血液型，Rh（D）血液型が同一で，交差適合試験陰性の血液が準備される。万一の出血に備えて多量に準備し，それらが未使用になった場合は，貴重な血液が破棄されてしまう。このようなむだを回避すべく，多くの施設では T&S や MSBOS が導入されている（◯表

表 3-28　手術時の血液準備

血液型不規則抗体スクリーニング法 Type & Screen（T&S）
・ABO 血液型，Rh（D）血液型，不規則抗体の有無を調べておく。 ・ABO 血液型が確定し，Rh（D）陽性で，不規則抗体が陰性であれば，適合血の準備は容易である。 ・このようなケースにおいて，術中輸血の可能性が低いと予測される待機的手術では，術前に交差適合試験済の血液は準備せずに手術にのぞむ方法である。 ・術中に緊急輸血が必要になった場合は，在庫同型血の ABO 血液型をオモテ検査で確認するか，生理食塩水法で交差適合試験を行い，主試験陰性を確認して輸血する。
最大手術血液準備法 maximum surgical blood order schedule（MSBOS）
・輸血の可能性が高い待機的手術では，その医療機関における術式別平均輸血量の1.5 倍の血液を，交差適合試験を行って準備する。

3-28）。前者は輸血の可能性が低い場合の，後者は高い場合の準備法である。

6　より安全な輸血医療を目ざして

　倫理的観点から血液の売買（いわゆる売血）は禁止され，国内自給や自己血輸血が推進されてきた。適正使用の啓蒙や検査レベルの向上とも相まって，輸血の安全性はきわめて高い。背景に輸血にかかわる法制度の整備がある。

●**輸血療法の指針**　輸血には一定の危険が伴うことは周知のことである。ライシャワー駐日大使の傷害事件で使用された血液による肝炎や，薬害エイズ事件など，さまざまな事件を契機に，安全性を確保するための法制度が整備されてきた。

　なかでも重要なのが前述の医薬品医療機器等法と血液法であり，後者で定められた基本的方針には「輸血療法の実施に関する指針」「血液製剤の使用指針」が引用されており，各医療機関ではこれらの遵守が求められる。したがって輸血医療にかかわる者はすべからく両指針に目を通しておくべきである。

●**自己血輸血**　輸血を要する手術でも，もし自分の血液（自己血）が使用できるのであれば同種血輸血を回避することができる。とくに，1980 年代の「エイズパニック」を契機に，自己血輸血が推進されてきた。自己血輸血には，おおむね 3 種類の方法がある。

　1 **術前貯血式自己血輸血**　前もって自己血を貯留しておく方法で，最も普及している。しかし，必要な血液量を確保するまでに数回の採血が必要である。

　2 **希釈式自己血輸血**　麻酔導入後に一定量を採血し，その分を代替血漿におきかえ，希釈状態で手術を行い，術後，止血がすんだ段階で自己血を戻す方法である。緊急手術でも対応できるが，確保量が制限され，熟練した麻酔科医の協力が不可欠である。

　3 **術中・術後回収式自己血輸血**　手術野から出血した血液を回収し，洗浄，精製後に輸血する方法である。回収や洗浄に機器が必要で，設備費や人的負担が大きい。

　現在では，同種血の安全性が向上しており，自己血輸血の優位性は低下している。しかし，高齢化が進み血液の需要増が見込まれるなか，若年供血者は減少傾向にあるため，血液不足対策として自己血の推進は必要と思われる。ただし，安全な実施・保管が必須条件であり，実施施設の管理体制，実施にかかわる看護師，医師の技量が適切でなければならない。

●**輸血医療の将来像**　輸血では一定のレベルでさまざまな副反応が生じることから，つねに輸血を避ける（無輸血）努力は必要である。鉄剤やエリスロポエチン製剤の使用など，安全な代替法があればそれを優先する。すでに凝固因子製剤はリコンビナント（遺伝子組換え）製剤に移行しつつあり，アルブミン製剤もリコンビナント製剤が開発されている。一方，血球も人工赤血球（酸素運搬体）や，人工多能性幹細胞（iPS 細胞）を用いた血小板・赤血球の作製技術が開発されつつある。将来的には，人体に無害な輸血療法が確立することが期待される。

F　緩和医療

1　外科看護における緩和医療

　緩和医療は緩和ケアともよばれ，以前は終末期に行われるケアと混同されていることもあった。しかし，患者が感じているさまざまな苦痛や苦悩をやわらげ，生活の質を高めるために，緩和医療はどのような病気でも，どのような病期でも，外来・病棟を問わず，診療科にかかわらず，すべての医師・看護師が実践する必要がある。したがって，これを基本的緩和ケアとよび，緩和ケアチームなどの専門家がかかわる専門的緩和ケアと区別されるようになった。

●**WHO による定義**　世界保健機関（WHO）は 2002 年に，「緩和ケアとは，生命をおびやかす疾患による問題に直面している患者とその家族の QOL を，痛みやその他の身体的・心理社会的・スピリチュアルな問題を早期に見いだし的確に評価を行い対応することで，苦痛を予防し和らげることを通して向上させるアプローチである」と定義している[1]。

●**緩和医療と外科医療**　一般的に，医療機関を受診する際は，身体の不調を自覚症状とすることが多い。そのうえ，手術が必要となると，不安やおそれを感じたり，仕事や家庭のことが心配になったりする。さらに時間の猶予がない緊急手術となると，それらの不安や心配はより増強する。身体的苦痛に加えて，精神的・社会的な苦痛が重なるため，診断された段階から基本的な看護の1つとして緩和医療の視点をもつことが重要である。

---

1) World Health Organization（2002）著，緩和ケア関連団体会議訳：「WHO（世界保健機関）による緩和ケアの定義（2002）」定訳. 2017.

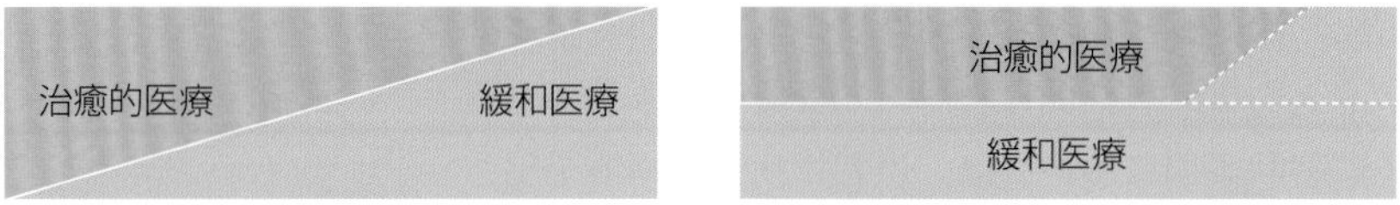

a. シームレスな緩和医療

b. パラレルケア
治療を最期まで行う場合と緩和医療を中心に行う場合がある。

▶図 3-18　治癒的医療と緩和医療

　外科治療を受ける患者において，全人的な痛みを感じることが多い疾患としてがんがあげられる。ここでは，がんで手術を受ける患者を中心とした緩和医療について述べる。

● **がんの特徴と緩和医療**　2012（平成 24）年に厚生労働省が示した「がん対策推進基本計画」は，「がん患者を含めた国民が，がんを知り，がんと向き合い，がんに負けることのない社会」の実現を目ざすことをうたっている。

　がんは発症から再発・転移を繰り返し，治癒・延命を目ざした治療の追加や変更が繰り返されるのが特徴である。がんの種類や病期によって期間の違いはあるにしても，このような経過を繰り返していくうちに，やがて治療効果が見込めない時期が訪れることになる。そのときに医療は，症状の緩和や人生の希望をかなえること，つまり人生の終焉のあり様に目標をおくことになる。

● **シームレスな医療体制**　病状も患者の思いも，時間経過と体験のなかでかわりゆくものである。医療従事者は，「病をかかえ治療をする患者」という観点からのみ，あるいは，がんの診断・治療時のみ患者にかかわるのではなく，再発・転移の繰り返しのプロセスのなかで，治療とともに患者の生活を支える必要がある。そのため，これまでのようながん治療ができなくなってからの緩和医療ではなく，治癒的治療と緩和医療のシームレスな（切れ目のない）体制と，患者の希望にそった緩和ケアを提供するパラレルケアが求められる（▶図 3-18）。

2　診断時からの緩和ケアの重要性

● **診断時から生じている諸問題**　病を診断されたときから，患者・家族は，病状告知の心理的負担，治療を行うことで生じる社会生活の変化にみまわれる。たとえばがんと診断された場合，診断に衝撃を受けて情緒的に不安定ななかで，短期間で手術などの治療について意思決定したり，生活の調整をしたり，非常に重大な問題に対処しなければならず，窮地に追い込まれる。また，すでに痛みをはじめとした身体的苦痛をかかえていることも多い。このように，診断時から問題は 1 つではなく複数生じていることも少なくない。

　さらに最近は，外来において病状告知，がん薬物療法などの積極的治療が行われるようになり，外来診療の短い時間で患者・家族のかかえる問題に気づき，必要なケアを提供する外来看護の重要性が高まっている。

●**患者との対話による意思決定支援** 看護師は疾患についての知識だけでなく，全人的に患者の問題をとらえ，包括的に判断し，支援の見きわめを行うことが必要である。とくに病状説明においては，患者に病気の理解を促したり，治療について説明したりするばかりではなく，「これから始まるがんとともに生きる人生」について考えるきっかけになるような配慮ある対話が求められる。対話のなかで生まれる医療者と患者の信頼関係は，がんをわずらいながらも厳しい現実を受けとめ，人生を歩む原動力となる。とくに看護師は，1人の人間として患者をとらえ，患者の病気の受けとめ方や治療への向かい方，家族の反応などに関心を向け，治療過程を見通し，対話を重ねていくことが大切である。

治療に専念することが多いこの時期に，いったん立ちどまって人生を見つめることは，意思決定を繰り返していくプロセスに有効といえる。看護を行ううえで対話に困難を感じる場合には，がん看護専門看護師や緩和ケア認定看護師などの高度実践看護師を活用することが有効である。

最近では，**アドバンスケアプランニング** advance care planning（ACP）の実施が推奨されている。ACP は，治療方針だけでなく，療養についての気がかりや大切にしてきた価値観を，患者・家族・医療者が共有し，治療・ケアを計画する包括的なプロセスであり，将来の意思決定能力の低下に備えることも含まれる。

●**緩和医療の普遍性** 緩和医療は専門医や専門的な施設で行われるものだけをいうのではない。診断と同じ時期から緩和医療の観点をもち，すべての患者・家族に対して，そしてすべての医療者によって提供されるべき医療なのである。

3 全人的苦痛の理解

●**治療や生活を支える患者の見方** 外科手術後の全身管理やがん化学療法，放射線療法に向かう過程，またその後の経過においては，治療に伴うこと以外にもさまざまな苦痛が生じる。患者の苦痛は，単に身体的な側面だけでなく，精神的，社会的，およびスピリチュアル spiritual な側面から構成されており（●図3-19），それぞれが関連して苦痛を増幅させるといわれている。また，強度の痛みの持続は生きる希望を失うことにつながりかねない。そのため，「患者の病気」だけに焦点を合わせるのではなく，患者を「病気をもった人間」としてとらえることが重要である。

全人的苦痛の概念は，次の4つに分けられる。

1 **身体的苦痛** 痛みをはじめとして，全身倦怠感，食欲不振，呼吸困難，吐きけ・嘔吐などの症状がもたらす苦痛をいう。身体的な苦痛は，生活そのものや周囲の人とのかかわりを困難にする。痛みの持続は人間としての尊厳をそこなわせる。身体的な苦痛の軽減は，緩和ケアにおける必須の要件である。

2 **精神的苦痛** 不安，いらだち，うつ状態，怒りなどがある。

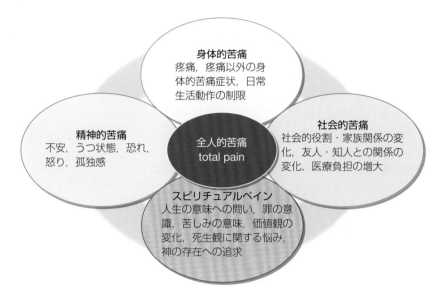

○**図 3-19　全人的苦痛（トータルペイン）の考え方**

[3] **社会的苦痛**　入院，治療に伴う経済的な問題（医療費，入院費，生活費），家庭内や親族間の問題，人間関係に関する問題，仕事や子育ての中断，また闘病の長期化による介護者の問題などをいう。

[4] **スピリチュアルペイン**　病気になったこと，それによる苦痛の意味，人生への意味への問い，罪の意識，死の恐怖，神の存在への追求，死生観に対する悩みなどをさす。がんになったことで生じる非常に個別的な問題といえる。

4 全人的苦痛の緩和に向けたケア

1 身体的苦痛の緩和

● **痛みの原因**　がん患者に出現する痛みは，がんそのものから生じるとは限らず，複合する痛みである。外科治療の終了後は，術後の回復期あるいは術後一定の日数を経過してからも，身体的な痛みが出現してくることがある。とくに姑息的手術療法の実施時や転移がある場合は，がん性疼痛の出現に注意が必要である。

　痛みを訴える患者を目の前にして，痛みは手術による一時的なものと判断してしまうと，回復期を過ぎても患者はからだの痛みをかかえることになる。看護師は病態の理解と，生活への支障の有無を観察することが大切である。

（1）がん自体に起因する痛み：各臓器へのがんの浸潤や圧迫による痛み，脳腫瘍による頭痛や骨転移の痛みなど

（2）治療に起因する痛み：術後疼痛症候群，薬物療法・放射線療法の副作用など

（3）衰弱からくる痛み：便秘，褥瘡，口内炎，体動や不適切な姿勢など

▶表3-29 おもな鎮痛薬

分類	おもな鎮痛薬
非オピオイド鎮痛薬	アセトアミノフェン，NSAIDs
弱オピオイド	コデイン
強オピオイド	モルヒネ，ヒドロモルフォン，オキシコドン，フェンタニル，メサドン

（4）その他：片頭痛，緊張性頭痛，骨関節炎，帯状疱疹，椎間板ヘルニアなど

● **痛みの緩和にむけて**　疼痛管理の目標としては，患者の目ざす生活の実現に向けて，第1に夜間の睡眠が確保できること，第2に安静時に痛みがないこと，第3に歩行時や起立時などの体動時に痛みがないこと，の順に設定していく。

● **医療用麻薬の適切な使用**　がんの痛みの多くには，医療用麻薬（**オピオイド**）が除痛のために使用される（▶表3-29）。このとき，全身への影響，既往歴，がん薬物療法や副作用症状などを考慮して，患者の個別性にあった薬剤・投与経路などを選択することが必要である。また医療用麻薬使用時には，患者・家族に十分な説明を行うことで，安心して使用できるように配慮する。

● **鎮痛薬の投与原則**　WHOの「成人・青年期における薬物・放射線療法によるがん性疼痛管理ガイドライン」（2018）では，以下を推奨している。

（1）経口的に by mouth：簡便な経口薬を第一選択とする。
（2）時間を決めて by the clock：定期投与を行い痛みの緩和を行う。
（3）患者ごとに by the individual,
（4）細かい配慮をもって with attention to detail：全人的理解とアプローチが求められる。

● **疼痛以外の身体的苦痛の緩和**　がん患者には，疼痛ばかりでなく全身倦怠感，食欲不振，腹部膨満感，呼吸器症状など多くの身体的苦痛が出現する。薬物療法などの対症療法に加え，マッサージや温罨法，日常生活の工夫を行うことで症状の緩和を目ざす。

2 精神的苦痛の緩和

　現状に対処しきれない状態や危機的状況の長期化は，抑うつやせん妄などを引きおこす原因となる。容姿の変化やこれまでとは違う他者に頼ることなど，ありたい自分の姿ではない状況は，精神的な苦痛となりやすい。患者にとっての苦痛がどのようなものであるか，注意深く観察して介入を行う。場合によっては精神科医や臨床心理士などの専門家や，緩和ケアチームなどの専門チームの介入が必要となる。

3 社会的苦痛の緩和

　人は社会においてさまざまな役割をもちながら生活を営んでいる。がんによる入院治療や治療の追加などの場合，がん治療が最優先になるため，経済

的な問題や仕事・家族のことで不安を感じる場合も少なくない。人は，役割が十分に果たせなくなったときに，危機的状況に陥りやすい。医療ソーシャルワーカー medical social worker（MSW）などと協働し，患者・家族の気持ちを理解しながら情報提供や自己決定への援助を行う。

4 スピリチュアルケア

スピリチュアルペインとは，いわゆるキュア（医学的治療）ではケアしきれない，患者の主観的な苦痛である。そのケアにおいては，患者の苦痛を受けとめ，それと向き合うことがなにより大切である。援助を通した相互関係のなかで，糸口がみつかり緩和したり，苦痛をかかえながら生活できるようになったり，ときには苦痛と向き合うことが生きる目標となることもある。そういった点で，日常支援を行う看護師の存在自体が，ケアとなりうる。

5 がん治療中・治療後の症状緩和目的で行う外科的緩和治療

● **QOL 維持のために行われる手術**　がん治療期または治療終了後に，バイパス術やストーマ造設術などの外科的手術や治療が行われることがある。このような手術は，病巣の切除によって生命の危機的な状況を回避するものではなく，通過障害の解除や身体症状の緩和によって QOL を高めるために行われる。

● **手術が患者・家族にもたらすもの**　がんの進行とともに，患者の健康状態は悪化していくが，患者・家族はそのさなかで意思決定をすることとなる。検査データなどは手術が可能なことを示していたとしても，今後も続くであろうがんの進行や将来の不確かさのなかで意思決定することは，苦しみを伴う。しかしその反面，期待できる治療効果や，治療ができるという事実が，患者・家族にとって大きな希望となりうる。

どんなに困難な状況であっても，患者・家族が外科治療を決心したときには，それをのりこえて生きていけるように，看護師も回復を信じて看護にあたる。手術後は，患者・家族の望む生活に近づくように，できるだけ最短で手術からの回復を促し，治療目的を達成できるように支援する。

6 医療チームで行う緩和医療

● **医療チームの有用性**　緩和医療においても，現状の把握，治療手段や薬物の選択に関する意思決定支援など，医療チームによる情報共有や治療選択の検討が有意義な場面は多い。メンバーがそれぞれの専門性を発揮し，チームが一丸となって医療を提供することが患者の回復をたすける。

● **チームにおける看護師の役割**　看護師は看護目標を明確にするために，患者を全人的にとらえることが重要である。また，患者の病気に対する認識や，人生設計などのきわめて個別的なことがらについても理解に努める。看

護師は, 患者個々が生きる人生であることを念頭において医療チームによる最良な医療の検討に参加し, ときには患者・家族の代弁者として存在しなければならない。対処がむずかしい身体的・社会的・精神的・スピリチュアルな苦痛については, 専門チームや認定看護師, 専門看護師, 医療ソーシャルワーカーなどとともにケアを行う。

● **シームレスなキュアとケア**　また治療期に外科治療を行った患者が医療を受ける場所は, 治療経過のなかで外来・入院・地域と数か所にまたがるようになり, 患者はそこで行き来する。医療や療養は入院治療完結型ではなく, 自施設をこえた医療チームづくりが必要とされている。患者がどの場所であっても最良と思う医療が受けられるように, 病気や治療といったいわゆるキュアの情報だけでなく, ケアや生活情報に関してもシームレスに(切れ目なく)提供することが求められており, 医療チームのなかで看護師の果たす役割は大きい。

7 緩和医療と倫理的問題

緩和医療が中心になる時期には, 患者の身体的苦痛とならないよう, 手術やがん薬物療法といった積極的治療のみならず, 患者の身体機能や代謝能力に合わせて, 栄養療法・輸血などの補充療法を差し控えることもある。人はそれぞれ独自の人生を生きており, 治療のみならず病との向き合い方や生と死についての考え方もさまざまである。病状説明や治療の選択について話し合いを行う際には, 理解を促すためのていねいな説明と同時に, 倫理的配慮を行い患者・家族が望む治療や生き方を尊重し, 治療内容について合意を得ることが求められる。

● **患者・家族の意思の尊重**　治療への思いや療養の場所など, 患者と家族, さらには家族間の意見が異なることも少なくない。このようなときには, その背景にある患者・家族の価値観や, 治療・闘病についての真意をくみ取るコミュニケーションが重要である。ときには, 問題解消のために十分な話し合いが行われるように促したり, その場に立ち会い, ともに悩んだりすることで, 患者・家族の悔いのない意思決定へとつなげられる。

がんに対する積極的な治療が終了しても患者の人生は続いていく。たとえ患者が医療従事者の考えとは違う決断をしたとしても, 患者が自分の人生を生きることができるように支えていく, これも緩和医療の大切な役割である。

第 **4** 章

外科治療の実際

A 外科的基本手技

外科治療の基本は**手術** surgery であるが，手術そのものに加えて，手術前の十分な準備や処置，手術後の正しい管理も重要である。これらが正しく行われたかどうかが，手術の成否を左右することは少なくない。

縫合（ほうごう）と止血は，手術操作のなかでも基本的かつ重要な要素であるが，日常の診療の際にも高頻度に使う手技である。また，抜糸を含めた創傷処置は，手術後の管理に必須のものであり，胃管チューブの挿入，体腔穿刺（せんし）は術前後の処置としてしばしば行われる。これらの方法を十分に理解し，安全かつ確実に実施できるように技術を習得しておく必要がある。これらの理解や操作が不完全・不正確であると，大きな医療事故に結びつく可能性がある。

ここでは，外科治療として包含されるもののうち，ほかの領域とも日常的に関連する基本となる手技（切開，縫合，抜糸，止血，胃管チューブの挿入・留置，および体腔穿刺）を取り上げる。また切開では頭部，胸部，腹部における代表的な手術時の切開法についても言及する。

なお，採血法などの各種検査に必要な手技，注射法などの薬物の投与に関する手技などの基礎看護技術も外科および関連領域で重要であり，十分に技術を習得する必要がある。

1 切開 incision

● **切開創の大きさ** 手術はまず皮膚の切開から始まる。切開をどの部位にどれだけ置く（行う）のかは標的臓器および術式により異なるが，患者にとっては最終的に瘢痕（はんこん）となる皮膚の切開創は大きな関心事である。瘢痕を最小限とし，また離開・感染などの合併症を減らすため，切開創の大きさは最小限にとどめるべきである。ただし，皮膚の切開を制限することによって，本来の手術の質が制限されてはならない。

● **切開の基本** 切開法の選択においては手術を受ける側と行う側の 2 つの要素を考慮して両者のバランスのとれた方法を選択することが望ましい。前者には年齢・性別・体型，合併症の有無などがあり，後者には術式などが含まれる。

● **切開の方向** 皮下のコラーゲン（膠原）線維の走行を基準につくられた**ランガー** Langer **の皮膚割線**に平行に切開を加えることで，創の緊張を軽減し，手術瘢痕を小さくできる（◎図 4-1）。これとは別に，皮膚のしわの線を基準につくられた切開線として relaxed skin tension line（RSTL）や minimal tension line もあるが，大きな違いはない。実際の切開位置は，これらを参考にしたうえで状況により決定される。

また，乳腺，肛門周囲，手などでは，特殊な切開線を用いることがある。

● **代表的な皮膚切開法** 近年，低侵襲手術が広く普及し，カテーテルや，いくつかの小さい創から手術を行う術式が増加しており，いわゆる脳神経外

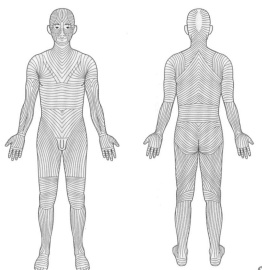

●図 4-1　ランガーの皮膚割線

科領域での開頭術，胸部外科領域での開胸術，消化器外科領域での開腹術は以前に比べて少なくなったが，ここでは代表的な切開法および低侵襲手術での切開部位について述べる（疾患ごとの術式の詳細は，『系統看護学講座臨床外科看護各論』の巻を参照）。

1　開頭術 craniotomy

　脳神経外科の手術には，開頭術，血管内手術，穿頭手術，経鼻内視鏡手術がある。

　開頭術（開頭手術）では，頭に切開を加えて，皮膚を起こし，筋肉を起こすと，すぐ下に骨が出てくる。頭蓋骨の一部を外すこと，つまり開頭することで，頭蓋内に入り病変を治療することができるようになる。脳神経外科の治療としては脳腫瘍摘出，脳動脈瘤クリッピング，外傷の手術などが行われる。いわゆる頭蓋内病変への治療法としては，最も確立された治療法であり，脳疾患への最も基本となる治療法である。

　開頭術には大脳（前頭葉，側頭葉，頭頂葉，後頭葉，または脳室疾患）にアプローチする方法と，後頭蓋窩（小脳，脳幹，または第四脳室）にアプローチする方法がある。それぞれについて，代表的な切開法を図に示す（●図 4-2）。

2　開胸術 thoracotomy

　開胸術は心臓もしくは肺に到達する際に適応される。大きく肋間（肋骨床）からの開胸と，胸骨切開による開胸に分けられる。

　①後側方切開　最も標準的な肋間開胸の切開法である。患者を側臥位とし，通常は第 5 肋間を 20 cm 程度切開する（●図 4-3-a）。肺がんなどの多くの肺切除に適応されている。

　②胸骨正中切開　患者を仰臥位とし，胸骨上縁から心窩部まで縦に切開する方法である（●図 4-3-b）。心臓到達法では最も標準的な切開で，そのほ

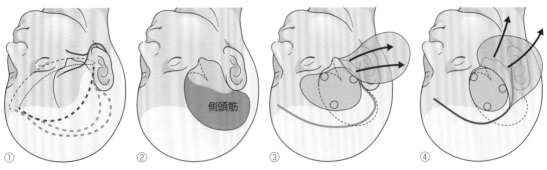

a. 前頭部・側頭部病変の皮膚切開

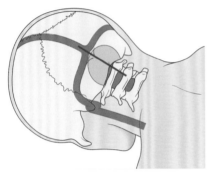

b. 橋部・第四脳室内・松果体部の腫瘍に
対する正中後頭窩開頭の皮膚切開

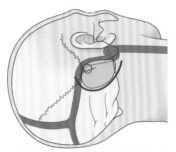

c. 聴神経腫瘍・錐体部髄膜腫などに
対する外側後頭窩開頭の皮膚切開

◉図4-2　開頭術

a. 破線部（①）の皮膚を切開
して，側頭筋（②）を起こすと
頭蓋骨が露出する。緑色の部
分の頭蓋骨を摘出し，開頭す
る（③④）。

b, c. 緑色の部分の頭蓋骨を
摘出して開頭する。水色の太
線は静脈洞の走向をあらわし
ており，開頭時には損傷しな
いように注意する。

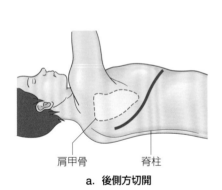

肩甲骨　　脊柱

a. 後側方切開

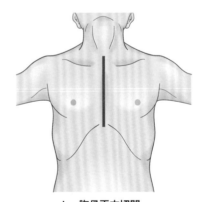

b. 胸骨正中切開

◉図4-3　開胸術

かに前縦隔腫瘍の場合や両側の肺操作を必要とする場合に選択される。比較
的術後の疼痛や呼吸障害が少ない。

　3 その他　前記のほか，前側方切開，腋窩切開，胸骨L字切開などがあ
る。

　4 胸腔鏡下手術における切開法　胸腔鏡下手術におけるカメラや鉗子操
作を行うための創は，通常，肋間に沿って，血管を損傷しない肋骨上縁に
10 mm程度のものを数か所あける。切開する場所は，術式などによってさ
まざまなバリエーションがある。

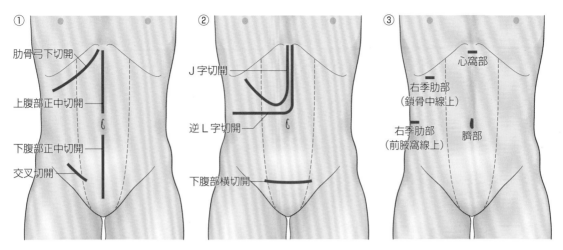

①
肋骨弓下切開
上腹部正中切開
下腹部正中切開
交叉切開

②
J字切開
逆L字切開
下腹部横切開

③
心窩部
右季肋部
（鎖骨中線上）
右季肋部
（前腋窩線上）
臍部

▶図 4-4　開腹術

3　開腹術 laparotomy

　大きく，**縦切開**，**横切開**，**斜切開**に分類され，さらにこれらを組み合わせて行われる場合もある。

　１正中切開　最も汎用されている切開法で，臍よりも上もしくは下の場合は**上腹部・下腹部正中切開**，臍をまたぐ場合は**中腹部正中切開**とよぶ（▶図4-4-①）。正中に存在する白線❶上を切離するので，神経・筋肉・血管の損傷が少なく，創の延長が容易で多くの手術に対応できる。

　２肋骨弓下切開　肋骨弓の数 cm 下方に，肋骨弓に平行に切開を置く方法で，右側では胆嚢や肝臓，左側では脾臓の手術に選択される（▶図4-4-①）。膵臓や肝臓の手術の際は両側にわたって行う場合や，これに剣状突起までの正中切開を組み合わせることもあり，良好な視野が得られる。

　３交叉切開　虫垂炎の際に汎用される，右下腹部に行う切開法で，別名**マックバーニー McBurney 切開**という（▶図4-4-①）。いわゆるマックバーニー圧痛点（上前腸骨棘と臍を結ぶ線上の外側 1/3 部）を含み，鼠径靱帯に平行に行う。外・内腹斜筋，腹横筋をその線維方向に交叉する方向に順次切離していくためこの名前がついている。

　４その他　上記のほか，右側肝臓の手術で開胸が同時に施行できる**J字切開**，肝臓・膵臓手術で選択される**L字・逆L字切開**，婦人科領域で行われる**下腹部横切開**などがある（▶図4-4-②）。

　５腹腔鏡下手術における切開法　腹腔鏡下手術における切開創は，通常 5〜12 mm 程度のものを数か所あけるが，術式によって場所や個数はさまざまなバリエーションがある。▶図4-4-③は，腹腔鏡下胆嚢摘出術における標準的な切開創である。どの術式でも，一般的には臍部にカメラを挿入することが多い。これは，臍部は術後瘢痕が目立ちにくいためである。

□NOTE
❶白線
　腹直筋鞘の左右の線維が正中線上で合流してつくられるひも状の結合組織。

2 縫合 suture

縫合は，手術部位の止血や，臓器の再建，皮膚の閉鎖などの目的で行う，いわば「手術のしめくくり」ともいえる操作である。切離（切開）や切除が完全に行われても，縫合が不完全であると，手術後の出血や縫合不全，皮膚切開創の醜態をまねき，手術の成績に大きく影響する。

1 縫合に用いられる器具

縫合には持針器・縫合針・縫合糸・鑷子などの手術器具が使われる。

● **持針器**　持針器とは縫合針を把持するための器具であり，よく使われものに**マチュー** Mathieu **型**と**ヘガール** Hegar **型**がある（◯図4-5）。通常，閉腹などの表在部の操作にはマチュー型が，深部の細かい操作にはヘガール型が用いられる。

● **縫合針**　縫合針には断面の形の違いによって**丸針**と**角針**があり，近年，針刺し予防のために，先端が容易に刺通されにくい**鈍針**も使用されている（◯図4-6）。丸針は刺通力が弱い反面，組織への損傷が少ないため，消化管

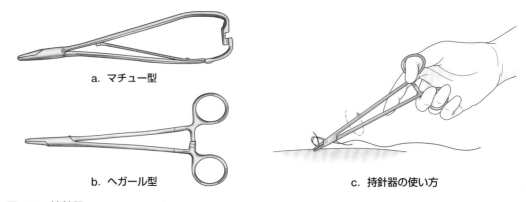

a. マチュー型

b. ヘガール型

c. 持針器の使い方

◯図4-5　持針器

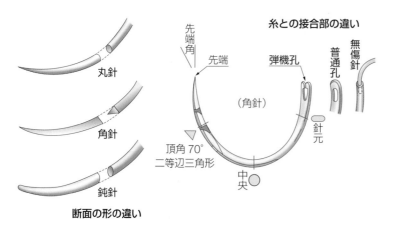

糸との接合部の違い

先端角　先端　弾機孔　普通孔　無傷針

（角針）

針元

頂角 70°
二等辺三角形

中央

丸針

角針

鈍針

断面の形の違い

◯図4-6　縫合針の種類

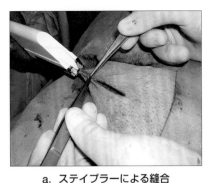
a. ステイプラーによる縫合

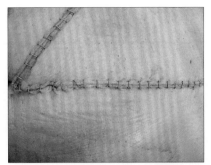
b. ステイプルによる閉鎖創部

◎図 4-7　ステイプラーによる皮膚の縫合

の吻合などやわらかい組織の縫合に用いられる。角針はその逆で，皮膚や筋膜などのかたい組織の縫合に用いられる。鈍針は，刺通に強い力を要する腹壁などの縫合に使用される。

　また，縫合針は糸との接合部の違いによっても分類でき，**弾機孔針，普通孔針，無傷針**に分けられる。弾機孔針と普通孔針は 1 針ずつ糸をつけていかなければならず，糸を固定する部分が針の径より太いので，組織を通るときに組織を損傷する。

　これに対して無傷針は，針と糸が連続的に接合されており，組織損傷が少ない。近年，1 回ずつ使い捨ての糸つき無傷針が，消化管の吻合や実質臓器の縫合に多く使用され，成績の向上に寄与している。

● **縫合糸**　縫合糸は大きく，3 つの性質によって分類される。① 吸収性か非吸収性か，② 合成か天然か，③ 単一の糸でできているか編み込んであるか，である。非吸収性で天然の編み糸の代表的なものが絹糸である。

　それぞれの糸で組織反応の大小や抗張力などに特徴があるので，使用する部位と状況によって使い分けられる。また近年は，表面にバーブ（返し）がついており，いったん締めるとゆるまない特殊なものや，糸自体に抗菌薬が含まれていて感染に強いものもあり，状況に応じて使用されている。

● **糸以外の縫合材料**　糸のほかに，皮膚の縫合には**ステイプラー❶**を使用することがあり，連続してステイプルが送り込まれる装置が市販されている（◎図 4-7）。さらに，特殊なテープや接着剤もあり，皮膚の接着に使用されている（◎図 4-8）。

● **鑷子**　鑷子（ピンセット）は縫合の際，持針器の反対側の手で持ち，組織を操作する。先端が曲がった（鉤状の）有鉤鑷子と曲がっていない無鉤鑷子があり，皮膚や腹壁などのかたい組織に対しては有鉤鑷子を使用し，内臓器などのやわらかい組織のときは原則として無鉤鑷子を使う。

2 　縫合法

　縫合法には結節縫合と連続縫合がある。結節縫合は 1 針ずつ縫って，糸を結んでは切っていく方法で，連続縫合は 1 針縫ったのち，糸を切らないで連

NOTE

❶ステイプラー stapler
　ステンレススチール製のホッチキス®の針のような綴じ針（ステイプル staple）を送り込んで，とめる器具。

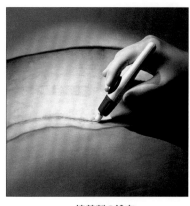

a. 接着剤の塗布

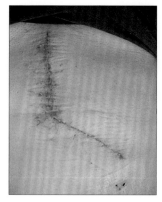
b. 1週間後の創部

▶**図4-8　接着剤による創部の閉鎖**
真皮縫合を行って表皮を寄せ，皮膚に接着剤を塗布する。1週間後，創部は癒合し，抜糸の必要もない。

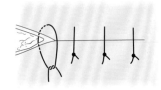
a. 結節縫合

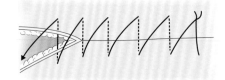
b. 連続縫合

▶**図4-9　縫合法**

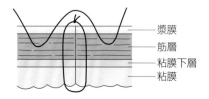

漿膜
筋層
粘膜下層
粘膜

a. アルベルト-レンベルト縫合

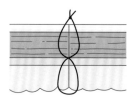
b. 層層縫合

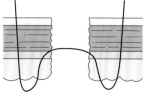
c. ギャンビー縫合

▶**図4-10　消化管吻合法**

続して次の1針に移る方法である（▶図4-9）。

　また，縫合する組織への糸のかけ方によってもいくつかの種類に分けられる。とくに消化管の吻合に用いる縫合法にはさまざまな方法があり，それぞれに一長一短がある（▶図4-10）。

● **真皮縫合**　特殊な縫合法として，皮膚瘢痕形成の防止に真皮のみを表皮より先に縫合する真皮縫合がある。形成外科領域で，顔面の縫合時などに汎用されている。

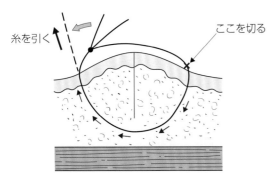

糸を引く

ここを切る

◐**図4-11　抜糸法**

③ 抜糸 removing suture

● **時期**　抜糸は通常，縫合から4〜14日目に行うが，組織の浮腫をおこしている場合や，血流の乏しいところでは遅らせる。また，関節の近傍などで皮膚に緊張のかかるところも，注意を要する。さらに，高齢者・糖尿病患者やステロイド薬投与患者も創傷治癒機転が遅延しているので，抜糸を遅らせる。逆に，顔面などのように血流が豊富で，瘢痕を少なくしたい場合には，4〜5日で抜糸することもある。創部が感染をおこし，膿汁 ^(のうじゅう) などが皮下に存在する場合や，創傷治癒が不完全な場合は一度にすべてを抜糸せず，一部を抜糸するにとどめ，数日かけて徐々に行うこともある。

● **方法**　抜糸時の注意点は，疼痛を感じさせないために，糸をつまむときになるべく強く引っぱらないことと，体外の糸の部分が体内を通過しないように行うことである（◐図4-11）。

④ 止血 hemostasis

　止血とは，血管の破綻によっておこった出血を，その責任血管を処理してとめることをいう。止血には，生体の自然反応によるものと，人為的に行うものとがあるが，ここでは外科的処置としての後者の止血について述べる。

● **止血法の種類**　止血法には**一時的止血法**と**永久的止血法**がある。原則としてすべての出血に永久的止血法が適用されることが望ましいが，永久的止血法の実施が困難な場合も少なくない。出血が大量で当面の出血の抑制が必要なときや，圧迫で自然止血が期待されるときなどは，一時的止血法が選択される。

1 一時的止血法

　一時的止血法には直接圧迫法と血管圧迫法がある。

　① **直接圧迫法**　ガーゼなどで直接出血部を圧迫して止血する方法で，一時的止血法の基本である。周囲に重要な脈管や臓器などが存在するときは，すぐに永久的止血は行わず，一時的に圧迫して自然止血を待つか，出血量の

減少を待ってからよい視野を確保して止血操作を行えば，大切な脈管や臓器の損傷を防ぐことができる。

　②**血管圧迫法**　出血が多発性であったり大量であったりして直接出血局所を処理できないときに，出血部位への流入血管をその中枢側で圧迫・遮断^{しゃだん}して出血を抑制する方法である。流入血管の領域の血行がすべて遮断されるため，圧迫・遮断には制限がある（▶図 4-12）。

　あらかじめ出血が予測されるときは，手術に先だって血管圧迫法による止血を行うことがある。手指の手術の際にターニケット（止血帯）を上腕に巻く方法や，プリングル Pringle 法などがこれにあたる（▶図 4-13）。

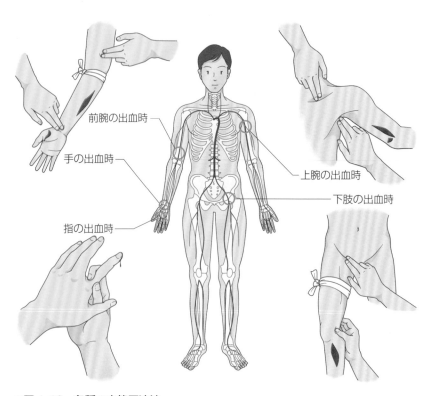

前腕の出血時
手の出血時
指の出血時
上腕の出血時
下肢の出血時

▶**図 4-12　各種の血管圧迫法**

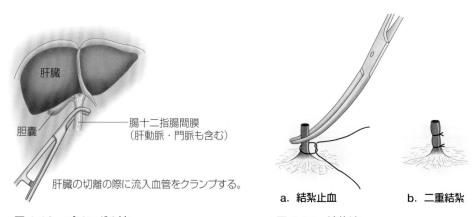

肝臓
胆囊
腸十二指腸間膜
（肝動脈・門脈も含む）

肝臓の切離の際に流入血管をクランプする。

▶**図 4-13　プリングル法**

a. 結紮止血　　b. 二重結紮

▶**図 4-14　結紮法**

2 永久的止血法

永久的止血法には以下の方法があり，破綻した血管の種類(動脈性・静脈性・毛細血管性)や程度，背景となる臓器によって使い分ける。

1 **結紮止血**　最も汎用されるもので，出血部位を止血鉗子ではさみ，糸で結紮する方法である。内視鏡下手術では，糸のかわりに止血用クリップを使用することもある。比較的血流の多い大きな血管の場合は二重に結紮したり(二重結紮)，結紮糸の脱落がおこる可能性が危惧される場合は血管に一度糸を貫通させてから結紮したり(貫通結紮・刺入結紮)することもある(◉図4-14)。さらに，血管と同時に周囲の組織を一括して結紮する方法(集束結紮)もある。

2 **縫合による止血**　肝臓・膵臓・脾臓などのもろい実質臓器からの毛細血管性の出血の場合，出血部を含む実質組織を Z 字状に縫合したり，連続的に縫合したりすることによって止血を行うことがある。

3 **焼灼による止血**　血管を高温で焼灼することによって組織を変性させ凝固させる方法であり，代表的な器機に電気メス，アルゴンビームがある。近年，超音波振動を与えて組織を熱および振動自体の物理化学的作用によって変性させて止血する器機があり，これを超音波凝固切開装置という。また短時間に高温焼灼止血が可能な血管シーリングシステムも開発され，前者とともに糸での結紮操作が煩雑な内視鏡下手術でおもに使用されている。

4 **局所止血剤による止血**　局所止血剤は，作用機序によって ① 機械的に止血するものと，② 局所の凝固機能を促進させるものに大きく分けられる。① には，骨の止血部位に塗擦し出血部位を塞栓させる蜜ろうや，創面に貼付し血液を吸着して凝固・固着させるゼラチンなどがある。② には，フィブリノーゲンを加えた血液凝固第 XIII 因子製剤や，トロンビン，コラーゲンなどがあり，液体状のものやシート状・綿状・粉状のものなどが状況に応じて使い分けられる。

5 胃管の挿入

胃管(チューブ)の挿入は，比較的頻度の高い外来診療，ベッドサイドおよび手術前後における処置であるが，その挿入に際しては，目的や，基礎となる解剖，正確な留置確認法，合併症についての十分な理解が必要である。ここでは，具体的な挿入法を中心として胃管の基礎を述べる。

● **目的**　胃管挿入の目的は，診断と治療に分けられる。診断上の目的としては，嚥下障害のある患者に対する上部消化管造影時の造影剤注入や，上部消化管出血が疑われるときの性状や量の確認，胃液検査などでの胃液採取などがある。一方，治療上の目的としては，上部消化管の減圧(胃内容物の吸引による)や，上部消化管出血が疑われるときの洗浄や薬剤投与，嚥下困難などの場合の薬剤や栄養剤の投与などがある。

● **適応の注意**　食道静脈瘤の存在が疑われるときは挿入によって出血をお

こす危険性があり，食道がん・胃噴門部がんや食道憩室・良性食道狭窄の存在が疑われるときは挿入とともに穿孔をおこす危険性がある。さらに，上部消化管再建術後や，頭蓋底骨折が疑われるとき，意識障害のあるとき，著しく嚥下運動や咳嗽反射が低下しているときなどは，実施者に熟練した技術が必要とされる。

● **方法**　意識・嚥下運動に障害のない場合の手順を以下に述べる。

　[1] **準備**　体位は可能ならば座位か，45°程度上半身を挙上した半座位が適している。胃管の太さは成人で12〜18 Fr❶，小児で10〜12 Fr とする。また，鼻孔から心窩部まで胃管を合わせてみて，ここまで挿入するというおおまかな予定位置を胃管にマーキングしておく（糸で軽く縛るなどする）。挿入の長さは，成人ではおよそ50〜55 cm である。

　[2] **挿入部の麻酔**　口腔内に異物（義歯など）がないことを確認し，胃管の先端付近および鼻腔の入り口にキシロカイン®ゼリー（リドカイン塩酸塩含有ゼリー）をつける。キシロカイン®スプレーを鼻腔に追加散布しておいてもよい。施行する前に局所麻酔薬に対するアレルギー歴を必ず聴取する。

　[3] **胃管の挿入（開始時）**　ゆっくりと愛護的に鼻孔から挿入する。顔面に対して60〜80°に挿入すると，胃管が咽頭後壁に向かって粘膜の損傷が少ない（●図4-15-a）。仰臥位では，患者に下顎を少し挙上してもらい，鼻孔が両外耳道を結ぶ線上に来るようにすると，咽頭まで挿入しやすい（●図4-15-b）。

　[4] **胃管の挿入（咽頭通過時）**　約15 cm 程度で咽頭に達するので，患者に「つばをゴクンと飲んでください」と声をかけて，嚥下運動をさせながら数cm ずつ送り込む。このとき咽頭反射が強い患者は嘔吐することがあるので，必ず吐物処理容器を準備しておく。また嚥下がうまくできない場合は，少量の水をストローで飲ませるとよい。

　この段階で，患者が咳き込む，胃管がくもる，という現象がみられれば，気管内に挿入されていることがある。声を出してもらい，かすれている場合には気管内と判断して引き抜く。

NOTE
❶ Fr
　3 Fr（フレンチ）＝1 mm である。

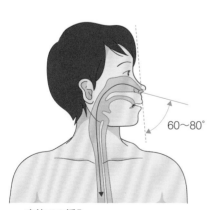

a. 座位での挿入

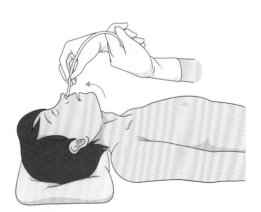

b. 仰臥位での挿入
下顎を少し持ち上げて行う（矢印）と，入りやすい。

●**図4-15　胃管チューブの挿入法**

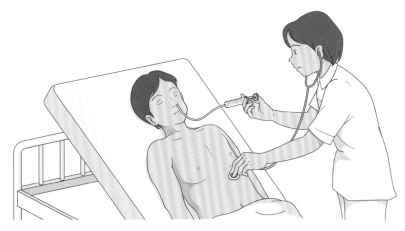

◉図 4-16　チューブが胃内に挿入されているかどうかの確認法
心窩部に聴診器をあて，注射器で送気し，ゴボゴボという音を確かめる。

　　⑤ **挿入終了後の確認事項**　目標の位置まで抵抗なく挿入できたら，以下
の確認を行う。

（1）咽頭・口腔内で胃管がとぐろを巻いていないかどうか，口腔内を確認す
　　る。

（2）注射器で吸引し，吸引物が胃液・胃内容物であることを確認する。

（3）約 20 mL 程度の空気を注射器で送気し，心窩部にあてた聴診器で胃内
　　に入る空気音を聴取する（気管内でも聞こえることがあるので要注意，
　　◉図 4-16）。

（4）薬剤・栄養剤の注入を目的とする場合は，必ず胸部および腹部の X 線
　　写真で胃管の先端を確認する。

（5）目標の位置まで挿入されていながら，上記のような確認結果が得られな
　　いときは，胃管が咽頭・口腔内・食道でとぐろを巻いているか，気管内
　　に入っているので，再挿入を試みるか，再度 X 線写真で確認する。

　　⑥ **胃管の固定**　胃管の固定は絆創膏で行う。その際，鼻翼や鼻中隔を偏
位させないよう，また緊張のないように固定する。きつく固定すると，鼻と
皮膚に圧迫壊死をきたす危険性がある。

● **意識・嚥下障害患者の場合**　意識・嚥下運動に障害のある患者を対象と
する場合に，上記の手順に加えるべき点は，胃管を送り込む反対の手指を口
腔内に挿入し，咽頭内にあるチューブを咽頭後壁に沿って正中に進むように
食道へ誘導することである。正中から外れると梨 状 窩❶や咽頭内でひっか
かり，正しく挿入できないことがある。

　　このほか，喉頭鏡で展開してマギール Magill 鉗子で誘導する方法もあるが，
いずれも熟練を要する。

● **胃管の管理**　管理上の注意点としては，定期的に排液をチェックする，
鼻式呼吸が行いにくくなり口式呼吸となるので口腔内の加湿を行う（うがい
やネブライザーによる水分の噴霧），などが重要である。

● **合併症**　胃管の留置に伴って，鼻腔・咽頭からの出血，呼吸器合併症（と

NOTE

❶梨状窩
　喉頭蓋のすぐ下で下咽頭
の上部のくぼみであり，下
咽頭後壁と披裂に囲まれ，
左右に存在する。発声時に
は声帯が閉じ，梨状窩が開
く。

くに誤嚥性のもの），胃管先端の胃壁への持続的接触による出血，副鼻腔炎や中耳炎，外鼻孔の圧迫潰瘍などがおこりやすい。合併症をおこしたときは，その重症度と胃管の必要性を考慮し，抜去を含めて適切な精査・治療を行う。

6 体腔穿刺

　体腔穿刺(せんし)とは，診断や治療のために胸腔・腹腔などの体腔内に針を刺して内容物を吸引する手技である。臨床的に穿刺がよく行われる体腔には関節腔・脊髄腔・胸腔・腹腔などがあるが，ここでは代表的な胸腔と腹腔の穿刺について述べる。穿刺部位ごとに，体位や使用器具は異なる。

1 胸腔穿刺

● **目的と適応**　胸腔穿刺の場合は，液体(胸水)の排出のみならず，気胸をおこしたときの気体の排出(脱気)が重要な目的となる。

◆ 胸水排液のための胸腔穿刺

● **方法**　胸腔は吸息時に陰圧になるため，吸引時に穿刺針を開放にしておくと空気が入り，気胸状態となってしまうことに注意する。穿刺針と注射器もしくは連結チューブとの間に三方活栓をつけて，不要な空気の流入を防ぐ。

　① **体位**　できる限り座位とする。状態のわるいときは臥位でもよいが，上体は起こすようにする。上腕をテーブルなどにのせて，肋間を広げるようにする(◉図 4-17-a)。

　② **穿刺針**　使用する穿刺針は，① 目的(診断目的か治療目的か)，② 持続留置をする場合にはその期間，③ 内容液の性状，によって選択する。

　③ **穿刺部位**　通常は第5または第6肋間後腋窩線上で穿刺するが，超音波装置で安全な穿刺予定部位を確認し，マーキングしたうえで穿刺を行う。肋骨下には血管・神経が走行するため，穿刺は必ず肋骨上縁で行う(◉図 4-17-b)。

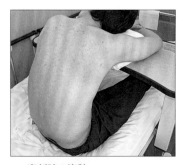

a. 穿刺時の姿勢
穿刺時はテーブルの上に枕などを置き，座位にしてリラックスさせる。

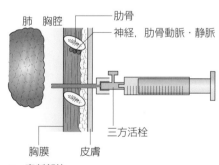

b. 穿刺部位
肋骨下には血管や神経が位置しているため，穿刺部位は必ず肋骨上縁を選ぶ。

◉**図 4-17　胸腔穿刺**

④ **麻酔**　局所麻酔を行うが，皮下，骨膜，胸膜の順に逆流を確かめながら注意深く針を進める。このとき血液が勢いよく逆流する場合は，穿刺部位を変更する。胸膜を通過すると，通常は胸水が吸引できる。

⑤ **穿刺**　穿刺針に三方活栓つき注射器をつけ，軽く陰圧をかけながら胸壁に垂直に先端を進める。針が胸膜を貫くと急に抵抗がなくなり，胸水が吸引される。さらに先端を進め，外套を留置するときは外套だけをゆっくりと進める。チューブを留置するときは，持続低圧吸引器や水封式排液容器に連結する。留置位置などは胸部 X 線写真で確認する。

◆ 気胸のときの脱気ドレナージ

気胸や血気胸❶などの場合に，持続的に比較的太いチューブを留置して空気や血液を排出する手技が脱気ドレナージである（◎図 4-18）。

① **穿刺針**　成人で 16〜24 Fr，小児で 8〜16 Fr のサイズのトロッカー trocar カテーテル（外套針カテーテル）を使用する。

② **体位と穿刺部位**　仰臥位を基本とし，穿刺部位は気胸のときは第 2 または第 3 肋間の鎖骨中線上が望ましい。血気胸などで液体も同時に吸引するときは，側臥位で第 5 または第 6 肋間の前もしくは中腋窩線上で穿刺することもある。

③ **麻酔**　胸水排液のための胸腔穿刺の場合と同じであるが，小切開を加えるため広範囲に十分に行う。

④ **組織の剝離**　肋骨上縁に 2〜3 cm の横切開を加え，ペアン鉗子などで皮下組織，肋間筋，胸膜まで十分に剝離する。

⑤ **チューブの挿入**　胸膜までチューブ先端を進め，① 直視下にチューブを胸腔内に挿入して留置する方法と，② トロッカーカテーテルを外套のチューブ部と内套の穿刺針の金属部分でしっかり保持し，この先端で胸膜を貫通させる方法がある。

NOTE

❶ **気胸と血気胸**

肺から空気がもれて，胸腔に空気がたまった病態を気胸といい，空気以外に血液の貯留が加わる場合を血気胸という。

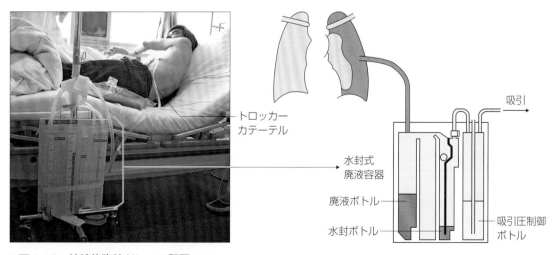

トロッカーカテーテル

水封式廃液容器

廃液ボトル

水封ボトル

吸引

吸引圧制御ボトル

▶ **図 4-18　持続的胸腔ドレーン留置**

②の場合は，胸膜を貫通したら外筒チューブ部のみを数 cm 挿入し，金属部を抜去する。胸腔内であることが確認されたら（チューブの内腔が胸腔内のあたたかい空気でくもったり，胸水が吸引されたりする），さらにチューブを肺尖部に向かって進める。持続低圧吸引器や水封式排液容器に連結するまではチューブをクランプし，空気の流入に注意する。

　⑥チューブ位置の確認　チューブを胸壁に固定し，胸部 X 線写真で位置などを確認する。

◆ 胸腔穿刺の合併症

　①挿入時に発生する合併症　肋骨下縁で穿刺すると，肋間動脈や肋間神経を損傷する可能性がある。肋間動脈の損傷は予想外の大出血をきたすことがあるので，出血が疑われたときは処置が必要である。また，胸膜外にチューブ先端の位置が移動することがあるので，確実に胸腔に存在するかどうかを繰り返しチェックする。そのほか，胸腔内では肺実質，心臓や食道を損傷することがあるので，注意を要する。

　②挿入後に発生する合併症　短期間で大量の胸水を吸引するとショックや低タンパク質血症をおこすことがあるため，適度な排液速度とすることが望ましい。気胸で急激な脱気によって肺が再膨張した場合は，患側肺に肺水腫（再膨張性肺水腫）がおこることがあるので，経過を観察する。また，チューブの位置が不良の場合は，皮下気腫（きしゅ）が発生することがある。長期に留置を余儀なくされる場合は，感染や膿瘍（のうよう）形成の可能性がある。

2　腹腔穿刺

● **目的と適応**　診断目的では，腹膜炎を疑われる場合などに，腹水の性状で出血や消化液の流出などが判別でき，診断に役だつ。また，がん性腹膜炎が疑われる患者では，腹水の細胞診が良性・悪性の鑑別に有用である。

　治療目的では，大量の腹水による圧迫感の軽減や，膿瘍や消化管液の一時的排出（ドレナージ）による腹膜炎や敗血症への進展抑制などがある。

● **方法**　原則として超音波装置を使用する。超音波装置で描出した穿刺部位と穿刺針を画面（モニター）で見ながら実施することで，正確かつ安全な穿刺ができる（◐図 4-19）。貯留量が大量で穿刺予定部位周囲の近くに臓器がないときは，超音波像を見ながら穿刺予定部位をマーキングし，そこから皮膚に対して垂直に穿刺する。逆に貯留量が少量で穿刺時に臓器の損傷が危惧されるときは，穿刺針進入経路を超音波下に見ることができる穿刺用プローブ（探触子）を使用して，超音波ガイド下に穿刺を行うことが望ましい。

　また，ガイドワイヤーを使用してカテーテルを留置するときは，X 線透視下に行うことが必要である。

　①**体位**　基本的には仰臥位で行うが，貯留量が少量で体位によって穿刺部位に腹水が集まるような場合は，半座位や側臥位をとらせることもある。

　②**穿刺部位**　上述のとおり，事前にマーキングするか，超音波ガイド下で行う。後者の場合は，超音波装置および穿刺プローブは滅菌済みのものを

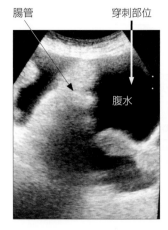 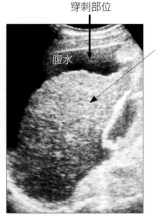

腸管　　　穿刺部位　　　　　穿刺部位

腹水　　　　肝臓

腹水

◖**図 4-19　腹腔穿刺における超音波検査**
肝臓と皮膚の間に，低エコーレベルの層（黒
色）があり，腹水の存在が診断できる。

使用する。

　③**麻酔**　穿刺予定部位（マーキング部位）に皮膚の局所麻酔を行ったあと，麻酔注射針を引きつづき皮下，筋膜，腹膜の順に注意深く進める。このとき血液の逆流を確認する。勢いよく逆流する場合は，穿刺部位を変更する。腹膜を通過すると，通常は腹水が吸引できる。

　④**穿刺針の選択**　穿刺針は，① 目的（診断目的か治療目的か），② 持続留置をする場合はその期間，③ 内容液の性状，によって選択する。

　⑤**穿刺**　穿刺針に注射器をつけ，軽く陰圧をかけながら腹腔に対して垂直に先端を進める。針が腹膜を貫くと急に抵抗がなくなり，腹水が吸引されるので，さらに先端を進め，外套を留置するときは外套だけをゆっくりと進める。

◆ 腹腔穿刺の合併症

　①**腹壁血管損傷**　腹壁の動静脈を損傷したときは局所の安静・圧迫などによって対処するが，凝固機能が低下している患者などでは血腫を形成することがあるので，注意して観察する。また，穿刺時に血管を損傷したときは，腹水中に血液がまじり，腹水が血性かどうかの判別に苦慮することがある。

　②**臓器損傷**　肝臓・消化管・血管などをあやまって穿刺した際は，20 G以下の細い穿刺針の場合は，内容液を確認後ただちに抜去すれば保存的に治癒することが多い。太い外套を含む穿刺針の場合は，すぐに抜去はせず，内容液を確認後そのまま留置し，その後の CT 検査などによって穿刺臓器・程度を診断する。とくに太い血管は即座に抜去すると大量出血をきたし，重篤となることがあるので，慎重に対応する。

　③**血圧低下，低タンパク質血症**　大量にたまっていた腹水を急速に排除すると，それまで腹水によって圧排されていた臓器の血管が減圧によって血管抵抗が減り，血流が増すため，血圧の低下がおこる。これを防ぐため，排液速度は 1 時間あたり 500〜1,000 mL とする。

　また 1 回に大量の腹水を抜くと，タンパク質を急激に喪失して低タンパク質血症となり，全身状態が悪化することがある。そのため，1 日の排液量は

▶表4-1 低侵襲手術

内視鏡ガイド下の治療	管腔内視鏡治療	局注治療，レーザー・アルゴンプラズマ治療，ポリペクトミー，粘膜切除，粘膜下層剝離術，バルーン拡張治療，ステント治療，NOTES，POEM
	体腔内視鏡治療	腹腔鏡下手術，胸腔鏡下手術，腹膜外手術
	その他の内視鏡治療	膀胱鏡治療，関節鏡治療，その他
画像ガイド下の治療	X線透視下血管内治療	バルーン拡張治療，ステント治療，塞栓治療，選択的薬剤注入
	その他のX線透視下治療	腸閉塞の治療，体外衝撃波砕石術など
	超音波ガイド下治療	エタノール局注，ラジオ波治療，マイクロ波治療，ドレナージ治療
	CT，MRIガイド下治療	ラジオ波治療，凍結治療，マイクロ波治療，集束超音波治療

1,000〜2,000 mL を目標限度とし，数日に分けて排液するようにする。

B 低侵襲手術

　胸腔鏡下手術・腹腔鏡下手術の普及に伴って，**低侵襲手術** minimally invasive surgery（低侵襲治療）の名称が定着してきた。低侵襲手術とは，従来の手術と比較して手術創傷を縮小させ，あるいは手術創傷のない治療を行うことによって，外科治療のもつ侵襲性の軽減をはかる治療である。一般に，内視鏡による治療や，X線などによる画像のガイド下に行う治療がこれに含まれる（▶表4-1）。

　19世紀後半に外科治療の原型が登場し，20世紀半ばには直視下❶の手術が完成したが，21世紀はまさに低侵襲手術の時代といえる。医学を含む科学の発展とともに普及してきてた治療法であるが，技術の進歩に伴って今後も新しい治療法が登場してくると見込まれる。

1 内視鏡ガイド下の治療

　内視鏡 endoscope とは，消化管・気道や腟などの管腔臓器のほか，体腔部に挿入して内部の状態を観察することを目的とする器械である。近年では，さらに手術手技が加わった（▶図4-20）。

1 管腔内視鏡治療

　管腔内視鏡とは，消化管や尿道，腟など管腔臓器に適用して，その内壁の状態などを観察する機器である。古くは1868年にクスマウル Kussmaul, A. が，硬性鏡❷を用いてヒトの胃をはじめて観察している。その後，1950年ごろにわが国で胃カメラが開発され，1960年代にはファイバースコープ（軟性鏡❸）が登場し，食道・胃ならびに大腸内腔の自由な観察が可能となった。現在では，CCD❹やCMOS❺センサーを取りつけた電子内視鏡の時代となっており，

▢NOTE

❶直視下
　じかに目で見ながら，の意味。

▢NOTE

❷硬性鏡
　円筒形をした金属製の内視鏡で，尿道や腟などの管腔臓器を観察する。

❸軟性鏡
　柔軟な素材を使用して作られた内視鏡で，手もとの操作で先端の向きをかえられる。

❹CCD
　電荷結合素子。

❺CMOS
　相補型金属酸化膜半導体。

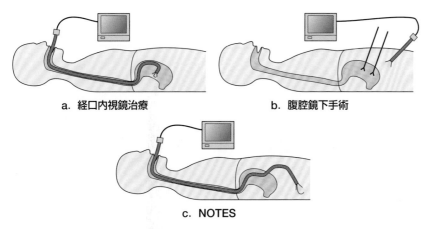

a. 経口内視鏡治療　　　b. 腹腔鏡下手術

c. NOTES

▶図4-20　内視鏡下手術の種類

さらに詳細な診断が可能となってきている。

● **止血治療**　消化性潰瘍（胃・十二指腸潰瘍）や食道静脈瘤の出血に対して，内視鏡的止血術が行われている。過去には，消化性潰瘍の出血の多くは緊急手術の適応であったが，胃酸分泌抑制薬（H_2ブロッカー，PPI）の出現や高張ナトリウム-アドレナリン液やエタノールを用いた局所注入療法，内視鏡用高周波止血鉗子や止血用クリップを用いた止血術などの進歩により，現在では内視鏡治療が主流となっている。

　一方，食道静脈瘤出血に対しては，内視鏡に装着したゴムバンドで静脈瘤を縛る内視鏡的静脈瘤結紮術 endoscopic variceal ligation（EVL）や，脈瘤内あるいは静脈瘤周囲に硬化剤を注入する内視鏡的静脈瘤硬化療法 endoscopic injection sclerotherapy（EIS）が行われている。

● **腫瘍の診断と切除**　内視鏡診断学の進歩に伴って早期がんが多数発見されるようになったが，超音波内視鏡検査が登場し，早期がんの深達度診断や管腔外病変の診断も行われるようになってきた。さらに，拡大内視鏡❶検査に狭帯域光観察❷を併用することによって，組織生検を行わなくても，がんの診断が可能となってきている。また，大腸がんにおいては，ピットパターン pit pattern とよばれる表面構造の模様から，早期がんの深さも予測できるようになった。

　リンパ節転移の危険性のない早期胃がん・早期大腸がんでは，内視鏡的切除で根治できるため，内視鏡的治療が発達してきた。初期にはポリペクトミー polypectomy（ポリープ切除術）のみであったが，1980年代初頭には内視鏡的粘膜切除術 endoscopic mucosal resection（EMR）が行われるようになった。そして，近年では内視鏡的粘膜下層剝離術 endoscopic submucosal dissection（ESD）の登場によって，より広範囲の切除が可能となってきている（▶図4-21）。

● **狭窄の治療**　消化管の狭窄・閉塞病変に対して，内視鏡的バルーン拡張術❸endoscopic balloon dilation が行われる。術後吻合部狭窄，内視鏡的粘膜下層切除術後の狭窄に加え，炎症性腸疾患・食道炎による狭窄に対してもバ

NOTE

❶**拡大内視鏡**
　消化管などの粘膜表層を拡大して観察できる機能を備えた内視鏡。

❷**狭帯域光観察** narrow band imaging（NBI）
　血液中のヘモグロビンに吸収されやすい狭帯域光による観察である。粘膜表層の毛細血管と粘膜微細模様が強調して表示される。

NOTE

❸**バルーン拡張術**
　病変部にバルーンカテーテルを挿入して，狭窄・閉塞を緩和・除去する手術。

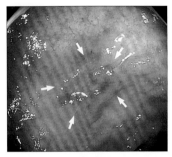

a. 早期胃がん

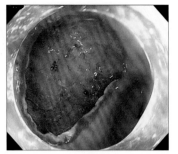

b. 切除後

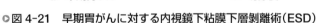

◎図 4-21　早期胃がんに対する内視鏡下粘膜下層剥離術（ESD）

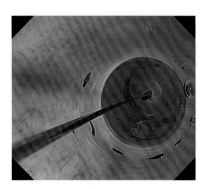

◎図 4-22　内視鏡的バルーン拡張術

食道がん術後の吻合部狭窄に対する治療として行われたものである。

ルーン拡張術が行われている（◎図 4-22）。近年では，難治性の良性食道狭窄に対し，RIC❶も行われる。一方，切除不能な食道がん，十二指腸浸潤を伴う膵がんなどによる悪性狭窄に対しては，自己拡張型金属ステント self-expandable metallic stent（SEMS）の挿入が行われている。

　最近では，大腸ステントが保険適用となっており，大腸がんによる腸閉塞に対して術前に挿入することで，人工肛門を造設することなしに腸閉塞状態を解除してから手術を行う施設も増えてきている。

● **逆流防止治療**　欧米では逆流性食道炎の発生頻度が高く，プロトンポンプ阻害薬のような薬物治療以外に，逆流防止を目的とした噴門形成術が選択されている。とくに，腹腔鏡下手術の登場によって手術例が増加し，近年では内視鏡的に逆流防止治療も行われるようになってきた。内視鏡的噴門縫縮術以外に，硬化剤の局所注射，ラジオ波を使った治療が海外では行われているが，再発しやすく，わが国では普及していない。

● **NOTES**　経自然孔経管腔的内視鏡手術 natural orifice transluminal endoscopic surgery（NOTES）は，口や肛門などの自然孔から挿入して，管腔臓器（胃・腟・結腸・直腸・膀胱）の壁から体腔内（腹腔・胸腔）へ内視鏡を出し，体壁を損傷せずに診断・治療を行う手術手技である（◎161 ページ，図 4-20-c）。

　その原型は古く，すでに 1901 年にオット Ott, D. が経腟的に腹腔内の観察を行っている。その後，自然孔を経由して体腔にいたる治療としては経皮的内視鏡下胃瘻造設術 percutaneous endoscopic gastrostomy（PEG）や膵嚢胞に対する経胃的ドレナージなどが行われていた。21 世紀に入って，腹腔鏡下手術にまさる低侵襲性を目ざした NOTES が提唱され，実用化が模索されてきたが，現在のところ動物実験による報告が多い。臨床的には経腟的に虫垂切除術や胆嚢摘出術の報告が行われるようになってきたが，多くは 1〜3 本の腹腔鏡鉗子の補助によるハイブリッド NOTES として行われている。

● **POEM（ポエム）**　経口内視鏡的筋層切開術 per-oral endoscopic myotomy（POEM）とは，食道アカラシア❷に対する治療として，内視鏡を使用して食道の内側から筋層を切る手技である。食道アカラシアの治療法としては，バ

▱ NOTE

❶RIC

　radical incision and cutting の略で，高周波ナイフを用いて狭窄部の瘢痕組織を切開・除去することによって狭窄を改善する手技。

▱ NOTE

❷食道アカラシア

　食道と胃のつなぎ目にある下部食道括約筋内の神経叢細胞の変性もしくは消失によって，食道の正常な蠕動運動が欠如し，噴門部括約筋の弛緩機能が障害された疾患。

ルーン拡張術が行われることもあるが，再発率が高いため手術で食道の筋肉を切開するヘラー Heller 筋層切開術が腹腔鏡下手術で行われることがほとんどであった。ここに，さらなる低侵襲手術としてわが国で POEM が開発され，急速に普及しつつある。

2 体腔内視鏡治療

胸腔内・腹腔内の臓器に対する外科治療は，開胸または開腹により行われていたが，開胸や開腹を行わず，胸壁や腹壁から内視鏡ならびに手術鉗子を挿入して行う体腔内視鏡治療が急速に普及してきている。

◆ 腹腔鏡下手術

1901 年にドイツのケリング Kelling, G. が膀胱鏡を用いて成犬の腹腔内の観察を行い，腹腔鏡検査 celioscopy と命名したが，1910 年にはスウェーデンのヤコベーウス Jacobaeus, H. C. が腹腔鏡検査をヒトで試みている。

その後 1960 年代に入って，ドイツの婦人科医のゼム Semm, K. が腹腔鏡機材の開発を土台に，婦人科領域の治療に腹腔鏡下手術を行った。当初は術者のみの視野に制限されていた腹腔鏡下手術は，1986 年に，腹腔鏡に接続可能なテレビカメラの開発によって転換点を迎えた。翌 1987 年には，フランス人開業医のモレ Mouret, P. によって世界初の腹腔鏡下胆嚢摘出術が行われ，その後急速に世界中に普及していった。

今日では，腹腔鏡を用いた手術は消化器外科領域をはじめ，婦人科領域・泌尿器科領域で普及し，行われる術式も多岐にわたっている（◎図 4-23-a）。また近年では，さらなる低侵襲性を目ざした単孔式腹腔鏡下手術 single incision laparoscopic surgery（SILS）が登場し，すぐれた整容性が示された（◎図 4-23-b）。

● **腹腔鏡下手術の利点**　腹腔鏡下手術は，従来の開腹手術に比べて多くの利点を有する。まず，神経・内分泌反応としてのコルチゾールやカテコールアミンの増加が少ない。

また免疫反応として，急性炎症反応を反映する C 反応性タンパク質（CRP）やインターロイキン（IL）-6 の増加が少なく，非特異的免疫反応である白血

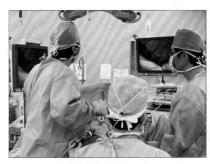

a. 腹腔鏡下手術

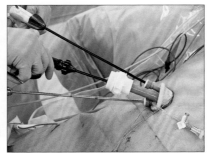

b. 単孔式腹腔鏡下手術（SILS）

◎図 4-23　腹腔鏡下手術

球の増加，とくに顆粒球の増加が軽度である。さらに，開腹手術による細胞性免疫反応の低下は，残存腫瘍の増殖や進展にも影響を与えるが，腹腔鏡下手術では，T細胞やナチュラルキラー（NK）細胞の活性がそこなわれず，Th1/Th2[1]バランス，すなわち細胞性免疫反応が保たれる傾向にある。

　手術に伴うこれらの生体反応が腹腔鏡下手術で抑制される機序としては，腹壁損傷が少ないことや，腹腔鏡下手術で使用する二酸化炭素の好影響が考えられている。

　さらに，術後疼痛の軽減や，術後肺機能障害の減弱，腸管運動の早期回復など多くの利点を有する。

● **腹腔鏡下手術の欠点**　一方で，腹腔鏡下手術では視野の制限や鉗子操作の制約のために重篤な合併症を生じる危険性がある。そのため，腹腔鏡下手術特有の技能習得を目的として，各学会が技術認定制度を発足させ，また各大学や地域では教育システムの構築や講習会が行われるようになってきた。

● **腹腔鏡下手術の進歩に伴う変化**　胃がんや大腸がんのような腫瘍性疾患に対しても，腹腔鏡下手術が行われるようになってきた。その背景には，腹腔鏡の画像解像度の向上とともに周辺機器の改良がある。鏡視下において，安全かつ容易に血管の止血と切離が行える超音波凝固切開装置や血管密封装置 vessel-sealing system の登場，そして鏡視下用の自動縫合器の登場も腹腔鏡下手術の普及に貢献してきている。

　さらに，複雑な手術を行うために，ダビンチ da Vinci のような内視鏡下手術支援ロボットシステムが開発された。3Dモニター画面をみながら，人間の手の動きに近いロボットアームを使用するため，より精緻な内視鏡下手術を行うことが可能となった（◐図4-24）。現在，消化管・肝胆膵領域をはじめとして保険適用となる術式が増加しており，より一層の普及が予想される。

□ NOTE
❶ Th1とTh2
　免疫反応の進行とともにCD4陽性T細胞はヘルパーT細胞に分化し，これがさらに機能において分化した細胞。Th1は細胞性免疫に，Th2は液性免疫に主として関与する。

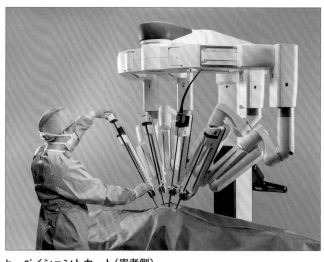

a. サージョンコンソール（外科医側）　　b. ペイシェントカート（患者側）

◐**図4-24　手術支援ロボット（ダビンチ）**
（© インテュイティブサージョン株式会社）

▌腹膜外病変に対する鏡視下手術

　腹腔鏡下手術の特殊な方法であるが，後腹膜臓器である副腎や腎臓の腫瘍に対して，腹腔鏡用器材を用いて腹腔内に入らずに後腹膜腔を介して空間を作成し，鉗子操作による摘出が行われている。

◆ 胸腔鏡下手術

　先述のヤコベーウスによって，肺結核患者に対する気胸療法施行の際に，はじめて胸腔鏡を用いた観察が行われている。その後は腹腔鏡下手術と同様に，テレビカメラの開発に伴い 1990 年代に入って胸腔鏡下手術の適応が拡大されていった。当初は，気胸に対するブラ切除のような簡単なものであったが，しだいに肺の腫瘍性疾患に対する肺切除や縦隔腫瘍の切除，さらには食道がんに対する胸腔鏡下手術も行われるようになってきている。

　開胸創部の疼痛は開腹創部に比べて強く，術後疼痛の軽減に関しては，腹腔鏡下手術以上の効果が期待できる。胸腔鏡下手術は，ビデオ補助下胸腔鏡下手術 video-assisted thoracic surgery（VATS）とよばれることが多い。近年では，腹部手術と同様に，食道がん・肺がんや縦隔腫瘍に対してロボット支援下手術も行われている。

3 その他の内視鏡治療

● **膀胱鏡・尿管鏡による治療**　内視鏡のなかでも膀胱鏡の歴史は古く，1877 年にドイツの泌尿器科医であるニッツェ Nitze, M. によって開発され，初期の腹腔鏡や胸腔鏡による観察にも利用されている。膀胱鏡・尿管鏡にはそれぞれ硬性鏡と軟性鏡がある。膀胱鏡を使用した経尿道的な膀胱腫瘍切除や前立腺肥大症に対する治療が行われている。軟性膀胱鏡は外来での血尿精査や膀胱腫瘍の術後のフォローなどに使用されている。膀胱鏡よりもさらに先端が細い尿管鏡は，尿管・腎盂内の観察や尿管および腎結石のレーザー治療などにも使用されている。

● **関節鏡による治療**　整形外科領域では，1918 年に高木憲次によって膀胱鏡を用いた死体の膝関節内の観察が行われ，1922 年には関節鏡が開発されている。さらに，関節鏡下手術 arthroscopic surgery としては，1962 年に関節鏡下の半月板切除が行われている。このように整形外科における内視鏡手術の歴史は古く，今日では手・肘・肩・足・股関節などの各関節で多様な手術が鏡視下に行われている。

● **その他の領域における内視鏡下手術**　耳鼻咽喉科領域でも，1990 年代に入って，副鼻腔炎に対する内視鏡下鼻内副鼻腔手術が急速に広がってきている。また，甲状腺がんや乳がんに対しても，皮下経由で内視鏡下に切除手術が行われている。

2 画像ガイド下の治療

　画像ガイド下治療とは，超音波や X 線によって患者の体内を画像で描出

して，それを見ながら手術操作を加える治療である。主として放射線画像を応用して治療を行う方法を，インターベンショナルラジオロジー interventional radiology（IVR）と総称する。

1　Ｘ線透視下血管内治療

　1953 年にスウェーデン人のセルディンガー Seldinger, S. I. が開発したセルディンガー法❶に基づく治療法が基本である。Ｘ線ガイド下に目的とする臓器へ経皮的に血管内からカテーテルを誘導し，治療を行う方法であり，①バルーン拡張治療，②ステント治療，③塞栓治療，④選択的薬剤注入治療が行われている。血管の動脈硬化性病変部，動脈瘤がおもな手術適応である。

● 狭心症・心筋梗塞の治療　狭心症・心筋梗塞に対する治療として，**経皮的冠動脈インターベンション治療** percutaneous coronary intervention（PCI）が行われている。PCI のうち，先端に小さなバルーンのついたカテーテルを冠動脈の狭窄部まで誘導して，動脈硬化や血栓によって狭くなっている部位にバルーンを用いて拡張させ良好な血流に改善する方法を，**バルーン拡張術**とよんでいる。バルーン拡張術のみによる PCI である POBA（plain old balloon angioplasty）では，急性冠閉塞を 5〜10％で引きおこし，治療後 6 か月以内に 40％が再狭窄をきたす。

　これらの欠点を改善するために開発されたのが病変部にステントを留置する**冠動脈ステント留置術**である。最初に登場したベアメタルステントは，とくに急性冠閉塞の回避に効果を発揮し，再狭窄率も 6 か月以内で 20％程度と軽減した。続いて登場した，再狭窄を防ぐ薬剤を塗った薬剤溶出性ステントでは，再狭窄率は 5％程度まで改善し，その後の改良と検証の結果，現在ではほぼすべての場面で薬剤溶出性ステントが選択されるにいたった。ステント留置に不適切な小血管やステント再狭窄に対する治療選択肢として，再狭窄を防ぐ薬剤を塗ったバルーンを病変部に誘導し，バルーンを拡張することでその部位に薬剤を直接作用させる薬剤溶出性バルーンも近年では登場し，その有効性が示されている。

　また，動脈硬化病変を切除する方向性冠動脈粥腫（じゅくしゅ）切除術や高度石灰化病変には回転式あるいは軌道式切削術などの治療法もある。なお，急性心筋梗塞の場合には，バルーン拡張術やステント留置術の前に血栓吸引療法や末梢塞栓防止装置などを併用することもある。

● 不整脈の治療　不整脈治療は外科治療よりもカテーテルによる治療がむしろ主流となっており，**経皮的カテーテル心筋焼灼術（カテーテルアブレーション** catheter ablation）とよばれている。以前から行われていた WPW 症候群などの発作性上室頻拍や心房粗動に対するカテーテルアブレーションに加え，わが国では 2000 年代より心房細動に対するカテーテルアブレーションが開始され，現在は広く普及している。

　発作性心房細動では，肺静脈から発生する期外収縮が引きがね（トリガー）となって心房細動が引きおこされることが知られている。トリガーとなる肺静脈からの活動電位の伝播を防ぐために，肺静脈-左心房間の心筋に熱を加

□NOTE

❶セルディンガー法
　大腿動脈や橈骨動脈から経皮的にガイドワイヤーをＸ線透視下に検査・治療部位まで進めたあと，ワイヤーに沿ってカテーテルを挿入し，あとは経カテーテル的に検査・治療を行う方法。

えたり冷却したりすることで肺静脈を電気的に隔離する肺静脈隔離術がおもな治療法として行われている。

　また，心房細動によって生じた血栓が脳や全身へ飛散する心原性脳梗塞・全身性塞栓症を予防するために，カテーテルを用いて血栓の好発部位である左心耳を閉鎖する経皮的左心耳閉鎖術がわが国でも開始された。

● **弁膜症の治療**　大動脈弁狭窄症は重症化すると致命的となる疾患であるが，手術侵襲が非常に大きい。高齢や低 ADL，合併症などのため外科的手術がハイリスクな患者をおもな対象とした手術として開発されたのが，バルーン拡張型や自己拡張型の人工弁をカテーテルによって大動脈弁位まで誘導し，自己の大動脈弁を押しのけるかたちで人工弁を留置する**経カテーテル的大動脈弁留置術** transcatheter aortic valve implantation（TAVI）である。

　短期成績では外科的大動脈弁置換術に劣らないことや低侵襲であることから急速に普及しているが，まだ長期成績が判明していない，外科的大動脈弁置換術で使用する生体弁に比較して血栓が生じやすい，などの欠点もある。

　そのほかにも，僧帽弁狭窄症に対してバルーンで治療する経皮的僧帽弁交連切開術や，僧帽弁閉鎖不全症に対して僧帽弁の一部をクリップでつまむことによって逆流を改善する経皮的僧帽弁接合不全修復術，わが国では承認されていないが三尖弁閉鎖不全症に対するカテーテル治療などがある。

● **脳血管障害の治療**　脳動脈瘤は破裂するとクモ膜下出血をおこして重篤化する。破裂の危険性の高い脳動脈瘤に対しては，開頭クリッピング術が施行されるが，近年は，開頭を伴わないカテーテル治療（脳血管内手術による**コイル塞栓術❶**）も広く行われるようになってきている。

　また頸部頸動脈の動脈硬化により，内膜に 粥 状 硬化（プラーク）がたまり狭窄が生じると，そこでできた血栓，もしくはプラークの破片がはがれ，血管内を移動し脳の動脈に流れ込んで脳梗塞をおこす。そのため同部位に対して，従来の頸動脈内膜剝離術 carotid endarterectomy（CEA）のみならず，バルーンつきカテーテルの挿入による狭窄部の拡張，あるいはステントの留置が行われるようになってきている。

● **大動脈瘤の治療**　大動脈瘤に対しての治療は，以前は開胸や開腹を伴う人工血管置換術が唯一の治療法であった。これらは手術侵襲が大きく死亡率が高く，手術が困難とされる高齢者が多く存在した。2006 年，ステントに非常に薄い人工血管が装着され小さく折りたたまれた**ステントグラフト**が認可承認されたのを機に，国内の大動脈瘤治療は大きな変貌をとげた。

　大動脈瘤に対するステントグラフト術は，足の付け根の総大腿動脈から，ステントグラフトを挿入し，大動脈瘤の部位で広げて内腔から血管に密着させ，動脈瘤の破裂を予防する治療である。これによって，これまで手術ができないと言われていた高齢の患者が手術を受けられるようになった。

● **消化管出血の治療**　内視鏡的止血が不可能，あるいは困難な消化管出血に対しては，出血動脈にカテーテルを誘導し，コイルなどを注入して止血がはかられている。

● **肝がんの治療**　肝細胞がんに対しては，ゼラチンスポンジで肝動脈を詰

める**肝動脈塞栓術** transcatheter arterial embolization（TAE）や，肝動脈への抗がん薬治療が行われている。また，切除不能の転移性肝がんに対しては，肝動脈にカテーテルを留置して持続的に抗がん薬を投与する選択的動脈内注射治療が行われている。

2 その他のX線透視下治療

　X線ガイド下にイレウス管❶を挿入し，腸閉塞の治療が行われている。また，泌尿器科領域では，尿管結石に対する治療として，X線撮影で結石の位置を同定し，体外から衝撃波をあてて結石を破砕する体外衝撃波砕石術 extracorporeal shockwave lithotripsy（ESWL）が行われている。

3 超音波ガイド下の治療

　肝細胞がんに対する治療として，3 cm 以下のものでは，超音波ガイド下にエタノール注入療法 ethanol injection therapy（EIT）や，ラジオ波凝固療法 radiofrequency ablation（RFA），マイクロ波凝固療法 microwave coagulation therapy（MCT）が行われている。また，腹腔内または胸腔内の膿瘍に対して超音波ガイド下穿刺ドレナージ，急性胆嚢炎・閉塞性黄疸に対して経皮経肝的胆嚢/胆管ドレナージが行われる。

4 CT，MRI ガイド下の治療

　CT ガイド下や MRI ガイド下に，加熱あるいは凍結による治療が行われている。肝がん・肺がん・腎がんに対するラジオ波治療や，肺がん・肝がん・腎がん・乳がん・子宮筋腫に対する凍結治療，肝がん・乳がんに対するマイクロ波治療，子宮筋腫に対する集束超音波治療などが行われるようになってきた。ただし，保険適用は肝がんの治療と腎がんの凍結治療に限られている。

▭ NOTE
❶イレウス管
　腸閉塞の際に経鼻的・経肛門的に挿入される管で，腸内容物の排出・減圧に用いられる。

C 臓器移植

1 臓器移植総論

1 臓器移植の歴史

　世界ではじめての人体における臓器移植の成功例は，1954 年にアメリカのマレーによって行われた一卵性双生児間の生体腎移植である。一卵性双生児間であったため，免疫抑制薬の投与なしに移植腎が長期生存した。その後，心臓や肝臓などの臓器移植手術が行われたものの，術後の拒絶反応により，移植臓器の生存率はきわめて不良であった。

　しかし 1980 年代には，副作用が比較的少なくかつ拒絶反応の制御が可能

な免疫抑制薬であるシクロスポリンの登場，長時間の臓器保存が可能な臓器保存液の開発，脳死ドナーの概念とその法的整備の確立により，欧米を中心に臓器移植が標準的な医療の1つとして広く普及した。

　一方，わが国では，法整備の遅れから生体ドナー（◉170ページ）からの腎移植や肝移植が行われてきたが，1997（平成9）年に臓器の移植に関する法律（臓器移植法）が施行されて以降，脳死ドナーからの各臓器移植が行われるようになった。

2 脳死ドナーからの臓器移植

● **生体移植・心停止移植の問題点**　健康なドナーから臓器提供を受ける生体からの臓器移植には，健康人に手術をするという倫理的な問題や，1つの身体に1つしか存在しない心移植を行うことは不可能であるという問題がある。また，心停止後に臓器を移植する死体からの臓器移植では，心停止直後から臓器機能が失われるため，多くの臓器では移植を行っても臓器が機能しないという問題がある。

　こうした問題点を克服できる最も合理的な臓器移植様式は，脳幹を含む脳全体が死亡するも，その後，生命維持装置で数日のみ胸・腹部臓器が生存可能な，脳死ドナーからの臓器移植である（◉図4-25）。

● **脳死移植を可能にする法整備**　しかし，脳死ドナーからの移植の施行には，古来受け入れられてきた心停止死亡に加えて，脳死という概念に関する法整備が必要である。わが国では1997（平成9）年に臓器移植法が施行され，ドナーの生前の意思表示を前提とした脳死移植が可能となった。

　さらに，2008年には外国に渡航して臓器移植を受けることを世界的に禁止する**イスタンブール宣言**が出された。これを受けた国内での臓器移植拡大を求める声の高まりもあり，2010（平成22）年には改正臓器移植法が施行され，脳死ドナーの家族の同意による臓器提供および15歳未満のドナーからの臓器提供が可能となった。しかしながら，わが国における脳死ドナー提供は年間50例程度と，米国の1/200，韓国の1/8にとどまっており，いまだ生体ドナーからの臓器移植が主体である。

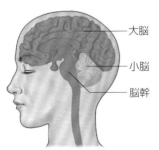

a. 正常

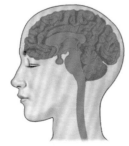

b. 植物状態
脳幹は生存している。

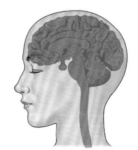

c. 脳死
脳幹を含む全脳が死亡
している。

◉図4-25　植物状態と脳死の違い

3 臓器移植の分類

　臓器提供者を**ドナー**，その受容者を**レシピエント**，移植される臓器を**グラフト**（移植片）とよぶ。臓器移植は，ドナーの生死あるいは脳死状態により，**生体移植，脳死移植，心停止移植**に分類される。

　また移植は，臓器をそもそもあるべき場所に移植する**同所性移植**と，異なる場所に移植する**異所性移植**にも分けられる。腎臓や膵臓は一定の形態を保つ臓器であり，その移植は機能を追加するためのものであるため，身体に対する侵襲を小さくするために，開腹せず骨盤に追加臓器として異所性移植を行うことが多い。このとき，臓器不全となった腎臓や膵臓は摘出する必要はない。一方，心臓・肝臓・肺は，それらの臓器がそもそも存在する部位でないと機能を発揮できないため，機能不全となった臓器を摘出し，同じ部位に同所性移植を行う。

4 血液型と組織適合抗原

● **血液型**　臓器移植は輸血と同様，血液型一致あるいは適合が基本である。すなわち，O型ドナーの臓器はA抗原もB抗原も有しないので，すべての血液型レシピエントに移植可能であるが，A型ドナーはA型あるいはAB型レシピエント，B型ドナーはB型あるいはAB型レシピエント，AB型ドナーはAB型レシピエントにのみ臓器提供が可能である（●図4-26）。

　しかし，リツキシマブというB細胞を破壊して抗血液型抗体をつくらないようにする薬剤の登場により，血液型不適合の組み合わせによる生体肝移植や生体腎移植も安全に行えるようになった。

● **組織適合抗原**　血液型は赤血球の表面にある抗原マーカーであるが，**組織適合抗原**という白血球の抗原マーカーも存在しており，ヒトでは**HLA**（ヒト白血球抗原）とよばれる。HLAには，血液型と異なり無数の型が存在するが，これは自身と異なる細胞を認識して排除するためである。したがって，HLAの型が近いドナーとレシピエントの間で移植を行うことで，拒絶反応がおこりにくくなることが期待できる。まれにHLAが同一の組み合わせによる臓器移植が可能であるが，この場合は拒絶反応をほとんど発症しないため，とくに心臓や腎臓において移植臓器の生着率がきわめて良好である。

5 拒絶反応

　拒絶反応とは，移植されたグラフトをレシピエントが排除しようとして攻

		レシピエント			
		O型	A型	B型	AB型
ドナー	O型	適合（一致）	適合（不一致）	適合（不一致）	適合（不一致）
	A型	不適合	適合（一致）	不適合	適合（不一致）
	B型	不適合	不適合	適合（一致）	適合（不一致）
	AB型	不適合	不適合	不適合	適合（一致）

矢印の方向に移植が可能である

●図4-26　血液型と臓器移植

撃する反応であり，生物に従来備わっている異物排除機能である。移植後数時間以内にすでに準備されていた抗体による攻撃にて移植臓器死亡にいたる**超急性拒絶反応**，移植後 1 週間から 3 か月の間に T 細胞による攻撃を主体として発症する**急性拒絶反応**，移植後数年をかけてゆっくり発症する**慢性拒絶反応**に分類される。

　臨床的に多く遭遇するのは急性拒絶反応と慢性拒絶反応であるが，免疫抑制薬の追加や増量にて治療可能な急性拒絶反応と，移植臓器の繊維化・硬化が完成すると通常は再移植以外に治療法がない慢性拒絶反応では，予後が大きく異なる。

6 免疫抑制薬

　免疫抑制薬は，文字どおり患者の免疫機能を抑制する薬剤であり，自己免疫疾患の治療や，移植時の拒絶反応の抑制を目的に使用される。臓器移植は，副作用が少なく拒絶反応を制御する一方で感染症の発症が少ない，良好な免疫抑制薬の発展により支えられてきた。

　臓器移植においては，移植後早期には強力に免疫抑制薬の導入を行うが，数か月以上の期間が経過すると，本来異物である移植グラフトをレシピエントの免疫系が受け入れるようになり，少なめの免疫抑制薬による維持免疫療法を行うことが可能になる。しかし，免疫抑制薬を中止することは困難であり，少量でも一生免疫抑制薬の投与が必要である。

● **免疫抑制薬の種類**　免疫抑制薬としては，導入・維持ともに，細胞内のカルシニューリンとよばれる物質を阻害する**カルシニューリン阻害薬**（タクロリムス，シクロスポリン），リンパ球の代謝分裂を抑制する**代謝拮抗薬**（ミコフェノール酸モフェチル，アザチオプリン），**ステロイド薬**の組み合わせをおもに使用することが多い（◐表 4-2）。それぞれの投与量は，個々の症例に応じて，副作用を最小に抑えつつ拒絶反応を制御するように調整する。

　有名な副作用としては，カルシニューリン阻害薬による腎機能障害や高血圧，代謝拮抗薬による骨髄抑制や感染症，ステロイド薬による糖尿病や感染症があげられる。

　急性拒絶反応に対しては，ステロイドパルス療法とよばれるステロイド薬

◐表 4-2　**おもな免疫抑制薬の種類**

分類	製剤	特徴	副作用
カルシニューリン阻害薬	タクロリムス シクロスポリン	強力な免疫抑制	高血圧，腎機能障害，頭痛，振戦，糖尿病
代謝拮抗薬	ミコフェノール酸モフェチル アザチオプリン	腎機能障害をおこさない	骨髄抑制，下痢，易感染性
ステロイド薬	メチルプレドニゾロン プレドニゾロン	非特異的免疫抑制	糖尿病，易感染性
抗体製剤	サイモグロブリン リツキシマブ	T 細胞を破壊 B 細胞を破壊	易感染性

○表 4-3　UW 液による臓器保存時間の目安

臓器	保存可能時間	臓器	保存可能時間
心臓	4 時間	肝臓	17 時間
肺	6 時間	膵臓	21 時間
小腸	8 時間	腎臓	23 時間

の大量投与を行う。難治性急性拒絶反応に対しては，T 細胞に対する抗体医薬品であるサイモグロブリンを用いる。また，血液型不適合移植においては，術前に B 細胞に対する抗体医薬品であるリツキシマブを使用する。

7　臓器保存

　移植グラフトをドナーから摘出したのち，レシピエントに移植して血流を再開するまでの時間を**虚血時間**とよぶ。生体移植においてはドナーおよびレシピエントの手術を同時に行うため，虚血時間が最小となるように手術の進行を調整することが可能である。一方，脳死移植においては，ドナー手術病院からレシピエント手術病院までの臓器搬送にかかる時間を含めて，移植した臓器が機能不全にならないように臓器保存する必要がある。

● **臓器保存液**　現在まで複数の臓器保存液が開発されてきたが，世界的に最も流通している臓器保存液はユニバーシティーオブウィスコンシン（UW）液❶である。1980 年代後半に開発された UW 液は細胞内液とほぼ同じ組成でつくられており，細胞膜を通した物質交換を行わせないようにすることで細胞のエネルギー消費を防ぎ，保存臓器細胞の消耗を抑制する。

● **臓器保存の時間**　臓器保存可能時間と，ドナーおよびレシピエント手術病院の地理的関係に応じて，臓器の搬送手段を航空機や列車，あるいは自動車などから選択する（○表 4-3）。

2　臓器移植各論

1　肝移植

● **適応**　肝移植の適応疾患は，肝臓を入れかえることで本来の健康を取り戻せる可能性が高く，かつ肝移植以外に有効な治療手段がない場合である。肝機能不良な肝硬変を伴う肝がんで，切除や局所治療ができない症例は，肝移植の適応になる。一方，肝機能良好あるいは肝移植以外の治療が可能または肺転移を伴うような肝がんは適応とはならない。

　小児では胆道閉鎖症，成人では肝硬変がおもな適応疾患であるが，いずれにおいても非代償性肝硬変，すなわち黄疸・腹水・肝性脳症などの臨床的肝不全症状を伴い，かつ他臓器機能が保たれている場合に肝移植の適応となる。

● **脳死移植・生体移植の特徴**　肝移植は，ドナーが脳死か生体かにより，脳死肝移植と生体肝移植に大きくわけられる。脳死肝移植は脳死ドナーから

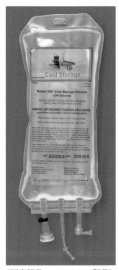

□NOTE

❶ UW 液

（写真提供：アステラス製薬）

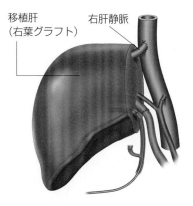

図中ラベル:
移植肝 / 移植肝（右葉グラフト）/ 右肝静脈 / 肝動脈 / 門脈 / 胆管 / Ｔチューブ / 下大静脈

a. 脳死肝移植　　**b. 生体部分肝移植**

⊙**図 4-27　肝移植**

全肝を摘出してレシピエントに移植するものであり（⊙図 4-27-a），臓器保存時間が長い，脳死ドナーがいつ発生するかわからないのでつねに緊急手術である，などの特徴がある。一方，生体肝移植は生体ドナー肝の一部の領域を摘出してレシピエントに移植するものである（⊙図 4-27-b）。ドナーは精神状態を含めた全臓器が健康である必要があり，詳細な全身評価を行ったのちに予定手術として行う，ドナーとレシピエント手術を同時に行うため臓器保存時間が非常に短い，などの特徴がある。

　生体肝移植で肝臓の一部のみを移植するのは，肝臓が再生する臓器であることを利用している。グラフト肝切除後のドナー残肝やレシピエントに移植した部分肝は，通常，1〜2か月で本来あるべき大きさに再生する。生体肝移植は肝再生に依存する部分肝移植であるため，ドナーとレシピエント双方の安全のために，ドナー側は肝提供後の残肝がもともとの 30〜35％，レシピエント側は体重に対してグラフトの重さが 0.8％以上であることが必要である。なお，通常，健常人の肝臓は体重の 2％程度の重さである。

● **レシピエント手術の概要**　肝移植では，レシピエントの病的全肝を摘出後に，肝グラフトをレシピエント体内に同所性に入れ，術野から遠い脈管から，肝静脈，門脈，肝動脈，胆管の順に再建を行う。

● **移植数**　現在，わが国における年間の脳死肝移植症例数はおおむね 40〜60 例，生体肝移植症例数は 350〜400 例程度である。

2　腎移植

● **適応**　腎移植の適応は，慢性腎不全により維持透析中，あるいは透析を導入予定の症例である。急性腎不全は内科的治療により回復することがほとんどであり，腎移植の適応ではない。適応疾患の多くは，慢性糸球体腎炎および糖尿病性腎症である。

● **腎移植の特徴**　心臓・肺・肝臓の移植が，移植を行わなければ生命維持

が困難である患者に救命を目的として行われるのに対し，腎移植は救命ではなく水分・食事制限，透析による時間的拘束，行動範囲の制限などから解放されることによるQOLの向上を目的とした機能付加移植である。

また，免疫学的に寛容性が高い肝臓と異なり，腎臓は免疫学的寛容度が低い臓器であるため，ドナーとレシピエントの組織適合性が移植成績に大きく影響する。

● **ドナー手術の概要**　腎臓は温虚血❶に対する耐性が比較的高いため，生体や脳死ドナーだけではなく心停止ドナーからの腎移植も行われている。脳死あるいは心停止ドナーからの腎移植においては，ドナーから大動脈および下大静脈が一緒になった状態で2つの腎臓を一緒に摘出し，体外で左右の腎臓に分割して2人のレシピエントに移植する。生体ドナーからの生体腎移植においては，長い腎静脈が得られる左腎をグラフトとして用いることがほとんどであり，近年は腹腔鏡による左腎グラフト摘出術が行われる。

NOTE

❶温虚血
虚血時間のうち，保冷されている状態を冷虚血，それ以外の状態を温虚血といい，温虚血のほうが移植臓器の受けるダメージが大きい。心停止ドナーの場合は，心停止から摘出・保冷されるまでの間に温虚血が存在するため，脳死ドナーの場合よりも臓器が受けるダメージが大きくなる。

● **レシピエント手術の概要**　レシピエント手術は右または左下腹部を斜めに切開し，後腹膜腔を開放する。グラフト腎の腎静脈を外腸骨静脈に，腎動脈を外腸骨動脈に，尿管を膀胱に吻合する（▶図4-28）。機能付加手術であるため，レシピエントの腎臓を摘出する必要はない。

● **移植数・グラフト生存率**　わが国では，年間で脳死および心停止ドナーからの死体腎移植が150例程度，生体腎移植が1,500例程度行われている。グラフトの5年生存率は死体腎移植で85％程度，生体腎移植で95％程度である。

3 膵移植

● **適応**　膵移植も腎移植と同様に機能付加型臓器移植である。膵移植の適応のほとんどが，若年時より自己免疫によってインスリン分泌能が枯渇する

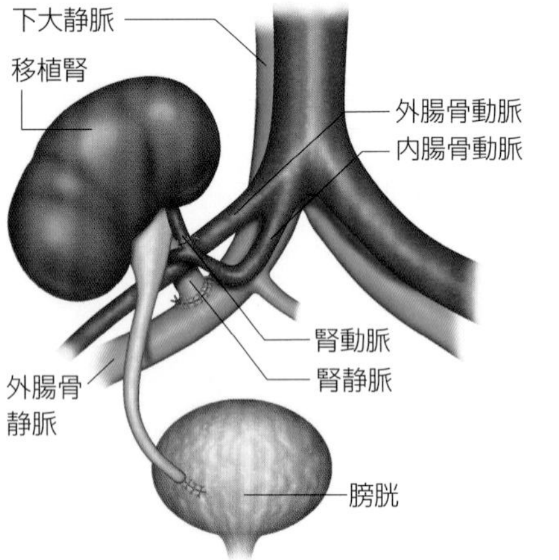

▶図4-28　腎移植

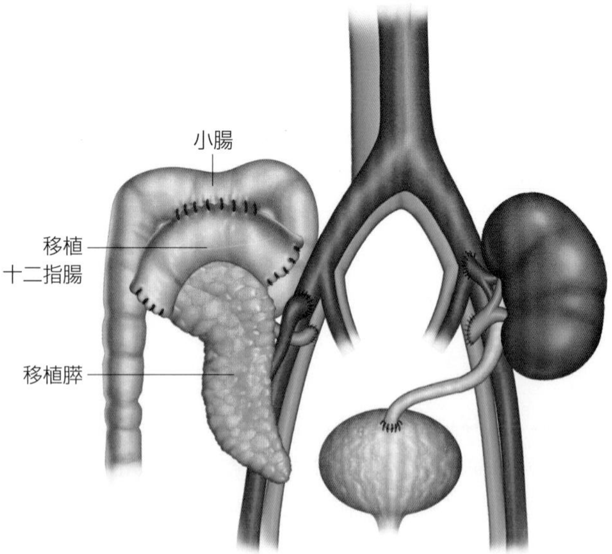

▶図4-29　膵腎同時移植

インスリン依存性糖尿病(1型糖尿病)である。

● **同時移植と単独移植**　重度の糖尿病による糖尿病性腎症による慢性腎不全を合併していることが多いため，脳死ドナーからの膵腎同時移植となることが多い。血糖モニタリングとインスリン投与を行う機器の進化により，膵機能の改善のみを目的として膵臓を単独で移植することは少なくなっている。生体膵移植として生体ドナーの尾側膵を摘出してレシピエントに移植する方法も存在するが，改正臓器移植法の施行以降，生体膵移植はほとんど行われていない。わが国における年間膵移植症例数は30～40例程であり，その多くは膵腎同時移植である。

● **移植手術の概要**　脳死ドナーからの膵グラフトは膵臓に十二指腸と脾臓がついた状態で摘出される。体外で脾臓は除去し，レシピエントに移植を行う。膵腎同時移植レシピエント手術では，腎移植と同様のアプローチにて右骨盤内に膵臓・十二指腸を，左骨盤内に腎臓を移植することが多い。移植膵から十二指腸に分泌される膵液を排出するため，グラフト十二指腸をレシピエントの小腸あるいは膀胱に吻合する(○図4-29)。

● **グラフト生存率**　移植膵の5年グラフト生存率は約70%である。

4　小腸移植

● **適応**　小腸移植は，さまざまな原因で大量に小腸を切除したのちに短腸症候群や機能的小腸不全をおこし，高カロリー輸液による生命維持を行うことが困難に陥った症例に対して適応となる。脳死および生体ドナーの，いずれからの移植もありうる。

● **移植数・グラフト生存率**　小腸に豊富なリンパ組織があるため拒絶反応が出やすく，小腸内に無数に存在する腸内細菌による感染症もおきやすい。その両方を同時にコントロールすること非常に困難であるため，5年グラフト生存率は40～50%と不良である。対象となる疾患が少ないことと低いグラフト生存率により，わが国では年間1～2例程度しか行われていない。

5　心移植

● **適応**　心移植の適応は拡張型心筋症，虚血性心疾患，肥大型心筋症，重度の先天性心疾患などによる慢性心不全である。埋め込み型人工心臓を装着して移植まで数年間待機し，脳死ドナーからの心移植を行う。

　心囊腔の限られた大きさの中で行う同所性移植であり，その空間内で心臓が十分拍動でき，十分なポンプ機能を発揮するためには，ドナーとレシピエントの体格差が小さい組み合わせで行うことが必要である(○図4-30)。

● **心移植の特徴**　心臓の臓器保存可能時間は4時間と短いため，脳死ドナー手術においては他臓器より先行して摘出し，通常，航空機による臓器搬送を行う。レシピエント手術は臓器到着時間に合わせて前もって開始しておき，臓器到着と同時に移植できるように手術時間の設定を行う。

　心臓は他臓器の移植と異なり，拒絶反応の徴候を血液検査や画像診断などで知ることが困難であるため，定期的な心臓カテーテルを用いた心筋生検を

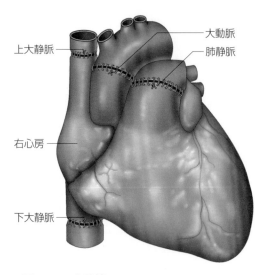

◉図 4-30　心移植

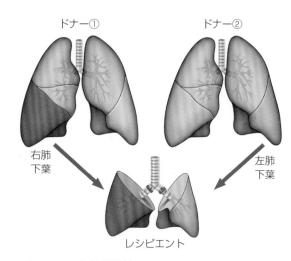

ドナー①　　　　ドナー②

右肺
下葉　　　　　　左肺
下葉

レシピエント

◉図 4-31　生体肺移植

要することが，他臓器移植と異なる点の１つである。

●**移植数・グラフト生存率**　わが国においてはおおむね年間 40～50 例程度の心移植が行われており，5 年グラフト生存率は 90％と非常に良好である。

6　肺移植

●**適応**　肺移植の適応となるおもな疾患は，特発性間質性肺炎，肺リンパ脈管筋腫症，特発性肺高血圧症などである。

●**移植数**　わが国における年間の肺移植症例数は脳死ドナーからが 40～50 例，生体ドナーからが 10～20 例である。

●**脳死移植と生体移植の概要**　脳死ドナーからの肺移植では両肺移植あるいは片肺移植を行い，生体ドナーからの肺移植では生体ドナー 2 人から肺の一部(肺下葉)を 1 人のレシピエントに移植する(◉図 4-31)。

●**グラフト生存率**　肺は小腸と同様に外部環境と直接接触する臓器であるためリンパ系免疫組織が発達しており，同時に細菌・ウイルス・真菌などが感染しやすく，免疫抑制と感染のコントロールが重要である。また，長期的には慢性拒絶反応の発症率も高い。肺移植後の 5 年グラフト生存率は，脳死・生体ともにおおむね 70～75％である。

第 5 章

救急看護の基礎

A 救急処置法の実際

　救急 emergency とは，生命が危急に瀕し，あるいはその可能性が大きく，一刻も早い処置を行わなければ死にいたるという事態への対処のことである。

　この場合に，救命され，また後遺症をできるだけ少なくするためには，**救命の連鎖**とよばれる，4つの救命機能の連携が必要である(●図 5-1)。とくに院外でこのような事態が発生した場合には，どの1つの輪が欠けても救命はできない。救命の連鎖がすべてそろっていた場合は，緊急時の救急処置がいかに早く，適切に行われたかどうかが，患者の予後や救命率を大きく左右する。医療従事者は，日ごろから病態を考えた救急処置を熟知しておく必要がある。

1 救急処置の範囲と対象

● **救急処置の分類と範囲**　**救急処置** emergency treatment には，患者の状態を迅速に把握したあと，① 態勢が準備される前に複数の支援者が行うべき**応急的処置**と，② 医師が介在する**専門的処置**が含まれる。また救急処置法には，軽症患者への外科的一次処置から，特殊な器材・薬剤を要する集中的治療の初期段階までが含まれる。

　最も重症の病態である**心停止**[1]cardiac arrest 患者に対する**心肺蘇生** cardiopulmonary resuscitation(CPR)も，**一次救命処置** basic life support(BLS)と器材・薬剤を必要とする**二次救命処置** advanced (cardiovascular) life support (ACLS，ALS)に分類される。

● **救急処置の対象**　院外から搬送された患者では，いわゆる外傷性ショック(●68ページ)に注意が必要であり，その初期対応が救急処置の中心となる。

　一般病棟内での外科系入院患者の急変時への対応としては，手術前であれば，まず基礎疾患の急性増悪を考慮に入れる。手術直後であれば，合併する術後出血や，不十分な麻酔管理による無気肺，偶発した循環器病変(肺梗

NOTE

❶心停止

　脈が触れない状態である。心電図上では，① 心室細動，② 無脈性心室頻拍，③ 無脈性電気活動，④ 心静止の4つに分類される。① は個々の心筋がかってに収縮し，駆出の主体である心室全体では有効な収縮になっていない状態，② は心電図上は心室性頻拍であるが脈の触れない状態，③ は心筋の活動電位はみとめられるが効果的な心筋収縮がない(電気収縮解離)状態，④ は完全な平坦波の状態である。

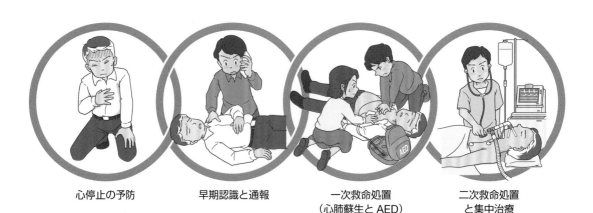

心停止の予防　　　　早期認識と通報　　　　一次救命処置　　　　二次救命処置
　　　　　　　　　　　　　　　　　　　　　(心肺蘇生と AED)　　と集中治療

●**図 5-1　救命の連鎖を構成する 4 つの輪**

塞・心筋梗塞・脳血管障害など），薬剤による副作用，悪性症候群❶，急性感染症などを考慮に入れる。そのほか，日常的には病棟内での転倒・転落などが考えられる。

　緊急処置では，つねに最重症のショック・心肺機能停止などの病態を念頭において対応することが重要である。

● **救急支援体制の整備**　救急処置に必要な手技・器材・薬剤の理解も必要である。また各施設においては，**緊急専用カート**❷の統一化，心肺蘇生の訓練など，施設・部署に適した救急支援体制の整備をしておくことが重要である。

2 救急処置法の原則と実際

1 救急処置法の原則

　救急処置法の原則は，初期のバイタルサインの迅速な評価，および時間経過に伴う容体変化の観察と適切な対応である。

● **救急処置のABC**　**救急処置のABC**は，（A）確実な気道 airway 確保，（B）呼吸 breathing 機能の維持，（C）循環 circulation 機能の維持の3項目をさす。それぞれの項目は，一次救命処置（BLS）と二次救命処置（ALS）に分かれる。

　一方，前述のように，最重症病態である心肺停止に対する心肺蘇生の一次救命処置は **C → A → B** の順番で行う（●表5-1）。心肺蘇生のCABのCは，胸骨圧迫 chest compression による循環 circulation の維持である。

● **バイタルサインの評価と観察**　下記の4項目❸を10秒以内に観察し，重症度を判断する（これを「10秒ルール」という）。また，体重・身長・性別を推測する。救急の現場では，原則的に重症度は緊急度に一致する。なお，聴診器・ペンライトは必携の器具である。

（1）神経所見：意識障害の有無と程度（JCSの桁数による分類〔大分類〕でよい），痛みに対する四肢の動きの左右差，眼球の状態（眼球の位置，瞳孔径の左右差，対光反射の有無），項部硬直の有無

（2）呼吸の状態：呼吸パターン，胸郭の動き，呼吸音，気道閉塞の有無

（3）脈拍（強弱）：心音，血圧（頸部の触診・視診），頸静脈の怒張の有無

（4）体温：触診による熱感の状態

● **意識障害の評価**　ジャパン-コーマ-スケール Japan Coma Scale（JCS），グラスゴー-コーマ-スケール Glasgow Coma Scale（GCS）が日常的に用いられる。JCS2桁以上，GCS13以下は要注意である。急性頭蓋内圧亢進時には，意識障害の出現と同時に，収縮期血圧の上昇，徐脈，呼吸パターンの異常がみられる。GCSでは，運動反応❹が最も重要な評価項目と考えられている。

● **感染防御**　患者の情報の少ない救急外来においては，ゴーグル・手袋・マスク・ガウンを使用するなど，医療者自身の感染防御❺につねに注意をはらうべきである。

❶悪性症候群
　抗精神病薬服用中におこる最も重篤な副作用で，高熱や痙攣，筋強直などを示す。

❷緊急専用カート
　緊急薬剤とCPRセットとからなっている（●283ページ）。

NOTE
❸以前は，バイタルサインは血圧・呼吸・脈拍・体温をさし，意識状態は含まないことが多かった。意識は，血圧・呼吸の安定した状態で評価できるからである。しかし，急変時には循環・呼吸状態と同様に時間経過による意識状態の変化が重要であるため，現在は，意識レベルをバイタルサインに含めることが多い。

❹運動反応
　GCSの評価項目は開眼 eye opening，言語反応 verbal response，運動反応 motor response で構成されている。

❺医療者自身の感染防御
　感染予防の点から，医療従事者には，日ごろから，顔シールド（ゴーグル），あるいは携帯用のポケットフェイスマスクの携行が推薦される。

○表 5-1 心肺蘇生の一次救命処置

分類	成人および青少年	小児(1歳〜思春期)	乳児(新生児は除く)
順番	C → A → B		
圧迫の位置	胸骨の下半分		左右の乳頭を結ぶ線のすぐ下
圧迫の方法	手掌基部・両手	手掌基部・両手または片手	2本指(第2・3指あるいは第3・4指)圧迫(1人法) 胸郭包み込み両母指圧迫(2人法)
圧迫の深さ	約5cm(6cmをこえない)	胸郭の厚さの約1/3	
圧迫の速さ	100〜120回/分		
圧迫/換気の比率	30:2(1人法, 2人法とも)	30:2(1人法)　15:2(2人法)	
脈拍の確認	頸動脈	頸動脈	上腕動脈
胸骨圧迫後の換気回数・時間	2回・1秒/回		
心拍再開時の換気回数	10回/分(6秒ごと)	20〜30回/分(2〜3秒ごと)	
1回換気量	胸郭の上下を視認できる程度(過呼吸は避ける)		

(日本蘇生協議会(JRC):JRC 蘇生ガイドライン 2020 をもとに作成)

2 気道確保——救急の A(airway)

◆ 舌根沈下への対応

舌根沈下に対する基本的な処置としては,2つの方法がある。

1 下顎挙上法　仰臥位で,患者の下顎を前方に押し出す。このとき,下顎の歯列を上顎より前方に押し出すことが重要である。

2 頭部後屈顎先挙上法　頭部を後屈し,顎先を挙上する方法である(○図5-2)。外傷患者では,頸髄損傷を悪化させる危険性があるため推奨されない。

二次的な緊急時の気道確保には,エアウェイの挿入,経口的気管挿管が確実である(○90ページ)。気管挿管が困難なときは,緊急の気管切開が行われる。エアウェイの挿入や,喉頭鏡を用いる喉頭展開は,緊急時にも行えるように,日ごろから訓練しておくべきである❶。また,ラリンジアルマスク(○89ページ)などの声門上デバイスも有効である。

◆ 気道閉塞への対応

異物などによって気道がふさがれることへの処置である。

1 一次救命処置　意識があれば,咳などを誘発して異物を喀出させる。胸腔内圧を上げて異物を喀出させる方法には,① **用手的圧迫法** と ② **背部叩打法** がある。用手的圧迫法には,上腹部を圧迫する**ハイムリック** Heimlich **法** がある。妊婦ではハイムリック法は避ける。

2 二次救命処置　意識のない場合には,緊急気管切開,気管挿管の準備

NOTE
❶現行では医師,訓練を受けた救急救命士以外に認められていないが,気管挿管に関する知識は,医療者として習熟しておきたい。

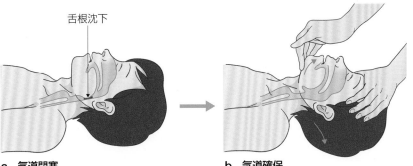

a. 気道閉塞
舌根沈下によって上気道閉塞がおこっ
ている。

b. 気道確保
下顎を挙上することによって気道が確保
される。

◎**図5-2　頭部後屈顎先挙上による気道確保**

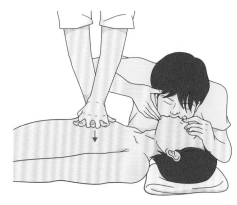

◎**図5-3　呼気吹き込み人工呼吸法**
成人に対して，口対口人工呼吸と胸骨
圧迫を同時に行う場合の図である。
片手で下顎を挙上し，もう一方の手で
患者の鼻をつまみ，呼気をもらさない
ように人工呼吸を行う。胸骨圧迫との
比率は，30：2で協調的に行う。

をする。異物の除去は，喉頭展開後，マギール Magil 鉗子や気管支ファイ
バースコープを用いて行う。この際，吸引装置の準備が必須である。

3　人工呼吸（呼吸の確保・維持）──救急の B（breathing）

　気道が確保されていても呼吸が停止しているか，あるいは換気が不十分な
場合には，人工呼吸が必要になる。一次救命処置として**呼気吹き込み人工呼
吸法**が行われるが，これで呼吸が確保されない場合は，二次救命処置として
加圧式人工呼吸に切りかえて行う。

◆ 呼気吹き込み人工呼吸法

　この方式には，① 呼気を口から口へ吹き込む方法（**口対口** mouth-to-mouth
人工呼吸）と，② 口から鼻へ吹き込む**口対鼻** mouth-to-nose **人工呼吸**，および
③ 乳幼児に対して行われる口から口・鼻へ同時に吹き込む方法（**口対口・鼻
人工呼吸**）がある（◎図5-3）。いずれの場合にも，次の事項に注意する。

（1）気道の確保：一方の手で前額を押さえて頭部を後屈させ，もう一方の手
　　の指で下顎を挙上して気道を確保する。

（2）**送気をもらさない**：施行者は患者の側方から患者の口または口・鼻に，施行者自身の口を大きく開いてあてる。口対口式呼吸では，前額にあてた側の母指と示指で鼻孔を閉じ，施行者の送る呼気が鼻からもれないようにする。口対鼻式呼吸では，下顎挙上によって口を閉じる。

（3）**補助換気**：施行者は十分に息を吸い込み，1回を1秒の速度で，まず2回（1回量は約10〔mL〕/患者体重〔kg〕），患者の気道に息を吹き込む。

（4）**視認**：患者の胸郭が軽く上がることを確認しながら行う。

◆ 加圧式人工呼吸法

　器具を用いて空気または酸素を加圧して，患者の肺に送気する方法である。用いられる器具の基本構造は，① 患者の口周囲に密着させるマスク，② 非再呼吸弁❶，③ 加圧バッグの3つからなり，**バッグバルブマスク** bag valve mask（BVM）とよばれる。

　加圧バッグは，バッグ自体の弾性によって自然に再膨張するようになっている。空気だけでも送気できるが，多くの製品には酸素を取り込む孔があり，ここから高濃度の酸素を送り込むことができる。さらにバッグにリザーバーバッグ（貯留バッグ）を装着することによって，効率よく酸素を送ることができる。

　また，**ジャクソン＝リース** Jackson Rees **回路**は，酸素の供給によってバッグがふくらむ方式のもので，BVMとは構造が異なり，使用には酸素の準備が必須である。とくに患者移送の際には，酸素ボンベ残量に注意する。これらのほかにも，高圧の酸素圧を駆動力とする携帯用**酸素駆動式人工呼吸器**（ニューパック PNEUPAC®など）がある。また，通常の手術に用いられる麻酔器もすぐれた蘇生用呼吸器といえる。

□ NOTE
❶非再呼吸弁
　一度呼出した息（呼気）が再度吸気されないで，一方向性に換気が行えるようにする弁。

4 胸骨圧迫，循環の維持──救急のC (chest compression, circulation)

　胸骨圧迫は，心停止によって循環停止をきたした場合に行う心肺蘇生法の一部である。心停止例での救命率は，心拍再開まで1分間の遅れで7〜10%ずつ低下するといわれている。

● **蘇生続行の判断**　一般に，30分以上の精力的な心肺蘇生処置にもかかわらず反応がない場合は，断念する。または，人工心肺装置などの別の手段も考える。

　頸動脈の脈拍を触知すれば，心肺蘇生は成功して自己心拍が再開したと考え，胸骨圧迫は中止してよい。しかし，一度心拍が再開しても，しばしば再停止がおこるので，蘇生後は集中治療室などでの厳重な管理が必要である。

◆ 胸骨圧迫（閉胸式心マッサージ）

　胸骨圧迫は一次救命処置のなかで最も重要な基本的処置である。胸骨と胸椎の間にある心臓に対して，胸骨を圧迫することによって心拍出を得る方法である（●図5-4）。すばやい開始と，たえまない，強く速い胸骨圧迫が求め

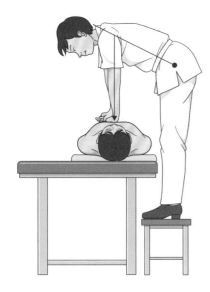

◉**図 5-4　胸骨圧迫**
十分な圧迫ができるように患者を手前に引き
寄せ，背板をあて，背筋をのばし，肘をのば
す。通常，十分な高さをえるためには，足台
も必要となる。
胸骨圧迫で最も重要なことは，中断時間をで
きるだけ少なくし，強く押す，速く押す動作
を続け，かつ完全に胸壁が戻るようにするこ
とである。

られる（約5 cm の深さで 100～120 回/分，◉180 ページ，表5-1）。
　施行の際は患者を仰臥位とし，施行者は両手掌を重ねて，おもに手根部
（手掌基部）を胸骨の下 1/2 部分にあて，肋骨を押さないように指を組む方法
がよい。心肺蘇生を複数人で行う場合には，1 人が胸骨圧迫を行い，1 人が
両手で BVM を傷病者の顔面に圧着し，1 人が BVM のバッグを押して加圧
するなどで対応する。その間，二次救命処置のために，できるだけ早くス
タッフを呼び，ICU などを準備する。

◆ 開胸式心マッサージ

　開胸式心マッサージは，開胸を行って直接心臓を圧迫する方法である。次
のような病態が明らかで，閉胸式心マッサージがまったく無効と考えられる
ときに，二次的救命処置として行われる。
（1）穿通性胸部外傷による心停止
（2）胸郭の著しい変形のある場合
（3）低体温による心停止（この場合はあたためながら行う）
（4）肺塞栓による心停止
（5）心タンポナーデ
（6）心停止と増悪する穿通性腹部外傷の併存
（7）開胸術後の患者
　閉胸式心マッサージよりも高い灌流圧および拍出量が得られ，直視下で心
室細動の診断や，左心腔への薬剤注入，電気的除細動が可能である。

5　静脈確保，薬剤投与

　心停止時は，循環の維持のために薬剤投与が必須となる。
　投与経路としては，容易に穿刺可能な肘正中皮静脈の選択が推奨される。
静脈内に必要量の薬剤を注入後，生理食塩水 20 mL で急速に後押しし，上

肢を挙上する。通常，使用される緊急薬剤はアドレナリンである。静脈路は複数本必要となることが多い。

　静脈以外の薬剤投与経路としては，骨髄への投与がある。骨髄内投与では，脛骨上部の骨髄穿刺が推奨される。

6　その他の必要な救急処置の基本

　ここまで述べたもの以外に必要な救急処置には，以下のようなものがある。

（1）膀胱留置カテーテル（フォリー Foley カテーテル）の留置：時間尿量や性状を観察する。

（2）動脈カテーテルの留置：おもに橈骨動脈に留置し，観血的，持続的に血圧測定を行う。並行して血液ガス分析・採血を行う。

（3）胃管（胃チューブ）の挿入（経鼻的，経口的）：胃洗浄❶，胃液の排除，胃内ガスの排除を行う。

（4）S-B❷チューブの挿入：食道静脈瘤からの出血を一時的に圧迫止血する。

（5）胸腔ドレナージ・胸腔穿刺：血気胸・血胸・胸水・緊張性気胸などの処置を行う。

（6）心囊穿刺：心タンポナーデの際に半座位で，超音波あるいは心電図監視下に治療目的で行う。

▤ NOTE
❶胃洗浄
　薬物・毒物の洗浄排除・希釈・中和のために，おもに左側臥位で行う。
❷ S-B
　ゼングスターケン-ブレークモア Sengstaken-Blakemore の略。

---

plus	電気的除細動器

　電気的刺激によって心室細動・無脈性心室頻拍を解除する装置である。閉胸式では鎖骨下胸骨右上縁と心尖部（左乳頭下）に電極板（パドル）を置く（●図）。電極板にはペーストを塗るかジェルパッドを置く。電極板には通常，陰極板を胸骨側に，陽極板を心尖部に置くように印字されているが，逆に使用しても問題はない。電極パッドを使用する場合もある。

　通常の電気的除細動器は心電図モニターを併用する。心電図で心室細動などを自分で確認し除細動を作動する。一方，後術する AED には自動心電図解析機能が内蔵されている。

　ペースメーカー使用中の患者では，ペースメーカーのジェネレーターから3cm以上離す。使用エネルギー量は，成人では 150〜200 J（ジュール）から開始し，ショック直後に2分間の心肺蘇生を行う。さらに心電図を解析して2回目以降は初回と同じエネルギー量か，高いエネルギー量とする。ショックのたびに2分間の心肺蘇生を行う。開胸の場合は両電極で5Jから開始し，50Jはこえないようにする。

　病院外では，一般的に**自動式体外除細動器** automated external defibrillator（**AED**）が用いられる。AED には心電図波形の自動解析機能を搭載し，除細動の要否を判定し，「除細動が必要」あるいは「除細動の必要なし」と音声と液晶ディスプレイで知らせてくれる機能がある。わが国でも 2004 年7月から一般市民の使用が許可され，駅や大規模店舗，公共の施設など広範に常設され，急速に全国に普及している（2020 年時点で約 70 万台）。AED の使用は，一次救命処置に含まれる。

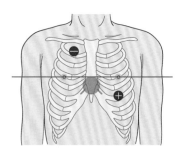

➊，➖は電極板の位置，●は胸骨圧迫での圧迫位置部位を示す。胸骨の位置と乳頭を結ぶ水平線が基準となる。

●図　除細動時の電極板の装着位置

（7）腹腔穿刺・腹腔洗浄：腹腔内出血が疑われるときに，診断目的で行うこともある。

（8）イレウス管挿入：腸閉塞・イレウスの解除を目的に行う。

（9）腰椎穿刺・腰椎ドレナージ：クモ膜下出血・髄膜炎を疑うときの診断や腰椎麻酔を目的に行う。施行者が右利きの場合は，患者を左側臥位の胸膝位にして行う。

（10）膀胱穿刺：尿道からのカテーテル挿入が困難なときや，骨盤骨折などで尿道損傷が強く疑われるときに行う。

B 救急看護の実際

1 救急医療の現状

　わが国の著しい高齢化による疾病構造の変化に伴い，現在，救急医療に対する社会的ニーズも変化している。日常生活のなかで，いつでも，どこでも，誰でもが，救急患者やその家族になる可能性があり，また救急患者に遭遇する可能性がある。

　救急患者発生後の，その場に居合わせた一般市民や家族からの救急隊への緊急連絡，医師・看護師の救急医療チームとしての関与，そしてこれら一連の連携のあり方によって，患者の予後が左右される。救命はできたが脳蘇生が十分にできず本人にとって望まない結果となったり，あるいは脳死によりドナー（臓器提供者）となったりすることもありうる。

　医療従事者は，救急医療の場であるからこそ，患者やその家族の自己決定の権利，個人情報をまもられる権利，生きる権利，死ぬ権利などのさまざまな権利に対する高い倫理観をもって，適切な医療を提供しているかどうかを，つねに確認し合うことが必要である。

　また，近年のような新興感染症の世界的流行時には，感染症の特徴に見合った対策が必要とされる。とくに，救急医療の現場は，患者とのはじめての接触機会であることが多く，感染症の有無や種類が不明であることが多い。したがって，すべての患者に対する標準予防策（スタンダードプリコーション）および流行中の感染症に応じた事前の対策が必要とされる。

1 発症様式の特徴

　救急患者の発症状況は，交通事故や転倒・転落などのような予測不能な事態による外傷や，急性に発症する苦痛など，突然のできごとである場合が多い。しかも，多様な疾患や病態が混在していて，刻々と状態が変化しやすく，重症化することも多い。

　一方で，朝夕のラッシュ時の交通事故，遊び疲れた月曜日の不安神経症状，夏季の脳梗塞，天候急変時の気管支喘息（ぜんそく）の発作，著名人の死亡後の自殺企図（きと）

などのように，季節・天候・時間帯，先行した事例などから，救急患者の発生がある程度予測可能な場合もある。

2 患者・家族の心理的特徴

　患者・家族は，突然の発症によって異常な不安やストレスにおそわれる。また，患者・家族にとってはじめての体験であることが多く，その心身の安定を失い，自分で対処することができず，危機的な状況に陥りやすい。

2 救急看護の役割

　以下では，救急患者に対する初期診療における外科看護の役割を中心に述べる。

　救急医療が必要とされる患者は，年齢・病態・重症度などがさまざまに異なっている。しかし，生命の危機にある生体の反応は，一定の共通性を示す。たとえば，原因にかかわらず，大量出血をおこせば血圧が低下し，意識状態が悪化するなど，一般にバイタルサインが異常を示す。その変化から「救急のABC」（◎179ページ）を基本に観察し，A，B，Cのいずれが障害されている場合も，生体，とくに脳への悪影響を最小限に防ぐために，酸素の投与，補液などの共通の対応をとる。

　まずは救命の対応が第一であるが，病態を予測した全人的な対応も忘れてはならない。

1 初期情報の迅速な収集

● **病歴の聴取**　患者や家族から話を聞き，受傷機転（受傷時の状況），発症機転などの情報収集を行うとともに，基本的な生体情報から患者の病態をアセスメントし，初期対応をしていく（◎表5-2）。患者の状態は刻々と変化し，意識状態も変化するため，その後の検査・治療に必要な情報が得られにくくなる可能性がある。そのため情報収集では，患者に接した初期の段階から患者の言葉をそのまま用いて，観察した結果をありのまま記録に残す必要がある。

● **情報収集時の注意**　患者からの情報があいまいであったり，意識状態がわるかったりした場合には，家族や関係者，そばに居合わせた人からの情報が必要である。しかし，その場合も，家族やその関係者たちは患者の突然の

◎表5-2　病歴に関する情報収集のポイントの覚え方

英語での覚え方──SAMPLE（サンプル）	日本語での覚え方──GUMBA（グンバ）
S：symptoms（症状） A：allergies（アレルギーの有無） M：medication（薬剤の有無） P：past medical history（既往歴） L：last oral intake（最終食事摂取時間・内容） E：events preceding the incident（事故前のできごと）	G：原因（受傷機転，変化の経過） U：訴え（主訴） M：めし（最終食事摂取時間・内容） B：病気（既往歴，薬剤の使用状況） A：アレルギーの有無

発症により混乱し，心理的に不安定な状態に陥っていることを忘れてはならない。

　小児や高齢者に対する 虐 待などが行われていた事例では，当事者からの正確な情報が得られにくいこともある。受傷状況を確認しながらも，家族内の関係を見きわめ，客観的に観察する。また，交通事故のときなどは，事故当事者として，善良な市民としての自覚が一瞬のうちにくずれ，被害者と加害者の対立が生まれる。医療者はこれらの善悪を批評する立場にはなく，あくまで医療者としての倫理観・生命観をもとに対応することが望ましい。

2 救急医療の場のマネジメント

　病院での救急処置が行われる間，家族は不安をかかえながらその行方を見まもっている。看護師は，早期に患者と家族との接触の機会がもてるように考慮する。あわせて，家族が患者の状態を受け入れられるように，説明を受けられる場を設け，さらに検査や治療，リハビリテーションに関してインフォームドコンセントが得られるよう援助を行うなど，チーム医療のなかで果たすべき役割は大きい。

3 患者・家族の心理への支援

　本当に緊急度・重症度が高い場合のみに，救急車が要請されているわけではない。不要不急の出動要請が原因で，緊急度のより高い患者の搬送が理想的に行われず，初期対応の遅れからほかの患者の重症化がもたらされることがある。また，「患者からみた救急」と「医療者からみた救急」に違いが生じることがあるので，医療者は患者の心理的背景をふまえたうえで対応することが必要である。

　救急では，通常，医療職と患者・家族とははじめての出会いであり，信頼関係ができていない状態で支援することになる。看護師は，危機的状況にある患者の心理を理解し，患者・家族の思いが表出できるような雰囲気づくりを考慮しながらコミュニケーションをとることが必要である。そうすることで，患者・家族が自分たちは尊重されていると感じられ，環境に心身を託すことが可能になる。最初の段階でのこの関係づくりが，その後の検査・治療を進めていくうえでも重要になってくる。

4 地域医療に組み込まれる救急医療

　救急医療機関の充実だけでは，救命率・社会復帰率は向上しない。救命率の向上には，地域住民のニーズに応じた医療の提供の問題が密接にかかわっており，地域における救急医療機関・救急隊，その他の社会資源との連携が必須である。

　つまり，どの病院が，いつ（時間帯），どのような機能（治療など）を果たすのか，その状態だとどの病院に行くのが地理的にも処置のうえでも有利であるのか，などの情報が地域住民に周知されるとともに，救急隊との緊密な連携によって，緊急時の搬送システムが整えられることが重要である。同時に，

限られた資源（物と人）を，どこに，どのように分配していけばよいのかを，わかりやすく提示するしくみを確立することが，医療者や医療行政にとっての課題となる。

3　救急患者発生時の看護

1　患者発見時の初期対応

　救急患者が発生したとき，いつ，どこで医療が開始されるかが，その人の救命，予後を左右する。救急患者においては，原因にかかわらず，意識・呼吸・循環が関連し合って，バイタルサインの変化としてあらわれる（●図5-5，表5-3）。最も緊急度・重症度の高い心肺停止患者の場合，第一発見者による一次救命処置がどこで行われるかが，脳蘇生ができるかどうかのカギとなる。

2　初期情報からのアセスメントおよびトリアージ

　看護師は，少ない初期情報のなかから，有用な情報を選択して収集し，情報を統合して病態を予測し，対応していく。外傷の発生時には，医療従事者は受傷機転・発症機転から対応を予測し，共通の用語を使って情報交換を行うことが重要である。

●**アセスメント**　患者の緊急度・重症度を判断するために，迅速かつ簡

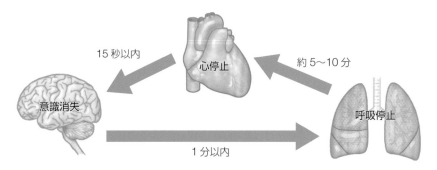

●**図5-5　意識消失，呼吸停止，心停止の関連**
3〜4分以上の無酸素状態で，脳に不可逆的な変化をきたす。

●**表5-3　重症度の組み合わせによる患者の状況および蘇生されるべき場所**

意識	呼吸	頸動脈触知	患者の状況	蘇生されるべき場所
あり	あり	あり	安定	必要なし
なし	あり	あり	急変の可能性高い	呼吸・循環のサインに注意しながら搬送可能
なし	なし	あり	呼吸停止	気道確保・人工呼吸をして搬送可能
なし	あり	なし	呼吸は不十分なことが多い	搬送不可→その場で蘇生開始
なし	なし	なし	心肺停止状態	搬送不可→その場で蘇生開始

○表5-4　OPQRST 式問診内容

項目	問診内容
O：onset（発症様式）	・発症は突然か，徐々に悪化したのか
P：palliative/provocative（増悪・寛解因子）	・痛みや苦しさなどが悪化するのを緩和する要因はないか ・なにによってよくなるか ・外傷や損傷があるか
Q：quality/quantity（痛みの性質・ひどさ）	・どのように痛いのか，苦しいのか ・「圧迫されるような」「突き刺すような」「ちりちりする」「裂けるような」など，患者の表現をそのまま使う ・痛みや苦しみがないときを0，最高の痛みや苦しみを10とすると，いまはどの程度か
R：region/radiation region（場所・放散の有無）	・どこが痛いのか，苦しいのか ・それは1か所か，数か所か ・それは移動したり，響いたりするか
S：severity/associated symptom（強さ・随伴症状）	・痛みの程度はどれくらいか ・ほかにどんな症状があるか
T：time course（時間経過）	・いつから，なにをしているときに始まったか ・どのくらい持続しているか，間欠的か ・なんらかの変化はあったのか ・以前に同じようなことがおきたことがあるか

潔・的確に，フィジカルアセスメントを行う必要がある。患者の訴え（主訴）を聞きとりながら，自分の五感（視覚・聴覚・嗅覚・触覚）と直感力を使って，**OPQRST 式**などの系統的な問診により症状を把握することで，患者情報を整理することができる（○表5-4）。

● **トリアージ**　トリアージ❶とは，緊急度や重傷度に基づいて患者を治療優先度によって選別することである。救急隊が搬送の優先順位や搬送先を決定したり，看護師が患者のアセスメントの結果から診療の順番や場所を決定したりする際に緊急性のある患者を判断し，患者の流れを調整するために行われる。近年では，救急外来における診察前の患者の症状を評価し，緊急度・重症度を見きわめ，治療の優先性を判断することを目的として **JTAS**（Japanese Triage and Acuity Scale）という標準化された緊急度判定支援システムが用いられている（○表5-5）。

トリアージには，救急の ABCD である気道 airway・呼吸 breathing・循環 circulation・意識レベル disability の第一次観察に伴うアセスメントから，患者の問題を焦点化させた第二次観察に伴うアセスメントを行う過程で，「見た目の重症感」をすばやく推しはかる批判的思考（臨床推論）が必要である。

そのほか，災害時などに使う **START**❷**式トリアージ**は，呼吸，循環，意識状態をこの順番で評価してトリアージを行うものであり，簡便に活用することができる（○図5-6）。

NOTE
❶**トリアージ** triage
　原義はフランス語の「選別」という意味で，多数の負傷者が出たときに，治療の優先順位を決定し，戦場へ復帰できる可能性のある負傷者から優先的に治療を行っていたことに由来する。

NOTE
❷ START
　Simple Triage And Rapid Transport の略。

● 表 5-5　JTAS における 5 段階のレベル

レベル	定義	再評価の目途	例
1 蘇生	生命または四肢を失うおそれ（または差し迫った悪化の危険）があり，積極的な治療がただちに必要な状態	ケアを継続する	• 重症外傷（GCS ＜10 の頭部外傷，全身熱傷，気道熱傷など） • ショック • 高度な意識障害（GCS 3〜8。中毒，薬物過量服用，中枢神経障害，代謝性疾患，けいれん重積など） • 息切れ（重度の呼吸器障害）　など
2 緊急	潜在的に生命や四肢の機能を失うおそれがあるため，医師による迅速な治療介入が必要な状態	15 分ごと	• 心肺停止または心肺停止に近い状態 • 中等度の意識障害（GCS 9〜13） • 頭部外傷（GCS 10〜13。強い頭痛，意識消失，頸部痛，嘔気嘔吐を伴う場合は注意を要する） • 突然発症の強い頭痛 • 発症早期の脳血管障害 • 化学物質による眼への曝露　など
3 準緊急	重篤化し救急処置が必要になる潜在的な可能性がある状態。強い不快な症状を伴う場合があり，仕事を行ううえで支障がある，または日常生活にも支障がある状態	30 分ごと	• 受傷機転はハイリスクだが意識清明で軽微な頭部外傷 • 体動に伴う胸痛（重篤な心疾患や呼吸器疾患が疑わしくないもの） • 軽症から中等省の喘息発作 • バイタルサインが安定している消化管出血 • 痛みのない少量の性器出血　など
4 低緊急	患者の年齢に関連した症状，苦痛と感じる，潜在的に悪化を生じる可能性のある症状で，1〜2 時間以内の治療開始や再評価が望ましい状態	60 分ごと	• 意識清明で嘔気や頸部痛のない頭部外傷 • 緩徐発症で重篤ではない頭痛 • 痛みが軽度から中等度で視力障害を伴わない角膜異物 • 上気道感染の症状 • 中耳炎や外耳道炎が疑われる耳痛　など
5 非緊急	急性期の症状だが緊急性のないもの，および増悪の有無にかかわらず慢性期症状の一部である場合	120 分ごと	• 軽度の外傷（打撲症，擦過傷，縫合不要な裂傷） • 咽頭痛，感冒症状 • 通常の月経または閉経後の痛みのない性器出血 • 軽度の腹痛 • 脱水症状を伴わない嘔吐または下痢　など

（日本救急医学会・日本救急看護学会・日本小児救急医学会・日本臨床救急医学会監修：緊急度判定支援システム JTAS 2017 ガイドブック．へるす出版，2017 をもとに作成）

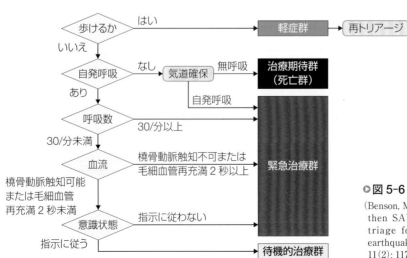

● 図 5-6　START 式トリアージ

（Benson, M. et. al.: Disaster triage: START, then SAVE-a new method of dynamic triage for victims of a catastrophic earthquake. *Prehospital Disaster Medicine* 11（2）: 117-124, 1996 をもとに作成）

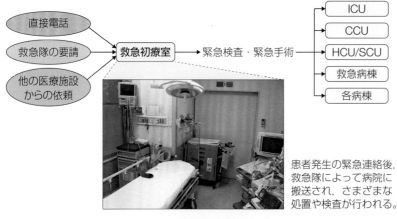

患者発生の緊急連絡後，救急隊によって病院に搬送され，さまざまな処置や検査が行われる。

◦**図 5-7　救急初療室と医療機関到着後の救急患者の流れ**

3　初期診断・治療への援助

　初期情報から患者の状況を査定し，人・場所・時間・物の制約がある状況のなかで，どこに・なにを・いつ・どれくらい準備すればよいかを判断し，少ない人員で最大の治療効果が上がるよう，迅速で適切な初期対応を行うことが必要である。また，次に展開される検査・治療を見こした，関連部署や他病院への連絡・調整も救急看護の役割である。

4　患者・家族の心理への援助

　患者は，了解も心構えもないままに検査や治療がつぎつぎと進められ，自分で選択することができないことが多い。自尊心は傷つけられ，不安やストレスが助長されてしまう。看護師は患者・家族の言葉に耳を傾け，気持ちや感情が表出されるように努め，心理を察知した対応をとることが望まれる。

5　継続看護

　患者は初期診断と初期治療を受けたあと，救急初療室から患者に最適な，専門性のある治療環境へ移され，継続治療を受けることになる。たとえば，重篤な急性機能不全の患者を収容して強力かつ集中的に治療・看護を行う集中治療室（ICU）やハイケアユニット（HCU），心筋梗塞や狭心症などの患者を収容する冠疾患集中治療室（CCU），脳出血や脳梗塞などの患者を収容する脳卒中集中治療室（SCU）などである（◦図 5-7，および 338 ページ）。

　部署や領域をこえた継続看護の視点をふまえ，かつ個別性と専門的視点に基づいたケアが，患者の回復へのカギであることは述べるまでもない。

第 **6** 章

周術期看護の概論

A 手術を受ける患者の状況

周術期 perioperative period は**周手術期**ともいわれ，手術前・中・後の全期間を含む言葉である。次章から手術各期の看護を詳しく学んでいくが，本章ではこれに先だち，周術期の全過程を通した看護師の役割と安全管理などについて概説する。

1 手術を受ける患者とその家族の心理

手術を受けようとする患者は，手術の種類・目的や術式によってそれぞれ異なる期待と不安をいだき，手術にのぞむ姿勢も異なる。

● **患者の心に浮かぶさまざまな思い**　たとえば，診断のための小さな手術を受ける場合は，病気が悪性か良性か，治癒可能かどうかという不安がまず前面にたつ。また悪性腫瘍の手術や臓器の摘出手術を受ける場合には，治療に対する期待をいだく一方で，予後への不安，臓器摘出による機能の低下や障害の不安が伴っている。形態の変化が避けられない手術を受ける患者は，シンボルの喪失感，自己概念・身体像の変化，生活様式の変更などの不安をいだいている。また，臓器移植手術を受ける患者は，拒絶反応への不安をはじめ，生命倫理上の疑問や臓器提供者に対する精神的負い目を感じているであろう。さらに，これらの心理状態は手術が緊急のものか，計画的に行われるかによっても大きくかわってくる。

● **家族の心理**　一方，患者の家族は，近親者が受ける苦痛，手術の結果と予後はもちろん，患者の不在，費用などについてなど，さまざまな不安をかかえている。

2 医療環境の変遷と看護業務の変化

近年，保険医療行政によって病院の機能分化が推進されている。これに伴って，とくに手術を中心とした急性期医療に要する在院日数の短縮が進められている。急性期医療を担う病院はこの状況に対応して，手術前のオリエンテーションや訓練，手術後のリハビリテーションや生活指導を短期間で効率よく行わなければならなくなっている。しかも，在院期間の短縮が術後の回復に不利とならないよう，これらを回復過程に効果的につなげなければならない。そのために，チームとしての緊密な取り組みをはじめ，外来や地域の病院，家庭などとの連携と役割分担も重要になっている。

短期在院手術，日帰り手術などの推進に伴って，これまで病棟の看護が担っていた周術期看護の多くの部分を，外来の看護が担うようになった。これによって外来の看護の業務は高密度化し，手術前のオリエンテーションや手術後の指導・教育が外来看護の大きな役割となってきている。

B チーム医療と看護師の役割

● **チーム医療**　周術期には，そのときどきの治療目的に応じて医療・看護が提供される場所がかわり，多くの職種や部門が介在する（◐図6-1）。この周術期の全過程を通じて，医療・看護は，患者にとって一貫性があり，効率のよいものでなければならない。すなわち，それぞれの患者の最終目的に向かって，各段階での医療者の役割と患者の到達目標を明確にし，一貫性と連続性を維持しながら，医療チームとしての機能を発揮することが求められる。

　そのためには，患者にも周術期全体の進行を了解してもらい，その過程が患者の意思と力でのりきれるようにチーム全体として支えるかかわりが必要となる。たとえば，入院時に医師，看護師，患者間で，手術を中心とした退院までのクリニカルパス（治療計画，◐図6-2）を共有することは，患者のコーピング coping 行動❶を促すうえでも重要な意義をもつ。

　また，どのような手術であろうとも，医療チームのはたらきかけは，周術期ばかりでなく退院後も，患者の生活の質（QOL）を高めるようなものでなければならない。そのために，看護師は患者の全経過を総合的に理解したうえで，医療チームにおける調整役としての機能を果たさなければならない。

● **看護師の役割**　手術という非日常的なできごとを体験する患者に対して，看護師は手術侵襲が生体に及ぼす影響と手術後の修復経過やさまざまな治療上の処置，およびそれら一連の流れとメカニズムを理解したうえで，科学的根拠に基づいて安全と安楽が確保されるよう援助しなければならない。それと同時に，個人を尊重しながら，自立に向けた看護を提供する役割も担って

─NOTE
❶**コーピング行動**
　ストレスを回避・緩和・処理しようとする個人の能動的な対処行動。

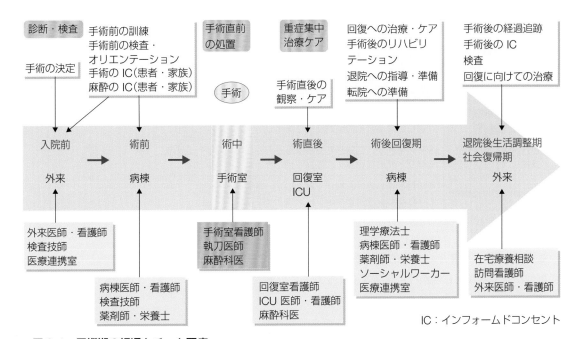

◐図6-1　周術期の経過とチーム医療

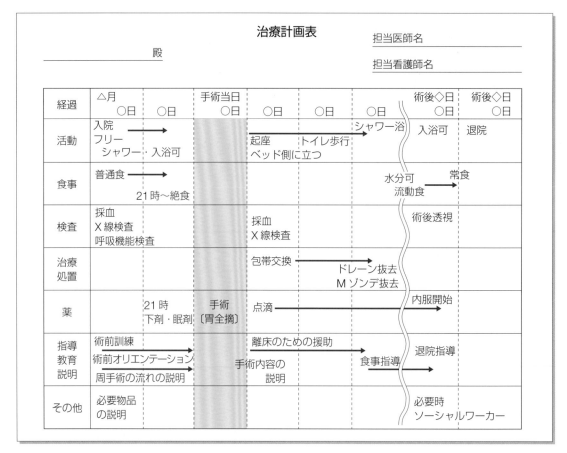

治療計画表

担当医師名＿＿＿＿＿＿＿＿＿＿

＿＿＿＿＿＿＿＿＿＿殿

担当看護師名＿＿＿＿＿＿＿＿＿＿

経過	△月 ○日	○日	手術当日 ○日	○日	○日	○日	術後◇日 ○日	術後◇日 ○日
活動	入院 フリー シャワー	シャワー・入浴可		起座 ベッド側に立つ	トイレ歩行	シャワー浴	入浴可	退院
食事	普通食	21時～絶食				水分可 流動食	常食	
検査	採血 X線検査 呼吸機能検査			採血 X線検査		術後透視		
治療 処置				包帯交換	ドレーン抜去 Mゾンデ抜去			
薬		21時 下剤・眠剤	手術 〔胃全摘〕	点滴		内服開始		
指導 教育 説明	術前訓練 術前オリエンテーション 周手術の流れの説明			離床のための援助 手術内容の 説明		食事指導	退院指導	
その他	必要物品 の説明					必要時 ソーシャルワーカー		

▶図 6-2　患者用クリニカルパス（例）

▶表 6-1　周術期における看護師の役割

① 手術後の修復過程の 促進への支援	手術によって生じる生体の反応（生化学的・生理学的変化，身体的機能の変化，精神的変化など）を熟知し，修復過程を促進するように援助する。
② 精神的な支援	患者とよい人間関係を築き，痛みや苦痛，身体像の変化，機能障害に対する不安や恐怖が軽減するように支援する。
③ 個別的問題解決に 向けた支援	手術によって生じる患者のさまざまな個別的問題点を解決し，回復にいたるまでの障害を取り除く。
④ 自己決定に対する 支援	患者の自己決定に対して支援するとともに，病院や社会の支援体制・制度を患者・家族が活用できるように援助する。
⑤ 周術期における調整	周術期を通して，医療チームとして一貫性をもち，かつ効率的なかかわりができるように調整する。

いる（▶表6-1）。患者との直接的なかかわりはもちろん，家族やほかの医療従事者に対するはたらきかけも重要な意味をもっている。

C インフォームドコンセント

　疾患にもよるが，患者は，病名や手術の必要性が医師から告知された瞬間に，不安や恐れで精神的に大きく動揺し，ふさぎ込んでしまう。しかし，医療者からの説明をもとに，やがて患者みずからの意思で手術を選択するにいたる。治療への期待がめばえ，治療について納得し選択することを通して，低下していた QOL は向上を始める。QOL をいかに高く維持できるかが，手術後の経過にも影響する。

　手術の選択は，患者自身の自由な意思に基づく自己決定による。この過程には，手術に関する十分な情報が不可欠である（▶表6-2）。情報の提供，説明は医師から患者（家族も含めることが多い）に対してじかに行われるが，看護師はその場に立ち会い，患者が確実に内容を理解できるように配慮しなければならない。そのうえで，その治療（手術）を受けることを患者が承諾（または同意）することを，**インフォームドコンセント** informed consent という。

　現在では，手術の実施に先だって，インフォームドコンセントを得ることが通則となっている。これによって，医療者は医療行為の結果について責任追及を免れることができる一方，患者は医療者から説明を受けた治療を確実に実施してもらう権利が確保される。

1 インフォームドコンセントにおける看護師の役割

　インフォームドコンセントが確実に実施されるためには，患者と医療者の間で互いの情報や意思を正しく伝え合うことが大切である。看護師は患者のおかれた状況から独自に問題や観点を把握するが，患者から相談を受けることもある。手術についての説明は医師が行うので，患者に関するこれらの情報は事前に医師に伝達し，医師からの説明が患者の求めているものに近づけられるように，また理解しやすい内容となるように努めなければならない（▶表6-3）。

　医師が行う説明には，専門的内容や用語が多く含まれている。患者は緊張

▶表6-2　**患者が必要としている医療情報**

① 病名，手術方式，麻酔の方法
② その手術に伴う危険度や苦痛
③ 手術前後に行われる治療や検査
④ 他の手術や検査と比較した長所・短所
⑤ その手術によって失う機能・外観
⑥ 変化させざるをえない生活様式
⑦ 手術に伴う費用
⑧ 退院や社会復帰までの日数
⑨ 退院後に要する治療や検査，通院
⑩ その他（セカンドオピニオンなど）

▶表6-3　**医師に伝えるべき患者側の情報**

① キーパーソンとなる人
② 患者のかわりに意思決定ができる人
③ 患者の心理的状態，不安の中身
④ 患者の希望（痛みに対する処置，入院期間，経済的状況）
⑤ 退院後の環境（仕事，家庭，地域，支援できる人の有無）

手術説明同意書

手術予定日：　　年　　　月　　　日

1. 現在の診断名，病名
2. 予定している手術の名称と方法
3. 予想される合併症や偶発症とそれらの危険性
4. 予定している手術により期待される効果
5. 手術を受けない場合に予想される症状，病態の推移
6. 可能な他の治療法：その効果と危険性
　1）別の手術法　　　2）手術以外の治療法
7. その他
　1）高度先進医療：有・無　　　2）臨床研究：有・無

〔図示・説明用欄〕
　以下に記載または添付文書にて説明

〔説明者〕
　私は，患者　　　　　　様の手術について本書に基づき説明しました。
　主治医　：＿＿＿＿＿＿＿＿＿＿
　説明医師：＿＿＿＿＿＿＿＿＿＿

〔患者〕＿＿＿＿＿＿＿＿＿
　私は，現在の病状および手術の必要性とその内容，これに伴う危険性について
　十分な説明を受け，理解しましたので，手術の実施に同意します。（後略）

〔同席者：氏名・続柄〕＿＿＿＿＿＿＿＿＿＿＿＿＿＿＿

説明用の添付文書の文面例：いかなる手術にも，必ずある程度の危険が伴います。ここでいう危険とは，期待していた成果が得られない場合や，軽症ないし致命的な合併症を併発することをさします。これらの原因は前もって予期できることがありますが，まったく予想できない，偶発的なこともあります。患者様は手術を受けるにあたり，前もって十分に担当医師より説明を受け，理解されたうえで手術に同意する必要があります。（後略）

▶**図6-3　手術説明同意書（例）**

感や気後れなどのために，説明の内容が理解できなくても，確認もしないまま不安をかかえていたりする。看護師は，患者が医師の説明を正しく理解できたかどうかを確認し，不十分と思われたときは患者に質問を促したり，患者の気持ちを代弁したり，医師の説明に対して補足を行ったりする。このようにして患者が正しい理解のもと，みずから意思決定ができるように支援していく。

　一例として▶図6-3に示したような「手術説明同意書」に基づいて，医師と患者の双方が確認し合い，納得を得る手続きをふむことが大切である。

2　看護の立場でのインフォームドコンセント

　狭義のインフォームドコンセントは診療契約の重要な部分であり，医師がこの手続きに関与するが，看護の立場からも，手術前・後に予測される事態や経過，治療・看護の内容などに関して情報を提供し，患者が治療の各段階で自分の状況を正しく理解して，回復に向けて主体的に参画できるように配慮しなければならない。

　近年では，広義には看護行為についてもインフォームドコンセントが成立すると考えられるようになっている。たとえば，検査・処置，術前訓練の意味や，活動と休息，栄養と排泄〔はいせつ〕のバランスの大切さを説明し，患者がこれらを十分に理解し，同意したうえで早期から積極的に参画するように整えることも，看護が果たすべき重要な役割といえる。

D　周術期における安全管理

1　医療を取り巻く今日の状況

●**社会構造の変化**　近年，少子高齢化による人口動態・社会構造の変化や医療保険制度の改革などに伴って，人々の価値観は多様化し，よりよいサービスを求めようとする意識が高まっている。またマスメディアやインターネットの発達によって，これまで入手困難であった医療の専門的知識や情報も簡単に手に入るようになり，医療に対する人々の期待度や判断基準は厳しいものになってきている。

　その一方で，医療の高度化・専門分化に伴って，医療技術・医療機器などが急速な進歩をとげ，一件の手術にもより多くの専門家がかかわるようになっている。また，在院日数の短縮が一層進み，医療システムの変化なども加わって，医療環境をますます複雑なものにしている。

●**危険要因の増加**　このような状況下では，ともすると不適切な観察・判断，確認不足，間違った看護行為，報告の遅れなどを発端〔ほったん〕として，医療事故が生じやすくなる。また患者と医療者，さらに医療者どうしの間でのコミュニケーション不足が生じ，医療に対する信頼関係をそこないかねない事態も生じる。

　もとより医療のどの過程においても，看護師が関与して事故を引きおこしうる危険要因は少なくないが，その要因はより多様で多種となり，また複雑化しつつある。いまこそ，看護の原理・原則である「安全・安楽・その人らしく」をたえず念頭におきながら，危険因子をいかに予測し，予防するかが重要となってくる。とくに周術期においては，より高度の安全管理対策が重要である。

　そして，もし万一，不幸にして事故がおこってしまったときは，患者が受ける被害をいかにして最小限にとどめるかが大切となる。

●**再発防止**　さまざまな安全対策を実施しても，不幸にして手術などに関連した死亡事例が発生する場合がある。死亡事例が発生した場合，すみやかにその原因を明らかにし，再発防止に努めなければならない。

　医療の安全を確保するために，2015（平成27）年10月1日から**医療事故調査制度**が始まった。この制度は，2014（平成26）年6月18日に成立した改正医療法の「第3章　医療の安全の確保」に位置づけられている。

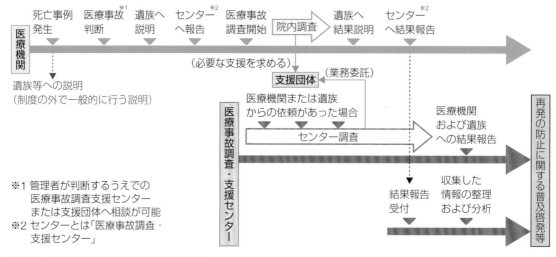

●**図6-4　医療事故にかかる調査の流れ**
(厚生労働省：医療事故調査制度について. 〈http://www.mhlw.go.jp/stf/seisakunitsuite/bunya/0000061201.html〉〈2022-09-30 参照〉による)

　同制度においては，病院，診療所または助産院の管理者は，医療事故が発生したと判断した場合，遺族へ所定の事項を説明したうえで，**医療事故調査・支援センター**に報告しなければならない。さらに，院内調査(医療事故調査)を行い，調査結果をセンター・遺族に報告することも義務づけられている。センターは，その調査内容を収集・分析することで，再発防止対策等，医療の安全を確保するための普及・啓発活動を行う(●図6-4)。

2 周術期におこりやすい危険な事態とその要因

　周術期に危険な事態を引きおこしうる要因を種類別にみてみよう(●表6-4)。医療事故の発生には，当事者による直接的な要因と，それを引きおこす状況的な要因とが複雑にからみ合っていることが多い。
●**看護師によるもの**　医師の指示どおりであるかどうかの確認の不足や，勘違い・思い込みによる間違いの見すごし，そのほか患者の観察・アセスメントの不足などによるものがある。とくに周術期においては，器械・器具の基本的な知識不足や，操作技術の未熟さなどによるものが特徴的である。
●**チームによるもの**　医療チーム内での情報伝達の不足や不適切さによるものである。たとえば，観察結果を医師やほかのメンバーに連絡・報告しないでいたことや，報告を受けても適切な判断・対応を怠ってしまうこと，職種間での役割分担が細分化されすぎていて，情報交換や連携にもれや誤り・遅れ・ずれが出ることなどが要因となる。
●**組織によるもの**　組織の構造や運営システムの不備によるものである。上記の2つの要因は，人間がかかわる「人為的過誤(ヒューマンエラー)」とよばれるものであるが，それらを誘発する真の原因となっているものとして，人員配置や看護体制，業務の標準化，医薬品・医療機器の安全管理，療養環

◯表6-4　周術期に発生しやすい危険

危険項目	内容	原因・要因
患者	患者の誤認 手術部位(臓器・部位・左右など)の誤認	患者確認の不徹底 確認方法・手順の不備
投薬	薬の量・種類・回数の誤り(内服・注射など) 投与対象者の誤認	処方箋の確認ミス，製剤の確認ミス 情報伝達不足，知識不足 組織としての投薬システムの不備
医療機器	点滴注入器の誤セット 人工呼吸器の誤操作・故障(回路のもれ・外れ，条件設定の誤り) 電気メスによるやけど 麻酔器の誤操作・故障	使用前後での確認不足 前勤務者との情報交換不足 基本的知識の不足 日常のシステム整備の不備
検査	検査対象者の誤認 検査内容の誤り，検体の紛失・取り違え	指示内容・患者確認の不足 搬送手段・手続きの不備
感染	MRSAなどの院内感染 局所の感染 針刺し損傷	事前の点検の不備・不十分さ 感染防止マニュアルの不遵守
身体の 安全・体位	ベッドからの転落 歩行中の転倒 同一体位による神経麻痺や褥瘡	患者に対するアセスメント不足 患者と環境整備の不一致
治療結果・ 経過	治療内容の不満足 治療期間の誤差(延長) 必要経費の増大	医療者の説明不足 患者の過度の期待 信頼関係の欠如

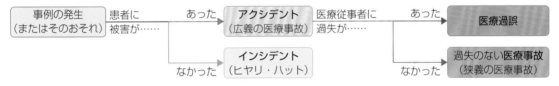

◯図6-5　医療事故の区分

境の整備などの安全管理における不備や問題点が存在することがある。

3 危険防止対策

1 事故発生時の対応

　広義の医療事故は，過失のある医療過誤と，ない狭義の医療事故に大別できる(◯図6-5)。どんなに細心の注意をはらっていても，人間の力には限界がある。事故やミスはおこりうるものであることを念頭において，日ごろから病院内での事故発生時の対応策の手順・基準を反復確認，熟知し，その対応に関する認識を医療チーム内で共有しておくことが重要である。

● **事故発生時の要点**　① 事実の開示，② 有効な行動，③ 後処理・対策からなる。

(1)当事者であってもなくても，事故が発生した事実を隠さない。

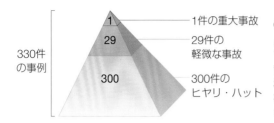

（2）応援要請をためらわない（患者への影響を最小限にすることを第一義とし，そのための処置をただちにとる）。

（3）報告・指示・支援を得る（上司や組織から）。

（4）客観的事実を経過記録に残しておく（想像や思い込みは排除する）。

（5）患者やその家族への誠実な対応を心がける（状況の説明や方針など）。

（6）発生内容に応じた対応策をチーム内で徹底させる。

● **記録の重要性**　看護記録は医療法の定める診療に関する記録の一種であり，看護師の責任で記載されるものである（なお，保健師助産師看護師法には助産録についての規定があるが，看護記録についての規定はない）。医療事故発生時には客観的な臨床経過の記録が事実認定，状況の証拠として重要な資料となる。

それゆえ，なにか「事」が発生したときには，時間経過を追って事実（誰が，なにを，どのようにして，どのようになったかなど）を正確に記録しておくことが大切である。記録に書いていなければ，行われなかったこと，存在しなかったことになる。ふだんからなにを記録するのが大切かを考え，事実を客観的に，簡潔明瞭に記録する訓練を積んでおくことが重要である。

● **報告システムの重要性**　**ハインリッヒの法則**では，1件の「重大事故」の背後には，29件の「軽微な事故」と，さらに300件の「ヒヤリ・ハット」（無傷事故）事例が存在するといわれている（◖図6-6）。

事故予防のうえで，実際におこった事故の報告はもちろんのこと，事故に結びつく可能性があったと思われる無傷事例に関しても，積極的に報告することが重要である。これらの内容がデータ化され，分析されて原因・要因が明らかにされることによって，事故対策を講じるための資料となる。事例の報告は，その人の責任追及や能力評価につながるものではなく，組織の改善に有益なものであり，また報告者個人にとっても貴重な経験として自身の成長に役だつと考えるべきである。

2　事故をおこさないようにするための日ごろの対策

● **患者−医療者間の認識の是正**　第一に，治療方針や治療計画の説明を十分に行い，また日ごろから患者−医療者間のコミュニケーションを十分に行うことが必要である。しかし，インフォームドコンセントにおいても，「言いたいことしか言わない」という医師と，「聞きたいように聞いてしまう」「聞きたかったことしか覚えていない」という患者がいる。また，医師の説明に対する患者の理解度や期待度もさまざまである。このような現実もふま

え，看護師は随時，補足説明を行って，相互の認識の違いが生じないように調整することが必要である。

● **行動の単純化と自己管理**　日常業務の煩雑さ・複雑さのなかに埋没して，注意力や集中力の欠如，判断力の低下などをまねかないよう，みずからが担当している看護業務を整理し，行動を単純化させることが必要である。これによって，かなりの事故やミスは回避することができる。

また人命や健康をあずかる専門職として，いつも最良の状態で患者にのぞめるように自己管理を十分にすることも，医療事故を予防するための原則である。

● **看護師個人の心がけ**　看護師個人としては，以下のようなことを心がける。

（1）決められた手順・基準をまもる（急ぐときや忙しいときほどまもる）。
（2）担当業務の実施手順をあらかじめ組み立ててから行動する。
（3）時間の使い方を工夫する。
（4）チーム内の連携を密にする（チームのほかのメンバーの力を借りる）。
（5）看護業務の責任範囲をまもる。

● **組織・システムとしての対応**　上記の対策をすべて講じたとしても，個人の努力には限界がある。それゆえ，「人間はミスをおかすもの」との前提にたって，組織的・システム的な危険防止対策を策定・推進することが重要となる。病院としての「安全管理指針」の作成や，職員の教育・啓蒙活動，医療業務に関する手順・基準の整備，そして患者教育までを含んだ対策を進

---

plus	**チームステップス TeamSTEPPS®**

チームステップスとは，アメリカ国防総省と医療研究・品質調査機構 Agency for Healthcare Research and Quality（AHRQ）が合同で開発した，患者安全推進と質の向上に成果を上げるための戦略で，良好なチームワークを形成するためのエビデンスに基づいた方法である。チームステップスは，「チーム構成」「リーダーシップ」「状況観察」「相互支援」「コミュニケーション」の5つの重要な要素でなりたっている。

良好なチームとは，患者を含めた医療に携わる集団のコミュニケーションが円滑で，意見の発信と受け入れ・共有が行われ，共通の目標に向かって協働できるチームである。

以下に，チームステップスのツールを紹介する。

①ハイリスク症例カンファレンス（ブリーフィング）　患者背景・治療手技などが複雑な患者について，手術前に関係多職種が一堂に集まって行う検討会である。手術適応，術前評価，術中対応，術後管理などに関して意見の共有をはかり，方針を一致させる。

②タイムアウト　手術チーム（執刀医・麻酔医・看護師など）が一斉に作業の手をとめ，手術内容や患者情報について確認作業を行い，安全を確認する。

「WHO 安全な手術のためのガイドライン」では，麻酔導入前にチームメンバー（少なくとも看護師と麻酔科医）で患者の本人確認，手術部位・術式などの確認を口頭で行うことをサインイン，皮膚切開の前にチームメンバー全員（看護師・外科医・麻酔科医・その他の医療スタッフ）でチームメンバー全員の氏名と役割などを口頭で確認することをタイムアウト，手術室退室前の確認をサインアウトとよんで区別している。

③クロスモニタリング　チームメンバー（医師・看護師など多職種）の行動や知識，言動を意識して観察し，安全上の問題やチーム活動を妨げている要素などを見つけた場合は「間違っている」「おかしい」と躊躇なく指摘することで，自分の「気づき」を表現することが重要である。このような指摘により，メンバーが自分の間違いに気づき，安全な行動につながる。

める必要がある。

　また近年，病院内に「医療安全推進室」などを設置し，職種や部門をこえて事故や過誤の調査・予防対策，さらには啓蒙活動の推進に努力が傾けられている。これらの努力は，「危機管理」にとどまらず，「医療の質」の保証・向上へとさらに発展させていくべきである。そのためのチェック機構として，院内実態調査・第三者評価・患者満足度調査などを広く進めるとともに，その結果は医療従事者として真摯に受けとめ，対策や活動に反映させていかなければならない。そして，「高い質の安全管理」を組織全体の「医療文化」としても定着させていくことが，真の対策といえる。

4 危機管理(リスクマネジメント)の重要性

　先に述べたように，周術期には多くの危険因子がひそんでいる。近年，医療事故の全般的予防の観点から，万一事故が発生した場合の対策や，事故の再発防止にいたるまで，一連の系統的な管理体制を整備することによって，患者はもちろん病院の職員や組織をもまもろうという危機管理の考えが強調されてきている(○表6-5)。

● **危機管理の意義**　危機(リスク risk)とは，危険・損失・損害がおこる可能性・不確実性のことであり，「まさか」「しまった」「そんな」……といった，予測された結果と現実におこった結果との隔たりを生むものである。

　危機管理 risk management(**リスクマネジメント**)とは，組織が危機に直面したとき，その使命や理念の達成とともに，組織に及ぶ影響から最も費用効率

○表6-5　危機管理のプロセス

(1)危機の把握・予測・察知	① 報告の義務化・組織化：現実化しなかった危険の経験(ヒヤリ・ハット事例)も報告する。 ② 事故発生報告書・リストでチェックするシステムを設ける。 ③ 自発的に報告するシステムと報告義務を課すシステムを設ける。 ④ 報告しやすい風土をはぐくむ。
(2)評価・分析	① 原因・要因の分析：データや客観的事実に基づいて分析・評価する(感情・感覚によらない)。 ② 事故防止の視点をもつ。 　・報告数と事故数の差　・数と質　・現状と傾向 ③ 「人」にではなく，「ことがら」に焦点をあてる。
(3)対策の決定と実行	① 「人がおこす間違い」の背後にある「環境や組織」の問題に先手を打って対処する。 ② 危険の回避・拡大防止，損失の軽減をはかる。 ③ 「システム」という視点で，組織全体で取り組む。 ④ 専門の部署で対応する。 ⑤ 短期と長期の両方について考える。
(4)再評価	① 決めたら，まもる。だめなら，やり直す。 ② 逆の危険を誘発していないか(方策のための方策になっていないか)。 ③ 再発と，同種の危険の発生について調査する。 ④ 情報の共有，他への発信，社会への情報提供を行う。

よく組織をまもることを目的にとられる一連の方策である。

　危機の把握・評価・分析，および対応という過程を通して医療の質を改善・確保し，そして組織を損失からまもることが，医療における危機管理となる。患者の利益（生命・健康・精神）を保護し，医療の安全性をより高めることは，ひいては病院組織を構成する医師・看護師などの医療職，事務員などを保護することにつながり，組織を経済的・人的・風評的損害から保護することになる。

E　院内（病院）感染予防

1　標準予防策と感染経路別予防策

　医療の高度化，患者の高齢化に伴い，周術期の感染リスクはますます高まっており，看護における感染予防はきわめて重要になっている。手術部位感染，術後肺炎，血管内カテーテル感染など多岐にわたる院内感染（▶28ページ）を防ぐためには，標準予防策をはじめとした感染予防策を身につけ実践することが必要である。

1　基本的な考え方

● **標準予防策**　標準予防策 standard precautions（スタンダードプリコーション）とは，感染症の有無にかかわらずすべての湿性生体物質（血液，汗を除く体液，分泌物，排泄物），粘膜，損傷した皮膚を感染性のあるものと考えて対応する方法である。これは，多くの感染症が湿性生体物質を介して伝播することに基づいており，未知の感染症の存在も考慮してすべての患者に対して適用される。新型コロナウイルス感染症の流行下で，新興感染症の拡大時においても標準予防策が重要であることが改めて認識された。

　外科領域では，創部・血液・体液に接触する機会が多いため，標準予防策の確実な実践の重要性がとくに高い。

● **感染経路別予防策**　さらに，病原体の種類によっては，標準予防策に追加して**感染経路別予防策** transmission-based precautions を実施する（▶表 6-6）。

2　標準予防策の実際

◆　手指衛生

　手指には皮膚の常在細菌をはじめ，一過性細菌❶，真菌，ウイルスなどさまざまな微生物が存在している。医療従事者は日常の診療行為や処置，ケアなどの機会を通じて，これらの微生物を容易に患者へ伝播させる可能性がある。また異なる患者間，あるいは同じ患者であっても別の部位への交差感染❷など，手指を介した微生物伝播の危険性は大きい。

▭ NOTE

❶**一過性細菌**
　環境中などから一時的に付着する細菌のこと。
❷**交差感染**
　ある感染症患者（宿主）から別の人へ，あるいは同一の患者においてある部位から別の部位へ，病原体が伝播して感染が新たにおきること。

◖表6-6　感染経路別予防策の要点

	空気感染予防策	飛沫感染予防策	接触感染予防策
対象病原体	結核菌，麻疹ウイルス，水痘-帯状疱疹ウイルス	インフルエンザウイルス，風疹ウイルス，マイコプラズマなど	メチシリン耐性黄色ブドウ球菌（MRSA）などの多剤耐性菌，腸管出血性大腸菌，ノロウイルス，アデノウイルス，単純ヘルペスウイルス，ヒゼンダニ（疥癬虫）など
予防策	・周囲の区域に対して陰圧に設定できる空調システムを備えた個室へ収容する。 ・肺結核（疑いを含む）患者に接する際には，結核用微粒子マスク（N95）を装着する。 ・麻疹，水痘（疑いを含む）患者に接する際に医療従事者に抗体がない場合は，N95マスクの装着が必要となる（ワクチン接種により抗体を獲得しておくことが望ましい）。	・原則として個室に収容する。個室が確保できない場合は，ベッド間を2m以上空ける。 ・患者の1m以内に接近するときには，外科用マスクを着用する。	・原則として個室に収容する。 ・患者に接触する際，ベッド周囲に密接に接触する際には，手袋・ガウンを着用する。 ・患者に使用する器具（体温計・血圧計など）は専用にする。

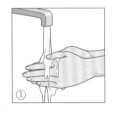 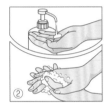 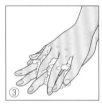 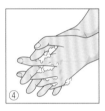 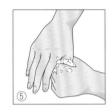

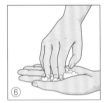 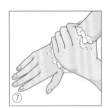 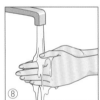 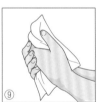

◖図6-7　手洗い（石けんと流水による方法）
①流水で洗浄する部分をぬらし，②石けんを手のひらにとり，手のひらを洗う。③手のひらで手の甲を包むように洗う（反対も同様に）。④指の間，⑤親指の周囲もよく洗う。⑥指先・爪もよく洗う。⑦手首も洗ったら，⑧流水で洗い流し，⑨ペーパータオルでふく。

　以上のことから，手指衛生は感染予防の基本であり，標準予防策においても大きな柱となっている。
●**手指衛生の種類**　手指衛生には以下の3つの方法がある。手指衛生の種類を理解し，場面・目的に対応した適切な方法を実践することが重要である。
　1手洗い　普通石けんと流水を用いて手指を洗浄することをいう（◖図6-7）。よごれや一過性の細菌の除去を目的とする。
　2手指消毒　擦式手指消毒薬❶による手指消毒，もしくは抗菌性石けんを使用して手指を洗浄消毒することをいう（◖図6-8）。一過性細菌の除去と常在細菌の減少を目的とする。
　3手術時手指消毒　抗菌性石けんを用いて指先にブラッシングを行うもみ洗い法や，普通石けんによる洗浄後に手指消毒を行うラビング法がある

▭ NOTE
❶擦式手指消毒薬
　手指消毒用のアルコール含有製剤で，手にすり込むことで高い殺菌効果が得られる。塩化ベンザルコニウムやグルコン酸クロルヘキシジンが添加されている製品もある。

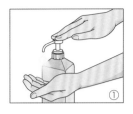 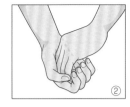 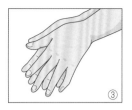 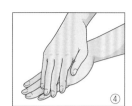

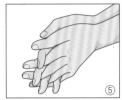 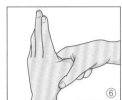 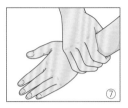

▶図6-8　手指消毒（擦式手指消毒薬による方法）
①消毒薬を手のひらにとる。　②はじめに両手の指先に消毒薬をすり込み，③次に手のひらによくすり込む。　④手の甲，⑤指の間にもすり込む。　⑥親指にもすり込む。　⑦最後に手首にすり込む（乾燥するまですり込む）。

▶表6-7　手指衛生時の注意事項

- 爪は短く切る。
- 指輪・時計を外して手首まで洗う。
- 使い捨てのペーパータオルを使用する（タオルの共用はしない）。
- 手は完全に乾燥させる。
- 手洗い後は自分の頭や白衣，環境物に触れない（触れたら洗い直す）。

（▶274ページ）。一過性細菌を除去し，常在細菌叢を著しく減少させる。

　医療現場では手洗いと手指消毒が中心となる。どの方法も指先，指の間などに洗い残しが多いため，正しい手順で行う（▶表6-7）。

● 手指衛生法の選択　擦式手指消毒薬は殺菌効果が高いうえ，流水を用いた手洗いと比較して手洗いにかかる時間が短縮され，さらに保湿剤が配合されている製品では手あれ防止効果も得られる。ただし洗浄効果はないため，目に見える汚染がある場合は石けんと流水で手洗いを行う必要がある。また，ノロウイルスなどアルコールがききにくい病原体があることにも注意して使い分ける。

● 手指衛生が必要な場面　患者ケア，医療処置の前と終了後には手指衛生を行うことが原則である。2009年のWHOの手指衛生ガイドラインでは「手指衛生5つの瞬間」として，①患者に触れる前，②無菌操作の前，③血液や体液に触れたあと，④患者に触れたあと，⑤患者のまわりに触れたあと，に手指衛生が必要であるとしている。また，外科的処置の際は手袋を着用するが，手袋は手指衛生のかわりにはならず，手袋着用前と外したあとには必ず手指衛生を行う必要がある。とくに別の患者の処置に移る前，同じ患者であっても別の処置を行う場合に手指衛生を行うことが，交差感染防止のために重要である。

◆ 個人防護具 personal protective equipment（PPE）の着用

個人防護具とは，手袋，マスク，ガウン，ビニールエプロン，アイシールド（ゴーグル），フェイスシールドなどをさす。これらは，標準予防策で感染性のあるものとしてあげられている血液や体液などの湿性生体物質から医療従事者を防護すると同時に，医療従事者が患者の創傷や粘膜に接触することによって生じる患者側の感染の危険性を低減させられる。

たとえば，創部の洗浄を行う場合は，広範囲に汚染される可能性があるため，手袋，マスク，ガウン（またはビニールエプロン），アイシールドを着用する。

個人防護具の着用においては，正しい着脱方法を習得することが重要である。とくに脱ぐ（外す）際に自身や周囲環境を汚染しないように注意する。

◆ 器具・用具の取り扱い，環境の整備

感染症の有無にかかわらず，血液・体液・排泄物などで汚染された器具は，ほかの患者や医療従事者および周囲の環境を汚染しないように搬送・処理する。汚染された器具の洗浄や操作時は手袋・ガウンなどで防護する。また，再使用可能な器具は，目に見える汚染がなくても，用途に応じて消毒または滅菌を行う（○表6-8）。使い捨ての器具は適切に廃棄する。

床・壁などの環境部分は日常的な清掃でよいが，とくに患者や医療従事者がよく触れる場所（オーバーテーブル，ベッド柵など）は清浄を保つようにする。環境が血液・体液・排泄物などで汚染された場合には，汚染物を除去したあと，消毒薬を用いて消毒する。

○表 6-8　機器・環境の処理法

機器の分類[1]	概要	機器（例）	消毒法の分類[1]	EPA[2]による消毒薬の分類
クリティカル	無菌の組織または血管系に挿入するもの	インプラント メス 針 その他の手術器具	滅菌 （芽胞に有効な消毒薬に長時間接触）	滅菌薬/消毒薬
セミクリティカル	粘膜と接触するもの	軟性鏡 喉頭鏡 気管チューブ その他類似の器具	高水準消毒 （芽胞に有効な消毒薬に短時間接触）	滅菌薬/消毒薬
		体温計 （口腔・直腸）	中水準消毒	病院用消毒薬 （結核に有効であるとラベルに記載があるもの）
ノンクリティカル	傷のない皮膚に触れるもの	聴診器 テーブルの上面 便器	低水準消毒	病院用消毒薬 （結核に有効であるとラベルに記載がないもの）

1）スポルディング Spaulding, E. H. による。
2）アメリカ環境保護庁 Environmental Protection Agency の略。
（Rutala, W. A.: APIC guideline for selection and use of disinfectants. *American Journal of Infection Control*, 24〔4〕: 313-342, 1996 による，一部改変）

2 滅菌物の管理

　手術をはじめとする外科的な処置は，生体の一次的な防御機構である皮膚・粘膜を傷つけて行われるため，本来無菌である体内に微生物が侵入する機会となる。そのため，手術器械・器具や血管内カテーテルのように無菌の組織に使用するものは，すべての微生物が除去されている(滅菌されている)必要がある。

1 滅菌物管理の意義

　滅菌とは微生物をすべて完全に除去・殺滅することである。しかし実際には滅菌の概念は確率的なものである。現在，滅菌後に生育可能な1個の微生物が物品中に存在する確率である**無菌性保証水準** sterility assurance level (SAL)として，国際的に 10^{-6}(100万分の1)が採用されている。

　滅菌後の器材は使用時まで滅菌の状態を保持していなければならない。滅菌が行われていてもその後の管理方法によっては汚染されてしまう可能性があるため，注意して取り扱う必要がある。

2 滅菌法の実際

　滅菌前には必ず洗浄による器材からの有機物の除去が行われ，そののちに滅菌の工程に入る。滅菌法にはいくつかの種類があり，滅菌する器材の材質，経済性，さらには作業にあたる職員の安全性を考慮して方法が選択される。

◆ 洗浄

　洗浄とは器材から有機物・汚物を除去することであり，その結果，微生物は機械的に除去される。有機物や汚物によって，消毒や滅菌が無効となることがあるため，消毒や滅菌を行う前には必ず洗浄を行う必要がある。使用後すみやかに洗浄を行うことは交差感染を防ぐことにもつながる。

● **洗浄法**　洗浄法には，流水と中性洗剤を用いてブラシやスポンジでよごれを除く手動による方法，酵素製剤に浸漬する方法，洗浄機による方法がある。洗浄機には，超音波洗浄機や，熱水処理による消毒も可能な自動洗浄消毒処理装置 washer disinfector がある。

▌ 洗浄時の注意点

(1)汚染された器材はすみやかに洗浄する。
(2)手動で洗浄を行う場合は，防水エプロン・手袋・フェイスシールドなどの個人防護具を着用する。
(3)汚染器材を洗浄する場所(シンク)を専用とする。
(4)水分は微生物の増殖をまねくため，洗浄後の器材はよく乾燥させてから次の工程に移る。

▶表 6-9　滅菌法の種類

加熱法	高圧蒸気滅菌(オートクレーブ), 乾熱滅菌
照射法	放射線滅菌, 高周波滅菌
ガス法	酸化エチレン(エチレンオキシド)ガス滅菌, 過酸化水素ガスプラズマ滅菌
濾過法	濾過膜(メンブランフィルター)による除菌

▶表 6-10　包帯交換車の使い方

上段	滅菌物・消毒セット
中段	衛生材料類
下段	膿盆, 汚物, 使用済み物品類

注)清潔操作を行う上段は最も清潔となり, 床から近い下段が最も不潔となる。

◆ 滅菌法

滅菌法には熱によるものや放射線によるものなどのいくつかの方法がある(▶表6-9)。病院ではおもに, 信頼性が高く, かつ経済性もよく, 取り扱いの容易な高圧蒸気滅菌が用いられる。高温・飽和蒸気などの条件に耐えられない被滅菌物には酸化エチレンガス滅菌や過酸化水素ガスプラズマ滅菌が用いられる。使い捨て(ディスポーザブル)製品には包装のまま滅菌することができる放射線滅菌が多く使用されている。

3 滅菌物の保管・搬送

滅菌した器材は, 無菌の状態を使用にいたるまで確実に保つ必要があるため, 次のような点に留意して保管・搬送する。

(1)器材の変質を防ぐために, 保管場所は高温多湿, 直射日光を避ける。
(2)清潔で扉つきの戸棚を使用する。戸棚の中も定期的に清掃する。
(3)水まわりからは離れた場所に保管する。やむをえず水まわりに近い場合は, 水はねを受けないように配慮する。
(4)包装を損傷しないように, 詰め込んだり多くを重ねたりして保管することは避ける。
(5)使用前の器材は, 使用後の器材とは場所を分けて保管する。
(6)在庫を最小限とする。
(7)破損や汚染の危険がないように, 密閉した容器などを使用して搬送する。

4 滅菌器材の操作法(無菌操作)

滅菌された器材を用いる場合に最も重要な点は, 器材そのものの汚染や操作法の不適切さによって, その器材が感染の媒介物とならないようにするということである。まず, 器材が完全な無菌状態を保持していることを確認するとともに, 使用に際しては微生物の侵入を防ぐ操作を確実に行うことが必要となる。

● **無菌操作のポイント**　無菌操作とは, 滅菌された器材を微生物に汚染されないように用いることをいう。下記の点はぜひ習得しておきたい。

1 環境　清潔な条件で処置, 操作ができるように環境を整える。包帯交換車(包交車, 回診車)は清掃し, ほこりやよごれを除去しておく(▶表6-10)。

2 手指衛生と個人防護具の着用　無菌操作にあたる前には手指消毒を行

▶**表6-11　無菌状態の確認**

1. 化学的指示薬(ケミカルインジケーター)の確認
2. 包装状態の確認
　　① 包装紙が乾燥している
　　② 密閉包装されている
　　③ 包装紙に穴や破れがない
3. 有効期限の確認

※上記のうち1つでも満たされていない場合は，汚染されているものとして使用しない。

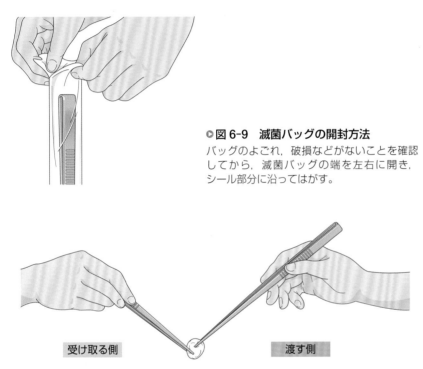

▶**図6-9　滅菌バッグの開封方法**
バッグのよごれ，破損などがないことを確認
してから，滅菌バッグの端を左右に開き，
シール部分に沿ってはがす。

受け取る側　　　　　　　　　渡す側

▶**図6-10　鑷子の取り扱い**
鑷子の先端部分を，持つ手より高く上げてはならない。材料を確実に把持し，相手の鑷子
に触れないように渡す。

い，処置の内容に応じて個人防護具を着用する。

　③ **無菌状態の確認**　▶表6-11の条件が満たされていることを確認する。

　④ **滅菌物の開封**　滅菌バッグは端を左右に開くなどして，滅菌物に触れ
ないように開封する(▶図6-9)。

　⑤ **滅菌容器の開閉**　消毒綿球を入れた容器などの開放はなるべく短時間
として，外界の微生物侵入を防ぐ。

　⑥ **鑷子(ピンセット)の取り扱い**　鑷子は先端からなるべく遠い部分を持
ち，ほかの物に触れてしまうのを避けるため先を閉じた状態で取り扱う。ま
た液体は上から下へ流れるので，鑷子の先端は水平より高くしないようにす
る。2本の鑷子で受け渡しをする際には，相手の鑷子に触れないように渡す
(▶図6-10)。

　⑦ **操作中の注意**　無菌操作中は唾液の飛沫による滅菌物の汚染を避ける

ため，マスクを着用することが望ましく，不必要な会話は避ける。またほこりによる汚染を防ぐため，滅菌物や傷の上で操作をしない。

　⑧**使用後の処理**　使用後の器材は，誤って再使用することのないよう誰が見ても使用後であることがわかるように分けて処理をする。

3 血液・体液曝露対策

　手術室をはじめとして，外科看護の場面では鋭利な器材が使用され，血液や体液に接する機会が多い。針刺しに対する予防策などを日ごろから確実に実践し，曝露事例が発生した際の対応についても理解しておく必要がある。

1 血液・体液曝露による感染リスク

　重要な血液媒介性の病原体として，B型肝炎ウイルス（HBV），C型肝炎ウイルス（HCV），ヒト免疫不全ウイルス（HIV）があり，血液が付着した針による誤刺やメスなどの鋭利器材による切創（経皮的曝露）や，飛散した血液の粘膜（口腔・鼻腔）への付着（粘膜曝露）によって感染がおきる危険性がある。また，医療者の皮膚に傷がある場合は，その部位に血液が付着することによっても感染がおきる危険性がある。

　針刺し・切創をおこした場合の感染の危険度は病原体によって異なる（◐表6-12）。感染率が低い病原体であってもけっしてゼロではないことを認識し，対策に取り組む必要がある。

2 予防対策

　血液・体液曝露防止のためには，対象患者が感染症に罹患しているかどうかにかかわりなく，使用後の注射針や鋭利器材による針刺しや切創をおこさないようにすることが第一である。針刺し・切創を防ぐためには，個々の医療従事者が正しい知識をもち，個人の手技を向上させることとともに，安全な廃棄方法の遵守や安全機能つき器材の導入など，針刺し・切創をおこしにくい環境を整備することも重要である。以下に具体的な対策を述べる。

●**危険行為の禁止**　リキャップ❶は，最も針刺しをおこしやすい行為であり，原則禁止とする。やむをえずリキャップを行うときは片手で行うすくい上げ（スクープ scoop）法を用い，十分注意して行う（◐図6-11）。

⌐NOTE
❶リキャップ
　使用後の針に再度キャップをすること

◐**表6-12　針刺し・切創による感染の危険度**

HBV	HBe 抗原陽性：37〜62％（肝炎にいたるのは 22〜31％） HBe 抗原陰性：23〜37％（肝炎にいたるのは 1〜6％）
HCV	1.8％
HIV	0.3％

(CDC：Updated U.S. Public Health Service Guidelines for the Management of Occupational Exposures to HBV, HCV, and HIV and Recommendations for Postexposure Prophylaxis. 2001 をもとに作成)

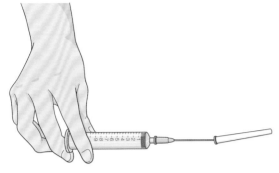

◎**図6-11　キャップのしめ方（スクープ法）**
①テーブルに置いたキャップに針を差し込み，すくい上げる。
②注射器を垂直に立てると，キャップが滑り落ちる。
③手でしっかりとキャップをしめる。

◎**表6-13　針などの鋭利器材使用時の注意事項**

- 鋭利な器材を扱うときは，ゆとりのあるスペースを保ち，明るい照明のもとで行う。
- 鋭利な器材を持ったまま，ほかの作業はしない。
- やむをえず一時的に膿盆などに置く場合は，ほかのごみとまぜない。
- 一時的に置いたあとは直接素手で触らずに，鑷子などを用いて廃棄容器に廃棄する。
- ごみは手で押し込まない。

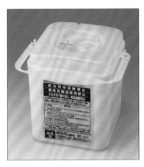
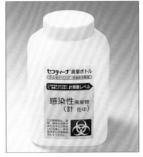

◎**図6-12　携帯型針廃棄容器**
注射針と採血針などを廃棄するためのボックスとボトル（セフティーナ®）。針に触れないで，簡単に廃棄できる。
（写真提供：テルモ株式会社）

　そのほかにも，針・鋭利器材の使用時にはさまざまな注意事項がある（◎表6-13）。

● **廃棄容器の設置**　使用した針や鋭利器材は，専用の廃棄容器にすみやかに廃棄する。リキャップを行わなくてすむようにするためにも，使用したその場で廃棄できるシステムが必要である。病室などに廃棄容器を設置できない場合は，携帯型の容器を活用する（◎図6-12）。廃棄容器は，針や鋭利器材が貫通することがない材質であることが絶対条件である。さらに，足踏み式で開閉するふたなどの安全に廃棄するための機能があり，倒れた際にも中身が出ないような構造のものが望ましい。また，針や鋭利器材がはみ出すことのないよう，廃棄容器は80％程度入ったら交換するようにする。

● **個人防護具の着用**　手袋は針刺しを完全に防ぐことはできないが，万が一針刺しがおきた場合にも，体内に入る血液量を減らす効果があるので，針や鋭利器材の使用時には手袋を着用する。また血液や体液が飛散する可能性がある場合は，マスク・アイシールドまたはゴーグルを着用して口・鼻・眼の粘膜を保護する。

● **安全機能つきの器材の使用**　静脈留置針や血糖測定穿刺針などでは，使

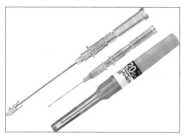

a.　静脈留置針
（シュアシールド®サーフロー®Ⅱ）
内針を引き抜くと同時（自動的）に，セーフティカバーが針先を保護し，針刺しを防止する。

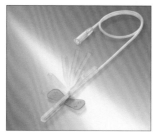

b.　翼状針
（シュアシールド® SV セット）
針刺し防止カバーを針側に倒し，ロックする位置まで押し込むだけで，カバーが針をおおう。

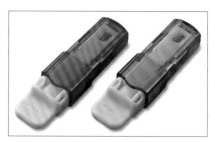

c.　血糖測定システム
（メディセーフファインタッチ® ディスポ）
穿刺後，針が自動的に引き込まれる。

▶**図 6-13　安全器材の例**
（写真提供：テルモ株式会社）

用後は針が格納される安全機能つきの器材（安全器材）がある（▶図6-13）。このような器材を選択して使用すれば，針刺しの危険性を減少させることができる。

● **器械受け渡し法**　手術室での針刺し・切創も多く発生している。とくに器械の受け渡しの際に発生しやすいので，メスや縫合針の直接の手渡しはせず，決められたトレイの上にいったん置き，そこから受け取るという方法をとることが望ましい。

● **予防処置**　HBV は抗体を獲得することにより感染の防止が可能であるので，ワクチン接種を受けておくことが望ましい。

● **事例の把握・分析**　血液・体液曝露を防ぐためには，どのような針刺しがどのくらいおきているのかなどを把握・分析したうえで，対策を導くことが重要である。また感染症の有無にかかわらず，どのような針刺しでも必ず報告することを徹底する。

3 血液・体液曝露発生時の対応

　針刺し・切創であれば，受傷した部位を流水で洗い流すことが重要である。眼などの粘膜へ血液・体液が付着した場合も，水でよく洗い流す。さらに，各施設で定められた手順にそって管理者へ報告し，受診する。受傷した部位・深さ，器材の汚染状況などから感染の危険性を評価し，グロブリン投与などの必要な追加処置や管理を受ける。

4 感染管理組織の役割と病院感染サーベイランス

　院内感染予防は病院全体で取り組むべき課題である。組織的な対応が求められており，感染管理を効率的に行うためには，診療科や職種の壁をこえて横断的に活動できる感染管理組織の設置が必要である。さらに感染管理の質向上のためには病院感染サーベイランス（▶36ページ）の実施が有効であり，

このサーベイランスの実施は感染管理組織の大きな責務でもある。

1 感染管理組織の活動と役割

感染管理組織には，感染管理に関与する諮問機関である感染対策委員会，そしてその委員会で決定された対策の実践，指導などを行う実働チームとなる感染制御チームがあり，感染管理看護師・感染制御医師を中心にチームが構成される（◯図6-14）。

　1 感染対策委員会 infection control committee（ICC）　ICC は院内の感染管理に関する諮問機関であり，診療部門・看護部門・検査部門・薬剤部門・事務部門などの各部門の代表で構成される。感染制御チームと連携して感染管理上必要な審議，決定を行い病院の方針を打ち出す。

　2 感染制御チーム infection control team（ICT）　ICT は，感染管理にかかわる実働性の高い専門家による組織であり，感染管理看護師・感染制御医師を中心に薬剤師・臨床検査技師などのスタッフで構成される。病院長直属の組織，あるいは諮問機関である感染対策委員会の下部組織として位置づけられ，病院の方針にそって具体的な感染対策を立案し，実践する。病院感染サーベイランスや定期的な視察を行って感染対策を監視・評価し，また感染にかかわる問題発生時の対応や，職員の教育活動も大きな役割となる。

　3 感染管理看護師 infection control nurse（ICN）　ICN は，感染制御医師とともに ICT の核となり，院内の感染にかかわる問題を把握し，改善のための活動を行う。活動の具体的な内容は，日常的な感染率の把握と改善活動を行うための病院感染サーベイランスをはじめとして，根拠に基づいた感染防止技術の導入，職員を感染からまもるための職業感染防止策の実施，すべての職種を対象とした感染管理教育や相談の実施，院内の清掃，水質・空調管理，患者の安全な療養環境をまもるための設備の管理・運用など，きわめて多岐にわたる。

あらゆる職種や部門をこえた活動となるため，専門知識や技術の習得だけでなく，コミュニケーション能力や管理能力が必要とされる。

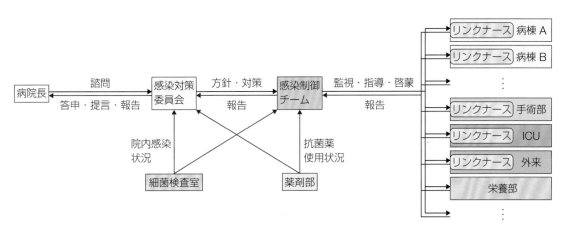

◯**図 6-14　感染管理組織とリンクナース**

④ **リンクナース** link nurse　リンクナースの体制はイギリスで確立されたもので，ICT のような医療施設内の専門チームと病棟や外来の現場をつなぐ，すなわちリンクする役割を担う看護師をさす。感染対策のほか，褥瘡対策や緩和ケア，退院調整などでリンクナース体制がとられている。

感染対策におけるリンクナースは各外来・病棟に配置され，各部署のモデルとなり，感染対策の実践および看護職員の指導を行うことをおもな活動としている。さらに感染管理看護師と連携して各部署における現状を把握し，感染制御チームに対して問題提起を行う。正しい感染対策がすみずみにまで浸透し，定着するためには，各部署の特徴や患者の状態を把握しているリンクナースが果たす役割が大きい。

2　病院感染サーベイランス

サーベイランス surveillance は「監視」と訳されるが，病院感染サーベイランスは単なる監視ではなく，特定の集団における特定の感染発生率を明らかにし，その結果を現場の職員へフィードバックして改善へとつなげる，一連の過程である。

● **サーベイランスの種類**　サーベイランスの種類としては，感染の危険性の高い医療処置に関するサーベイランスである手術部位感染サーベイランス，血管内留置カテーテル関連血流感染サーベイランス，尿道カテーテル関連尿路感染サーベイランス，人工呼吸器関連肺炎サーベイランスのほか，薬剤耐性菌サーベイランスなどがある。

● **サーベイランスの効果**　サーベイランスを行って日常的な感染率を把握しておくと，感染の集団発生（アウトブレイク outbreak）の早期発見や，新しく導入された感染対策の評価などに活用することができる。外科領域では，手術部位感染サーベイランスを行うことにより，術後の創感染の発生率を把握し，改善策の検討・実施・評価を行うことができる。

参考文献

1. World Health Organization: WHO Guidelines on Hand Hygiene in Health Care. 2009.
2. 大久保憲訳：医療現場における手指衛生のための CDC ガイドライン．メディカ出版，2003.
3. 小林寛伊編：消毒と滅菌のガイドライン，2020 年版．へるす出版，2020.
4. 松田和久訳：針刺し事故防止の CDC ガイドライン——職業感染事故防止のための勧告．メディカ出版，2001.
5. 満田年宏訳・著：隔離予防策のための CDC ガイドライン——医療環境における感染性病原体の伝播予防 2007．ヴァンメディカル，2007.
6. 矢野邦夫訳：HBV，HCV，HIV の職業上曝露への対応と曝露後予防のための CDC ガイドライン．メディカ出版，2001.

第 **7** 章

手術前患者の看護

A 外来診療の変化に対応した外来看護師の役割

　現在，超少子高齢社会の医療ニーズに合わせた医療提供体制が再構築されつつある。疾患をかかえる患者であっても，そのほとんどの時間は地域で過ごし，入院しなければ治療ができない状況になったときだけ入院する時代がやってきている。最近では，入院期間の短縮に伴って，以前ならば入院後に行われていた検査や治療が外来診療に移行しているため，**外来看護❶**が重要な位置を占めるようになっている。

　本章では，手術前における看護の役割と，超短期入院の例である「日帰り手術」における看護について述べる。

◻️NOTE
❶外来看護
　診療（診察と治療）は，外来診療と入院診療の2つに大きく分けられ（単に「外来」「入院」といわれることが多い），外来における看護を外来看護と総称する。

1 現在の外来診療がおかれている状況

● **治療法の進歩と在院日数の短縮**　入院期間の指標となる平均在院日数は，近年，短縮の一途をたどっている。たとえば胃全摘出手術では，2010年ごろまでは手術前を含めて約3週間〜1か月の入院期間を要していたが，現在では多くの医療機関で10日〜2週間が標準の入院期間となっている。

　また，内視鏡手術の普及も在院日数短縮に拍車をかけている。たとえば胆石手術の場合，従来は開腹手術で約2週間の入院を要していたが，現在は腹腔鏡下手術を適用すれば4〜5日の入院ですむようになり，さらには日帰り手術の対象となっているものさえある。

● **入院-外来間の流れの変化**　入院から退院までの具体的な流れをみてみると，2010年ごろまでは入院後に手術に必要な検査を実施し，その結果をもとに手術の術式や日程を決定していた。また手術後も，手術の結果を確認し，術後の治療が必要かどうかを判断するために，CTや内視鏡検査がすむまでは入院が必要とされていた。そして，日常生活が完全に自立し，患者が退院に対して自信がもてるような状態になったら退院する，という経過をたどっていた。

　しかし現在では，検査・確定診断・手術日も外来診療で決定し，手術の前日か2日前，場合によっては手術当日に入院するようになっている。手術後は，急性期を過ぎれば，あとは外来通院で経過を追う。手術の前後に輸血や抗がん薬の投与，放射線療法が必要な場合も，外来診療で行っている。

　また，近年では医療技術の進歩に伴って高齢者の手術適応が拡大し，手術を受ける高齢者が増加している。高齢者は併存疾患を多くかかえているため，ひとたび侵襲性の高い手術を受けると，いままで通りの生活ができなくなる場合がある。したがって，個々の患者の身体的・心理的・社会的状況をアセスメントし，退院後の状況を予測した調整を外来診療の場から開始することが重要である（◐図7-1）。

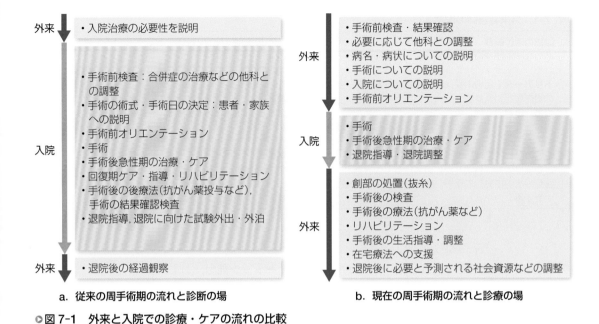

　　a. 従来の周手術期の流れと診断の場　　　　　　　b. 現在の周手術期の流れと診療の場

◉**図 7-1　外来と入院での診療・ケアの流れの比較**

● **外来への業務の移行**　周術期を，① 手術決定から手術までの「手術前期」，② 手術および手術後急性期の「手術期」，③ 回復期を経て退院し，社会復帰をするまでの「手術後期」の 3 段階に分けると，現在，患者が診療・ケアを受ける場は，手術前期と手術後期が外来，手術期が入院となり，時間的割合では外来の果たす割合が増えている。また日帰り手術(外来手術)の場合は，手術以外の周術期のすべての過程が外来で行われる。

　このように診療の場が入院から外来に移行してきており，それに伴って外来に求められる役割や機能は複雑化・多様化してきている。

2　外来看護業務の内容の変化

　従来，周術期における外来看護師のおもな役割は，患者を診察室に呼び入れ，診察に必要な検査結果を準備し，診察の介助をするなど，診療が円滑に進行するように調整することであった。しかし，診断・治療・経過観察を含め，診療の場面の多くが外来に移行し，また医療ニーズの高い患者が増加してきているという実情に伴って，外来看護師に求められる看護内容も大きく変化している(◉表7-1)。とくに，病気の診断から手術の準備までと，退院後の継続療養を支援する役割が大きくなっている。

● **外来看護師に必要な能力**　多くの場合，患者は外来診療で病名の告知を受けたあと，治療法を選択し，治療の日程が決まる。また退院前後の長期にわたる化学療法や放射線療法を外来診療で受けながら，障害をかかえたまま日常生活を送る患者も多い。

　このような状態の患者を対象とする外来看護師に求められる能力としては，① 身体的状況を迅速に見きわめるフィジカルアセスメント能力と，② 患者

○表7-1　外来看護師の役割

① **診療の進行調整**：待ち時間に配慮しながら，診察に必要な記録類や資料を準備し，円滑に診療を進行させる。	⑤ **検査への援助**：検査内容や，検査の受け方，注意事項などを説明する。
② **トリアージ**：患者の受診目的と状態を把握し，診察の優先度を判断する。	⑥ **指導・教育**：日常生活や在宅療養についての相談を受け持ち，指導を行う。
③ **治療・処置の介助**：点滴・輸血・注射，創部の処置などが安全・確実かつ安楽に行われるように介助する。	⑦ **手術前のオリエンテーション**：入院や手術までの心身の準備と，入院から退院までの流れを説明する。
④ **患者の精神的支持**：患者がいだく不安を緩和するとともに，患者が表現できない気持ちの代弁者となり，医師の説明に対して理解・納得が進むように補足説明をする。	⑧ **手術**：入室の準備と手術室への引き継ぎ，手術後の観察と自宅での注意事項などを説明する。
	⑨ **継続看護**：病棟と連携し，継続した看護を提供する。
	⑩ **在宅療養支援**：在宅医療支援部門・医療ソーシャルワーカー（MSW）など他部門・他職種と連携して，在宅療養が継続できるように支援・調整する。

の自己決定や自己管理を支援していくためのコミュニケーション能力，および指導・教育能力，そして③患者の退院後の生活を予測し，患者を中心に安全で確実な医療が提供され，社会資源が活用できるように他部門との協働を調整するマネジメント能力がある。

3　外来看護の重要性

　これまで述べたように，以前は入院中に完結した医療の一部を，現在では外来が担う時代になった。外来看護の内容として，受診する患者の健康上の問題から，手術や治療を受けたあとの患者の社会復帰などにおける問題まで，幅広い対応が必要とされており，周術期看護の主役は，いまや外来看護だといっても過言ではない。

　外来診療には時間的制約があるが，1人ひとりの患者について必要な看護をその場で判断し，すみやかに提供しなければならない。そのために外来看護師には，より主体的・専門的で高度な看護実践能力が必要となっている。

B　外来における手術前の患者の看護

 ## 1　診断過程における援助

　患者は外来を，身体になんらかの不調や異変を自覚し「病気ではないか」と心配して訪れる場合と，自覚症状はないが健康診断などで異常を指摘され，より詳しい検査を求めて訪れる場合とがある。どちらにしても，体調不良や異常な検査データの身体的背景がなにか，まずは原因を明らかにすること（診断）から診療は開始される。

1 検査・診断過程への援助

　治療前に行われる診断の種類には，① 病変の有無を診断する存在診断，② 病変がどのようなものかを確定する確定診断，および ③ 病変の大きさや広がり・進行度を診断する病期診断がある。

● **検査**　どの診断にも，検査が不可欠である。検査には，検体検査（血液形態学的検査・生化学検査など）や生体検査（画像検査，内視鏡検査など）などがある（◐表 7-2）。

　検査によっては，苦痛を伴い，あるいは検査前に飲食などの制限をして事前の準備を整えなければならない場合がある。また検査後も，造影剤や麻酔薬などの影響に注意を要する場合がある。いずれの検査も患者の理解と協力がなければ，確実で安全に検査を行うことはできない。

　検査の場合もインフォームドコンセントが必要である。検査の目的や方法，

◐表 7-2　一般的な術前検査

検査項目	検査でわかること	検査結果からの留意点
胸部単純 X 線検査	・呼吸器疾患（肺炎・気管支炎など）の有無 ・弁膜症・心不全の有無 ・胸郭の形状 ＊肺結核が疑われる場合には，必ず専門医の診察を受ける。	感冒予防の指導（咳嗽・手洗い）を行う。 異常がある場合，手術が可能かどうか専門医の診察を受けられるよう主治医と連携をとる。
呼吸機能検査（スパイロメトリー）	・肺活量，肺の換気機能 ・肺のガス交換機能	呼吸機能を総合的に評価し，呼吸法の指導や手術前訓練の強化ポイントなどの具体的な計画をたてる。
動脈血ガス分析	・体液の酸塩基平衡状態 ・肺のガス交換機能 ＊高齢者などでスパイロメトリーが実施できない場合は必ず行う	拘束性換気障害や閉塞性換気障害がみとめられる場合は，呼吸機能訓練用具を使って呼吸機能の改善をしておく（◐250ページ）。 喫煙習慣のある患者には，呼吸器合併症予防のため 1 か月前から禁煙できるよう指導を行う。
血液一般検査	・貧血の有無・種類・程度 ・出血傾向の有無 ・炎症の有無および程度	鉄欠乏性貧血や栄養不良がある場合は，改善のための食事指導を行う。 貧血が強度の場合は，手術前に輸血を行うことがある。
血液生化学検査	・肝臓・腎臓の機能 ・栄養状態 ・電解質の状態	全身麻酔薬の効果や解毒作用を考慮し，肝臓への負担を少なくするために術前 1 週間前から禁酒の指導を行う。アルコール濫用者は術前 1 か月程度からの禁酒が推奨される。 適度な水分摂取を促し脱水を予防する。
血糖値検査	・糖代謝異常の有無 ・糖尿病の有無	糖尿病が疑われる場合には，必ず専門医の診察を受ける。 血糖値が高い場合，創傷治癒過程に悪影響を及ぼすため，食事内容・摂取エネルギーを把握し，口渇や多尿などの自覚症状を観察し，患者へ食事指導をする。
感染症検査	・B 型・C 型肝炎，梅毒，HIV 感染症などの有無	感染症がみとめられた場合は，他者への感染防止を指導する。
血液型検査	・血液型	必ず患者本人にも確認する。
心電図検査	・虚血性心疾患の有無 ・不整脈の有無 ・心臓の機能	心疾患が疑われる場合には，必ず専門医の診察を受ける。 必要に応じて，血管拡張薬や硝酸薬（ニトログリセリン）の準備をする。

消化管造影検査を受けた患者さんへ

本日行った検査は
(食道造影検査, 胃透視検査, 小腸造影検査, 注腸検査)
です。検査後には以下の注意点があります。

〈お通じについて〉
*バリウムを使用した場合
　□検査で使用したバリウムは, 便と一緒に肛門から排泄されます。
　□検査後に下剤を内服してください。これはバリウムがお腹の中でかたまって腸閉塞などをおこさないための薬です(注腸検査では必要ありません)。
　□バリウムをすみやかに排泄するために水分をたくさんお摂りください。
　□通常2〜3日のうちには, 普通便に戻ります。
　□検査数日間は排便の状況を確認していただき, バリウム便(白い便)が排泄されない場合や持続する便秘, 腹痛などの症状があらわれた場合には, ただちに下記の「緊急時連絡先」までご連絡ください。
*ヨード製剤(ガストログラフイン)を使用した場合
　□検査後下痢をおこすことがあります。
　□しばらく時間をおいてから発現する遅発性のアレルギーがおこることがあります。発疹やくしゃみ, 鼻づまり, 吐けけ, 嘔吐などの症状がありましたら, 下記の「緊急時連絡先」までご連絡ください。

〈蠕動運動を抑える薬の注射をした方〉
　□検査前に胃や腸の蠕動運動を抑える薬を注射した場合は, 検査後1時間は飲食を控えてください
　□注射のせいで目がチカチカしたり, 遠近感がなくなったりしますので, 自転車や自動車の運転は検査終了後1時間ほどは, やめてください。

緊急時連絡先
□○▽病院
(電話番号)　○○-△△△△-××××(大代表)
8：00〜17：00は各科外来,
休日・時間外17：00〜8：00は救急部へ
(連絡の際には, 本日受けた検査名を伝えてください。)

a. 検査を受ける患者への説明用紙

マンモトーム生検を受けられた方へ

検査後の注意事項
必ずお守りください。

◆入浴について…本日中の入浴はできません。
下半身のみ軽くシャワーはしてかまいませんが, 胸部にかからないようにしてください。長時間のシャワーもお控えください。

◆出血について…
　・検査後に出血した際は, 出血している部分を押さえ, 必ず下記に連絡をし, 来院してください。
　・検査数日間は, 乳房に内出血斑があらわれることがあります。内出血斑が拡大するようなことがあるときは, 乳房内部での出血の可能性があります。必ず受診してください。

◆アルコールの摂取, 喫煙…検査当日はお控えください。

◆日常生活について…大きな制限はありませんが, 検査を行った方の腕で重い物をお持ちになることは控えてください。

◆薬が処方されています。
薬剤師もしくは院外処方として受け取ってください。

◆次回の診察で検査部位の確認をします。医師から指定された日時に必ず来院してください。

- -

その他, 不明な点がありましたら, ご連絡下さい。

□○▽病院　(代表)○○-△△△△-××××
(内線)8時〜17時　外科外来・・・・
17時〜8時　救急部　・・・・

b. 検査後の注意に関する説明用紙

▶図7-2　患者への説明用紙(例)

検査に伴う危険度や苦痛の程度など, 検査の概要を説明して, 患者の同意を得る。また造影剤を使用する場合は, アレルギーがおこりうることを説明し, 造影剤使用についての同意を得る。検査を実施することが決定したら, 検査の日時や検査前の注意事項など記入した用紙を患者に渡し, 具体的な流れを説明する(▶図7-2-a)。

2　安全面への配慮

● **検査後の危険防止**　内視鏡検査のように苦痛を伴う検査では, 咽頭麻酔や鎮静薬の使用によって苦痛をやわらげることがある。しかし一方で, 薬剤を使用すると, 咽頭の麻痺による誤嚥や, 覚醒が十分でない状態での転倒, ベッドからの転落がおこる危険性がある。また造影剤を用いる検査では, アレルギー反応によるショック症状をおこすこともある。

　看護師は検査に伴う危険を予測し, 検査中はもとより, 検査後も不快感や歩行時のふらつきがないかなどを観察し, 安全面への配慮を忘らないようにしなければならない。またショックをおこしたときの救急処置に備えて, 救急カートの配置や整備などにもつねに留意する必要がある。

● **問題発生時の対応の説明**　生検や穿刺（◉156ページ）など，侵襲を伴う検査では，帰宅してから出血したり，痛みが強まったりすることがある。とくに夜間の場合は，連絡場所や相談先がわからないと，患者は不安になる。帰宅してからの注意事項や，症状が出たときの対処方法，連絡場所について，患者・家族には十分に説明しておく（◉図7-2-b）。

2　心の整理と意思決定の支援

　検査がすんだあと，患者やその家族は「なにか，わるい病気なのではないか」という不安に陥る。看護師は，検査の結果を聞きに来院した患者や家族が不安と緊張感をかかえていることをよく理解しておくようにして，そのうえで患者に相対することが重要である。そして，患者がみずからの身体状況を正しく受けとめ，治療の意思決定ができるように支援していく。

1　病名告知時の環境整備

● **医療者と患者間の意思疎通**　病名を告知するにあたっては，患者のプライバシーがまもられ，落ち着いて会話ができる環境を整えなければならない。しかし，実際の外来診療環境を考えると，診察室が壁一枚で隣り合っていたり，次の患者が診察室のすぐ前で待っていたりと，プライバシーが保護されているとは言いがたい場合がある。このような環境は患者が意思を表現しようとする気持ちを妨げるので，看護師は患者のプライバシーが保護できるように周辺の環境を整える必要がある。

　また，診療時間の切迫も，医療者と患者の間の意思疎通の障害となる。診察の予約時間や順番を考慮し，医師も患者も十分な時間をとることによって，相互の理解が促進されるように考慮する。そして可能な限り看護師が同席し，患者や家族の代弁者になれるように配慮をすることが重要である。

　近年では医療界においてもIT化が進み，電子カルテや電子発注・予約システムが導入されている病院が多い。患者情報が集積されたコンピュータに医師が集中してしまい，患者から目をそらしたまま話を進めてしまうと，患者が不安や不快感をいだく場合がある。患者にそのような感情をいだかせないように，看護師は医療者側の一員として患者に正対してかかわることが重要である。

● **不安の受けとめ**　診断結果によっては，病名を告げられたときの動揺は大きく，すぐには診断結果を受けとめられない患者もいる。とくに「がん」という病名が告げられたときは，たとえ早期であっても患者は「死」を連想し，衝撃を受ける。看護師は患者の表情や反応に注目し，どのように理解しているかを確認するとともに，患者の不安な心情を受けとめ，共感的にかかわることが大切である。

　また，病名告知は家族にも動揺と衝撃を与える。病と向き合う患者との接し方や今後の経済的不安など，家族の悩みは徐々にふくらんでいく。ときには家族のみのタイミングを見はからってかかわるなど，患者と同様に支援し

ていくことが必要である。

● **専門性の活用**　たとえば，患者の心理的負担の大きいがんの治療においては，近年，がん看護専門看護師をはじめとするがん看護に精通した看護師が，告知場面から同席し，患者の心理状態の混乱を緩和し，治療法の意思決定を支援する施設が増加している。外来看護師はこのような専門家とも連携し，患者が今後も続く治療をのりこえられるように支援体制を整備する能力が必要となる。

2 意思決定の支援

医師から問題となっている所見と治療方法の説明がなされたのちに，患者は治療方法を選択しなければならない。医師は専門用語をわかりやすい言葉にかえて説明はするものの，患者にとっては理解しきれない部分があることが多い。看護師は患者や家族の表情や言動に注意し，理解が十分でないと判断された場合には，医師の説明に言葉を添え，また患者の理解が促進されるようにはたらきかけ，自己決定を支援する。

● **意思決定のタイプ**　意思決定とは，患者がある一定の目的を達成するために，複数の代替手段のなかから 1 つの手段を選択し，行動方針を決定することをいう。意思決定のタイプとしては，① 医療者が中心となり決定する**パターナリズムモデル**（父権主義モデル），② 医療者と患者が一緒に決定する**シェアードディシジョンモデル**（共有型意思決定モデル），③ 患者自身が決定する**インフォームドディシジョンモデル**（情報を得て意思決定するモデル）の 3 つのタイプがある。

かつては，すべて医師に「おまかせ」という患者が多かった。しかし現在では，医療者が情報を提示したうえで，患者・家族と協働して治療法を選択するシェアードディシジョンモデルが望ましい意思決定のスタイルであるとされる。

また，患者自身が十分に納得し，自分に合った治療法を選択する手段として，**セカンドオピニオン**❶を希望する場合も多くなっている。医療者が患者の自己決定の支援を積極的に行っていくうえでは，セカンドオピニオン制度を適切に活用することも重要である。

● **高齢者の意思決定支援**　生活水準や医療技術の向上により，現在では，80〜90 歳代の高齢患者の手術もめずらしくなく，年齢だけを理由に必要な手術が行えない時代ではなくなっている。しかし，加齢によって身体の予備力は低下しているため，手術前は日常生活を 1 人で行えていた高齢者が，手術後の経過が長引くことで，ベッド上の生活を余儀なくされる事例は少なくない。したがって，高齢者の手術にあたっては，身体状況はもちろん患者の日常生活を総合的に評価し，生命予後と QOL の観点から本人・家族とともに検討することが必要である。

病状や治療の説明に関する情報提供においては，「年をとるとむずかしい話はわからなくなる」などの医療者の誤った認識により，高齢患者本人よりも家族の意向が尊重される傾向にある。認知症のある患者の場合は，当事者

□ NOTE
❶**セカンドオピニオン**
　最初に決定され，あるいは現在継続されている診断・治療方針に対する意見・評価を，別の医師や医療機関に求めること。

の意思がないがしろにされるケースも少なくない。また，高齢患者が，「家族の言う通りでいい」「医師におまかせする」などと意思表明をする場合もある。しかし，このような言葉の裏には，世話になっている家族への遠慮や，医療の話はわからないというあきらめに近い気持ちをいだいている可能性がある。

　したがって，高齢患者にとって残された大切な人生の選択のためには，高齢患者自身が正しい情報をもとに意思決定できるように支援することが重要である。認知症があったとしても，看護師は本人の理解度や家族関係を注意深く観察し，絵を用い時間をかけて繰り返し具体的な説明を行うなどして，関係者間の調整をはかることが大切である。また，外来受診のたびに接する時間をもつことで信頼関係を築き，高齢者の価値観や生きてきた時代背景にも配慮し，安心して希望を伝えられるよう支えることが重要である。

3　手術の説明と同意

　治療法として手術が選択された場合は，医師から手術についての詳細な説明が行われる。手術（外科治療）は基本的に身体に侵襲を加える治療法であり，患者側の条件も重なると，最高の技術と細心の注意をもって行ったとしても，100％の安全は保証されない。説明に際しては，手術の方法や期待される結果はもちろんのこと，予想される合併症とその危険性などについても十分に説明して，患者が理解したことを確認したうえで同意を得ることが必要である。手術に伴って輸血の必要性が生じる場合には，輸血についての説明も行い，同意を得る。

　このような説明と同意については，説明内容を詳細に記載したものが患者に渡され，かつ説明した内容とその際の患者の反応が診療録（カルテ）に残されなければならない。

4　手術の受容に対する支援

　患者は手術についての説明を受けて，一応は納得をし，みずからの意思で手術を受ける決断をする。しかし，実際に手術を受けるときまで，不安や葛

---

plus	相談の時間帯や窓口をきちんと患者に伝達することの大切さ

　患者の不安や疑問は，相談のできる機会がわかっていないとき，さらに増長される。たとえば，「平日の午後2時〜4時までは，かかりつけの外来で電話での相談に応じられる」「午前9時〜午後3時までは，医療相談窓口が開設されていて相談に応じられる」などといったように，「いつ」「どこで」「誰が」「どのような方法で」相談に対応してくれるかが伝えられていると，患者は安心する。このような情報の伝達は，口頭だけでなく，パンフレットや印刷物で確実に行う。

　こうした内容をきちんと伝えることは，患者との信頼関係を築くうえで意味があるばかりでなく，実際に手術にまつわる危険の回避や問題の解決にもつながる。ささいなことのように思われるかもしれないが，このような細かな説明や配慮はとても重要な援助の1つである。

藤が消えることはない。患者は，病名や医師から聞いた術式などをもとに，出版物を調べ，周囲の人たちに相談したりしながら，さまざまな情報を集める。インターネットで情報が容易に得られる現在では，情報過多が逆に不安を引きおこす場合もある。

● **外来での配慮**　外来は時間的な制約があるため，患者の不安や疑問に対して，いつでも相談に応じられるわけではない。そのため，看護師は患者が手術前の検査などで外来を訪れた際に，意図してかかわりをもつように努め，患者の不安や疑問が少しでも解決されるように対応していくことが求められる。

　また，身体状況について専門的な説明が再度必要な場合や，術後の日常生活上の変化と対処の仕方，手術の費用に関する不安を訴える場合などには，認定看護師・専門看護師，医療ソーシャルワーカー(MSW)や医事課の職員が相談に応じられるように配慮する。

3 全身状態を整えるための支援

1 検査と治療に対する援助

　手術や麻酔による侵襲は全身の機能に影響するので，呼吸・循環・代謝機能をはじめ止血機能や栄養状態，感染症の有無などの検査をし，患者が手術や麻酔に耐えうる状態かどうか，手術前の評価を行う（●221ページ，表7-2）。感染症の有無は手術室の選択や手術器具の取り扱い，入院病室の選択，さらには感染症の種類によっては術後の回復過程へも影響を及ぼすため，術前の感染症検査は重要である。また併存症の有無を確認し，手術に影響するような併存症がみとめられる場合には，手術前に治療を行うなどして，よりよい状態で手術にのぞめるように整えなければならない。

　状態によっては，手術前に輸血・輸液や，静脈栄養などの栄養管理を行うことがある。また化学療法や放射線療法によって腫瘍をできるだけ小さくしたうえで，手術にふみ切ることもある。術前の治療の副作用によって体力を消耗することもあるので，症状に対しての適切なケアが必要になる。

2 麻酔科医による診察

　手術を苦痛なく，かつ安全に行うために，麻酔が行われる。手術は手術そのものを担当する外科医と，麻酔を担当する麻酔科医の協力・連携によって行われる。麻酔科医は，手術中の呼吸・循環などの全身状態の管理を受けもち，そのための問診や診察を行う。手術の部位・方法，患者の状態，諸検査の結果を考慮し，麻酔法が選択されたら，患者に説明して同意を得る。

　手術を受ける患者がいだく不安には，「麻酔をかけて意識がなくなったら，そのまま目がさめないのではないか」「麻酔をかければ本当に痛みは感じなくなるのか」などがある。麻酔がどのように行われ，どのような効果があり，どれくらいの時間持続するかという具体的な説明が，患者の不安を軽減する

うえで重要である。納得して心の準備ができていれば，手術前夜から始まる食事の制限や，その他の注意事項などについても，理解・協力が得られやすい。

　現在では，麻酔科が診療科として外来診療を行っている病院が増えてきており，入院前に麻酔科で診察を受け，すべての準備と確認を終えて，手術前日に入院するということが可能になっている。

3　手術までの生活の調整

　手術の日程が決まったら，手術の日までに心身が最良の状態に整えられるように，生活上の指導を行う。

● **食事**　手術前の栄養評価で問題がなければ，バランスのよい食事を心がけてもらう。貧血や高血圧などがあり，治療を要するほどではないが注意が必要という場合は，改善に結びつく食品や食事のとり方などを具体的に指導する。場合によっては，栄養士による専門的な介入調整を検討する。

● **活動と休息**　発病や手術の決定をきっかけとして，患者は体力を温存するために安静にしたほうがよいという認識をもつことがある。しかし，からだを使うことを控え，安静にしすぎるのは精神面にもよくない。戸外に出て散歩や軽い運動をし，体力を維持するようにすすめる。軽い運動は，呼吸を活性化し，呼吸機能を高めるためにも効果的である。また良質な睡眠にもつながる。

● **禁煙・禁酒**　喫煙は麻酔や手術後の回復に影響を及ぼす大きな要因であり，多量の飲酒は肝臓の機能を低下させる。患者に喫煙や飲酒の習慣がある場合は，術後肺炎，出血，麻酔の効果の不安定化などの危険性を説明したうえで，手術までに可能な限り喫煙・飲酒の量を減らすように指導する。可能であれば，手術の1か月前から禁煙，1週間前から禁酒できるとよい。

● **感冒の予防**　感冒による呼吸器症状や発熱は，麻酔や手術後の合併症の危険度を高める可能性がある。感冒に罹患すると手術を延期しなければならない場合があるので，うがいや手洗いをして予防する必要があることを説明する。

4　手術に向けた患者教育・指導

1　クリニカルパスを用いた経過の説明

　経過は，**クリニカルパス**❶に示された標準治療計画に基づいて説明される。標準治療計画とは，疾患の各時期（経過）に適用される処置や治療を根拠に基づいて配置し，疾患や病態ごとに治療計画を定式化・標準化したものである。クリニカルパスを活用することで，一般的な経過からの逸脱が生じにくくなり，流れを予測しながら治療の実践が行えるという利点がある。

● **患者における利点**　手術の方法や麻酔について説明を受け，手術への不安が少しずつ緩和されてくると，痛みの持続期間や食事再開の時期，リハビ

� NOTE

❶**クリニカルパス** clinical path
　病気の治療や検査，リハビリテーションなどについて標準化されたスケジュールを表にまとめたものである。治療計画書やクリティカルパス critical path ともいうが，クリニカルパスという呼称が一般化している。

リテーション開始の時期，さらには退院の時期など，不安・疑問の内容がより具体的な行動や生活，身体上のことに変化してくる。入院してから退院までに，どのような治療や処置・検査が行われるのか，そして，それらに伴って安静度や食事・排泄などの日常生活がどのように変化していくのかは，患者にとって重大な関心事である。

　入院から退院までの間（周術期）のこうした経過をわかりやすく説明するために，「患者説明用クリニカルパス（治療計画書）」を用いると，医療者側の見方と患者の目標を一致させられる（◯図7-3）。患者自身も治療期間のイメージをしやすくなり，順調に回復しているのかどうかのめどがつけられ，日々の達成目標に向けて自分が努力すべきことがらがわかるうえ，精神的な

胃の手術を受ける ＿＿＿＿＿＿＿＿＿ **様**　　　〈No. 1〉

病日 月日	入院 月　日	手術前日 月　日	手術当日 月　日	術後1日目 月　日	術後2日目 月　日
食事	・普通食 （指示により食事の内容がかわることもあります。）	・普通食（場合により制限食） ※午後9時まではお水が飲めます（9時以降は絶飲食）。 ※喉が渇いたときにはうがいをしましょう。	・絶飲食です。 ・喉が渇いたらうがいをしましょう。	・絶飲食です。	・氷片は可
安定度	・制限はありません。		・手術後はベッド上安静です。 （からだは動かせます） ・術後合併症の予防のため，次の運動をしましょう。 ①膝の屈伸 ②足首・足の指の曲げのばし	・座ることから始め，立位練習，可能であれば歩行練習 （看護師が付き添います）。	・歩行練習をします （場合により看護師が付き添います）。
排泄	・便の回数を確認します。 ・尿量をはかっていただきます。		・手術中に尿を出すための管を入れます。	・尿を出すための管が入っています（適宜抜去します）。 ・ガス，排便の有無を確認します。	
清潔	・入浴ができます。	・お臍のゴマをとります。そのあと，シャワー浴をします。 ・手足の爪を切りましょう ・マニキュア，化粧は落とします。	・手術中に歯みがきをしましょう。 ・汗をかいた後はからだをふきますのでお知らせください。	・からだを拭きます。 ・うがいをしましょう。	
検査 処置	・手術に必要な検査をします （採血，心電図，呼吸機能検査など）。 ・毎朝，病棟医師の回診があります。	・睡眠前に下剤を飲みます。 飲みぐすり	〈手術前〉 ・浣腸をします（浣腸のあと，便は看護師に見せてください）。 ・浴衣に着替えます。 ・血栓予防のストッキングをはきます。 〈手術中〉 ・背中から痛みどめの管を入れます（硬膜外麻酔）。 ・ドレーン（お腹の管）を入れます。 ・レントゲンを撮ります。 〈手術後〉 ・酸素の管を付けます	・採血 ・レントゲン ・回診時，傷の確認，ドレーンの性状確認をします。 ・酸素の管を外します。	・ドレーンの性状，傷の状態の確認をします。
点滴薬	・必要時は点滴を行います。 ・内服薬（抗凝固薬など）の確認		・手術当日，午後の手術の場合は午前中から点滴を行うことがあります。 ・手術中に背中から痛みどめの管を入れ，3〜4日間使用します（硬膜外麻酔）。 ・24時間ずっと点滴を行います（痛いとき，眠れないとき，吐きけがするときなど，状況に応じて薬を使用します）。		
呼吸訓練 口腔ケア	・コーチⅡは最低1日3回（1回に10〜20回）は練習します。 ・うがいは感染予防のため1日3回は行ってください。 ・手洗いを心がけましょう。		・深呼吸を心がけましょう。 ・痰を出しましょう。	・コーチⅡ，深呼吸をしてください。痰をよく出しましょう。	
説明 指導	・呼吸訓練の練習をします。 ・禁煙をします。 ・手術の前日または前々日に麻酔科医の診察，説明があります。	・病棟の看護師から手術室に入るまでの説明があります。	・アクセサリー，入れ歯，コンタクトレンズなどを外します。 ・手術終了後，主治医からご家族へ手術内容の説明があります。	・術後合併症予防のためどんどん歩きましょう。	

〈No. 2〉

病日 月日	術後3日目 月　日	術後4日目 月　日	術後5日目 月　日	術後6日目 月　日	術後7日目 月　日
食事	・水分が開始になります （水，お茶，スポーツドリンク可）。	・流動食	・三分粥（消化管術後の分割食です。 15時，20時に補食が出ます）	・五分粥（消化管術後の分割食です。 15時，20時に補食が出ます）	・全粥（消化管術後の分割食です。 15時，20時に補食が出ます）
安定度	・制限はありません（状況により看護師が付き添います）。 ・術後合併症や床ずれなどの予防のため，なるべくからだを動かしましょう。				
排泄	・排ガスの有無を確認します。 ・尿の管が抜けたあとは，尿量をはかってください。				
清潔	・からだをふきます。	・シャワー浴ができます（点滴や管が入っている方は看護師にお伝えください）。			
検査 処置	・採血 ・レントゲン ・ドレーンの性状，傷の状態確認 ・状況に応じてドレーンなどを適宜抜去します。	・ドレーン，硬膜外麻酔などのチューブを適宜抜去します。			・採血 ・レントゲン ・抜糸（抜鈎）をします
点滴薬	・24時間持続的に点滴を行います。 ・背中の管より痛みどめを持続的に投与します。 ・痛いとき，眠れないとき，吐きけがあるときなど状況に応じて薬を使用します。		・状態により徐々に点滴を減らしていきます。食事摂取が良好であれば点滴を終了します。		
呼吸訓練 口腔ケア	・必要に応じて行います。				
説明 指導	・よくからだを動かしましょう。	・手術後はじめての食事です。ゆっくり無理なく食べましょう。 ・食事はすぐに横にならず，しばらくからだを起こしていましょう。 ・よくからだを動かしましょう。			

◯ **図 7-3　患者説明用クリニカルパス（例）**

励みともなる。

● **家族における利点**　入院から退院までの経過や，いつ，どのような状態で患者が退院するかなどは，家族にとっても重要な関心事である。手術は患者1人だけの問題ではなく，家族の支えや協力が不可欠である。家族が入院・退院や手術のために仕事を休まなければならないこともあるし，退院指導を患者と一緒に受けなければならないこともある。患者説明用クリニカルパスは，患者のみならず家族にとっても，予定をたて，入院・退院の準備をするうえで役だつものである。

2 患者・家族への説明

　病気の告知や治療法の選択など患者にとって重要な場面には，家族が同席して患者と一緒に考え，そののちに患者が自己決定できるように支援することが望ましい。そのためには，治療開始前に患者を支える人の存在を知ることが重要である。また，入院の準備をすることはもとより，手術までに心身の状態を整えるためには，身近にいる家族あるいは重要他者の協力が不可欠である。

　手術前のオリエンテーションを含め，必要な指導・教育は家族や重要他者に対しても行い，同時にその後の患者のケアに必要となる情報を彼らから得ることが，治療環境を整え早期に回復を促す看護として重要である。

5 外来−病棟間の連携

● **入院時の精神状態**　ほとんどの患者は，手術の前日ないし前々日に入院する。心身の準備は整ったとはいえ，入院という環境の変化や迫り来る手術を前にして，患者の精神的ストレスは極度に高まっている。このような状況のなかで，患者は病歴聴取や，入院および手術前のオリエンテーションを受け，さらに場合によっては術前の処置を受けなければならない。このような状態にある患者に同じような質問を繰り返すと，「また同じことを話させるのか」と，病院内の連携がなされていない事態にいらだちや不快感をつのらせることになる。

● **外来から病棟への申し送り**　外来で得られている情報や，外来で行った説明・オリエンテーション内容，そのときの患者の反応や返答などは，患者情報の記録として**入院時看護サマリー**にまとめ，外来から病棟に申し送り，入院後のケアにすぐ役だてられるように配慮する必要がある（◯図7-4）。とくに，患者にとって重要他者は誰か，病名や病状，手術について外来でどのように説明がなされ，患者・家族の反応はどうであったか，などを病棟に伝えることは，入院後早期に患者との信頼関係を築くうえで重要である。

　外来診療で指導・説明を行う際は，詳細な内容はあとでゆっくりと読み返すことができるように，パンフレットや説明書を渡すようにし，入院時には「読まれましたか」と軽く確認する程度とする。また新たに生じた不安や疑問などがあれば，個別に対応するようにする。このようにすれば，説明の重

```
┌─────────────────────────────────────────┐
│              入院時看護サマリー            │
│  ┌──────────────┐                        │
│  │ 登録番号      │  _____ 科    │
│  │               │                        │
│  │ 氏名          │  記載日 _____      │
│  │               │                        │
│  │ 生年月日      │  記載者 _____      │
│  │ 年齢          │                        │
│  └──────────────┘  外来担当医 _____    │
│   病 名 _____                        │
│                                           │
│  ①入院時の状況, 入院目的, インフォームドコンセントの内容 │
│                                           │
│                                           │
│  ②現在かかえている問題, 予測される問題       │
│                                           │
│                                           │
│  ③その他(継続指示など)                      │
└─────────────────────────────────────────┘
```

▶図7-4　入院時看護サマリー(例)

複や，患者に余分な負担をしいるような情報収集が避けられる。

　入院から手術までの限られた時間を有効に使い，患者が安定した状態で手術にのぞめるように準備するためには，外来と病棟の間で情報が円滑にやり取りされ，必要なケアが適時提供できるようにしなければならない。患者が治療を受ける場を外来から病棟にかえても，一貫した看護を提供するためには，外来-病棟間の連携が今後ますます重要になる。

C　併存症のある患者への対応，他科との連携

　近年の超高齢社会の到来に伴って，さまざまな併存症をもちながら生活している高齢者が増加している。その一方で，麻酔技術や手術方式の進歩によって，こうした高齢者でも全身麻酔下での手術が可能な場合が増えている。

　より安全で確実な手術を行ううえで，他科と連携し術前から全身状態を手術に耐えうるように整えることは，きわめて重要である。手術の前後に，どのように治療を継続するのか，あるいは手術への影響としてどのような事項に注意をはらえばよいのかなどを関連各科に確認し，必要な指示を受けるなどして，他科との連携をはかる必要がある。

1　糖尿病を併存している場合

　麻酔や手術侵襲は人体とって強いストレッサーとなる。その侵襲から回復

するために，生体はストレスホルモンやサイトカインを分泌して血糖値を上昇させる。これを外科的糖尿病という。

　糖尿病を併存している場合は，さらに高血糖状態となり，創傷治癒遅延や意識障害を発症する可能性が高くなる。そのため，術前から血糖値がコントロールできるように専門家と連携する必要がある。血糖管理状態が不良な場合は，手術1～2週間前に入院し，インスリンを用いた厳重な血糖コントロールを行う。

　糖尿病患者の手術が決定した場合は，患者・家族に糖尿病が手術療法に与える影響をわかりやすく説明し，入院前まで正しい食生活や運動療法が継続できるように動機づけて支援することが重要である。

2　循環器疾患を併存している場合

　手術を受ける患者の身体では，全身麻酔や手術の侵襲から身体を回復させようとする反応の結果として血管内の水分量が変化し，循環動態に影響するため，心臓への負担が増加する。そのため，患者に循環器疾患がある場合は，麻酔や手術に耐えうる循環状態なのか，専門診療科の医師と密に連携して，的確な判断を行う必要がある。

　循環障害の改善のため，抗血小板薬（アスピリンなど）や抗凝固薬（チクロピジン塩酸塩，ワルファリンカリウムなど）を内服している場合は，手術による出血予防のために，手術の1週間前または数日前から内服を中断する必要がある。その際は，具体的な休薬開始の日程やその後の観察（血圧・胸部症状・神経症状など）や生活上の注意点を，患者・家族に十分に説明する。術前の休薬で血栓症を発症するリスクが高い患者の場合は，手術数日前に入院し，内服薬から点滴薬に切りかえるケースもある。

3　腎不全を併存している場合

　腎不全により血液・腹膜透析を行っている場合は，手術の日程に合わせて，透析日と透析時間を調整する必要がある。腹膜透析患者が開腹手術を行う場合は，術後に血液透析に確実に切りかえられるように調整する必要があるため，事前に患者・家族に説明を行う。

　前述のとおり，全身麻酔や手術の侵襲から身体を回復させようとする反応の結果として血管内の水分量が変化するため，輸液療法で電解質や体液量の調整を行う。透析患者は尿排出がないため，不適切な輸液療法が電解質異常や心不全につながるリスクが高い。術前から専門家と密に連携をはかり，透析のスケジュールや体液バランスの目標などの調整を行う必要がある。

4　呼吸器疾患を併存している場合

　術後の合併症のなかでも，最も頻度が高い合併症は呼吸器合併症である。

呼吸器合併症がおこると，回復が遅延するばかりでなく，致命的になる可能性もあるため，呼吸器疾患を併存している患者の場合は，手術が可能な状態か専門家と連携して判断し，準備する必要がある。

　手術侵襲に対する生体の反応の1つとして，副腎皮質ステロイドホルモンが通常より多く分泌されることで，身体の恒常性が維持される。しかし，喘息などで副腎皮質ステロイドホルモン薬を長期間使用している患者は，ストレスが加わっても副腎皮質ステロイドホルモンの分泌量を自己調整できなくなっているため，手術時に急性副腎不全状態に陥り，循環不全・ショック状態・発熱・低血糖・電解質異常などを呈する場合がある。このような状態にならないよう，術前から専門家と連携し，術中や術後に必要な量の副腎皮質ステロイドホルモンを補充できるよう調整する必要がある。

　また，慢性閉塞性肺疾患(COPD)を併存している患者の場合，麻酔薬や筋弛緩薬の影響による気道内分泌物量の増加によって，容易に無気肺や重度の呼吸不全に陥る可能性がある。そのため，術前に専門家とともに手術が可能な状態なのか判断する必要がある。手術が可能と判断された場合は，気道内をよりよい状態に維持できるよう，禁煙はもちろんのこと，口腔内の清潔を保って気道の清浄化に努める。また，管理栄養士などとも連携して，栄養状態の維持・改善をはかることも重要である。

D　手術前の具体的援助

　医療制度の変化に伴い，平均在院日数の短縮化が推進され，手術の決定は外来診療の際になされることが多くなった。

　手術を受ける患者は，術前検査をすませ，手術に向けた禁煙・運動・食事などの生活指導や，手術前オリエンテーションを外来や入退院支援センターなどで受け，手術の前日あるいは前々日に入院する。入院後は，外来でどこまで説明を受け，理解の状態はどれほどであるかを把握し，手術を目前にして解決できていない不安・問題などについて，こまやかに対応していくことが重要である。

　ここでは，手術の決定から手術室入室までの看護師の役割と具体的援助について述べる。

1　手術についての説明と同意（インフォームドコンセント）

　手術という治療の選択は，患者・家族にとって重大な決断となる。手術の説明を受けるときは緊張や不安が強く，医師が話した内容をその場で理解することができない場合が多い。とくに，時間の限られた外来診療では，患者の自己決定を促すことはむずかしいため看護師の役割が重要となる。

　患者の治療への参加を促すためには，インフォームドコンセントがきちん

となされることが重要である。患者は自分の病状や必要とされる治療について正しく理解・認識できてはじめて，治療選択の自己決定が可能となる。

「説明」というと，とかく医師からの一方的な情報提供になりがちであるが，患者が納得のできない説明では同意は得られず，インフォームドコンセントはなりたたない。看護師は，可能な限り医師による説明の場に同席し，患者の理解が十分でないと判断されたときには，説明を補足したり質問を引き出したりして，患者が納得できるように援助することが必要である。外来などで，やむを得ず同席できない場合は，医師の説明内容を把握し，患者の反応を確認しながら必要な援助を行う。

また現在では，患者支援センターなどで医師の説明が正しく理解・認識されているかなどを確認して患者の理解を促す支援を行っている施設も多い。

2　手術前オリエンテーション

手術前オリエンテーションは，手術そのものやその前後の流れ，手術までに準備することなどについて情報提供することを目的としている。手術が決定した時点でパンフレットなどを用いて行うと，患者や家族がいつでも確認できるので効果的である。

オリエンテーションの際は，患者の個別性を重視し，患者の理解度を確認しながら，1人ひとりに合わせた方法で進めていくことが重要である。看護師は，入院してきた患者の手術に対する準備状態が個々に異なっているということを念頭におかなければならない。

● **手術前後の流れについての説明**　手術を受ける患者は，手術後に自分がどのような経過をたどって回復していくかわからず不安を感じるものである。手術前日や当日に行われる処置の内容，手術や麻酔実施方法，手術後に挿入される管などについて説明を行い，安心して手術にのぞめるようにする必要がある（●図7-5）。患者への説明に用いられるものの1つに，患者向けのクリニカルパスがある。

また，手術後はなるべく動かない方がよいのではないかと考えて離床が進まなかったり，食事が始まらないのは経過がわるいからだと余計な心配をしたりするなど，現状を正しく認識できないために患者が誤った思考に陥ることもある。こうしたことがないよう，離床の時期や，順調な経過をたどれば，いつ・どのような状態になるのかなどを説明する。

3　手術までの準備

術前の準備を適切に行うことは，手術の円滑な実施につながるだけでなく，術後合併症の予防にもつながる。患者自身が，生活上でどのようなことに注意して過ごせばよいか理解し，主体的な行動ができるように指導を行う。たとえば，バランスのよい食事をとったり，筋力を落とさないように運動を行ったりするように指導することで，患者のセルフケア能力を高めていく。

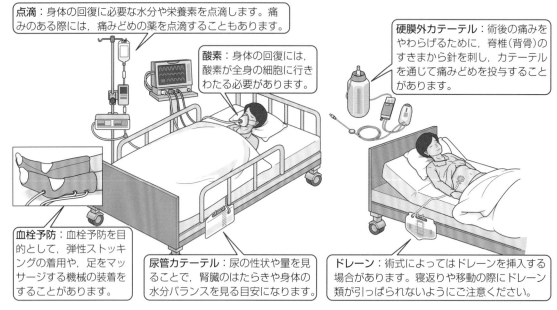

点滴：身体の回復に必要な水分や栄養素を点滴します。痛みのある際には，痛みどめの薬を点滴することもあります。

酸素：身体の回復には，酸素が全身の細胞に行きわたる必要があります。

硬膜外カテーテル：術後の痛みをやわらげるために，脊椎（背骨）のすきまから針を刺し，カテーテルを通じて痛みどめを投与することがあります。

血栓予防：血栓予防を目的として，弾性ストッキングの着用や，足をマッサージする機械の装着をすることがあります。

尿管カテーテル：尿の性状や量を見ることで，腎臓のはたらきや身体の水分バランスを見る目安になります。

ドレーン：術式によってはドレーンを挿入する場合があります。寝返りや移動の際にドレーン類が引っぱられないようにご注意ください。

◎図7-5　手術直後の姿をイメージしてもらうためのパンフレット（例）

1　栄養状態の評価と改善

● **手術前の栄養管理の意義**　手術前の栄養状態は手術後の回復を左右するため，重要である。消化器疾患などで経口摂取が不十分な状態であったり，消化・吸収機能障害で栄養の取り込みがわるくなっていたり，消化管出血が続いていたりする場合は，栄養状態が低下していたり，貧血状態に陥っていたりすることがある。とくに次のような患者は低栄養状態に陥りやすいため，注意が必要である。

（1）化学療法や放射線治療を受けている患者

（2）発熱・嘔吐・下痢などの症状が続いている患者

（3）食欲が減退して食事摂取量が極端に減少している患者

（4）高齢患者

● **栄養状態の改善**　予定されている手術の場合は，手術前から栄養状態を評価し，低栄養のリスクがある場合には栄養指導を行う。

　経口摂取が可能な状態であれば，入院までの期間に改善できるように，栄養補助食品の紹介を行って改善に努めてもらう。経口摂取が可能であるが摂取量が少ない場合には，その理由を明らかにし，食事の見直しや栄養補助食品などを追加していく。経口摂取ができない患者に対しては，静脈栄養法や経腸栄養法による栄養管理が行われる。

　また，低栄養や貧血に対しては，手術前に輸血が行われることもある。

2　フレイル予防

　術式によっては，手術後に数日の安静が必要な場合もある。人間の筋力は，1週間の安静で10〜15％低下するとされる。高齢者は，入院・手術をきっか

けに運動量が減り，筋力の低下が生じることが多いため，フレイル❶に陥らないように，手術前から予防することが重要である。

3 早期離床のための準備

　術後にできるだけ早期に離床を進めることで，関節の拘縮やフレイルの予防，術後腸管麻痺からの回復の促進などにつながる。とくに安静を指示される場合を除いては，早期離床の重要性について患者に説明し，術前からその準備を進める。具体的には，疼痛の比較的少ないベッド上での運動や体位変換などについて説明し，術前から訓練を進めるとよい。

4 口腔ケア

　口腔内には，何百億個もの細菌が存在している。歯垢は細菌の塊といえる。全身麻酔での手術前に口腔内を清掃し清潔にしておくことにより，術後肺炎などの術後合併症を予防できる。

　また，手術後，経口摂取が開始されたときに，虫歯や義歯の不具合で食事摂取できないことがないように，入院前に虫歯の治療や義歯の調整を行うように指導する。ぐらついた歯は麻酔時に脱落する危険性があるため，こちらも入院前に治療を行うように指導する。

5 呼吸機能の評価と改善

　手術後の肺炎や無気肺などの呼吸器合併症を予防するためには，手術前に呼吸機能を最大限に高めておくことが重要である。手術前に禁煙を行い，呼吸機能訓練（呼吸理学療法）を始め，痰の出し方や深呼吸の仕方など，手術後に必要となる方法を練習しておくことは，手術後の経過を円滑にするために大切である。とくに，高齢者や肥満・喫煙・呼吸器疾患をもつ患者，低栄養の患者は，呼吸器合併症をおこすリスクが高いため，適切な指導と訓練を行って呼吸機能を改善しておく必要がある。

　以下にあげる訓練などは，実際には患者が入院するまでの期間に行うことになる。したがって，パンフレットなどを用いて患者がいつでも確認しながらできるようにするとよい。

● **禁煙**　喫煙は，気道の分泌物を増加させたり，気管の線毛運動を低下させたりする。痰の量を少なくするためにも，喫煙習慣のある人には必ず禁煙を指導し，無気肺や肺炎などの呼吸器合併症を予防する。

● **呼吸運動**　呼吸に使われる筋肉は，おもに横隔膜と肋間筋である。肺は，胸壁内腔をおおう壁側胸膜と肺を包む肺胸膜という2つの膜でおおわれており，両膜の間は陰圧なので，胸郭や横隔膜を動かすことによって受動的に肺の拡張・収縮を行うことができる。

　手術後は，痛みなどで呼吸が浅くなり痰が出しにくくなるため，手術前から呼吸運動を行い，呼吸のための筋肉を動かす訓練を行う（◯図7-6）。

● **深呼吸（腹式呼吸）**　吸息時に腹部を持ち上げるよう意識することで横隔膜を下げ，呼息時に上腹部の筋肉を収縮させて，肺から空気が出るのをたす

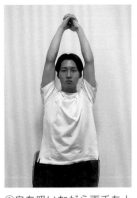 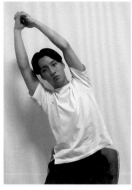 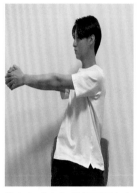

①息を吸いながら両手を上
　げ，息を吐きながら両手
　を下ろす。

②息を吐きながら両手をた
　おし，からだを左右に曲
　げる。

③息を吐きながら両手を左
　右にまわし，からだを左
　右にひねる。

◗ 図7-6　呼吸運動の例

ける。

（1）仰向けになり膝を立てて，手を胸部と腹部に置く。

（2）鼻から息を吸い込み，腹部がふくらむのを手で確認する。

（3）腹部の力を抜いて，口をすぼめてゆっくりと息を吐く。

　腹部に創が生じる手術の場合は，創が予想される場所に手をあて，創部を保護しながら実施するとよい。

● 排痰訓練　手術後は，疼痛や麻酔薬・鎮痛薬の影響で十分な深呼吸ができなくなったり，痰の排出ができなくなったりして，積極的に痰を出すことが必要になることがある。喀痰が多く，自力では出し切れない場合には，吸引チューブで痰を吸って取ること（吸引）もある。

（1）手術による創が予想される場所に手をあて，深呼吸を1〜3回実施する。
　　息を吐くときは口をすぼめて吐くように意識する。

（2）軽く口を開き，深く息を吸い込み1回ないし2回続けて咳をする。

● 器具を用いた呼吸訓練　肺機能訓練器具❶を用いた呼吸訓練を行う際には，ゆっくりと一定のスピードでマウスピースから息を吸い込み，設定した数のボールを筒の最上部まで上昇させ，吸気を持続することで肺胞をふくらませる。手術前の呼吸機能検査で，閉塞性換気障害（1秒率70%以下）や拘束性換気障害（%肺活量80%以下）がみとめられた患者には，器具を用いた呼吸訓練が有効である。

NOTE
❶肺機能訓練器具

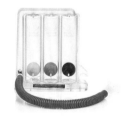

（写真提供：メドライン・ジャパン）

6　循環機能の評価と改善

　長時間にわたる手術の場合には，麻酔による影響や出血などのために，心臓に大きな負担がかかる。心臓・血管系の疾患，高血圧，貧血，電解質異常などがある場合は，手術前に十分にその改善をはかり，危険性をできるだけ小さくしておくことが必要である。

　とくに，過去3〜4か月以内に，虚血性心疾患の既往のある患者は，手術中あるいは手術後にそれらの再発作をおこす危険が高いといわれている。ま

た，高血圧の患者は手術中に血圧が変動しやすく，手術後に創部出血や脳出血，心不全などをおこす危険性がある。そのほか，腎障害のある患者は，急性腎不全の危険性があるばかりでなく，手術後に水分出納が適切に調整されず，心不全をおこすこともある。

　患者の既往歴や手術前検査の評価から，循環に影響を与える要因に対し，循環器内科や腎臓内科などの関連各科と連携して手術前の調整をするとともに，手術後に予測される治療の手配・準備（CCU・ICU 管理）をしておくことも必要である。

4 ボディイメージ（身体像）の変容に対する支援

　手術によって身体のある部分の形や容姿が大きく変化したり，生活様式の変更を余儀なくされたりするような場合，手術の必要性が理解できたとしても，手術を受け入れるという決断には，非常に大きな葛藤と苦悩が伴う。看護師は，患者が手術後の状況を正しく思い描けるように必要な情報を提供するなどして，患者がその段階をのりこえて手術を受容していく過程を見まもり，患者みずからの意思で手術にのぞめるように支援していく必要がある。

1 乳房の手術を受ける患者

● **患者の心理**　女性にとって乳房は，セクシャリティ的に重要な意味をもつ身体部位である。乳がん患者の多くが，外科的手術による乳房の全切除または部分切除を経験する。乳房喪失というボディイメージの変化に強い衝撃を受け，女性としてのアイデンティティを喪失し，自分の価値が低下したように感じてしまい，治療そのものに対して否定的な気持ちになることも多い。それだけに，手術を決断するまので苦悩や葛藤ははかりしれず，医師や看護師のサポートだけでなく，夫やパートナー，家族の理解や支えが重要になる。

　乳がんの手術を受ける患者のボディイメージ変容は，配偶者の有無，社会的背景，年齢などの個人的な背景も影響するため，これらについても考慮していく必要がある。

● **意思決定への支援**　以前の乳がんの手術は広範囲に切除することを第一に考えて行われてきた。しかし近年では，乳房の一部を切除する手術と放射線治療を組み合わせる方法と，乳房をすべて切除する手術を比較しても生存率がかわらないため，必要以上に大きく切除する必要がなくなってきた。これにより，乳がんの手術の方式は，手術後の QOL を考えて決定されるようになった。ただし，腫瘍の大きさや広がりによっては，乳房をすべて切除する手術を選択せざるを得ない場合もある。いずれにせよ，最終的に術式を選択するのは患者自身である。

　患者の意思決定を支援するためには，患者が正しい情報を得て，手術に対する考えを医療者と共有したうえで，治療方法の選択ができるようにすることが必要である。そのため，医師から十分な説明を受けられるようにするとともに，患者のみならず家族に対しても適切な情報が与えられ，理解と支援

が受けられるように調整することも重要である。

　最近では，乳がん患者に対して専門的な立場から意思決定を支援する乳がん看護認定看護師やがん看護専門看護師もおり，乳がん患者への支援態勢が強化されている。認定看護師や専門看護師なども含めて，医療者と家族がそれぞれの立場から患者を支え，病気や治療を受容できるように援助することが重要である。

●**手術後の補整具と補整下着**　手術による乳房の形の変化を補整するために，さまざまなサイズや形，材質の補整具（パッド）と，専用の補正下着がある。手術前に準備をしておくことで，ボディイメージ変容の受容への援助につながるため，乳房の形や着けごこちのほか，活動の場所や目的を考慮したうえで，患者自身に合ったものを選択できるよう支援を行っていく。

2　人工肛門造設術を受ける患者

●**患者の心理**　人工肛門造設の原因となる疾患の多くは悪性腫瘍である。患者は，がんを告知されて衝撃を受けたうえに，人工肛門造設が必要であることを告げられており，一層大きな心理的衝撃を受けている。人工肛門造設患者は，従来の排泄機能が失われ，装具の装着や交換などのセルフケアに関する不安や経済的問題に関する不安，臭気や性生活の障害など，身体の変化や生活様式の変化に関する不安などをもつことが多い。近親者に人工肛門造設者がいると，その経験を聞いて自分なりの想像から人工肛門への嫌悪感が高まり，手術を拒否する患者もいる。

●**人工肛門についてのオリエンテーション**　人工肛門造設する患者に対しては，人工肛門とはなにかについて説明を行い，人工肛門に対する認識を確認する。患者がどの程度理解できているか確認し，知りたいことや不安がないかをたずねる。このとき，患者だけでなく，家族も含めて説明を行うとよい。正しく理解してもらうためには，口頭だけの説明ではなく，模型やパンフレットを用いて説明すると効果的である。

　手術後使用する装具を手術前に準備して患者に見てもらったり試用したりすることもあるが，患者の受け入れ状態や理解度を確認しながら説明・指導を行うことが望ましい。

●**人工肛門造設部位の決定**　人工肛門の位置は，自己管理の方法や患者のQOL を左右するため，位置決め（ストーマサイトマーキング）は重要なケアである。患者の職業や生活習慣など手術後の日常生活活動を念頭におき，患者が可能な限り自己管理しやすい位置を決める（●表7-3）。人工肛門の位置決めの際には，皮膚・排泄ケア認定看護師と連携して行うことが望ましい。2014（平成 26）年からは，診療報酬で人工肛門・人工膀胱造設術前処置加算も開始されている。

3　四肢切断術を受ける患者

　四肢切断にいたる原因は，事故などの重度の外傷，糖尿病や動脈硬化などの循環障害，悪性腫瘍などさまざまである。外傷やがん告知などの衝撃的な

○表7-3　ストーマサイトマーキングの基準（クリーブランドクリニックの原則）

① 臍より低い位置
② 腹直筋を貫く位置
③ 腹部脂肪層の頂点
④ 皮膚のしわ，くぼみ，瘢痕，上前腸骨棘の近くを避けた位置
⑤ 本人が見ることができ，セルフケアしやすい位置

事態に，みずからの四肢の切断という事態まで加わり，患者の受ける精神的な打撃は非常に大きい。

四肢を失うことで，これまでの生活動作が困難となり，生活様式の変更を余儀なくされることも多く，患者は不自由な生活に対して不安をいだきやすい。とくにきき腕・きき足や，両腕・両足を喪失した場合の不安はより大きい。また，四肢切断により社会復帰への問題が生じるケースも少なくない。

これらの問題について患者がみずから解決の糸口を見いだし，最終的な決断を下すまでには時間のかかることもある。切断の必要性を説明したあとには，時間を十分に与えて見まもることが重要である。

四肢切断術後は，日常生活の自立と社会復帰を目ざして，失われた機能を補う補助具・装具の使い方の練習やリハビリテーションを行う。手術が決定した時点で，手術後のリハビリテーション計画を説明し，補助具の使用方法や筋力強化運動について指導する。

4 喉頭全摘出術を受ける患者

喉頭全摘術を受ける患者は，永久気管孔造設に伴い，呼吸経路の変更と失声を負うことになる。発語によるコミュニケーション能力の喪失は，その個人にとって大きな心理的ストレスになるばかりか，他者との関係性を弱め，社会性を低下させることにもつながる。それだけに，手術の必要性の理解を促す一方で，手術後の機能障害・喪失に対する対応方法を患者とともに考え，心の準備ができるように援助することが大切である。

とくに手術前の準備で必要なことは，失声を代償するための意思伝達方法の確認である。痰が詰まったとき，苦痛があるときなどにそれぞれどのように伝えるかなど，手術直後の具体的な問題についての合図やジェスチャーを，あらかじめ患者と話し合って決めておく。

5 手術前日の看護

手術の前日は，手術を翌日に控えた患者の心理状態と手術の受け入れ状態，および家族の支持状況を確認し，患者が安定した状態で手術にのぞめるように整える。また，除毛や臍処置，下剤の内服，食事の制限などさまざまな準備が行われる。準備・処置を行う際には，患者に十分な説明を行い，理解と協力が得られるようにする。これらの準備が着実に行われることによって，患者の心の準備も進んでいく。

1 身体の清潔

● **シャワー浴・入浴**　手術部位と周辺の皮膚の汚染を除去する目的で，手術前(少なくとも前日)にシャワー浴あるいは入浴をする。シャワー浴や入浴が不可能な場合は，清拭・洗髪を行う。

● **爪の処置**　爪は衛生面，安全面を考慮して短く切ってもらう。また，指先にはパルスオキシメーターを装着するため，マニキュアやネイルアートなどは，入院前に除去してもらうように指導を行うことが重要である。

● **除毛処置**　毛根周囲には脂肪が付着しており，感染源になりやすいため，体毛が術野の妨げになる場合は手術前に除毛を行う。除毛は，できるだけ手術直前に，電気クリッパーを用いて皮膚損傷をおこさないように行う。かつては術前には剃毛が行われていたが，皮膚に微細な損傷を与えて細菌の繁殖を促し，感染源になる危険性があるため，最近では行われなくなってきた。

● **臍処置**　臍部には，ほかの部位の皮膚に比べてきわめて多くの皮膚常在菌が存在している。腹部手術では，切開線が臍近くになることや，皮膚縫合線が臍にかかることもあるため，創感染の予防のために臍処置を行う。

　臍処置では，オリーブ油を綿棒に含ませて臍垢を除去し，その後油分を取り除き，さらに乾燥綿棒で水分をふき取る。臍の形態は個人差が大きく，臍垢を確実に取り除くことが困難な場合もある。処置のやりすぎると表皮を傷つけてしまい，細菌の繁殖を促してしまう可能性があるため，注意が必要である。

2 消化管の準備と術前経口補水

● **下剤の使用**　手術部位などによって消化管の準備には違いがあるが，一般的には手術前夜に下剤を内服し，手術当日の朝に浣腸を行う。腸管内の便塊を除去することにより，手術中の腸内容物による汚染を防止し，縫合不全や手術部位感染などの合併症のリスクを低下させる，重要な処置である。

● **飲食の制限**　食事は，手術前日の夕食後から禁食とし，術前経口補水の指示がない場合は，21 時以降は水分摂取を控えてもらう。腸管の通過障害がある場合には，手術数日前から残渣の少ない食事(低残渣食や無残渣食)に変更したり，絶食にしたりする。患者の状態によって，食事・水分摂取に関する指示が出されるため，指示内容を確認し，確実に実施されるようにする。

● **術前経口補水**　従来，全身麻酔をする際は，胃の内容物が麻酔中に逆流して肺に入ってしまうことで発生する誤嚥性肺炎を予防するため，手術前夜から飲食禁止という考えが主流であった。しかし，最近では，手術の 3 時間前までであれば，成分の調整された飲料を摂取しても，安全に管理できるようになっている。

　経口補水液を摂取することで，手術前の絶飲食期間を短縮して患者の口渇・空腹感をやわらげ，点滴が不要になることで針を刺される苦痛がなくなる。また，術前に経口補水とともに炭水化物負荷を行うことで，手術に伴うインスリン抵抗性の増加を抑える効果も期待できる❶。医師から指示された

NOTE

❶炭水化物負荷のできる飲料の例

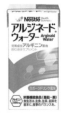

(写真提供：ネスレヘルスサイエンスカンパニー)

術前経口補水の摂取状況を確認していく。

3 術前マーキング

　手術部位関連間違いの防止のため，左右の臓器・器官や手指，足趾，肋骨などの部位に対し，手術前にマーキングを行う。マーキングの方法は病院によって異なることが多いが，院内で統一した方法を決めて全科で同様に行うことが望ましい。

（1）マーキングは手術執刀医あるいは介助医が実施することが多い。マーキングを行うことを，患者や家族に説明し了解を得る。

（2）手術部位は，電子カルテ・手術同意書で確認を行い，患者が覚醒しているときに，確認してもらう。

（3）患者の美観をそこねないように配慮し，スキンマーカー（皮膚用マジック）などの消えにくい材質でマーキングを行う。手背などに行うことが多い❶。

（4）マーキングが消えてしまったら，再度手術部位の確認から実施する。

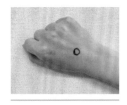

NOTE
❶術前マーキング（手背例）

4 精神面の準備

　手術は，さまざまな治療のなかでも，とくに患者に不安や恐怖をいだかせやすいものである。たとえ小さな手術であっても，患者にとっては人生における大きなイベントの1つである。手術前の患者は，期待や不安，恐怖，緊張などさまざまな思いをいだいている。手術に対する過度な不安や恐怖などによる心理的な乱れは，手術や手術後の回復過程にも悪影響を及ぼす。そのため，医療者に気兼ねなく質問ができ，不安や悩みを表出できるような環境を整え，手術前の不安の緩和に向けて援助を行うことが重要になる。

● **不安のアセスメント**　患者がいだく不安の中身としては，次のようなものがある。

（1）麻酔や手術の危険性と手術による死の不安や恐怖

（2）手術の結果に対する不安（悪性ではないかなどの不安）

（3）手術後の痛みや手術後経過や回復に対する不安

（4）手術によるボディイメージの変化に対する不安

（5）入院期間や経済問題，仕事や家族関係に及ぼす影響に関する不安

　これらの不安や恐怖は，患者の表情・言動・態度にあらわれる。具体的には，不眠だったり，黙り込んだ態度であったり，落ち着きのなさであったり，医療者への否定的な態度であったりする。看護師は，患者や家族の反応を注意深く観察し，訴えに十分に耳を傾けて，患者や家族がいだいている不安の緩和をはかるように努め，患者が自主的に治療にのぞむ気持ちをもてるように支援していく。

● **不安の緩和**　患者の不安を緩和するためには，次のようなかかわりと援助が必要である。

（1）手術の受けとめや理解を確認して，誤った理解は訂正し，適切な情報を提供する。患者の疑問・質問に対しては，患者の立場を考慮して誠意を

もって対応する。

(2)手術前に行われる，検査・処置，手術前訓練などについては，その目的・必要性・方法を十分に説明して，患者が主体的に治療に参加できるように整えていく。

(3)患者のかかえている不安が表出できるような雰囲気をつくり，あたたかい態度で接する。

(4)手術室看護師による手術前訪問や，集中治療室の事前見学などの調整を行い，不安を軽減する。また，経済的な不安などについては医療ソーシャルワーカーと連携をとり，患者の不安への対応を行う。

(5)手術に伴う危険や合併症の可能性，手術後に予想される回復過程，課せられる生活上の制限などについて説明を行う。

●**心身の安定と休息**　手術を控えて患者の緊張感は極度に高まっているので，翌日の手術に備えて十分な睡眠が得られるように援助する。環境面では，騒音・照明・室温などに配慮する。ふだん服用している催眠薬があり，副作用をみとめないと判断すれば，医師の指示のもと催眠薬を投与する。ふだん催眠薬を使用していない患者では，効果が強く出て転倒などをおこす危険があるため，内服後の観察を十分に行い，ベッド周囲の危険防止にも配慮する。

5　必要物品・必要書類の準備

手術に備えて次のものが準備できていることを確認する。

(1)手術前検査一式：胸部X線写真，心電図，血液型，感染症および血液検査結果など。

(2)同意書類：手術同意書・麻酔同意書・輸血同意書など。同意書類は，十分なインフォームドコンセントに基づいて，患者本人が署名する。患者本人が署名困難な場合，代諾者が署名することもある。

(3)入室時必要物品：術後用に作製した装具類などの術直後から使用するもの，喘息がある患者の喘息発作時の吸入薬やペースメーカー交換術時のペースメーカー手帳，その他医師の指示により必要なもの。

6　手術当日の看護

手術当日は，患者の身体面・精神面，そのほか手術に必要な準備を整える。入室時間があらかじめ決まっている場合は，患者に伝えて入室に遅れないように準備が進められるようにする。

1　手術室への入室前準備

●**排泄**　前夜に下剤を内服していることが多いので，排便の有無を確認する。当日に浣腸の指示がある場合は，入室時間に間に合うように実施する。浣腸を行った際は気分不快を訴えることがあるので，注意して観察を行う。

●**着がえと身のまわりの準備**　洗面・歯みがき・ひげそりをすませ，手術着や紙パンツに着がえる。義歯・コンタクトレンズ・貴金属類(指輪・時計

など)を取り外す。入室時チェックリストなどを用いて，患者の協力を得る
とよい。

● **弾性ストッキングの装着**　深部静脈血栓症や肺血栓塞栓症予防のために，
血液のうっ滞を避けて静脈血の還流を促進する目的で，手術中・手術後を通
して弾性ストッキングの装着が推奨されている。弾性ストッキングは，医師
の指示のもと，患者に必要性を説明し，正しく着用できるように指導する。

● **誤認防止対策**　患者の誤認を防止するために，患者識別票(ネームバンド)
が装着されていること，記載内容に誤りがないことを再確認する。また，手
術予定部位のマーキングが正しくされているかなども患者とともに確認する。

● **補液・薬剤投与**　手術前の輸液が指示されている場合は，指示された時
間に正確に開始する。また，高血圧の治療薬など，手術前に服用する指示が
出ている場合は，指示された時間に確実に内服を行う。

● **前投薬**　最近は，前投薬を実施しないことが多くなっているが，手術に
対する不安軽減や唾液・気道内分泌液の抑制などを目的に指示が出る場合が
ある。前投薬実施の際は，投与前後のバイタルサインのチェックを行い，眠
気による転倒予防のため手術室への入室はストレッチャーで行う。

2 手術室への入室

● **入室**　手術室への入室の際は，患者に生年月日とフルネームを名のって
もらい，患者識別バンドとカルテを照合して，病棟看護師と手術室看護師双
方で患者確認を行う。持参する書類やカルテがある場合も，同様に確認を行
う。小児や認知症患者，意識障害などで患者本人が名前を名のれない場合は，
家族が同行して確認を行う。入室は，1患者1看護師で行い，患者の取り違
えは絶対におこさないようにする。

　また，移送時は，患者の不安や緊張をやわらげるような声かけを行い，移
送中の患者の安全を確保することが必要である。

● **手術室への申し送り**　手術室看護師に，当日の投薬や前処置状況，末梢
ルート・中心静脈カテーテル・膀胱留置カテーテルなどの留置物を引き継ぐ。
手術患者連絡票などがあればそれにそって行う(●図7-7)。また，患者の個
別情報などがあれば，申し送る。

E 日帰り手術を受ける患者の看護

1 日帰り手術

　日帰り手術とは，文字どおり手術後の在院期間が24時間未満の手術であ
る。わが国において，日帰り手術は小児外科の領域で始まり，手術および麻
酔技術の進歩に伴って急速に発展・普及してきた。また，1998(平成10)年
の社会保険診療報酬の改定によって日帰り麻酔での周術期管理に保険点数が

手術部患者連絡票

患者 ID：　　　　　　　　　　患者氏名：
生年月日：　　　　　　　　　　患者性別：

【アレルギー】
□無　□有　　□薬剤（　　　　）　□食物（　　　　）　□アルコール（　　　　）
　　　　　　　□造影剤（　　　）　□その他（　　　）　□ラテックス（　　　）

【耐性菌】
□無　□有　　検出部位（　　　）　検出菌（　　　　）　対策（　　　　）

【手術当日の状況】
食事／水分　　最終飲食摂取時間　食事　　月　　日　　時　　分／水分　　月　　日　　時　　分
　　　　　　　□経口補水　　　mL　□経口飲水　　　mL　□なし

当日の注射薬　□アセリオ（　時　分　mg）　□ステロイドカバー（　時　分　mg）　□ヘパリン（　時　分まで　単位）
□無　□有　　□抗菌薬（薬剤名：　　　量：　　　最終投与時間：　　）　□その他（　　　）

当日の内服薬　□抗凝固薬（　　　　　　）
□無　□有　　□その他　（　　　　　　）

【既往歴】　　□喘息（最終発作　　　吸入薬持参　□有　□無）　□糖尿病（入室時血糖　　mg/dL）　□高血圧　　□肝疾患
　　　　　　　□腎疾患（□シャント有　□右／□左）　□精神疾患　　□前立腺肥大　□心疾患（ペースメーカー　□有　□無）
　　　　　　　□人工物（場所：　　　）　□喫煙歴　□無　□有（　　）本／日　禁煙（　～）

【手術歴】
□無　□有　　□乳がん　郭清（□有　□無）　□その他（　　　）

【障害情報】
□無　□有　　□難聴（□右　□左　補聴器　□有　□無）　□その他（　　　）
　　　　　　　□視野　　□眼鏡持参（□有　□無）

【常備薬】
□無　□有

【前処置】
　□浣腸　　　排便状態
　□下剤

【留置物】　□末梢ルート　右（　）G　左（　）G　□CVカテーテル　部位（　）　固定（　）cm　（　）ルーメン
　　　　　　□膀胱留置カテーテル（　）Fr　カフ（　）mL　□その他　部位（　）

【帰室先】　□病棟（　　　）　□ICU　□PICU　□CCU　□SCU　□MFICU　□外来（　　）

【入室時バイタルサイン】
　体温（　）℃　脈拍（　）回／分　呼吸（　）回／分　血圧（　／　）mmHg

【入室時必要検査・書類】……期限の確認も必要です
　□手術同意書　　□麻酔同意書　　□輸血同意書　　□不規則抗体
　□輸血申し込み　□血液型　　□感染症　　□X線　　□心電図

【入室時チェック項目】
　□ネームバンド　□マーキング　□化粧　　□ひげそり　　□コンタクトレンズ　　□爪切り・胸処置
　□血糖測定器　　□湿布・貼付薬・磁気シール　　□下着（オムツ・トランクス）　　□義歯（□上　□下　部分　）
　□歯のぐらつき（部位　　）　□貴金属類（腕時計・指輪・ピアス・ヘアピン），ミサンガ，かつら
　□弾性ストッキング　　□ジェルネイル・マニキュア・ペディキュア　　□刺青・アートメイク　　□その他（　）

【備考】　家族付き添い（□有　□無〔1st Call：　　　　〕）

◖図 7-7　手術患者連絡票（例）

つくようになったことも，普及の要因として大きい。医療費が増大し，保険医療財政が悪化するなか，日帰り手術の経済性が評価されている。

● **日帰り手術の利点と欠点**　上記の医療経済上の利点のほか，休業・欠席期間の短縮や入院費の節減，院内感染の機会の減少など，日帰り手術は患者にとってもメリットが大きい。一方で，入院していれば容易に発見できた異常を見逃したり，処置が遅れたりする可能性がある。

● **高齢者の日帰り手術**　また，適応能力が低下した高齢者にとっては，入院という生活環境の変化は身体的・精神的に負担が大きいため，早期にふだんの生活に戻れるという点で日帰り手術のメリットが大きい。しかし，術後の観察時間が短いというデメリットもあり，帰宅後のセルフケアが可能か，家族の支援が得られるかなども含めて日帰り手術が可能かを判断する必要がある。

　近年では，認知症のある高齢者の手術適応例も増えてきている。術中の安

▶表7-4　日帰り手術の適応基準

① 日帰り手術の適応疾患である
② 重篤な術後合併症の危険性がない
③ 患者が日帰り手術を希望している
④ 患者・家族が日帰り手術を理解し，医療スタッフと協力して治療が受けられる
⑤ 日常生活に大きな問題がなく，必要な介助や介護が最小限である
⑥ 帰宅時・帰宅後に付き添うことができる適切な成人がいる
⑦ 自宅と病院との距離や交通手段に無理がない　など

▶表7-5　日帰り手術の術式例

形成外科	皮膚・皮下腫瘍切除術，皮膚・皮下・粘膜下血管腫摘出術，腱鞘切開術，眼瞼下垂症手術，全層植皮手術，デブリドマン（100 cm² 未満），陥入爪手術（複雑），下肢静脈瘤手術（硬化療法）
整形外科	骨折経皮的鋼線刺入固定術（指），関節内骨折観血的手術（指），手根管開放手術，腱鞘切開術（指），靱帯断裂縫合（指）
眼科	水晶体再建術，眼瞼内反症手術
耳鼻科	リンパ節生検，耳瘻孔摘出術，鼻副鼻腔腫瘍摘出術，唾石摘出術，舌腫瘍摘出術
皮膚科	皮膚悪性腫瘍切除術（単純切除）

全をまもるために，本人の協力がどこまで得られるかを把握し，中核症状や周辺症状を十分理解してかかわることが重要である。そのためには，患者の家族からの情報収集をていねいに行い，患者が混乱することなく安心して手術を受けられる環境を整えることが必要である。

● **日帰り手術の要件**　安全で質の高い日帰り手術を行うには，高度な麻酔・手術技術と周術期看護が求められる。同時に，日帰り手術の適応基準や帰宅基準を明確にしておくことが重要である。また，帰宅後の患者に異常が発生した場合に円滑な対応ができるように，日帰り手術患者の情報を救急外来と共有するなど，連携システムを確立しておくことも重要である。

● **日帰り手術の適応基準**　日帰り手術は原則的に予定手術であり，基本的には術前の合併症がない健康な患者を対象とする。ASA 分類（◐80ページ，表3-1）における PS1 か 2 の患者に対して，日帰り手術の適応基準と照らして手術が可能かを判断する（◐表7-4）。

　日帰り手術で行われる術式の例を◐表7-5 に示す。

2 　日帰り手術における看護師の役割

　日帰り手術における看護では，安全な手術看護の提供と，術後の自己管理に結びつけられる的確な患者教育の実施が重要である。日帰りであるために安全性が低下するようなことはあってはならない。

● **ケアコーディネーター**　日帰り手術にかかわる看護師は，**ケアコーディネーター** care coordinator もしくは**手術コーディネーター** surgical coordinator とよばれる（以下，単にコーディネーターと表記する）。コーディネーターは日帰り手術が決定した時点から手術が終了して帰宅するにいたるまで，一貫した調整役を託される（◐図7-8）。そのため，手術・麻酔に関する知識，術前・術後の管理，医事会計・入院手続きなどの幅広い知識が必要となる。また，日帰り手術の適応の可否や帰宅時の状態の判断にも深くかかわるため，アセスメント能力，患者・家族への指導能力，他部門との調整能力，危機管理能力が必要となる。

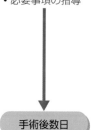

```
手術前日まで  ──────→  手術当日  ──────→  手術翌日
```

手術前日まで

外来診療（初診・再診）
- 医師の診察
- 術前検査
- 手術適応の評価
- 手術日・時間の決定
- 担当医による術式・手術時間などの説明
- 麻酔科医の診察・説明
- 手術の承諾（同意書への署名）

日帰り手術センター
- コーディネーターによる術前面談
（手術適応評価の再確認
アレルギーの有無
日帰り手術の説明
術前オリエンテーション）
- 担当医・麻酔科医とコーディネーターとの情報交換，連携

自宅への電話訪問
- コーディネーターによる術前の電話訪問
（体調確認
術前指導事項の再確認）

手術当日

日帰り手術センター
- コーディネーターによる術前準備
（術前の身体アセスメントと術前処置
手術部位・書類内容の確認）

手術室
- 麻酔，手術
（手術部位のマーキング
執刀時・終刀時のタイムアウト）
- 家族は待合室で待機する

回復室
- 回復室でバイタルサインの変化，術後合併症の有無の観察
- 担当医・麻酔科医による診察で帰宅・退院許可
- コーディネーターによる退院指導
（次回外来受診日
術後の内服指導）
- 会計後帰宅

手術翌日

自宅への電話訪問
- コーディネーターによる術後の電話訪問
- 疼痛や出血など体調確認
- 必要事項の指導

↓

手術後数日

職場・学校への復帰

◐図7-8　日帰り手術の流れ

　コーディネーターの役割は，① 日帰り手術の安全性を確保すること，② 患者-医療者間の信頼関係を築き，患者の自己管理を支援すること，③ 患者の快適性・利便性を高めること，④ 手術の効率性を高めることなどである。
● **感染対策**　新型コロナウイルス感染症などの新感染症の流行期には，患者と医療従事者双方において感染リスクを減少させる予防策をとらなければならない。そのためには，無症候性病原体保有者や発病前の感染者から感染がおこりうることを想定した手術前の患者の準備や，手術当日までのシステムをつくる必要がある。具体的には，① 来院時間や人数の調整をはかり，患者や家族で密にならない環境をつくる，② 手術当日は，感染の疑いがなく，手術ができると判断された患者だけを手術室に誘導する，などである。

1 術前オリエンテーション

　コーディネーターは手術に必要な書類を準備し，手術や麻酔の方法，術前・術後の注意点などの事項について術前のオリエンテーションを行う（◐表7-6）。オリエンテーションの実施によって，患者・家族がいだいている不安や疑問が軽減し，患者自身が手術に向けた準備ができるように支援する。
　日帰り手術でも，クリニカルパスを作成し，それに基づいて説明すると患者の理解が得やすく，パンフレットやDVDなどを用いるとさらに効果的である。説明の際は，患者のプライバシーが保護され，静かに落ち着いて話ができる環境を整えることが望ましい。
　術前オリエンテーションは一般入院手術に準じるが，術後は患者自身で，もしくは家族が看護者となって体調管理を行うようになる。異常時はそれぞ

◎表7-6　オリエンテーション事項

① 手術・麻酔方法，予測される合併症，術後の一般的経過	⑥ 術後の創部管理の方法
② 疼痛管理や出血時の対応	⑦ 術前の一般的注意事項：禁煙・禁酒・感染予防
③ 基礎疾患に対する術前の内服管理	⑧ 術後処方薬の説明と内服の仕方
④ 術前・術後の食事・水分制限	⑨ 緊急時の連絡方法
⑤ 日常生活における活動制限	⑩ 術後の外来受診日

れで判断して来院することになるため，患者の社会生活面・自己管理能力などを評価しながら説明を行うことが重要である。オリエンテーション時の患者や家族の反応や，手術に影響を及ぼす身体的・精神的情報を患者情報用紙に記載し，手術当日の看護実践にいかしていく。

　また，新感染症の流行期には，① 手術前からの健康管理（体温測定・健康確認）を実施し，② 不特定多数の人が集まる場所への外出を極力控え，③ 同居人や家族の渡航歴や，発熱・呼吸器症状を有する体調不良が発生した場合は外来に相談する，などの対応が必要であることを説明し，理解を得る必要がある。

● **手術前日の確認**　手術前日には，コーディネーターが電話訪問❶を行って患者の状態を確認し，手術が順調に行えるように必要事項の最終点検を行う。

2　手術当日の看護

● **術前のケア**　術前の準備のために，患者には手術開始60〜90分前に来院するよう案内する。コーディネーターは患者の来院時に，手術を受けられる全身状態であるかどうかをアセスメントする。異常があると思われた場合は，担当医・麻酔科医に報告して判断を求める。

　患者の誤認を防ぐために，患者氏名を確認後に患者識別票（ネームバンド・診察カードなど）を装着する。その後，患者に手術部位を確認し，さらに手術同意書の内容と一致していることも確認する。とくに左右がある手術部位の場合には，マーキングなどを行って，部位の間違いの予防に努めることも必要である。また，院内で定められている手術に必要な書類はそろっているか，術前の食事制限や内服の指示はまもられているか，貴金属類を身につけていないか，などを確認する。

　家族や付添人に対しては，手術終了まで待合場所で待機するように説明する。その際，手術終了の予定時刻も伝え，不安の軽減に努める。

　手術室への入室時には，必要書類とともに患者を手術室看護師に引き継ぐ。

● **術中のケア**　入室時には患者識別票の装着，マーキングなどを実施し，担当医・麻酔科医・看護師で患者，手術部位の確認を行う。

　執刀前・終刀時には医療チーム全員でタイムアウト（◎270ページ）を行う。タイムアウトによって患者・手術部位の誤認予防システムを確立し，安全の保証精度を向上させることができる。

　日帰り手術は短時間ですみ，低侵襲のものが多いため問題なく行われることがほとんどであるが，低体温には注意が必要である。

＝| NOTE

❶電話訪問
　術前に説明した内服や食事制限などを確実にするため，手術前日に患者宅へ電話し，不明な点の確認や指導を再度行う。全例で必要ではなく，患者の個別性に応じて実施する。

○ 表7-7 帰宅基準の例

項目	内容・状態など
バイタルサイン	・術前と比較して血圧・脈拍に大きな変化がない ・呼吸状態が安定しており，室内空気吸入時で経皮的動脈血酸素飽和度（Spo₂）が正常である
意識レベル	・覚醒していて，はっきりとした意識状態である ・名前・場所・時間の認識ができている
疼痛	・疼痛はほとんどない ・鎮痛薬を使用し，疼痛は自制内である
出血	・手術部位からの出血がほとんどない
排尿	・排尿が可能である
消化器症状	・吐きけ・嘔吐がない ・飲水ができる

● 術後のケア　手術室看護師から申し送りを受けたあと，コーディネーターは回復室または日帰り病棟へ患者を移送する。手術後は定期的に患者の状態やバイタルサインを観察し，看護記録に記載する。

　施設で定められた帰宅基準や退院許可基準に基づいて退院可能と判断した場合は，コーディネーターは担当医・麻酔科医に報告して医師から退院の許可を得る（○表7-7）。その後は退院指導を行い，次回外来受診日や会計についての説明をする。

　帰宅基準に達せず入院が必要になった場合は，担当医から患者・家族に十分な説明を行い，入院の手続きを進めていく。このような場合には，コーディネーターが，病棟の看護師と連携をはかりながら，患者の安全・安楽を保証していく役割をになう。

● 退院オリエンテーション　退院時には，手術後の回復が促され患者が安心して自宅療養ができるように，患者用クリニカルパスを用いて退院オリエンテーションを行う。内容は，① 安静度や食生活，入浴，学校や仕事などの日常生活上の注意事項，② 創部ケア，③ 術後処方薬，④ 出血・発熱・疼痛などの異常時の対応，などである。また，患者・家族が病院・施設の24時間緊急時連絡先を知っていることを確認する。

● 退院後のケア　帰宅翌日に，コーディネーターが患者宅に電話訪問を行い，患者の体調確認や生活での不ぐあいがないかなどを確認するとともに，必要に応じて指導を行う。

参考文献

1. 小川朝生：サイコオンコロジーの立場での意思決定とは——これからの超高齢社会をふまえて．がん看護 21(1)：16-21, 2016.
2. 亀井智子・小玉敏江編：高齢者看護学，第3版．中央法規出版, 2018.
3. 川崎優子：がん患者の意思決定支援とは——理論を活かした意思決定支援．がん看護 21(1)：10-15, 2016.
4. 五味美春：手術を受ける患者の入院前からの継続ケア．継続看護時代の外来看護 19(4)：9-15, 2014.
5. 日本麻酔科学会・日本臨床麻酔学会・日帰り麻酔研究会編：「日帰り麻酔の安全のための基準」ガイドブック．克誠堂出版, 2001.

第 8 章

手術中患者の看護

A　手術中の看護の要点

　手術において最も重要な点は，手術の侵襲を最小限にとどめ，かつ，患者の意思にそった手術の結果を導くことである。外科医（執刀医・介助医），麻酔科医，看護師（手術室看護師・病棟看護師・外来看護師），臨床工学技士，放射線技師などがチームとなり，それぞれの専門的な技術を発揮・結集することによって，手術の円滑な進行が可能となる。手術中の看護は，この手術全体の進行を視野に入れて行うことが肝要である。

● **手術室看護師**　なお，**手術室看護師**は術者の介助をおもに行う**器械出し**（**直接介助**）**看護師**と，患者や手術室全体のサポートをおもに行う**外まわり**（**間接介助**）**看護師**に分けられる。それぞれの役割の詳細については後述する（◉264ページ）。

1　手術療法と患者の状況

　手術は，感染防御機構である皮膚を切り開いて，腫瘍などの除去や，臓器の機能を代行する人工的な器官などの埋設，臓器・部位の形態異常の修復，ペースメーカーの植え込みやドレナージによる内部環境の人為的な調整などの，外科的な操作による治療を行う方法である。

　内科的な治療と比べて，手術は生体に対する侵襲が大きくなりがちであり，さらには手術自体による生命の危険が避けられない場合もある。また，手術侵襲に加えて，手術操作を円滑に進めるために使用される麻酔薬や麻酔補助薬などの薬物の作用によって，疼痛反応や筋緊張などの生体反応が抑制され，患者は外界からの刺激・感染などに対して無防備な状態となっている。精神的にも，手術に対する恐怖や不安から強いストレスを生じている。

　このように手術は患者に身体的・精神的な苦痛や不利をもたらし，ときには生命の危機をもたらすこともある。患者が手術を受けるということは，これらの苦痛や危険にもかかわらず，最終的には患者自身が治療の効果を期待して選択を行い，生命を医療者の手にゆだねる行為であるといっても過言ではない。そのため手術中の看護は，危機的な状況にある個々の患者の状態を十分に考慮しながら，思慮深く，厳粛に実践しなければならない。

2　手術室の安全管理

　手術室において行われる準備・処置・操作などの過程が，手術の結果のみならず，患者の生命を左右することは少なくない。手術室の安全管理とは，これらの全過程が首尾よく進行することはもちろん，患者の生命が最大限保証されるように行われる，安全面を中心とした組織的な管理をいう。また，手術にかかわる医療従事者の安全確保もこれに含まれる。

　手術室の安全管理は，どの手術においても最重要の課題である。最善の安

全管理は医療者の責務であり，1つのほころびもない安全管理を実践する必要がある。このためには，患者自身にもその重要性を十分に認識してもらい，患者確認・部位確認などへの協力を得ることが大切である。

　安全な手術を施行するためには，世界保健機関（WHO）の「安全な手術のためのガイドライン（2009）」をはじめとした多くのガイドラインなどを参考にしながら，各施設にあったシステムやマニュアルを整備することが求められる。また，円滑なコミュニケーション・チームワークのために Team STEPPS の活用も行われている（●203ページ，plus）。

　また，さまざまなマニュアルやガイドラインにのっとって安全管理を行っていても，コミュニケーション方法が適切でなければヒューマンエラーがおこる。互いに状況を把握しながら気づきを発信し，目的を共有していくためにも，**ブリーフィング❶**や**チェックバック❷**などのコミュニケーションツールを活用することが重要である。

▭NOTE
❶**ブリーフィング** briefing
　簡単な状況説明や報告のための短時間の会議。
❷**チェックバック** check back
　正確な情報伝達のため情報の発信・受領・再確認をきまりとして行うこと。

1　患者の確認

　患者の確認，すなわち眼前の患者がその手術を受ける本人であることを確かめる作業が，手術を行う際のはじめの一歩となる。患者の確認に関しては，手術に携わる医療チームの全スタッフ（外科医・麻酔科医・手術室看護師・病棟看護師）に等しく責任がある。

　患者の入室時には，医療チームのスタッフが立ち会い，患者自身に氏名，生年月日，血液型，手術部位，アレルギーの有無などを告げてもらう。さらに，カルテ・手術同意書などを複数の者で確認し，患者の氏名・ID と照合する。患者がみずから名のれない場合や，小児・高齢者のときは，患者の後見人として家族の協力も得る。上記の確認がすべて終了してから，医療チームでブリーフィングや**サインイン❸**を行って患者情報の共有をし，手術室に入る。

▭NOTE
❸**サインイン** sign in
　麻酔導入前に医療チームで行う一連の確認のこと。

2　手術部位の確認

　手術の目的を達成するためにも，手術部位の確認は厳密に行わなければならない。部位の誤認は，医療者による確認方法の不備やコミュニケーション不足が原因とされ，取り返しのつかない事態をまねく。

　看護師は，手術同意書に手術の術式・部位および左右の別が正確に記載され，医師および患者の署名があることを確認する。さらにカルテ・X線写真などと照合して，患者自身にも手術部位と左右の別を確認する。また，手術の前に術者が部位と左右の別をマーキングする方法も行われている。

3　安全な移乗・移送

　手術室への入室に関しては，最近は歩行入室が主流であるが，患者の身体・心理状態によっては，車椅子やベッドなどでの入室を考慮しなければならない。

　手術終了後は，麻酔の影響や手術の侵襲によって，患者は自力で移乗する

ことができない。また移送中も転落などの危険性があるため，けっして患者のそばを離れてはならない。移乗・移送時は，医療チームで挿入物（点滴やドレーンなど）を確認し，患者に声をかけ，次にどのような動作に移るかを患者に理解できるように説明することが，患者の安心と安全につながる。

　小児の場合は，柵つきベッドや小児用のストレッチャーを用いるが，ふだんとは違う状況や手術室内の環境におかれ，また親からも離れることに伴う不安が大きくなるため，患児から目を離さないことが重要である。

4 器械・器具，ガーゼの確実な確認（計数）

　手術に使用する器械・器具，ガーゼは大きさ・形がさまざまであり，種類も数も多い。これらを体内に残したまま手術を終了するようなことは，絶対にあってはならない。手術前後で，器械・器具，ガーゼの数が一致していること，また，それらの一部でも欠けたりなどしていないことを2人以上の目で確認する。

　体内にこれらの異物を取り残すことを防止するためには，手術にかかわる医療チームで，これらの物品の数の確認（計数）について，共同して責任をもつことが必要である。計数は術前・体腔閉鎖前・閉創開始前・手術終了時・スタッフの交代時に行う。チームで共有するために，皮膚切開前と閉腹閉創前に実施する**タイムアウト❶**，退室前に行う**サインアウト❷**などの機会を設け，システム的に確認が行われている。

　計数の実践においては，器械・器具類，針，ガーゼの一覧表を作成し，品目ごとに一致を確認することが不可欠である。また，手術中に追加のあった物品は，追加された品目と個数を，医療チーム内でわかるようなかたちで忘れずに記録する。数えおえたガーゼはすべて，術中は手術室内にとどめておくことが，計算ミスの可能性をなくすことに役だつ。なお，手術中に使用するガーゼやタオルは，可能な限りX線で検出できるものを選択する。こうすることで，手術前後で数が合致しなかった場合に，術野に取り残したと推測される物品をX線写真によってさがすことができる。

　手術終了後は，数が一致したことを，手術担当医，器械出し看護師，外まわり看護師で確認し，術中記録として保存する。

5 標本の正しい取り扱い

　摘出された臓器・組織の標本は，診断や手術後の治療方針の決定の資料として重要である。取り直すことはできないため，紛失・取り違えは絶対にあってはならない。また，正確な情報が得られるように正しく取り扱う。

　手術中に採取された標本には小さなものもあるので，紛失しないように透過性のふたつき容器に保管する。また採取部位の誤りがないよう，手術担当医，器械出し看護師，外まわり看護師がそれぞれ復唱しながら取り扱い，あとで混乱を生じないようにラベルをつけて整理し，記録する。サインアウトの際に確認することも，紛失や取り違えを防ぐうえで大切である。

NOTE

❶**タイムアウト** time out
　皮膚切開前などに医療チームで行う一連の確認のこと（◯270ページ）。

❷**サインアウト** sign out
　手術室退室前に医療チームで行う一連の確認のこと。術式，ガーゼなどの数，標本，器材の不具合や，術中の特記事項，術後の注意点などを確認する。

6 無菌操作

手術にかかわるすべての侵襲的操作は，無菌の器具および滅菌物品を用いて実施されなければならず，それらの使用に際しては無菌操作を徹底しなければならない。また，患者を取り巻くすべての環境は清潔に保持し，可能な限り安全な環境の維持に努めなければならない。とくに長時間を要する手術では感染の可能性も高くなるので，その防止のためにも清潔な環境と無菌状態の維持がとりわけ重要であり，無菌操作の厳重な実施が必須である。

医療チームのメンバーは，それぞれの役割を正しく認識し，最高度の無菌操作が実施できるように技術を習得しておかなければならない（◉210ページ）。

B 手術室における看護の展開

手術は，外科医・麻酔科医・看護師・臨床工学技士・臨床放射線技師などの多職種の協働によって安全かつ効率的に進行する。手術における看護師の役割は，各職種の機能を最大限に引き出し，協働によって手術に期待される最良の結果が達成できるように調整し，手術進行を円滑にすることである。

また手術中の患者は，麻酔や手術手技などによって，呼吸・循環などの全身状態に大きな影響を受ける。看護師は，患者の状態の変化から必要な対応をいち早く判断し，最善の看護を提供しなければならない。そのためには，麻酔・疾患・手術術式・医療機器など，多岐にわたる知識と技術が要求される。

1 入室前の看護

患者の身体的・精神的状態を把握したうえで，麻酔科医や手術担当の外科医と情報を共有し，看護計画にそって輸液・挿管の準備，麻酔器の点検，体位固定物品・医療機器・手術器械・医療材料などの準備を行う。十分な準備があってはじめて，期待どおりの結果を得ることができる。

1 患者のアセスメント（術前訪問）

患者の身体的・精神的状態をアセスメントすることによって，手術に伴っておこりうる問題点を明確に把握し，周術期に生じる事態を予測することができる（◉表8-1）。また，事前の準備を十分に行うことによって，問題の発生を未然に防ぎ，患者の侵襲を最小限に抑えることができる。

そのため，手術前に，患者の健康状態や発達段階・精神状態，疾患の種類と重症度，麻酔の方法や手術の術式などが患者に与える身体的・精神的影響をアセスメントする。これらのアセスメント結果に基づき，周術期に予測される問題点を明確にし，看護計画をたてる。

○ 表8-1　手術の経過に伴って予測される問題点

患者の身体的・精神的背景	予測される問題点
・発達段階(年齢, 体格など) ・併存症 ・手術歴・既往歴 ・疾患や手術に対する認識 ・手術・麻酔に対する不安・恐怖 ・手術体位・手術時間・麻酔時間	① 麻酔導入時の呼吸・循環状態の変化 ② 体位の固定や体位変換時の循環状態の変化 ③ 出血の増加に伴う血圧, 血液ガス濃度, 尿量の変化 ④ 水分出納, 時間の経過に伴う体温変化 ⑤ 麻酔覚醒時の呼吸・体温・循環状態, 意識の変化 ⑥ 同一体位による循環障害や深部静脈血栓症などの二次的障害

　手術室看護師は, 手術が効率よく行われるように, 看護計画をもとに手術に携わる医療チームのメンバーと協働して手術の準備を行う。

2 手術室内の準備

　患者のアセスメントに基づいた看護計画にそって, 手術室内の環境を整え, 麻酔・手術に必要な物品類を用意する。

● 手術環境の整備　患者を受け入れる前に, 外部環境を最適に整える。手術によって, 患者の感染防御機構は一部が破綻した状態になるため, 手術室内の清潔度を高度に保つ必要がある。空気を清浄にする空調装置が正しく作動しているか, 手術室内の物品が空気の流れをさえぎるような配置になっていないか, などを確認する。また手術を受ける患者の体温は低下しやすいため, 室温が適切に調節されていることも確認する。

● 機器・器具類の準備　看護計画にそって, 生体監視装置や麻酔器・医療機器・医薬品・医療材料・手術器械を適切な数・適切な位置に配置する(◯図8-1)。

● 不測の事態への備え　万全の準備をしていたとしても, 手術が始まると予定術式が変更されたり, 想定外のことが発生したりすることがある。そのため, 不測の事態にあっても最小限の動きで迅速に対応できるような知識と技術が必要である。

2　入室時の看護

● 前投薬の有無　以前は手術を受ける患者は, 麻酔が円滑に導入されるように, 前処置として麻酔前投薬(◯83ページ)を受けてから入室していた。現在は, 安全管理や麻酔薬の進歩によって, 前投薬を行わない医療施設が増えてきた。

● 入室時の確認　手術患者は入室の際, 手術に対する不安や恐怖で極度に緊張している。患者の精神的な緊張を増大させないように, 入室の確認・手続きは円滑にすませるようにする。

　手術室に患者を迎えたら, 最初に患者を確認する。患者の確認は, 医療チームの責任において, 最低でも病棟看護師と手術室看護師, 患者の3者で, 氏名・年齢・血液型・手術部位を確認する。

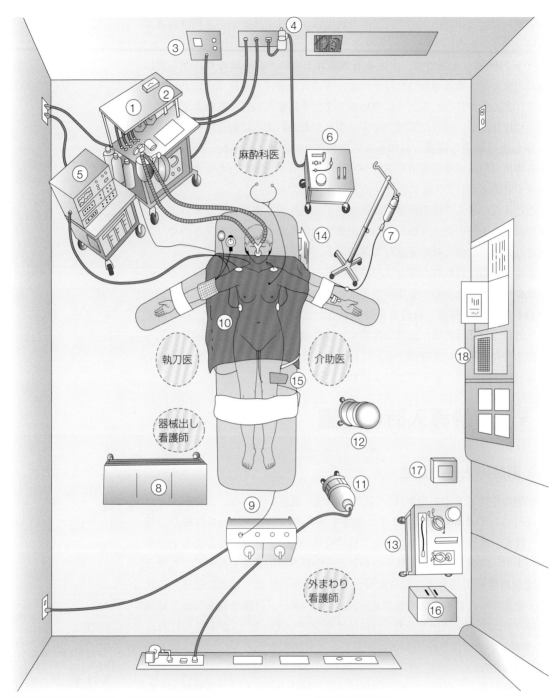

①麻酔器(呼吸監視装置・人工呼吸器を含む)
②カプノメーター・パルスオキシメーター
③余剰ガス排出装置
④中央配管(酸素・二酸化窒素,気道吸引用など)
⑤心電図監視装置・血圧監視装置
⑥麻酔補助台(挿管時の必要器具・緊急薬品などを置く)
⑦輸液スタンド
⑧手術器具台
⑨電気メス
⑩体温調節マット

⑪術野用吸引びん
⑫汚物バケツ
⑬処置ワゴン(血管確保,バルーン挿入などの準備を
しておく)
⑭採尿バッグ(麻酔科医のよく見えるところに置く)
⑮対極板
⑯滅菌物保管庫
⑰はかり(出血量測定用)
⑱薬品棚・記録台・空気調節機・インターホン

▶図 8-1　手術直前の手術室内の準備(開腹手術の場合)

　これらの確認作業がすべて終了したあとに，病棟看護師から手術室看護師へ申し送りを行う。

●**不安の軽減**　入室時は，手術室看護師は患者に声をかけたり，からだに触れたりして，看護師がつねにそばにいることを告げ，手術室内においても患者に安心感が得られるように努める。また手術室内の音や医療者どうしの会話には注意し，患者に誤解や不安を生じさせないように慎重に対応する。

●**申し送り事項の確認**　病棟からの申し送りの際は，標準化した項目からなる専用の用紙を使って申し送るが，個々の患者の状態に合わせて，とくに注意が必要な項目を入念に確認することが大切である。

　たとえば，成人では手術前夜の就寝時から絶飲食とすることが多いが，小児では脱水予防のために夜間から早朝まで何回か飲水の指示があるので，実施されたその時刻と量を確認して記録する。

　手術前訪問が行われた場合は，確認の終わった項目は省略し，前夜からの変化や一般状態を中心に必要事項を確認する。

●**麻酔導入前の確認**　麻酔導入前の患者が覚醒している状況で，麻酔科医師・外科医師・看護師・患者を含めて，患者確認・術式・部位・麻酔方法・事前準備などについて確認する。これらの行為は，病院によってサインイン，あるいはブリーフィングなどとよばれている。

3　麻酔導入時の看護

1　麻酔導入時の注意

　麻酔の作用の基本的要素は，「鎮静・不動・健忘」である。全身麻酔・局所麻酔のいずれもが患者の全身に影響を与えるが，とくに全身麻酔は，視覚・聴覚・痛覚などをつかさどる末梢神経系の機能を鈍化させ，あるいは奪う。また，呼吸・循環・体温をつかさどる中枢神経の機能も抑制してしまう。

●**全身麻酔時の注意点**　全身麻酔が行われる場合には，患者には体内の状態を把握するための生体監視装置（心電図モニター，持続非観血的血圧監視モニター，カプノメーター❶，パルスオキシメーターなど）が取りつけられる（▶図8-2）。モニターの変化に注意し，異常徴候を見逃さないようにしなければならない。

　全身麻酔導入の際は，麻酔の作用によって呼吸が停止し，循環動態が急激に変化する。この時期は，麻酔からの離脱時と同様に患者の状態が最も不安定で危険な時期である。安全に麻酔の導入が行われるように，麻酔科医と手術室看護師が協働して麻酔業務を行う。

●**局所麻酔時の注意点**　局所麻酔は特定の部位の麻酔であり，全身的な影響は少ないため，その危険性が軽んじられる傾向にある。しかし，局所麻酔薬が血管内に誤って流入したり，局所麻酔薬に対するアレルギーをおこした場合，呼吸停止や，ときには心停止を引きおこすことがある。局所麻酔であっても，患者の継続的な観察と状態変化に即した迅速な対応が必要となる。

NOTE

❶**カプノメーター** capnometer（**呼気中二酸化炭素モニター**）

気管チューブから呼気を採取して，持続的に呼気の中に含まれる二酸化炭素を測定し（カプノグラフィー capnography），モニターする機器である。呼気中二酸化炭素は肺のガス交換の指標として使用され，気管の閉塞や，有効な換気が行えているかを確認することができる。

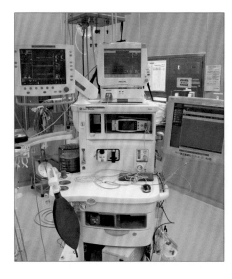
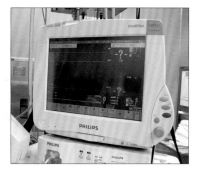

◉図8-2 生体監視装置とモニター
おびただしい種類の生体監視装置（左図）
とそのモニター（右図）。

◆ 気管挿管の手順と介助

　全身麻酔では，気道の確保のために気管内にチューブ（気管チューブ）を挿入し（気管挿管），機械的人工換気が行われる（◉106ページ）。

●**物品の準備**　下記の物品類を点検して準備するとともに，気管挿管の介助にあたる。

　□1□**気管チューブ**　患者の年齢・性別・体格などに応じて麻酔科医が指定したサイズの気管チューブを準備する。気管チューブはカフに空気を入れてみて，破損がないことを確認し，さらにスタイレット❶を通して潤滑ゼリーを塗る。

　□2□**喉頭鏡**　患者の口腔の形態に合った喉頭鏡を準備する。準備したブレードを取りつけ，点灯して十分な照度があることを確認する。

　□3□**吸引チューブ**　口腔内・鼻腔内の吸引用に太めのものをつけ，すぐに使用できる状態にして麻酔科医の手もとに準備しておく。

●**挿管の介助**　麻酔科医は患者の頭側，器械出し看護師・外まわり看護師は患者の両側に立ち，次に示した挿管の手順にそって必要物品を手ぎわよく麻酔科医に手渡す。

(1) 静脈麻酔薬のプロポフォール（ディプリバン®など）を麻酔科医に渡す。麻酔科医は，静脈路から患者の年齢・体重に見合った量の麻酔薬を注入する。

(2) 患者の自発呼吸が消失すると，麻酔科医がマスク換気に切りかえる。胸郭の動きで換気を確認したのち筋弛緩薬を麻酔科医に渡し，麻酔科医が筋弛緩薬を注入する。

(3) 筋弛緩薬の効果が確認されると，麻酔科医が患者の下顎を挙上し，右手で開口する。これに合わせて，喉頭鏡を麻酔科医が患者の口から目を離さずに挿入できる方向にして，麻酔科医の左手に確実に手渡す。

(4) 麻酔科医が喉頭展開を行う。これに合わせて，挿入方向を確認してから

NOTE
❶**スタイレット** stylet
　気管チューブの挿入がしやすくなるように，気管チューブの中に通す金属製の棒。

気管チューブの上部(上から1/4)を麻酔科医の右手に渡す。このとき,挿管がしやすいように,患者の右口角を引いて視野を広げる。

(5) 麻酔科医が挿管を行う。気管チューブが声門をこえたところで,麻酔科医からの指示を待って,すみやかにスタイレットを抜く。

(6) 気管チューブを麻酔器の蛇管に連結して用手的に換気をしてみて,麻酔科医とともに胸郭の動きとカプノメーターの波形を見て気道内に気管チューブが入っているか確認する。さらに,気管チューブが適切な位置に入っていることを肺の聴診で確認する。

(7) カフ用のシリンジで,気管チューブのカフに空気のもれがないことを確認しながら空気を入れる。

(8) 適切な位置で気管チューブを固定するために,気管チューブを支持して,麻酔科医に気管チューブ固定用の絆創膏を渡す。

(9) 気管チューブの固定で挿管は終了するが,緊急時に備えて,挿管に必要な諸器具は手術が終了して患者が退室するまで手もとに整えておく。

◆ 脊髄クモ膜下麻酔・硬膜外麻酔の介助

　脊髄クモ膜下麻酔(脊椎麻酔)は,下腹部以下の手術の際に行われる。脊髄の末端は第1腰椎までのびているため(●99ページ,図3-7),脊髄を損傷しないように穿刺は第2腰椎以下で行われる。一方,硬膜外麻酔は,第2腰椎以上でも行われ,頭部以外の手術に適用される。患者の体位は,脊髄クモ膜下麻酔のときは側臥位または座位,硬膜外麻酔のときは側臥位とする。

▌脊髄クモ膜下麻酔・硬膜外麻酔の体位の介助

　脊髄クモ膜下麻酔・硬膜外麻酔が成功するかは,いかに患者の協力を得て適切な体位がとれるかにかかっている。体位が適切でないと,棘突起間が広がらず穿刺針が入りにくく,穿刺回数の増加,穿刺時間の延長をきたす。また,患者はさまざまな体型をしており,関節可動域も異なるため,その患者において最適の体位を選択しなければならない。

● **体位介助の要領**　側臥位の場合は,患者に手術台(手術ベッド)の端に寄ってもらう。手術台の面に対して患者の背中が垂直になるよう側臥位にし,脊椎が手術台面と平行になるように頭の位置を調整する。ついで,膝を屈曲させて胸部に引き寄せる。このとき,患者の両手で膝をかかえさせるようにする。ここまで体位がとれたら,介助者は患者の腹側に面し,足底部と頭部を両腕でかかえるようにして,患者の体位を維持する(●図8-3)。

　脊髄クモ膜下麻酔では,穿刺中・麻酔薬注入中の患者の体動は厳禁である。また,麻酔薬注入直後の急激な体位変換も危険である。体位変換は患者自身にはさせず,数人の介助者で静かに行う。患者の体動・いきみ・咳などで髄液圧が変化して,麻酔薬の効果が必要以上に広い範囲に拡大してしまうおそれがあるためである。とくに穿刺後15分間は循環動態の変化が激しく,麻酔効果の範囲が広がりやすいため,血圧・脈拍・呼吸に対する注意が必要である。

　硬膜外麻酔も同様であるが,硬膜外にチューブを固定した場合は,患者を

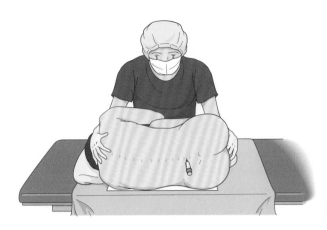

◐図 8-3　脊髄クモ膜下麻酔の介助

仰臥位に戻してから必要量の麻酔薬を注入する。硬膜外麻酔は持続的に手術中の鎮痛に使用できるため，全体の麻酔量を減らすことができる。また，手術後の鎮痛にも継続して利用できるため，広く利用されるようになってきている。

● **患者に対する注意**　いずれの麻酔も，神経ブロック（神経遮断^{しゃだん}）の施された範囲を確認したうえで手術が開始される。

　脊髄クモ膜下麻酔も硬膜外麻酔も，単独で実施する場合は手術中も患者の意識があり，手術野の疼痛はないが触れられている感じが残るため，事前に十分に説明して不安の軽減をはかり，手術中に患者の協力が得られるようにする。協力が得られなかったり，不安が強かったりする場合には，鎮静薬を併用する。また手術中は，医療者間の不用意な会話や雑音などにも注意が必要である。

2　手術体位とその介助

◆ 手術前後の体位に関する注意点

● **体位固定上の注意**　手術のための体位（手術体位）の固定は，手術操作を円滑に行うためにきわめて重要である。しかし，手術を受ける患者は，麻酔薬や筋弛緩薬などによって生理的な防御反応を失っており，過伸展や特定部位の圧迫があっても，それを感知できない状態にある。そのため，体位は患者の生理的な可動範囲内におさめ，また除圧用スポンジなどを用いて，局所の圧迫を避けるような対策をとる必要がある。

● **手術体位の条件**　よい手術体位とは，まず患者にとって安全・安楽であり，さらに手術操作を円滑・安全に行える，という2点を合わせもったものである。具体的には，以下のような条件を満たす必要がある。

（1）患者の生理的な可動範囲内にあること。

（2）循環・呼吸・神経の機能を障害しないこと。

（3）十分な手術野が得られ，手術操作が無理なく行えること。

（4）麻酔が実施されていなくても，手術の間，耐えられる体位であること。

（5）患者にとって安楽な姿勢であること，また患者の身体に無理な力が加わらず，関節の過伸展・過屈曲が避けられること。

● **体位変換時の注意**　手術台は幅が狭く，また可動部位には関節が組み込まれていて凹凸がある。一方，患者は緊張と不安によって注意力が散漫となっている。このような手術台・患者双方の状態から，手術時は転落などの危険性が高い。意識のある患者の場合でも，手術台上での体位変換は，医療者が介助しながら，ていねいに行う必要がある。

　また，全身麻酔の場合は，体位変換は複数の医療者でゆっくりと行う。麻酔科医が，気道を含めて頭頸部を支え，そのほかの医療者が患者の体幹および上下肢を支える。頭部の固定が不十分であると，気管チューブの事故抜管の危険性がある。上下肢や各関節部は，患者の関節可動域を考え，可動範囲内で動かし固定する。上下肢には，末梢血管の静脈経路や観血的動脈圧測定用の経路などの重要な医療処置用のチューブ類が施されているため，抜去がおきないように注意する。

　麻酔後は末梢血管が拡張して循環血液量が減少し，心機能も抑制されているため，体位の変化に伴う重力の変化が血圧に大きく影響する。体位変換の前後は，血圧の変動に注意を要する。

● **手術後の観察**　手術が終了したら，体位固定のために圧迫が加わっていたと思われる部位を中心に局所を観察し，さらに全体を観察する。また，患者の覚醒とともに，四肢の動きの異常や，手術創部以外の痛みや発赤などがないかを確認する。もし徴候があれば，必要な処置を行い，継続的に観察がなされるように病棟に申し送る。

◆ 基本的な体位と体位の固定

　行われる手術に応じて，一定の体位が選択される（●図8-4）。手術によっては長時間同一体位になる場合がある。手術体位は，循環器系に影響を与え

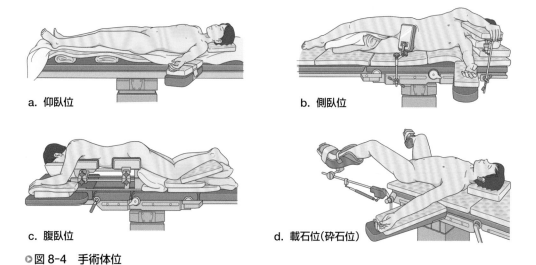

a. 仰臥位　　　　　　　　　　　　　　　b. 側臥位

c. 腹臥位　　　　　　　　　　　　　　　d. 載石位（砕石位）

●図8-4　手術体位

る危険性がある。また体位によっては特定の部位に圧迫がかかり，たとえば肺・胸部を圧迫して呼吸を抑制することなどがある。体位によるこれらの障害はできるだけ少なくし，あるいは防止すると同時に，手術の目的が達成できるように介助する。

□1 **仰臥位**　最も基本的な体位である。胸部・腹部・鼠径部（そけい）・下肢などの多種多様な手術で，ほとんどこの体位が用いられる。

患者をあおむけに寝かせ，頭部にはスポンジ枕を使用して，ベッドの正中に固定する。上肢は支持手台にのせて 90°未満の角度に外転させ，前腕は回内回外中間位に固定する。過度に外転させると腕神経叢（そう）麻痺を，過度に回外させると尺骨神経麻痺を引きおこす危険性がある。下肢は，大腿下部または下腿上部をベッドに固定する。固定帯の位置が膝関節周囲になると，腓骨神経麻痺をおこす可能性がある。

長時間の手術や，高齢者，るい瘦（そう）の顕著な患者などの手術では，末梢の循環障害から褥瘡をおこす危険性があるため，除圧用スポンジやパッドなどを使用して予防する。膝関節は軽度に屈曲させ，さらに股関節も軽く屈曲させて圧迫・伸展を予防する。

□2 **側臥位**　胸部・腎臓などの手術で用いられる体位である。患者の身体を横向きにし，両上肢は肩幅よりやや広めに挙上し，支持手台に肘関節を軽く屈曲させて固定する。頭部には枕を入れて脊柱とともに水平に保ち，下側への圧迫による上肢の循環不全や腕神経叢麻痺を避けるために，腋窩に枕を入れる。下側の下肢は股関節で 60〜80°，膝関節で 90°くらいに屈曲させる。上側の下肢は，ほぼまっすぐにのばすようにし，膝関節間には枕を入れて水平になるようにして，膝関節のやや上部を固定する。腰部は挙上しない。

手術部位によっては，支持板や特殊な体位固定具などを用いることがある。手術中に体位がくずれないように固定はしっかりと行い，手術中にも継続的に観察する。また下側の大転子や膝関節外側，外果部などには除圧用スポンジなどを挿入して圧迫を避ける。

□3 **腹臥位**　脊椎・後頭部・殿部などの手術で用いられる体位である。患者をうつぶせにし，局所麻酔時は胸部の下に枕を入れ，上肢は患者のらくな体位にする。全身麻酔時には，頭部は横向きにするか，あるいは腹臥位用頭部枕を使用して下向きにする。その際，眼球・耳介・鼻・口・頸部へ圧迫がかからないようにし，また気管チューブが屈曲しないよう注意する。

胸部に枕を挿入するが，両肩と前腸骨棘で体幹が支えられるような腹臥位用の体幹固定器具を用いて，前胸部と横隔膜の動きを確保し，呼吸運動が妨げられないようにする。

上肢は体幹に密着するようにして固定するか，外側に出して肘関節を 90°屈曲させ，前腕を回内させて支持手台に固定する。両下肢は，股関節部の過度の屈曲や圧迫による大腿静脈の還流障害をおこさないように注意し，膝関節部で屈曲させて挙上し，下腿の下に枕を入れて固定帯で固定する。

□4 **截石位（砕石位）**（せっせき・さいせき）　切石位（せっせき）ともいう。泌尿器の手術，産婦人科の手術，直腸の手術などの際に用いられる。恥骨結合部が手術台の端に来るまで身体

を移動させる。股関節を軽度外転させ，膝関節を屈曲させて下肢を挙上する。殿部と腰部に荷重がかかるので，腰が手術台の端から出ないように注意する。坐骨神経麻痺・大腿神経麻痺・腓骨神経麻痺に対する注意が必要である。

　⑤**半座位**　ファウラー位ともいう。経鼻手術の際に用いられる。両上肢・両下肢・頭部などを支持・固定する。局所麻酔時にはできるだけ深く殿部を引き，患者が安楽になるように背あて・頭部枕を調節する。

　全身麻酔時には，頭部がずれないように固定帯やテープなどで固定する。

◆ 手術体位が器官系の機能に及ぼす影響

▌神経系に及ぼす影響

　牽引や圧迫によって末梢神経が障害され，神経麻痺をおこす可能性がある。とくに，走行の長い，体表に近い部位を走る神経が障害されやすい。不適切な体位の持続時間が長いほど障害は強く，回復に時間がかかる。30〜40分の体位固定でも神経麻痺はおこりうる。

　①**腕神経叢の麻痺**　仰臥位で，上肢が高度の外転・外旋・回外位で側方に固定されると，腕神経叢が鎖骨・小胸筋・上腕骨頭部で強く牽引されて麻痺をおこす。側方に出した上肢と反対側に頭部を曲げると，牽引を助長することになる。全身管理上，手を横に出したほうが都合がよいが，横に出すときは90°以上は外転させないように注意する。また，腹臥位で両手を手術台の両側から下げる体位では，手術台のかたい辺縁で圧迫されて麻痺をおこすことがある。

　②**橈骨神経の麻痺**　上腕骨と体位固定具の支持棒の間に橈骨神経がはさまれて，圧迫麻痺をおこすことがある。

　③**尺骨神経の麻痺**　肘が手術台の側縁から一部ずり落ちた体位では，手術台の辺縁と上腕骨の内側上顆の間に尺骨神経がはさまれて，圧迫麻痺をおこす。からだの大きい患者では，体側にそろえていた上肢が手術台から飛び出して，このような体位になりやすい。

　④**坐骨神経の麻痺**　股関節を過度に屈曲させると，坐骨切痕部によって坐骨神経が伸展されて麻痺がおきる。

　⑤**大腿神経の麻痺**　截石位などで，股関節を過度に屈曲させ，大腿を外転させると，鼠径靱帯の下で大腿神経が屈曲してしまい麻痺が引きおこされる。

　⑥**腓骨神経の麻痺**　（総）腓骨神経は膝の外側部にある腓骨頭部において最も体表の近くを走行しており，その部分に圧迫が加わることによって麻痺がおきる。

　⑦**眼神経の麻痺**　腹臥位で頭部を支持するための支持台で眼球を圧迫したときにおこる。眼球を通して網膜動脈の閉塞をおこし，血流障害が著しい場合には失明することもある。

▌呼吸器系に及ぼす影響

　手術を受ける患者は，非日常的な環境におかれ，極度の緊張や不安状態にある。この心理的な影響だけでも呼吸回数の増加や，浅呼吸などの呼吸機能

低下が生じる。さらに，全身麻酔下では，人工呼吸による陽圧換気❶により，呼吸機能はさらに低下している。

● **呼吸運動への影響**　呼吸にはたらく胸郭の運動は，肋骨の前後と側方への運動，および横隔膜の上下の運動の3つの要素からなりたっている。これらの要素のうち，横隔膜の運動が呼吸機能の約70%を担っている（男性で立位の場合）。そのため，肋骨の動きが制限され，また腹腔内臓器が上方へ押し上げられて横隔膜の運動が制限されるような体位は，とくに呼吸機能への影響が大きい。

● **換気量の低下**　一方，呼吸運動の制限による低換気も問題となる。正常な意識下では1回の排気量は500 mL程度であるが，これが麻酔による呼吸抑制によって400 mLに減少する。このうち生理学的死腔❷150 mLおよび機械的死腔50 mLを除くと，肺胞換気量❸はわずか200 mLとなる。

もし仰臥位で1回換気量が35%減少したとすると，肺胞換気量は130 mLにすぎなくなり，ガス交換の障害によって低酸素血症・高二酸化炭素血症（呼吸性アシドーシス）をきたす。この場合には，人工的な呼吸の補助が必要になる。

体位に関連して重要な問題となるのは，極端な肥満である。肥満自体が呼吸を抑制するので，体位による呼吸抑制は一層著しくなる。

▍循環器系に及ぼす影響

麻酔は心筋抑制作用や末梢血管拡張作用，および反射性の代償機能の抑制作用を有するが，体位によってこれらが促進され，血圧の変化などとしてあらわれてくる。

たとえば截石位では，下肢を挙上したときに片側下肢の循環量が400 mLから800 mLに増大し，急激に心臓に負荷をかけることになる。このような状況でも意識下であれば，体動や筋の緊張，呼吸の加速などによって末梢血管抵抗を増大させ動脈圧の変化を軽度にとどめるような機構がはたらき，循環動態への影響を最小限にとどめることができる。しかし，代償機能が抑制される麻酔下では，体位による影響を生理的に緩和することができない。

4 手術中の看護

手術中は，術前のアセスメントから予想した看護計画では想定していなかった事態が発生する可能性がある。手術中は患者の状態が刻々と変化するため，手術前に立案した看護計画にとらわれすぎることなく，注意深い観察と迅速かつ柔軟な対応が必要となる。

● **観察の要点**　手術中の患者は，麻酔や体位，手術による刺激や出血などのために，不安定な状態となっている。そのうえ，全身麻酔中の患者は，みずから状況を説明できない。この場合は，顔色や皮膚の状態，術野の状態，生体監視装置（モニター）上の値などの変化が，体内の状態をあらわす重要な情報となる。これらの情報から，わずかな体内変化も見逃さない注意深い観察が必要である。

▭ **NOTE**

❶**陽圧換気** positive pressure ventilation（PPV）

人工的に気道を陽圧として強制的に換気（ガス交換）を行わせる方法で，とくに全身麻酔下では非常に重要な呼吸法である。

▭ **NOTE**

❷**死腔**

呼吸系のうち換気にあずからない部分。解剖学的に関係で肺胞に接しない部分解剖学的死腔と，血流のない肺胞と接触する部分などを合わせた生理学的死腔のほか，マスクや人工呼吸器の装着によって生じる機械的死腔がある。

❸**肺胞換気量**

換気量のうち，死腔などを除いて，実質的にガス交換（肺胞での酸素と二酸化炭素の交換）にかかわる換気量をいう。

　手術室での観察には，さまざまな生体監視装置（モニター）が使用されるが，モニターは患者情報の一部にすぎないため，これに頼りすぎることは危険である。患者状態の変化を看護師の五感によって確認することが重要である。

● **患者への配慮**　局所麻酔で意識下に行われる手術の場合は，精神的動揺が身体に影響を与えることがあるため，1つひとつの操作やその手順について，細かく患者に説明したり，からだに触れたりして不安をやわらげるように配慮する。また患者の 羞 恥心を考慮して，身体の露出は最小限にする。

● **タイムアウト**　手術執刀開始前に，麻酔科医師，手術担当外科医師，器械出し看護師，外まわり看護師など，手術にかかわる全員で，作業をすべてやめた状態で一定の確認作業（タイムアウト）を行う。確認事項は，患者の名前，手術部位，予定術式，予定手術時間，使用する抗菌薬の種類と執刀開始一時間以内の投与終了の確認，各担当者による自己紹介，手術に対する注意事項，手術器械の準備不足がないこと，輸血の待機状況である。

　タイムアウトは，手術チームとしてコミュニケーションを良好にし，患者におこりうる危険性を確認して手術の安全性を高める方法である。

1　器械出し（直接介助）看護師の役割

　器械出し看護師の第一の役割は，術者が術野から目を離すことなくスムーズな手術操作ができるように，必要な手術器械・医療材料などを迅速に的確に手渡すことである。そのことによって，術者は能力を十分に発揮することができ，手術操作を円滑に進められ，手術の質の向上，および手術時間の短縮につながる。

　そのために，器械出し看護師は術野となる身体の解剖や術式を十分に理解しておく必要がある。また，手術操作の先々を予測しながら，出血や状態の変化にも迅速に対応できなければならない。器械出し看護師は，手術中は術野から目を離すことなく，手術に集中しなければならない。

　さらに，器械出し看護師は，術野の清潔度を維持するための滅菌と無菌操作の知識と技術を習得しておく必要がある。また，手術器械・医療材料などの体内遺残を防止するために，それらの数量や形状を把握し，手術終了時にすべてがそろっていることを確認する（○図8-5）。

● **手術前の準備**　麻酔や体位の固定が終了した時点で，器械出し看護師は手術時手洗いおよびガウンテクニックを行う（○275ページ）。その後，手術開始前に器械台の上に滅菌ドレープ❶を敷き，滅菌された手術器具を手術の進行にそって整理して並べる。メス・剪刀類は，切傷をおこす危険のないところに準備する。

　準備された器具類は，種類と個数を外まわり看護師とともに必ず確認し，記録する。器械セットメニューがあるときは，それと照合する。患者の身体状況や術式，術者の特徴などを考慮して，手術進行の妨げにならないように器械・医療材料を準備しなければならない。

□ **NOTE**

❶ **ドレープ** drape
　手術時に使われる，滅菌したおおい布で，覆布ともいう。手術野が開窓され，ほかの部分は患者のからだをおおって無菌状態を保つ。

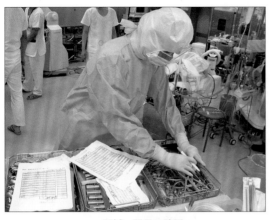

a. 器械・器具の確認

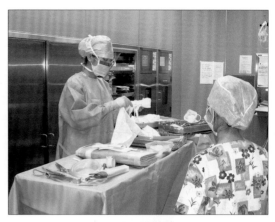

b. ガーゼの確認

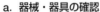
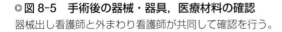

◉図8-5　手術後の器械・器具，医療材料の確認
器械出し看護師と外まわり看護師が共同して確認を行う。

2 外まわり（間接介助）看護師の役割

　外まわり看護師の役割は，患者の状態と手術の進行に合わせた手術室全体の広い観点からの調整である。また，手術進行とともに呼吸・循環をはじめとした患者の全身状態を観察し，急激な変化に対応できるように準備することも必要である。麻酔科医とともに患者の全身状態を観察し，また，術者とは手術進行について連携し，安全で効率的な手術が実施できるように努める。

◆ 静脈路の確保と管理

● **静脈路の確保**　手術室に患者が入室したら，麻酔導入や手術中に必要となる静脈路（静脈ライン）の確保が行われる。一般的には穿刺部位として，前腕（橈側皮静脈），手背や，手術によっては足関節部の静脈（大伏在静脈）が利用される。経皮的に静脈留置針で穿刺されることが多いが，大量出血の可能性のある手術や重篤な合併症のある手術，あるいは末梢からの静脈路の確保が困難なときは，中心静脈（◉268ページ）から輸液経路を確保することもある。

● **ライン管理**　手術前に確保した静脈路は，手術後も抗菌薬や鎮痛薬の投与のほか，輸液のために利用される。そのため，確保した静脈路の固定には注意を要する。とくに小児や高齢者では，麻酔覚醒時に体動で抜けたりしないようにシーネ❶固定などを行って確実を期する。

　手術中はドレープでおおわれているため，術者や助手の移動や術操作によっていつの間にか静脈路が屈曲したり，圧迫を受けたりして，輸液が落ちなくなることがある。体位を確保するときから，このことに注意しなければならない。

　また手術中に使用される薬剤には，粘稠度が高いものや血管への刺激が強いものも多く，静脈炎をおこすことがあるので注意が必要である。

▭ NOTE
❶シーネ
　ドイツ語のschieneの読みで，患部に副えて安静保持するための副木・副子。用途や部位に応じた各種の商品がある。

◆ 輸血の介助

　輸血は，一種の臓器移植として考える必要がある。輸血には即時性，遅発性の副反応・合併症が多くあり，安易な使用がなされないように「血液製剤の使用指針」や「輸血療法に関する指針」などのほか，関連する厚生労働省からの通知なども出されている。輸血に伴うさまざまな副作用が明らかになるにつれて，できるだけ他家全血輸血は行われなくなり，かわって安全性の高い成分輸血や自己血輸血（◯135ページ）が行われるようになっている。

● **輸血適応の判断**　手術中に輸血を行うかどうかの判断は，手術前の患者の状態と，手術中の循環血液量・酸素運搬能・血液凝固能などを総合的に考慮するとともに，手術の進行状況からその後の出血量を予測して行われる。外科医や麻酔科医と綿密に情報を交換して，状況に応じた対応ができるように準備しておく。

● **副反応への対応**　輸血の副反応・合併症には，即時性の急性溶血性反応，アナフィラキシーショック，非溶血性発熱反応などと，遅発性の肝炎，輸血後移植片対宿主病（GVHD），ヒト免疫不全ウイルス（HIV）感染症などがある。

　即時性の副反応は，数分で症状があらわれ，重症化することがある。特徴的な症状を十分に理解したうえで，異常を発見する必要がある。

◆ 手術看護記録

　手術看護記録は，手術の進行状況をはじめ，実施された手術術式や，患者の体内に留置された人工物，手術中の患者の状態の変化などが，わかりやすく，具体的かつ正確に書かれていなければならない（◯図8-6）。また，手術室への入室から手術中・手術後，ならびに回復室での看護を記録し，手術後に病棟で継続して看護が行われるようにしなければならない。

　手術後は，麻酔科医・外科医・看護師の3者で，手術中に使用したガーゼや器械類が手術終了後も過不足なくそろっていること，すなわち患者の体内に遺残がないことを確認し，記録に明記する。

◆ 麻酔による影響の観察

　麻酔薬は，適用された神経に作用して，疼痛や反射などを抑制させるが，そのほとんどが副作用として呼吸機能の抑制や心機能の低下をもたらす。局所に使用するときでも，麻酔薬が血管内に誤って注入された場合や量が多い場合には，ショックをおこすことがあるため，使用する局所麻酔薬の種類と作用・使用量に対する注意が必要である。

● **局所麻酔の場合**　脊髄クモ膜下麻酔や硬膜外麻酔は，おもに腹部から下肢にかけての手術に用いられる。そのため，呼吸機能への影響は少ないと思われがちだが，麻酔薬が脊髄の高位に作用した場合には，呼吸筋に影響して呼吸抑制を生じる。麻酔が作用した範囲は十分に確認しておく❶。

● **全身麻酔の場合**　全身麻酔の際は，人工換気によって呼吸を管理することが多い。気管挿管によって気道は確保され，麻酔中は完全な呼吸管理が行

◻NOTE
❶部位ごとの皮膚（表在）感覚は，その部位を支配する脊髄神経と厳密に対応しているため，患者が感じる冷覚や痛覚の範囲から麻酔が及んでいる脊髄高位がわかる。筆や綿棒の先，はさみの先端などで触れて感覚の有無を調べる。

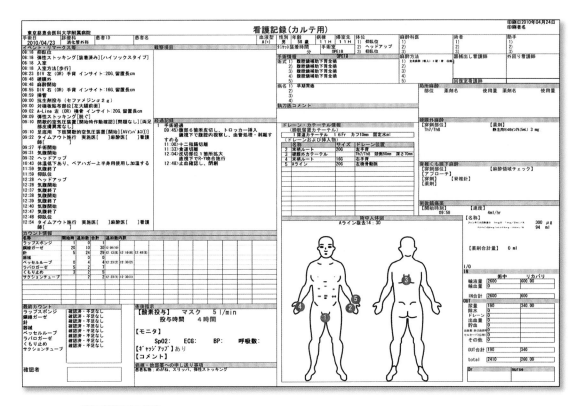

● 図 8-6　手術看護記録（例）

われるが，麻酔の導入から挿管までと麻酔覚醒時は，自発呼吸と調節呼吸の
それぞれ交代期で，呼吸状態が非常に不安定になっている。この時期は，気
管支喘息発作や気管支痙攣をおこす可能性もあるので，観察が必要である。

◆ 生理機能の観察

▋ 呼吸機能

　手術中も気管内の気管チューブの位置がずれて片肺換気になったり，喀痰
などで閉塞したりするおそれがある。また気管内分泌物が肺の中に流れ込ん
で細気管支を閉塞し，無気肺を生じることもある。

　手術終了後に抜管（● 270 ページ）が行われるが，抜管直後は，まず呼吸が
安定していることを確認する。抜管前に自発呼吸があっても，抜管後に舌根
沈下や喉頭痙攣をおこして呼吸が停止する危険性もあるので，注意深く観察
する。また，筋弛緩薬が体内に残っていて再び筋弛緩効果が戻ってくること
があるため，呼吸状態の観察は必要である。

　手術直後は，人工換気によって肺胞が虚脱❶しており，十分な酸素化がは
かれなくなっているため，深呼吸を十分に促し，喀痰があれば咳嗽をさせた
り，吸引したりして排出させる。回復室あるいは病棟への移送の際も呼吸状
態には注意し，必要であれば気道が保たれやすい体位にする。

NOTE

❶肺胞の虚脱

　肺胞がふくらみを失って
縮小することをいう。人工
換気では，陽圧換気と比べ
て肺のコンプライアンス
（柔軟性）が低下しており，
肺胞内圧も低下して，虚脱
がおこりやすい。肺胞虚脱
によって，肺のガス交換機
能が障害される。

▌循環機能

　麻酔薬には循環機能を抑制するものが多い。麻酔導入時には，末梢血管の拡張や麻酔薬の神経系への影響で血圧が変動しやすい。また，挿管操作による刺激で急激な血圧の上昇がみられることがあるが，高血圧の患者では上昇がより著しい。一方，激しい出血や敗血症などがあって一般状態のわるい患者では，急激に血圧が下降することもある。麻酔の覚醒から抜管時にかけても，同じような現象がおこりうる。

　生体は仰臥位の状態が最も循環動態が安定しているが，手術ではさまざまな体位をとる。麻酔覚醒時に患者の体位を急激に変換すると，血圧が下降することが多い。これは体位変換後ある程度の時間が経過すると回復するが，麻酔中で自律神経遮断薬を投与されている患者では下降の程度が著しく，また回復に時間がかかることもある。

　手術前の患者の全身状態や麻酔導入時の血圧の変動などを正しく把握しておき，状態が安定していることを確かめてから，体位変換を行うことが望ましい。変換直後の観察も同様に重要である。

● **循環状態の観察**　手術中は麻酔によって中枢神経機能が抑制されるため，自律的な循環の調整ができなくなる。循環の観察を行い，迅速に対応できるように準備をする。

　① **脈拍，心電図（ECG）**　手術中は心電図監視装置（心電図モニター）によって，脈拍数異常・不整脈・心筋障害・電解質異常などを監視する。平時は電極の貼付部位は誘導法によって決まっているが，手術室では手術や麻酔のじゃまにならない位置を選ぶ。汗や消毒液・血液などが流れ込むと，電極が手術中にはがれたり，波形が出なくなったりするので，上から防水用テープをはってこれを防止する。

　② **血圧測定**　一般の手術では，マンシェット法による間接測定が行われる。この方法では，血圧値がマンシェット幅によって変化するので，正しい幅のマンシェットを選ぶことが大切である。重篤な患者や，心臓や脳などの大手術を受けた患者，低血圧の患者などでは，麻酔後は血圧が低下して，間接法では測定できなくなることがあるので，これらの患者には，超音波ドップラー血圧計による血圧測定や観血的血圧測定（◐84ページ）を行う。

　③ **中心静脈圧測定**　中心静脈圧（CVP）は，右心機能と循環血液量の重要な指標となる（◐図8-7）。心臓に異常のある患者やショック・大量出血が予想される患者では，CVPの測定が必要となる。挿入されたカテーテルの先端が，中心静脈または右心房に位置するように留置する。CVPの基準範囲は右心房の高さを0点として$4\sim8\,mmHg（5\sim10\,cmH_2O$）である。

　④ **心拍出量測定**　フィック Fick 法，色素希釈法，熱希釈法，インピーダンス法などの測定方法がある。近年はスワン-ガンツカテーテルを利用して簡単に測定できる熱希釈法が，手術室やICUなどで用いられている。

● **尿量測定**　尿量は，末梢循環および腎機能のすぐれた指標となる。長時間の手術や重篤な患者の手術，侵襲度の大きい手術などでは，留置カテーテルによって30分ないし1時間ごとに尿量測定を行う。

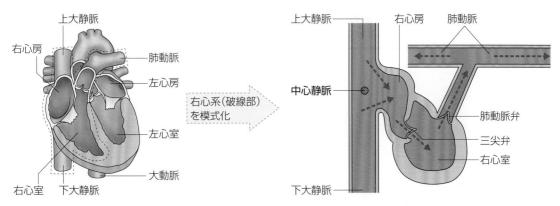

◉**図 8-7　中心静脈圧（CVP）**
血液の流れは一方向であり，血管・心腔（心房・心室）の容積は一定以上に拡大しないため，ある部位の流れが低下すると その手前の部位の血圧が上昇する。したがって，右心室のポンプ機能の低下によって右心房圧は高まり，中心静脈圧も上昇する。左心室機能不全によって肺のうっ血をきたすのも，同様の機序による。

　尿量の測定では，1〜1.5 mL/kg 体重/時を目安とし，0.5 mL/kg 体重/時以下に減少しているときは，循環・呼吸・中心静脈圧・血圧・脈拍・体温・発汗・補液量などを観察し，原因を追及する。また尿の性状として，色・においの有無，混濁の程度を見る。簡易尿試験紙で潜血・ケトン体・尿糖などの検査を行う場合もある。尿量および性状に異常があれば医師に報告する。

● **出血量測定**　通常用いられる測定法は重量法で，血液の付着したガーゼの総重量から，ガーゼそのものの重量を差し引いて測定する。血液のついたガーゼは乾燥しないうちに測定する。術野で吸引器を使用しているときは，吸引内容物に注意するとともに，吸引量を報告する。

　また四肢などの手術では，術野より中枢に近い部位を一時的に駆血して，出血をとめる処置がとられる。駆血の解除時には十分に注意する。

▌体温

　手術中は，手術野の露出や洗浄，麻酔による熱の産生の低下などで体温に変動をきたしやすい。手術前から保温を行い，体温が低下する場合には，加温装置を使用して体温を維持する（◉図8-8）。また，手術室の室温調節にも留意する。

　一方，体温が上昇したときは，上昇の程度と時間に注意する。体温上昇が

---

plus	**スワン-ガンツカテーテル**

　先端に直径 0.5 cm ぐらいのバルーンがついており，これをふくらませ，静脈の血流を利用して，カテーテルの先端を肺動脈まで挿入できる。カテーテル内には4本の細いカテーテルが内蔵されており，肺動脈圧・肺動脈楔入圧・右心房圧および心拍出量（熱希釈法による）が測定できる。内頸静脈からの穿刺が好んで用いられ，トランスデューサーを介し，圧メーターなどを利用して圧波型の変化を見ながら挿入位置を確認する。心臓内にカテーテルを送り込んだ場合に不整脈が出現することがあるので，心電図監視装置に注意しながら行う。

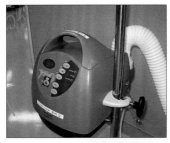

a.　温風式加温装置本体

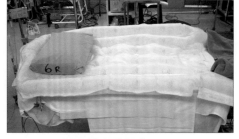

b.　温風式加温装置ブランケット

◐図8-8　加温装置

著しいときは悪性高熱症（◐97ページ）が疑われ，重篤な症状を呈する場合もある。いずれにしても，麻酔からの覚醒までには平常温に近づける。

● **体温の観察**　手術中は，サーミスター（電子体温計）を用いて，術野位置を考慮して直腸温・膀胱温・咽頭温などで体温を測定する。とくに，体温調節機能が未発達な小児では，短時間の手術でも必ず体温を測定する。体温は新生児から3か月児ぐらいまでは下降しやすく，以後6歳児ぐらいまでは上昇しやすい。

5　手術終了時の看護

　手術が安全に実施され，体内に遺残などがないことが確認されると，手術終了となる。手術が終わって麻酔から覚醒したのち，患者の体内では，手術侵襲と麻酔によって乱された恒常性を回復させようとする反応が活発化する。看護師は，患者の呼吸・循環・免疫などの全身機能が最大限に発揮できるように援助する。

1　実施された手術の安全確認

　手術が終了する前に，手術が予定通りに行われたか，出血がないか，輸血などが適正に行われたか，器械やガーゼに過不足がないかなどを手術チームメンバー全員で手をとめて確認する。

● **サインアウト**　また，患者が手術室を退出する前に，麻酔科医師・外科医師・看護師で術式・部位・検体の有無・術後鎮痛・出血量・輸血の有無などを確認する。これを，病院によってサインアウトあるいはデブリーフィングとよぶ。

2　気管内麻酔の覚醒時の介助

　手術が終了すると，麻酔科医が覚醒状態を観察したうえで，抜管を行う。抜管時には，嘔吐・喉頭痙攣などがおこりやすいので，吸引器や再挿管に必要な器具をすぐに使用できるように準備しておく。麻酔科医が気管チューブを抜くタイミングを見はからって，カフに入れた空気を注射器で抜き，抜管

したら蛇管にマスクを接続して患者に酸素を与える。

　抜管後は麻酔科医とともに呼吸の状態を確認する。ついで心電図や血圧が安定していることを確認し，麻酔科医の指示で患者を回復室へ移送する。

　麻酔覚醒時，患者は自分の状態を認識することができず，創部痛や挿管の苦痛などから激しく体動することがあるので，患者のそばから離れず付き添う。移送中も，患者の呼吸や体動に対する注意が必要である。十分に覚醒し，意識を取り戻すと，患者は自分のおかれている状況を認識しはじめる。このとき，患者の気持ちや反応を察知して対応することが大切である。

３ 全身機能に対する援助

◆ 呼吸を整える

　手術直後の患者は，麻酔自体の影響をはじめ，出血や疼痛などによる呼吸運動の抑制のために，酸素欠乏の状態にある。回復室に入室してくる患者には，気道が確保されていることを確認したうえで十分な酸素を与え，正常な呼吸が行われていることを観察する。

● **酸素吸入**　酸素吸入には，おもに経鼻カテーテル法・フェイスマスク法などが用いられる。酸素の流量は投与方法によって異なるが，酸素吸入は酸素に十分な湿度を与えて行う。気管挿管・気管切開を行っている患者では，酸素が乾いたまま吸入され，気管内の分泌物が乾燥して固形化し，喀出または吸引が困難になりやすいため，加温加湿器を使用することが望ましい。

▌呼吸の観察

　① **呼吸数と呼吸の型**　呼吸の深さ・数，胸郭の動きなどを観察する。速く浅い呼吸は，異常を示していることが多い。血圧の上昇，頻脈，不穏・興奮状態などがみられれば，呼吸不全の早期症状である。

　② **気道の状態**　舌根沈下や，吐物・出血・分泌物などによる気道の閉塞がおこっていないことを確認する。下顎挙上や気管内分泌物の吸引，エアウェイの挿入などによって気道を確保するが，気道の閉塞が続く場合は，再挿管あるいは気管切開が行われることがある。

　③ **呼吸の状態**　麻酔薬の影響で一時的に呼吸の抑制がみられることがあるので，たえず呼吸の状態には注意し，換気量低下がみられたら麻酔科医に連絡する。呼吸抑制があると，低酸素血症・高二酸化炭素血症をおこしやすく，また無気肺や術後肺炎の原因となる。呼吸抑制があるときは，麻酔器やバッグバルブマスクを用いて呼吸を補助しながら，呼吸運動が改善されていくかどうかを観察する。

◆ 循環を整える

　手術直後は，手術中の出血や手術後の疼痛などによって，循環動態が不安定になっている。循環障害があると，体内に酸素を取り込んでも細胞に十分な酸素が運搬されない。とくに手術によって損傷を受けた脳・心臓・肝臓・腎臓などの重要臓器に十分な量の血液が灌流するように，循環を整える必要

がある。

▌ 循環の観察

1 **血圧** 血圧は，疼痛や呼吸不全などがあると上昇し，逆に出血や晩期の呼吸不全などで下降する。異常な高血圧・低血圧はただちに医師に連絡する。

2 **脈拍** 心電図監視装置で脈拍数・心電図を観察する。異常があるときは医師に連絡する。

3 **出血** 創部からの後出血，ドレーンからの滲出液などに注意する。また末梢循環の状態として，チアノーゼや皮膚の冷感の有無に注意する。

4 **輸液と輸血** 循環血液量の増減は，血圧や脈拍数の変動をまねく。とくに循環血液量の減少によるショックや，重要臓器の長時間にわたる虚血状態は危険である。医師の指示による輸液や輸血の管理は，尿量の観察を行いながら確実に行う。

◆ 体温を整える

手術直後の身体は，多くの酸素を必要としている。体温が低い場合には，熱放散を少なくし，熱産生を多くする生体反応のためにさらに多くの酸素が必要とされるので，加温に努め，室内の温度にも注意する。

6 病棟への引き継ぎ

手術後，患者の意識の回復や全身状態の安定を確認し，病棟に転室する。回復室の退出を決める際には，回復室退出基準があることが望ましい。回復室から病棟への引き継ぎは，手術後の看護を継続して行ううえで不可欠である。

どのような手術を実施したか，手術で患者の外見・機能にどのような変化がおこったかなどのほか，手術中の経過，現在の患者の状態などを，病棟看護師が把握しやすいように簡潔に整理して申し送り書に記入し，引き継ぎを行う。

患者に必要な援助が病棟ですぐ行われるように，申し送り事項は，医師の指示による輸液をはじめ，患部の処置や保温・冷罨法，体位の工夫などについての具体的な内容である必要がある。さらに，手術や麻酔によっておこった身体の変化を，患者のその時点での問題点についての説明をつけて引き継ぐことが望ましい。手術患者連絡票や回復室での記録，麻酔チャートなども利用するとよい。

手術後は，手術中に行われた看護が，患者に適切であったかを評価する必要がある。手術中の体位による疼痛や循環障害・神経障害などは，手術後しばらく経過してから発症する場合があるので，必要に応じて観察を継続するように病棟看護師に申し送る。

C 手術室の環境管理

　手術中の患者は，感染防御機構が破綻し，感染の危険にさらされているうえ，麻酔や手術操作によって内部環境が乱されて自己調整機能は低下し，ほとんど無防備の状態にある。その間，患者の生命はすべて医療者の手にゆだねられる。

　このような状況をふまえて，手術中の看護において重要な役割は，患者の生命をまもることを第一としながら，患者が手術によって受ける侵襲が極力少なくなるように手術環境を整えるということである。

　ここでは，手術環境の整え方について，次の3つの視点を中心に述べる。

(1) 微生物の侵入を防ぐ。

(2) 手術に直接・間接に使用する薬物や，器械・器具類その他の設備が，安全かつ確実に機能するように管理する。

(3) 手術時間を極力短縮できるように，手術の円滑な進行に向けた合理的な，システム化された運営を行う。

1 微生物の侵入に対する防御

　手術環境にとって最大の危険因子は，病原微生物（病原体）である。ふだんは無害とされている微生物（日和見病原体）も，手術時には問題となる。

● **細菌の侵入経路**　感染は経路によって，内因性感染と外因性感染の2つに大別される（◯31ページ）。内因性感染は患者自身の常在細菌によるものであり，外因性感染は空中落下菌や，術者・看護師などの鼻腔・手指などの細菌によるもの，不潔な器具を介しての感染などである。術後感染症を原因別にみると，一般的に手術部位あるいはその付近の常在細菌による感染が最も多い。

　感染は，常在細菌のいない心臓・血管系，脳・神経系などの無菌手術では少なく，手術野に腸管内容物による汚染や，腹膜炎などのような感染症がある場合は当然多くなる。また一般に，手術時間が長い，高齢，喫煙歴や糖尿病の合併，ステロイド薬の長期投与，栄養状態の低下などの要因があると感染率は高くなる。

● **感染の防止**　微生物は目に見えないが，あらゆる場所に存在する。微生物自体はほこりに付着して空気中を移動したり，水・物・人によって運ばれたりする。また微生物は人体表面からも飛散し，あるいは飛沫や喀痰を介して拡散するため，人間自体も感染源になりうる。医療者みずからが感染源とならないように，注意が必要である。

2 手指の消毒と個人防護具の着用

　手術室に入室する際は手術時の手指消毒を行い，個人防護具（PPE）を着用

する。頭髪などの落下を防ぐために帽子を，唾液や鼻腔の細菌の飛散を避けるためにマスクを着用する。また血液や体液の飛散などからみずからを防御するために，ゴーグルやフェイスシールドつきマスクを着用することもある。手術衣を着用するときはガウンテクニックを行う。

1　手術時の手洗い・手指消毒

　手術時の手指消毒は，数種類ある手洗いのうちでも最も厳密を要する。手術野に直接かかわる医療者の手や腕に付着した微生物をできる限り除去し，死滅させることが目的である。また，手術中に手袋などの破損があっても，微生物による汚染が最小限にくいとめられるように，長時間の静菌作用をもつ消毒薬を使用して手洗いを行う。

　手術時の手洗い方法としては，スクラブ scrub 剤を用いる**スクラブ法**や，ラビング rubbing 剤（擦式消毒薬）を用いる**ラビング法**（ウォーターレス法），両方の薬剤を用いる**ツーステージ法**（二段階法）などがある。おもに行われるのは，もみ洗いによるツーステージ法か，ラビング法である。従来よく行われていたブラシによるスクラブ法は，皮膚損傷から付着菌数が増加し，交差感染の危険性が増すため，現在では推奨されていない。

　また，以前は手洗いに滅菌水が必要とされていたが，管理された水道水でよいことがわかっている。

■ ツーステージ法（二段階法）

（1）爪を切り，指輪などの装飾品を取り外す。

（2）石けんを用いて，よごれや皮脂を取り除く（プレウォッシュ）。

（3）スクラブ剤をスポンジまたは手に取り，指先から肘関節上部まで3〜5分間摩擦し，流水で指先から肘に向けて洗い流す。手掌・爪部分にのみブラシを使う場合もある。

（4）スクラブ剤を手に取り，手首まで手をすり合わせて洗う。

（5）肘が指先より上にならないようにしながら，流水で流す。ここまでの操作で，指先が一番清潔となっている。流水が指先から肘関節に向かって流れるようにするため，指先は肘より低くしてはならない。また手を振って水を切ってはならない。

（6）滅菌タオルで指先からふきはじめ，肘関節までふき取る。タオルをかえて，もう一方も同じ方法でふく。肘関節上部までふいたタオルは，（5）と同じ理由で指先に戻してはならない。タオルの端を持って手首にかけ，手首に直接触れないようにこすり上げるようにして，水をふき取る。

（7）手洗い後は両肘を曲げて，手を腰より高い位置に保持する。

（8）擦式消毒薬を手指によくもみこむ。

■ ラビング法（ウォーターレス法）

（1）（2）はツーステージ法と同様。

（3）擦式消毒薬を片手に取り，反対側の指先と爪を十分に浸す。

（4）手首から肘関節上部までまんべんなく塗り広げる。

（5）反対の手でも（3）（4）を行う。

（6）手に擦式消毒薬を取り，手掌・手背・指・手首にすり込む。

2　ガウンテクニック

　手術野への汚染を防ぐとともに，手術野からの医療者への血液・体液の曝_{ばく}露^ろを遮断するためにガウンを着用する。ガウンは単回使用（シングルユース）のものが多く使用されているが，経費，快適さ，バリアー機能の程度などの点で，多数回使用（リユース）のものが使用されている施設もある。ガウンに求められる仕様・条件は，首から上腕・膝下まで十分におおう大きさであること，水分の透過性がないこと，滅菌できる素材であること，などである。

■ ガウンの着用方法

（1）手術時の手洗いを施行後，介助者から滅菌されたガウンを受け取る（▶図8-9-①）。この際，着用者のからだにふれる側を把持してガウンを持つ。
（2）両手でガウンの襟首についている肩ひもを持ち，床につかないように下に垂らす。
（3）右手で，右側の肩ひもの先端を持つ。
（4）介助者はその肩ひもの襟首^{えりくび}側を持ち，高さを保持する（▶図8-9-②）。
（5）右手を袖に通し，右手で左側の肩ひもの先端を介助者に渡す（▶図8-9-③）。
（6）左手を袖に通し，胸の前で手を組む。
（7）介助者は肩ひもを結び，ガウンの後ろの内ひもを結ぶ（▶図8-9-④）。
（8）手袋を着用する。

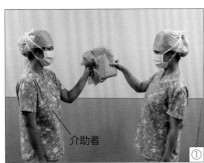
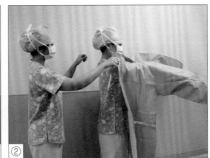
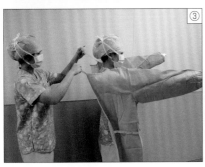
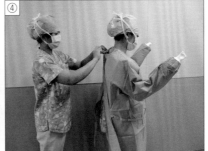

介助者

▶**図 8-9　ガウンテクニック**

(9)両手で腰ひもをほどき，一方を介助者に渡す。

(10)介助者は清潔に操作できるように，腰ひも用のベルトガイドを受け取る。

(11)腰ひもは後ろからまわし，前で結ぶ。

3　手袋の着用

　手袋はガウンと同様に，手術野の汚染や医療者への血液・体液の曝露を防ぎ，手から患者への微生物の伝播を抑える目的で使用される。

　手袋は，長時間の使用や多量の水分や脂質との接触によって素材が劣化し，ごく小さな穴（ピンホール）が空くことがある。このことから，二重手袋（ダブルグローブ）の装着が強く推奨されている。

● **手袋の交換**　手袋の交換は，鋭利物での穿孔が疑われる場合や実際に穿孔した場合，骨セメントとの直接的な接触，劣化によってゆるくなりはじめた場合など，さまざまなタイミングで行われる。長時間の手術では，各施設の方針によって定期的な交換を行っている。

● **手袋の素材**　最近では，ラテックスフリーの手袋を使用する施設も増えたが，いまだ天然ゴム製品も多く使用されている。天然ゴムの成分であるラテックスは，患者だけではなく着用する医療者にもアレルギー反応をおこさせることがある。また，製造の過程で使用されるパウダーも，体内に残留して癒着をおこす原因とされ，そのほかにアレルギーの原因ともなりうるため，パウダーを用いない製品も多く製造されている。

▌手袋のつけ方

(1)手術時の手洗いを実施後，右手で左手袋の折り返し部分を持ち，表面に触れないように左手を手袋の中に入れる。

(2)左手の折り返し部分は，そのままのばさないでおく。

(3)左手を右手袋の折り返し部分の内側に入れ，右手を手袋の中に入れる。

(4)そのまま左手で，折り返し部分をガウンのカフス部分を完全におおうようにのばす。

(5)右手で左手の折り返し部分の内側を持って，同様にのばす。

▌手袋の外し方

(1)手袋使用後は，汚染面に触れないように注意して外し，すみやかに廃棄する。

(2)通常の手指衛生法を実施する（●205ページ）。

3　手術野の消毒

　手術野の消毒は，手術野の微生物数を手術に支障のない程度まで減らすことを目的として行う。手術野に応じて消毒薬を選択し，皮膚や粘膜に損傷を与えないように注意する必要がある。すでに切開もしくは切創などによって皮膚・粘膜が破綻している場合は，生体に消毒薬の細胞毒性が及んでしまうため，創部内を生理食塩水で十分に洗浄することが望まれる。また，薬剤によるアレルギーにも注意する。

　さらに，手術部位周辺の皮膚はよごれや汗などの残渣のない状態とすべきである。消毒薬の適用前に，皮膚表面のよごれ，残渣物，および一過性に存在する微生物を除去しておけば，有機堆積物の減少によって，創傷部への汚染の可能性は低下する。

● **除毛**　かみそりによる除毛（剃毛）は，皮膚を損傷して細菌の増殖をまねくので，行わないことが望ましい。ただし，毛量の多いときは手術に支障をきたす場合があるので，手術直前に短く切るか，傷のつきにくいクリッパーなどで除毛する。除毛剤は過敏性がないことが確認できた場合のみ使用してもよいとされる。

▌ 皮膚の消毒

(1) 手術野の皮膚切開部を中心に，内から外へ円を描くように消毒薬を塗布する。
(2) 消毒薬によっては，1回目の塗布から2〜3分おいて乾燥させる。
(3) さらに2回，同じように塗布を繰り返す。
(4) 2回目以降の塗布は，1回目の消毒範囲よりやや小さく行う。

　患者が，なんらかの理由で入浴などが行えない状態にある場合には，消毒前に清拭や臍の処置を行う必要がある。この際，石けんの成分などが残らないように十分にふき取る。

▌ 粘膜の消毒

(1) 粘膜の消毒は，刺激の少ない薬剤を用いて行う。
(2) 薬剤が消毒部位から吸収されて，アレルギーや中毒をおこすことがあるので，注意が必要である。

4 手術室内の空気・環境の浄化

● **空気の浄化**　手術室では，室内の空気中の微生物をできるだけ少なくするとともに空気の清浄度を高め，温度・湿度や気流を調節して，全体として快適な空気環境とすることが大切である。空気の清浄度を高めるには，空気中の浮遊物の量を減らすことが第一である。

　手術室の清浄度はⅠ〜Ⅴのクラスにゾーニングされており，必要な清浄度は手術の内容によってかわる（●表8-2）。Ⅰの高度清浄区域は超清浄手術室とよばれ，臓器移植や心臓・脳・人工物の置換などの清潔手術が行われる。Ⅱの清潔区域には一般手術室などが，Ⅲの準清潔区域には手術ホールなどが該当する。これらⅠ〜Ⅲは，陽圧に保たれている。結核などの空気感染性の感染症がある場合には陰圧に切りかえられる手術室もある。これらの手術室では使用するフィルタや換気回数・方法などが決められており，空気の浄化が行われている。

　しかし，このように設備が整っていても，手術室内に出入りする人数が多いと細菌をもち込むリスクは高まり，空調のコントロール不足もおきる。細菌の落下は人間の活動により増加し，動作がおこす気流によって，患者・医療者，ドレープから落下した汚染粒子が吹き上げられ，無菌野に飛散する。

◉表 8-2　清浄度クラスと換気条件（代表例）

清浄度クラス	名称：摘要	該当室（代表例）	最小換気回数[*1][回/h] 外気量[*2]	最小換気回数[*1][回/h] 全風量[*3]	室内圧	外気フィルタの効率	循環フィルタの効率
I	高度清潔区域：層流方式による高度な清浄度が要求される区域	超清浄手術室	5	層流方式	陽圧	HEPA フィルタ 99.97%以上（0.3 μm）	
II	清潔区域：必ずしも層流方式でなくてもよいが，Iについで高度な清浄度が要求される区域	一般手術室（帝王切開を行う分娩室を含む）	3	15	陽圧	高性能フィルタ JIS ePM₁, min 70%以上（旧 JIS 比色法 95%）	
		易感染患者用病室	2	15	陽圧	HEPA フィルタ 99.97%以上（0.3 μm）	中性能フィルタ JIS ePM₁, min 50%以上（旧 JIS 比色法 90%）
III	準清潔区域：IIよりもやや清浄度を下げてもよいが，一般区域よりも高度な清浄度が要求される区域	血管造影室 手術ホール，集中治療室（ICU, NICU等），分娩室，組立・セット室	3 2	15 6	陽圧 陽圧	中性能フィルタ JIS ePM₁, min 50% 以上（旧 JIS 比色法 90%）	
IV	一般清潔区域：原則として開創状態でない患者が在室する一般的な区域	既滅菌室 一般病室，新生児室，人工透析室，診察室，救急外来（処置・診察），待合室，X 線撮影室，内視鏡室（消化器），理学療法室，一般検査室，調剤室，製剤室	2 2	NR NR	陽圧 NR	中性能フィルタ JIS ePM₁₀ 55%以上（旧 JIS 比色法 60%）	NR
V	汚染管理区域：有害物質を扱ったり，感染性物質が発生する室で，室外への漏出防止のため，陰圧を維持する区域	空気感染隔離診察室，空気感染隔離室（陰圧個室）	2	12	陰圧	中性能フィルタ JIS ePM₁₀ 55%以上（旧 JIS 比色法 60%）	HEPA フィルタ 99.97%以上（0.3 μm）
		内視鏡室（気管支）細菌検査室，仕分・洗浄室	2 2	12 6	陰圧 陰圧		中性能フィルタ JIS ePM₁₀ 55%以上（旧 JIS 比色法 60%）
		RI 管理区域諸室 病理検査室，解剖室	2 2	6・全排気（法令を確認） 12・全排気	陰圧 陰圧		NR（汚染物質除去が必要な場合，フィルタを追加）
	拡散防止区域：不快な臭気や粉塵などが発生する室で，室外への拡散を防止するため陰圧を維持する区域	患者用トイレ，使用済みリネン室，汚物処理室，霊安室	NR	10	陰圧	中性能フィルタ JIS ePM₁₀ 55%以上（旧 JIS 比色法 60%）	NR

NR：要求なし（No Requirement），各施設の状況により決定する。
*1：換気効率等を考慮し，他の方式により同等の性能が満足される場合は，この限りではない。
*2：換気回数と 1 人あたりの外気取入れ量（30 m³/h）を比較し，大きい値を採用する。
*3：外気量と循環空気量の和。室内圧が陰圧の場合は排気量と循環空気量の和。
（日本医療福祉設備協会：病院設備設計ガイドライン（空調設備編）HEAS-02-2022，2022 による）

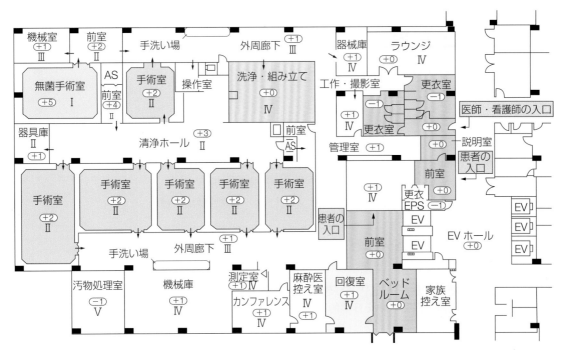

→は空気清浄度維持のための空気の流れ，▨はとくに着衣をガウンなどに着がえなくてもよい区域。
注）◯内の数値は，手術部区域外を基準とした隣室との室内圧差の程度を示す。また，Ⅰ～Ⅴは清浄度クラスを示す。

◗図 8-10　手術室およびその付属室周辺の空気の流れ（例）

したがって，人の出入りは必要最低限とし，術衣・帽子・マスクを正しく装着することが重要である。

　さらに手術室の清浄度による区分を明確にし，「清潔」と「汚染」が交差しないように動線を考えて行動する（◗図 8-10）。

● **室内の清掃**　手術室として患者に対する安全かつ清潔な環境条件を維持するために，清掃は定期的に実施し，手術環境中のほこり，有機組織片，および微生物を含む堆積物をできるだけ減らさなければならない。ほこりなどの飛散性の物質の除去は，空気の浄化にも不可欠である。目的とする清浄度とそれを達成するための方法を設定し，定期的に調査・改善を実施していく。

　日常的には，床面・無影灯などの手術室内の水平面は洗浄剤を用いて除塵し，ケーブル類なども洗浄剤を用いて清掃する。手術後の清掃は迅速に行う。とくに，血液などの感染性物質によるよごれは，手術終了後すみやかに除去する。安全かつ清潔な手術環境の維持をはかるために，感染性物質は消毒薬を用いて処理し，汚染の拡大を防止する。

　結核菌などの空気感染性の病原微生物に汚染された場合は，手術室を閉鎖し，空調装置による強制換気を行って微生物を除去する。1時間あたり最低6回の換気を実施すると，約70分で病室内の空気中の99.9%の微生物の除去が可能とされる。その他の汚染は，その原因に合った消毒薬を用いて汚染箇所を処理する。

5 器械・器具，設備などの安全管理と消毒・滅菌

1 器械・器具，設備類

● **手術の多様化と器械類の多様化**　手術には，おびただしい数・種類の器械・器具や機械・設備類がかかわる。近年では，内視鏡手術や，顕微鏡下で行われる微視的手術（マイクロサージェリー microsurgery），ロボット手術や医療用ナビゲーションシステムを活用した手術，透視装置を用いたハイブリット手術が多く行われるようになっており，それに伴い手術器械は多様化し，設備類も大型化・高度化してきている。

● **器械類の管理**　これらの器械・器具はすみやかに洗浄し，それぞれに適した方法で消毒・滅菌を行い，保管する。また使用する前にも，消毒・滅菌が正しく行われ，滅菌状態が保たれていることを確認する（◐211ページ）。設備類は，清掃と洗浄，保守点検を日常的に実施するほか，定期的な実施も励行する。

　管理方法の1つとして，大型機械・設備を一定の場所に配置して機能・性能の確実な維持をはかり，さらに機械・設備類と一緒に用いる各種の器械・器具類の標準化・セット化という方法がとられている（◐図8-11，8-12）。

　医用電子 medical electronics（ME）機器や人工心肺などの生命維持装置の操作・管理は，臨床工学技士と協力して行うことが望ましい。

2 手術材料など

　手術室には，多種多様の医療材料が使用される。身体の一部として使用される人工臓器（インプラント）や体内に残存することとなる縫合糸などの医療

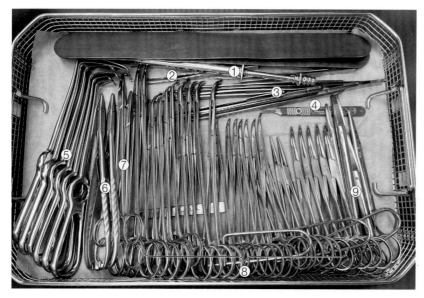

◐**図8-11　消化器外科手術の基本セット**
① 吸引嘴管
② 有鉤鑷子
③ 無鉤鑷子
④ メスホルダー
⑤ 鉤
⑥ マチュー型持針器
⑦ ヘガール型持針器
⑧ 鉗子類（止血鉗子など）
⑨ 剪刀

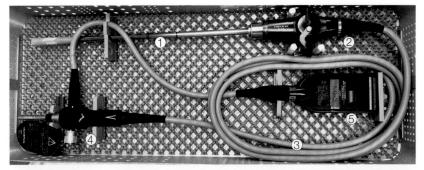

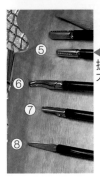

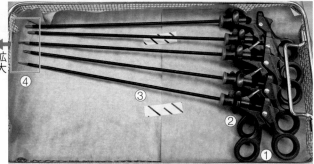

拡大

○**図 8-12　内視鏡手術の
　　　　　　セット**

a. 硬性内視鏡
① 硬性管
② 操作部
③ ユニバーサルコード
④ ライトガイドコネク
　 ター
⑤ ビデオコネクター

b. 処置具
① ハンドル
② 回転ノブ
③ 挿入軸
④ 先端部
⑤ 把持鉗子
⑥ 剥離鉗子
⑦ 鋏鉗子(フック型)
⑧ 鋏鉗子(メッツェンバウ
　 ム型)

材料は，すべて無菌でなければならない。無菌野には滅菌物品のみが提供されるよう，梱包が適切で，密封されており，容器に破綻がないことを必ず確認し，さらに滅菌処理票などを厳密に確認する。有効期限が設定されている場合は，開封の前にその日付を確認する。

6　手術器械・器具と手術材料の準備

　手術器械は術者の手の延長として，その目的・用途に応じて「切る」「はがす」「はさむ」「縫う」などの機能を果たせるようにつくられている。手術に用いられる器械・器具は，顕微鏡下で使用されるきわめて小さなものから，大型のものまで多種多様である。それらは，無菌状態を維持したまま，いつでも使用できるように準備しておかなければならない。

● **器械・器具セット**　器械・器具は，手術の種類ごとに必要なものを標準化し，セット化することによって，効率的かつ確実に準備できるようになる。現在では，ドレープなどの手術材料も含めてセット化が進んでいる。

● **縫合材料**　縫合材料には天然素材と合成素材の2種類あるが，天然素材の絹糸は感染防止の観点からも使用頻度が減っている。合成素材は，編み糸(ブレード)と単糸(モノフィラメント)の大きく2種類に分かれる。その他，材質によって吸収時間や強度，糸の太さなどが異なっており，用途によって使い分けられる。腸管の吻合にはカートリッジ方式の自動吻合器も多く使用されるようになっており，手術時間の短縮がはかられている。また，皮膚を縫合する際にステイプラー(○149ページ)を用いることもあるが，近年はSSI

予防と患者満足度の観点から使用しないことが多い。

● **包帯材料**　包帯材料は分泌物の吸引や外部刺激からの創部の保護のほかに，清拭・圧迫・固定などに用いられ，おもに次のようなものがある。

　①**滅菌ガーゼ**　両端の糸がほつれないように，織り込みのあるものがよい。また体内への遺残を防止するために，ひもつきのものや，X線不透過物質を織り込んだガーゼが用いられる。

　②**タオル**　薄手で吸湿性のよい木綿地のものを使用する。創部内の血液を吸収し，また乾燥を防ぐ目的で用いられる。

　③**創部挿入ガーゼ**　死腔❶部位に挿入し，圧迫止血の目的で用いる。

　④**創部ガーゼ**　手術後，創傷部にあて，出血や滲出液の吸収と創部の保護に用いる。最近は，ガーゼつきフィルムドレッシング材や，皮膚表面接着剤などが使用される。

　⑤**綿包帯・プラスチック製ギプス包帯**　ギプス処置やシーネ装着時の下地包帯として使用する。ギプスは部位に合わせた幅のものを用いる。

　⑥**その他**　綿球，絆創膏，胸帯，T（丁）字帯，伸縮性包帯などがある。

● **リネン類**　リネン類には，医療者（手術医・麻酔科医・看護師）が用いるもの（術衣〔手術衣〕）と，患者に用いるものの2種類がある。

　感染予防の観点から，術衣は術者の体表からの細菌の飛散を阻止でき，糸くずの発生しにくいものを選択する。そのほか，① 快適で安全性があり，② 機能性に富み作業がしやすいデザインであり，③ よごれや汚染がすぐわかり，目にやさしく，落ち着きのある色のものがよい。

　患者用の衣類は，清潔野の保持と，保温や体位安定の補助，さらにプライバシー保護のために使用される。撥水性と吸湿性の両面が考慮された材質のものを，形・大きさ・固定方法を工夫して使用する。

　リネン類を洗濯する際は，血液などの感染性体液で汚染されたものは，あらかじめ消毒しておく。

● **使い捨て製品の活用**　手術に用いる材料には，手術後も一定期間体内に留置されるものが多いため，交差感染の防止や性能・経済性の観点から，使い捨て化が進んでいる。

7　薬品類の準備

　手術室で使用される薬物は手術室特有の麻酔薬や呼吸・循環器系作用薬など，目的によって多種に及ぶ。患者の状態を把握・予測し，つねに必要な薬品がそろっているように準備しておくことが重要である。

　緊急の事態が発生した場合にも，間違いや混乱なく対処ができるように，使用する薬品を作用別にわかりやすくセット化して準備しておき，一式を持参すれば間に合うようにしておく（◉図8-13）。そのためには，ふだんから手術室に常備する薬物の在庫を定期的に確認し，セットの点検および補充が確実に行われるようにしておく。手術室の常備薬物の種類と1回の使用量については，正確に理解しておく必要がある（◉表8-3）。

NOTE
❶**死腔**
　縫合時に真皮や皮下組織に形成されることのある非生理的な空間のこと。呼吸における死腔とは異なる。

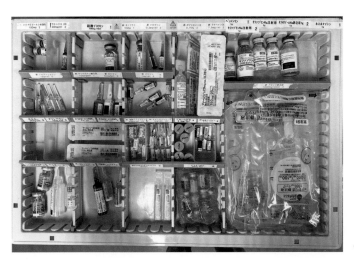

◎図8-13　セット化された薬品

◎表8-3　手術室でおもに使用される薬物

用途	作用	薬品
麻酔	◎第3章A「麻酔法」	―
輸液	◎第3章C-1「体液管理と輸液」	―
呼吸器 　呼吸促進薬 　気管支拡張薬	呼吸中枢刺激（呼吸促進） 気管支拡張	ドキサプラム塩酸塩水和物 アミノフィリン水和物
心臓・血管 　強心薬 　昇圧薬 　降圧薬 　抗不整脈薬	心停止時の心拍動再開，心収縮力増加，心拍数増加 心収縮力増加，急性循環不全 心収縮力増加，心房細動・粗動の改善 血管収縮，心拍数増加，心収縮力増加 血管収縮，心収縮力増加 血管収縮 冠血管拡張，末梢血管拡張 血管拡張（カルシウム拮抗） 心収縮力減少，心拍数減少 心室性不整脈の改善 期外収縮の改善 心拍数増加	アドレナリン ドパミン塩酸塩 ジゴキシン エフェドリン塩酸塩 ノルアドレナリン フェニレフリン塩酸塩 ニトログリセリン ニカルジピン塩酸塩，ジルチアゼム塩酸塩 プロプラノロール塩酸塩 リドカイン塩酸塩 プロカインアミド塩酸塩 アトロピン硫酸塩水和物，イソプレナリン塩酸塩
腎臓・体液 　利尿薬 　電解質	利尿促進 心収縮力増加，血液凝固促進 カリウム不足時の不整脈の改善	フロセミド 塩化カルシウム水和物，グルコン酸カルシウム 塩化カリウム
止血 　局所止血薬 　全身止血薬	血液凝固促進，臓器止血 結紮困難な出血部の止血 凝固機序障害時の治療	乾燥人フィブリノゲン・トロンビン ゼラチン製剤，酸化セルロース，トロンビン トラネキサム酸，カルバゾクロムスルホン酸ナトリウム水和物，ヘモコアグラーゼ
ステロイド薬	出血その他によるショックに際しての即効薬	ヒドロコルチゾンリン酸エステルナトリウム，デキサメタゾン，メチルプレドニゾロンコハク酸エステルナトリウム
抗菌薬	病原細菌の増殖などの抑制	ペニシリン系，セフェム系，アミノ配糖体系，カルバペネム系など

　使用薬物には，麻薬をはじめ毒薬・麻酔薬・筋弛緩薬など，使い方を間違えると生命に危険を及ぼすものが多くあるため，その取り扱い，保管・管理には万全を期する。とくに麻薬・毒薬・劇薬は規定にのっとって分類・表示して保管する。近年，これらの薬剤の管理を徹底するために，手術室に薬剤師が常駐していることもある。

8 手術室のおもな周辺機器の管理

　今日の手術には，さまざまな機能を備えた医用電子（ME）機器や器械・器具類が不可欠である（●表8-4）。これらの機器類の保守・整備などは臨床工学技士にゆだねられており，現在では臨床工学技士も手術時の医療チームの一員として加わるようになっている。

　その有用性の反面，ME機器は使用を誤ると重大な事故をおこす危険性がある。たとえば，電源部からもれた電流による電気ショックなどがある（●表8-5）。

● **手術台**　手術台には，手術に適切な体位を確保・維持する機能が備わっ

●**表8-4　手術室で使われるME機器などの器械・器具**

計測用機器	監視機器	心電図監視装置，血圧監視装置（動脈用・静脈用），体温監視装置，呼吸監視装置，呼気ガス監視装置，パルスオキシメーター，連続心拍出量測定装置，筋弛緩モニター，脳波モニター
	測定機器	超音波ドップラー血流計，血液ガス測定器，画像診断装置（X線・超音波など），神経刺激装置
治療用機器	補助機器	麻酔器，人工呼吸器，人工心肺装置，大動脈内バルーンパンピング（IABP），血液浄化装置
	体温調節機器	小児用保温器，輸液加温器，温風式加温装置
	治療用機器	ペースメーカー，除細動器，医用内視鏡（気管支鏡・胆道鏡・腹腔鏡・膀胱鏡・関節鏡など），電動式および気動式手術器械，電気メス，凝固器，ジアテルミー器械，レーザーメス（固体・気体・半導体・液体），超音波手術器，冷凍凝固装置（クライオ），超音波白内障手術器械
設備機器		手術台，照明器具・無影灯，顕微鏡，医療用ガス供給・排出装置，ビデオ装置，洗浄滅菌装置，空調装置，X線映像装置，手洗い装置，冷蔵庫・冷凍庫・製氷機・温蔵庫

●**表8-5　現場でおこりうるME機器に由来する事故**

直接的なもの	間接的なもの
① 感電ショック：ミクロショック・マクロショック・二次的事故 ② 過大出力：除細動器・電気メス ③ エネルギー分流：電気メス高周波分流，放射線もれ ④ 機能停止：生命維持装置の故障やコンセントからのプラグの脱落 ⑤ 停電：突然の機能停止や突然の始動 ⑥ 器械の損傷：落下，圧迫，ゴム管の裂け，パイプ連結の外れ ⑦ 細菌感染：トランスデューサー・カテーテルの滅菌不全 ⑧ 爆発：引火性麻酔ガスや高濃度酸素環境下での電気メス使用	① 情報の正確度：誤った出力，出力波形のひずみ ② ほかの機器からの干渉：誤作動，機器の破壊 ③ 機器の故障：必要な検査・処置が受けられない

ており，適用する麻酔や手術に必要な高さ・体位に固定することができる。手術台は多くが電動式で，昇降や回転（横転・縦転）などがボタン1つで行え，目的の手術体位に設定できるようになっている。患者に合わせ，また各体位に適した固定用具を用いて，確実に固定する。

手術台の付属器❶は，体位によって必要な器具が異なるため，事前に確認しておく。

患者は，長時間の同一体位によって 褥瘡 や循環不全・神経障害をきたしやすいため，手術台の上には低反発ウレタンマットなどの体圧分散用具を敷いておく。

● **加温・保温装置**　また，患者は麻酔・手術によって体温低下をきたしやすい。手術中の体温低下は麻酔からの覚醒の遅延や術後の悪寒などを引きおこすだけではなく，手術部位感染をまねくなど，術後の回復にも支障をきたすことが多いため，保温に努める必要がある。低体温を防ぐ対策としては，温風式加温装置（○270ページ，図8-8）による皮膚の加温，吸湿発熱繊維を利用した保温がある。

● **麻酔器**　麻酔器には麻酔用人工呼吸装置と監視装置（モニター）が搭載され，さらに警報装置・安全機構が組み込まれている（○88ページ）。

麻酔器への酸素や亜酸化窒素（笑気）の供給は，中央配管方式になっている施設が多い（○288ページ，図8-15）。この場合，麻酔器への接続に用いられている耐圧ホースは，酸素と亜酸化窒素とで色分けされ，配管の接続部の大きさ（シュレーダー方式）や形状（ピンインデックス方式）も異なり，誤って接続されないようになっている。

中央配管方式であっても，緊急時に備えて予備の酸素・亜酸化窒素のボンベを必ず麻酔器に取りつけておく。ボンベの色は，中央配管のホースとは異なっているので，注意しなければならない。

またソーダライム（二酸化炭素吸収剤）が有効期限内であることを確認し，期限切れのものや，変色❷がみられたものは，新しいものと取りかえる。

麻酔に使用されたガスが手術室に滞留すると，手術に従事する医療者の健康を害するおそれがある。現在では，余剰ガスによる手術室内の環境汚染防止策として，手術室外へ誘導し，最終的に大気中に排出する方法がとられている。

● **除細動器**　除細動器は，患者が心室細動・心室頻拍をおこした場合に，心臓に電流を流し，すべての心筋を一瞬収縮させ，もとの拍動に戻す装置である（○図8-14-a）。

直接心臓に通電する開胸通電方式のものと，体表に電極を装着して通電する閉胸通電方式のものがある。後者では，生体との接触抵抗ができるだけ小さくなるよう，電極部にペーストを十分につけ，電極の貼付部位（右鎖骨の直下と心尖部）の皮膚にもよくすり込み，電極を強く圧迫して貼付してから通電する。緊急時に使用する場合が多いので，随時対応ができるよう，バッテリーの充電や出力エネルギーなどをチェックし，体内通電パドルは滅菌しておく。

NOTE
❶手術台の付属器
手術時の体位を固定・保持するためのもので，手をのせる支持台や，側臥位のときに使用する若杉氏上肢台や側板，砕石位のときの足台などがある。術野を十分に確保しながら，患者にとって安全・安楽な体位を保持する。

NOTE
❷消耗すると青紫色となる。

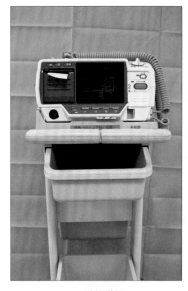
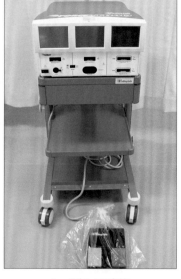
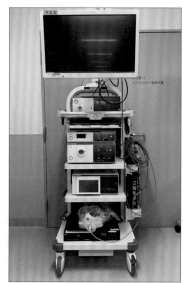

a. 除細動器　　　　　　　　b. 電気メス本体　　　　　　c. 医用内視鏡装置

◉図 8-14　ME 機器

　除細動器は操作を誤ると施行者にも通電ショックをおこす危険性があるので，医療者自身の安全をまもるためにも，正しい使用・介助方法を理解しておかなければならない。

●電気メス　電気メスは，メス先の電極から目標とした生体組織に高周波電流を集中的に出力させ，発生した熱によって切開・凝固止血を行う装置である（◉図 8-14-b）。電流は，電気メス本体→メス先→組織→対極板→本体と流れる。

　使用時の感電と熱傷予防のために，使用する前に，対極板の適切な装着と機器側の安全対策が必要である。対極板は十分な装着面積が確保できる部位にはり，浮いたり，はがれたりしないように注意する。とくに消毒薬などの液体が対極板の接着面に入らないように注意する。メス先は安全性の面から，密着性のすぐれた使い捨ての製品が使用される。

●医用内視鏡装置　管腔内または体腔内に適用して，その周辺にある臓器・組織に対して行う診断・治療を，内視鏡診断・内視鏡治療（または内視鏡手術）という。これらを目的とする医療機器を，医用内視鏡と総称する（◉図 8-14-c）。内視鏡手術を行うには，光学視管，カメラ本体，カメラ操作部分，気腹装置，光源装置，監視装置（モニター），吸引・送水装置のほか，電気メス以外で切開・凝固を行うための装置が必要となる。

　腹腔鏡による手術では，腹腔内に二酸化炭素を送気して，腹腔内に空間（気腹）をつくる。二酸化炭素供給源としては，医療用二酸化炭素ガスボンベを用いる。気腹による影響や，そのほかおこりうる合併症（ガス塞栓，気胸，皮下気腫，下肢静脈血栓，不整脈など）を十分に理解しておくことが必要である。

9 手術室の条件と構造・設備

　手術や麻酔技術の発展に伴う機械・設備の大型化・特殊化，機能の高度化・複雑化に対応して，これらの機能を統括するために，多機能からなる手術部門は手術室として中央化されている。手術室には，備えるべきさまざまな環境その他の条件があり，これらはさまざまな設備・装置類によって調節されている。

　手術室看護師は，設備類が確実に機能するかどうかをたえず点検し，手術室全体が安全で円滑に運用されるように留意しなければならない。

●**位置**　一般に，手術室の位置は外来部門から離れたところで，外科病棟，集中治療室（ICU），中央滅菌材料室，輸血部に近く，救急部門との位置的関係なども考慮されたところであることが望ましい。

●**広さ**　医師・看護師の作業能率を高めるのにふさわしい広さであることが望まれる。最近では，使用される手術器械・器具も増え，これらに応じた広さが必要とされる。一般的手術では，6〜8 m×6〜8 m の広さが必要とされているが，手術台に血管撮影装置が設置されたハイブリッド手術室などでは，さらにゆとりのある面積が求められている。

●**室数**　手術ベッドの台数（あるいは必要な手術室数）は，病院によって多少の差はあるが，おおむね 100 床に対して 1.5〜2.0 台（1〜2 室）といわれている。緊急手術用の部屋が別に 1〜2 室設備されていれば理想的である。また近年では，感染症専用室（陰圧空調），超清浄手術室（清浄度クラス I），内視鏡手術専用室なども併設されるようになっている。

●**空気**　手術室は，空気調節（空調）装置によって自動的に室温・湿度が調節される。一般に，室温は 22〜26℃，湿度は 50％ が最適とされているが，新生児および 6 か月以下の乳児の手術では，体温低下を防ぐためにこれよりやや高温（26，27℃），高湿度（50〜60％）の環境が用いられる。

　手術室が無菌状態を保つよう，室内に送られる空気は除菌フィルターを通して微生物や塵埃が除去され，換気も十分に行われるようになっている。

　これらのことから，手術室の空調は病院全体の空調とは別系統とされる。さらに，各手術室の空調系統は独立した非再生循環方式となっている。

●**色彩**　手術室の床・壁面には，緑色や青色が用いられる。また手術衣やドレープにも青緑色が用いられる。これには，目の色残像を抑制する目的がある。

●**照明**　手術室の照明には，室内全体の照明すなわち全般照明と，手術時の手術野などの局所照明がある。

　局所照明には，一般に手術野を直接照明する無影灯が広く用いられている。無影灯は深部の照明ができ，照明の方向や焦点の調節が容易であるほか，明るさが十分で，電球の故障が少なく，かつ高熱にならないことが必要である。

　手術野の照明は，日本工業規格（JIS）「Z 9110：2010」で「手術部位の照度は，10,000〜100,000 lx」とされているが，実際には 50,000〜100,000 lx（ル

クス)以上の照度で手術を行っている施設も多い。無影灯だけでは深部にある手術野まで光が及ばないときは，補助灯を用いる。最近では高照度のものが要求されており，多灯式のものが多く用いられるようになっている。

太陽光線は自然状況によって変化し一定の照度が得にくいため，手術室には窓をつけないことが多い。

万一の停電に備えて，受電は2系統以上からとれるようにし，さらに急な停電に備えて自家発電装置も用意する必要がある。

● **中央配管** 酸素・亜酸化窒素・窒素・圧縮空気などのガス使用量の増加に伴って，大型ボンベの運搬や置き場所などの安全対策のために，現在では，中央配管方式が採用されている(●図8-15)。この方式は，手術室とは離れた一室(多機能室)で，吸引装置の管理を含めてガスの管理・供給を一括して行うものである。ここから全手術室へ必要なガスが供給され，十分な量のガスを利用できる。

ガス取り出し口には，壁埋め込み型，天井つり下げ型，シーリングカラム型(取り出し口のあるカラムが天井から下がっている)，およびオートマチック–ホースリール型の4種類がある。酸素，亜酸化窒素，圧縮空気，吸引の順に並んでおり，配管口が設けられる位置は床から1.4〜1.5 mの高さがよい。

配管口には，それぞれに専用のアダプターが設けられ，ほかのガスアダプターは使用できないような構造になっており，人為的ミス(誤接続)を防いでいる。また，わが国では，ガスボンベは高圧ガス保安法，容器保安規則によって色分けされ，医療ガスの配管設備などはJISによって色分けされている(●表8-6)。

塵埃の侵入を防ぐために，使用後は配管口に防塵キャップをする。

● **付属室** 手術室には，以下のような付属するいろいろな部屋があるが，

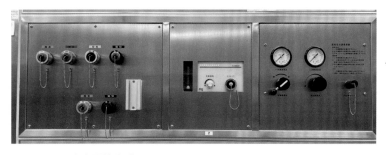

●図 8-15　中央配管方式

●表 8-6　医療ガスの容器・配管の色

物品	法令・規格	酸素	亜酸化窒素	治療用空気	駆動用空気	窒素	二酸化炭素	吸引
医療ガス配管設備 医療ガスホースアセンブリ	JIS T 7101：2020 JIS T 7111：2020	緑	青	黄	褐	灰	橙	黒
容器(ボンベ)	高圧ガス保安法， 容器保安規則	黒	ねずみ色				緑	—

これらは病院によってその設備状況や役割・名称などが異なっている。

　1 管理センター　病院の全手術室を統括する管制室であり，手術の進行状況や内外の情報のすべてを集め，手術室全体が円滑に運用できるように調節する。

　2 滅菌器材室　滅菌された器械・器具・材料を保管する部屋で，密閉できる戸棚が備えつけられている。滅菌器械・器具が清潔に保管できるように，空気の流れも手術室内と同様に室内から廊下に流れる非再生循環方式であることが望ましい。位置は手術部門の中央(清浄ホール，●293ページ，図8-10)にあり，どの部屋からも近いところにあることが望ましい。

　3 器材室　手術に使用する多数の ME 機器や，手術中の体位保持用固定具などが格納されている。

　4 滅菌室　手術に使用する器具・材料を滅菌するために，高圧蒸気滅菌器(オートクレーブ)，エチレンオキシド(酸化エチレン)ガス(EOG)滅菌器，プラズマ滅菌器が設置されている。

　5 洗浄・処置室　手術に使用した器械・器具や，汚染された物品の処理・洗浄を行う専用の場所である。器械・器具洗浄機や，感染症の手術に使用した物品の洗浄・滅菌を行う自動消毒装置，滅菌装置などが備えつけられている。

　6 手洗い場　手術時の手洗いおよびガウンテクニックを行うところで，手術室の数に応じて数か所に分けて設置される。準清潔区域(クラスⅢ)で，どの部屋からも近くにある。手洗い装置に，消毒液・ブラシ・滅菌タオルなどの付属品が備えつけられている。

　7 検査室・病理室　手術中に電解質や血液ガスの測定をしたり，病理組織標本を作製したりするための機器が設置されている。

　8 更衣室　休憩室，ロッカー，浴室(シャワー室)，洗面所，男女別のトイレが設けられ，休憩室やカンファレンスの場でもある。外来患者用の更衣室も設けられている。

　9 教育用設備室　各種のモニターやテレビジョン，DVD プレーヤー，パーソナルコンピュータなどが備えつけられている。手術室内に入らないで，ここを講義室として，医師・医学生・看護学生の臨床教育に使用されている。

　10 その他の設備　手術に直接は関係しないが，インターホン・電話・時計や温度・湿度計なども重要である。インターホンは，各手術室・管理センター・回復室のどことも連絡ができるものがよい。電話はインターホンとは別に設置しておく。時計は各手術室に取りつけ，麻酔・手術時間が別々に測定でき，秒・分・時間に分かれているほうが計測しやすい。これらは情報コーナーとして1か所にまとめておくと，作業が効率的に行えて便利である。

10 手術室の管理システム

　手術では，処置時間や麻酔時間をいかに短縮するかが重要であるが，これに加えて万全を期してできるだけ安全に手術ができるように，管理システム

を確立する必要がある。どのような場面に直面しても的確に対応できるように基準と目標を設定し、次のような態勢を整えておくことが望ましい。

（1）予測ができ、余裕をもった看護業務ができる人事・教育・秩序
（2）手術室の効率的な運営方法・利用法や勤務体制
（3）業務の標準化・基準化
（4）緊急事態への対応、感染防止対策

11 事故発生時の対策

突発事故としては、地震・火災などさまざまな事態が想定される。手術中に災害が発生した場合は、災害の程度と被害状況を正しく把握して、迅速に対応する必要がある。アクションカードなどを各手術室に設置し、日ごろから防災対策・地震対策を習得し、即座に対処できる態勢を整えておく必要がある（●図8-16）。

非常時の対策としては停電対策も重要であり、無停電装置や自家発電装置などによる電源供給態勢が必要である。手術室は無窓なので、電気がなくなると闇に包まれるが、パニックに陥らないようにしなければならない。

そのほか非常時のために、酸素供給の確保、患者の緊急搬送法、バイタルサインの確認手技などの習得が必要である。被災時には、病院施設や被災現場などの情報を入手し、迅速かつ冷静な判断に基づいて対応することが必要である。

外回りアクションカード

災害発生

自身の安全を確保!!
□周囲を確認し、姿勢を低く／安定するものにつかまる
□初期消火を行う

揺れがおさまる・初期消火完了

□扉を開けて避難経路確保（場合により手動で開ける）
□無影灯を患者の上から避ける
□患者覚醒時は声かけを行う

現状確認
□室内の破損状況（天井・壁・床など）の確認
□患者の状況（バイタルサイン・体位・ルート・訴えなど）の確認
□手術機器の状況（電気メス・吸引・無影灯など）の確認
□麻酔科医師に麻酔の状況を確認
□手術室内にいる人数とけがをしたスタッフの確認

被害状況の報告
□各部屋のファイル内にある災害時報告書に記入し取りに来たスタッフに渡す
□電話は緊急を要するもののみとする
□手術継続／中止タイムアウトを行う
□避難の準備（避難経路の確認・避難グッズの準備）

●図8-16 アクションカードの例
（東京慈恵会医科大学附属病院資料をもとに作成）

● **人為的事故時の対策**　医原性の事故や人為的事故を防ぐ対策も大切である。ちょっとした見落としや，医師・スタッフ間の連絡ミスが，生命を危険にさらすことになりかねない。たとえば，電気機器に関する知識の不足に起因する感電ショックや，酸素ボンベの不十分な点検による酸素欠乏などがある。

　基本的な知識・技術を十分に身につけ，医療者自身あるいはその行為が危険因子にならないように意識・良識ある行動が不可欠である。また日常業務の遂行のために，業務内容の一覧化や手順の標準化をはかり，スタッフが確実に実行していけるように工夫や制度化を行うことが必要である。

　また手術室の業務には，外科医・麻酔科医・看護師・臨床工学技士・放射線技師・薬剤師・清掃スタッフなど多くの職種が関与している。日ごろから，手術スタッフ間でのコミュニケーションを十分にはかり，円滑な協調関係が保たれるように相互に努力することが重要である。

参考文献

1. The Association of periOperative Registered Nurses (AORN): AORN.(http://www.aorn.org)（参照 2016-01-25）.
2. 日本医療福祉設備協会：病院設備設計ガイドライン（空調設備編）HEAS-02-2022.
3. 日本外科学会 消化器外科 SSI 予防のための周術期管理ガイドライン作成委員会：消化器外科 SSI 予防の為の周術期管理ガイドライン 2018.
4. 日本手術医学会：手術医療の実践ガイドライン，改訂第 3 版. 2019.
5. 日本手術看護学会監修：手術看護業務基準. 2017.
6. 日本麻酔科学会訳：WHO 安全な手術のためのガイドライン 2009.

第 9 章

手術後患者の看護

A 手術後の回復を促進するための看護

　手術は，一時的に苦痛をもたらし，生活の自立度を低下させはするが，あくまで生体のもつ自然治癒力を見こして行われる治療である。したがって，手術後の看護においては，術後合併症を予防し，患者のもつ自然治癒力が最大限に発揮されるように援助することが重要である。また，患者・家族が状況を正しく認識し，みずから治療に参画する意欲がもてるように，根拠に基づいてわかりやすく懇切に説明をし，患者・家族の心情に配慮して対応することが大切である。

　近年の高度化・複雑化した手術と手術後の管理，在院期間の短縮に対応して，患者の安全を確保し，手術後の回復をたすけて生活の質(QOL)を高く維持するためには，より専門的な看護の知識と高度な技術，および円滑なチーム医療を可能にするマネジメント能力が必要とされる。

1 手術後の看護目標

　手術直後は，麻酔・手術の影響によって，呼吸状態・循環動態が不安定となっている。また手術後の疼痛や基礎疾患の悪化なども加わり，さまざまな**術後合併症**をおこしやすい状態になっている(●表9-1)。

　また，手術中に予期せぬ生体内変化が生じたり，悪性の疾患であることや疾患が進行していることが判明したりして，根治手術が実施できないこともある。手術による器官の形態・機能の変化に伴って，コミュニケーション・食事・排泄の方法，日常生活動作の変更を迫られることもあり，このような事態が患者の心理的葛藤を生じさせることがしばしばある。

　最近では，疾患や病態ごとにクリニカルパス(治療計画書)によって診療計

●表9-1　手術後におこりやすい合併症

術後出血	創部や体内に留置したドレーンからの出血
循環器系合併症	不整脈，うっ血性心不全，虚血性心疾患，高血圧，深部静脈血栓症(DVT)
呼吸器系合併症	無気肺，胸水，肺水腫，肺炎，膿胸，肺動脈塞栓症，急性呼吸促迫症候群(ARDS)
精神・神経系合併症	術後せん妄，脳血管障害(脳梗塞，脳出血)
消化器系合併症	麻痺性腸閉塞，癒着性腸閉塞，ストレス性潰瘍，急性胆嚢炎，縫合不全，吻合部狭窄
代謝・内分泌系合併症	高血糖，糖尿病，尿崩症
腎・泌尿器系合併症	排尿障害，急性腎不全
運動器系合併症	術後末梢神経障害，関節拘縮，筋萎縮
術後感染症	術野感染症(手術部位感染症)，術野外感染症(呼吸器感染症，胆道感染症，尿路感染症，カテーテル感染症，腸炎など)

画が決められている場合が多い。予定された入院期間で順調に回復しないと，社会復帰に支障をきたし，患者に不利益をもたらすことがある。

　看護師は，これらのことを念頭におき，手術後の回復過程をたすけ，QOL を高く維持するために，次のような看護目標にそって看護を展開する。

(1) 麻酔および手術侵襲^{しんしゅう}からの回復過程が順調に進む。

　　① 循環動態が安定し，低酸素血症が予防される。② 創傷治癒が促進される。③ 適切な疼痛管理が行われる。④ 術後合併症がおこらない。

(2) 臓器の形態・機能の変化を受け入れ，その変化に適応する。

(3) 不安や葛藤が軽減され，前向きに生きる気持ちが高まる。

(4) 患者自身が健康障害の要因を知り，再発を予防するとともに，よりよい生活を創出する。

2 患者のアセスメント

　侵襲度の大きな手術を受ける患者，基礎疾患をもつ患者，手術前から脱水や栄養障害のある患者，高齢者などは，生体防御機構が適切にはたらかず，手術後の回復が遅延する可能性が高い。これらの患者に対しては，手術前から全身状態や予備力をアセスメントし，できる限り改善しておくことが必要である。

　また，予定の術式・麻酔方法から，手術後の経過，おこりうる術後合併症を予測する(◐表9-1)。さらに，手術に対する患者の認識や不安の内容，家族の支援態勢なども把握して，それぞれの患者に合わせた術後管理計画を医師とともにあらかじめたてておく。

　手術終了後は，実際の術式や麻酔方法，手術中の全身状態の変化，使用された薬剤や輸血の有無と使用量，ドレーン挿入部位，装着されているチューブ類・器具類を確認し，生体の変化や患者のおかれている状況をアセスメントし，術後管理計画に基づいて看護計画をたてる。

1 身体的変化

　麻酔および手術の侵襲によって，生体にはさまざまな変化が生じる。手術直後は，呼吸・循環機能や代謝機能に変化がおこっているので，手術後数時間は綿密な観察が必要である。手術中および手術後の回復室からの帰室時の患者の状態を十分に把握し，おこりうる状態変化を予測しながら観察を行う(◐表9-2)。

● 循環状態のアセスメント　手術による侵襲は生体の内部環境を大きく変化させ，循環にさまざまな影響を及ぼす。また手術中は，麻酔によって中枢神経が抑制されて，血圧の変動や不整脈などといった循環状態の変調をきたしやすい。とくに高齢者や肥満者，循環器疾患をもつ患者は，手術後の循環器合併症をおこしやすい。

　術後の修復過程が順調に進むためには，十分な酸素と栄養素が全身に送り届けられ，不要な代謝産物・二酸化炭素などがすみやかに運び去られること

○表9-2　術後の情報収集・観察のポイント

手術中の経過			病室帰室時の状態	
麻酔関連	麻酔の種類，麻酔時間，麻酔後の覚醒状態	呼吸	呼吸音，経皮的動脈血酸素飽和度(SpO$_2$)，肺胞での換気を妨げる要因の有無，酸素吸入の必要性と吸入方法・流量	
手術関連	術式，手術時間，出血量，輸血の有無と輸血量，輸液経路の種類と輸液量，手術中の体位，手術操作による周辺臓器(血管・神経・リンパ管)への影響，摘出した臓器の状態，ドレーンの有無と挿入部位，手術創部の状態	循環	血圧・脈拍・体温，顔色，爪の色調，四肢冷感の有無，輸液内容と量，膀胱留置カテーテルの有無，尿量，心電図監視の必要性と設定条件	
		意識	意識レベル，疼痛の有無と程度，疼痛管理方法と薬剤の指示量	
		創部	創部からの出血・滲出液の有無と量，排液装置に接続するドレーンの有無	
全身状態	手術中のバイタルサインの変化とそれに伴って行われた処置や使用薬剤	消化管	経鼻胃管の有無と排液の量・性状，胃瘻・腸瘻の有無，吐きけ・嘔吐の有無，腸蠕動音の有無	

が不可欠であるため，循環管理が重要となる。生体の反応を十分に理解したうえで，循環状態をアセスメントし，適正な調整をはかる必要がある(○表9-3)。

● **呼吸状態のアセスメント**　手術侵襲からの修復が促進されるためには，十分な酸素を含んだ血液が全身を循環する必要がある。しかし，全身麻酔の場合，気管挿管や麻酔薬などの影響によって，手術直後の患者は気道閉塞や呼吸抑制をおこしやすく，低換気・低酸素血症になりやすい。そのため，手術後数時間は酸素吸入による呼吸管理が必要となる。手術前から呼吸器疾患・循環器疾患があった場合や，高年齢・薬物などの影響がある場合は，手術後数日間も低酸素血症が続く場合がある。

　酸素の投与方法や流量は，患者の酸素必要度に応じて医師から指示される。術式や手術部位によっては呼吸運動が妨げられたり，創部痛のために肺活量が減少し，気道内分泌物が貯留したりして，呼吸器合併症をおこしやすくなる。呼吸に関するアセスメントに基づいて，患者の呼吸状態や分泌物貯留状態に応じた積極的な呼吸理学療法(○235ページ)や吸入療法を行うことが重要である(○表9-4)。

2　心理・社会的変化

　手術が終わって病室に戻った患者は，待っていた家族にも会い，「無事終わった」という安堵感をもつ。その一方で，「手術は成功したのだろうか」「悪性の病変ではなかっただろうか」「傷はどのようになっているだろうか」「痛みはいつまで続くのだろうか」といった不安や心配が頭をもたげる。これらは，緊急手術や予想外の術式となった場合に一層強くなる。

　手術前に十分な説明を受けたとしても，身体像(ボディイメージ)が大きく変化する手術や機能障害が残る手術の場合，自尊感情は傷つき，生活上の制限への不安が増す。悪性の疾患では，予後に対する不安，その後の治療の継続・延長による社会的役割の変更や喪失に対する不安，経済的不安などをい

▶表 9-3　循環に関するアセスメントの視点

■平常と異なった徴候はないか
脈拍の数・リズム，血圧の上昇・低下，四肢の冷感・熱感，口唇色・顔色・爪色・皮膚色，体位変換後のめまいの有無，座位での頸動脈の怒張，創部その他からの出血の有無と量，発熱による発汗・不感蒸泄の増加，口渇，尿量減少，浮腫の有無

■手術中の同一体位の時間とそれによる影響はどうか，圧迫部位はないか
感覚障害の有無，麻痺の有無，褥瘡の有無

■手術部位・術式による循環への影響はどうか
深部静脈のうっ滞や血栓形成をまねきやすい手術（下肢手術，骨盤内手術，気腹操作を伴う手術）

■温熱・寒冷刺激にさらされていないか
手術中の室温低下，長時間・広範囲の皮膚・体腔の露出，ギプス装着

■心臓・血管系に器質的な異常はないか
心電図（12誘導），胸部 X 線所見，高血圧・糖尿病・心疾患などの既往の有無

■血液成分に異常はないか
血液検査データ（ヘモグロビン量，ヘマトクリット値，血液凝固時間，血漿タンパク質量，血清電解質，血液 pH，血糖値），尿検査データ（尿中電解質，尿タンパク質・尿糖の有無）

■循環に対する治療・処置はないか
降圧薬・昇圧薬，輸液，尿補正

■循環について異常感はないか
胸痛，胸内苦悶，動悸，精神不安の有無

▶表 9-4　呼吸に関するアセスメントの視点

■平常と異なった徴候はないか
呼吸の数・リズム・深さ，呼吸音，胸郭の動き，喘鳴の有無

■気道が確保されているか
舌根沈下の有無，気道内分泌物の有無と量，咳嗽反射の有無，鼻腔・咽頭・喉頭・気管・気管支の障害の有無，経鼻胃管の有無

■呼吸運動を阻害する因子はないか
胸・腹部の圧迫・疼痛の有無，肋骨骨折や呼吸筋機能低下の有無（開胸手術や胸腔ドレーン，ギプス固定の有無），呼吸運動に重要な横隔膜の動きが抑制される開腹・開胸手術

■ガス交換の場である肺胞の面積は十分か
肺切除，気胸・胸水，無気肺の有無，胸部 X 線所見

■酸素の運搬を阻害する因子はないか
貧血・骨髄機能障害・感染症・血管閉塞の有無

■呼吸の調整機能に問題はないか
体液・電解質のバランス（pH），鎮痛薬・鎮静薬使用の有無

■呼吸に対する治療・処置はないか
酸素吸入・ネブライザー・人工呼吸器使用の有無

■呼吸について異常感はないか
呼吸苦の有無，呼吸に対する不安感の有無

■意識的に呼吸機能を拡大する努力をしているか
深呼吸，腹式呼吸

だく。

　手術直後は，身体的苦痛による心理的反応が主となるが，手術侵襲からの回復過程が進行するにつれて，社会的関係に関心が広がり，新たな不安や葛藤を生じる。看護師は，手術前に得た患者の情報をもとに，手術後の不安や心配を予想しながら個々の患者の心理・社会的変化をとらえ，医療チームにおける調整役として家族・医師・ソーシャルワーカーなどにはたらきかけ，患者自身が困難をのりこえられるように支援する。

3　環境を整える

● 安全・安心への配慮　手術の終了前に，手術部位や術式，手術侵襲の程度，麻酔の種類などから，手術後におこりうる状況を予測し，安全でゆっくりと休める環境を整えておく。

　1 手術後のベッドの準備　手術創部からの出血や滲出液・吐物・排泄物による汚染に備えて防水シーツを敷き，オープンベッドにする。また必要に応じて電気毛布であらかじめ加温し，手術後の循環・体温の低下に備える。湯たんぽは低温熱傷をもたらす危険性が高いため，使用を避けるか十分に注

○表 9-5　手術後の必要物品(患者の状態に応じて選択する)

目的	準備するもの
呼吸管理	聴診器, 酸素流量計, 酸素マスクまたは経鼻カニューレ, 喀痰吸引器・吸引用チューブ, 排痰用ちり紙, 体位変換用枕, インセンティブ-スパイロメトリー, ネブライザー, パルスオキシメーターなど
循環・体温管理	血圧計, 体温計, 指示された輸液, 輸液用架台, 心電図監視装置, 輸液ポンプ, シリンジポンプ, 中心静脈圧測定器, 電気毛布, 間欠的空気圧迫装置または弾性ストッキングなど
体液管理	尿量計測器, 尿比重計, 胃管排液用容器, その他ドレーン類に接続する器械・器具など
感染管理	処置用手袋, アルコール性手指消毒薬, 口腔ケア用吸い飲み・膿盆, 創部用ドレッシング材など
褥瘡予防管理	体圧分散マットレス, 体位変換用枕など
情報管理	術後経過観察表, 医師の指示票など

意して使用する。

　手術侵襲の程度や手術終了時間によっては，病棟内の観察室(重症室)にベッドを準備する。また，長時間の手術や術後の体位変換が困難な手術などでは，患者の身体状況に合わせた褥瘡予防用のマットレスや体位変換用除圧枕などを準備する。

　②**必要物品の準備**　手術後の全身状態を予測して，観察および患者の回復の促進に必要な器械・器具類を準備しておく(○表 9-5)。これらは，目的に応じて選択する。また，時刻を把握して時間感覚を早期に取り戻せるように時計を患者の見やすい位置に準備するなどの配慮も必要である。

　③**病室への移動・移送**　患者は，手術室内に設けられた回復室(リカバリールーム)で麻酔からある程度覚醒したのち，病室へ戻る。帰室時には，患者の呼吸状態，装着されているチューブ類の状態，および保温に十分注意しながら，手術を無事のりこえた患者にねぎらいの言葉をかけ，静かに移動・移送を行う。必要に応じて移送中も酸素吸入を行う。手術直後は呼吸・循環・体温が不安定な時期であるので，移動には細心の注意をはらう。

● **家族への配慮**　手術前の説明が十分であっても，家族は不安な気持ちで手術の終了を待っている。とくに予定よりも手術が長引いた場合には不安が増すため，手術室に連絡をとって進行状況を可能な範囲で家族に知らせるなどの配慮が必要である。

　帰室してからも，あわただしく行われる処置を遠巻きに見ながら，家族は疎外感をいだいたり，装着された器械・器具類に圧倒されて患者のそばに行けなかったりすることもある。看護師は家族の気持ちを考慮し，患者の状態と行われる処置の目的をわかりやすく説明し，また器械・器具に関する注意を伝え，家族が患者のそばに安心していられるような状況をつくることが必要である。

　また，手術の経過および結果が医師から家族に説明される場面では，プラ

イバシーの保護に留意したうえで，医師の説明が十分に理解できたかを確か
めながら説明を補足するなど，積極的に関与していく。

4 早期離床の促進

● **早期離床の意義**　手術侵襲を受けた生体では，手術後 2～4 日間は筋タン
パク質の激しい分解（異化）がおこっており，そのため患者は疲労感・倦怠
感・脱力感から，安静にして休んでいたいという気持ちになる。しかし，安
静臥床による活動性の低下は，筋力の低下をまねき，また呼吸・循環機能を
弱めて術後合併症を一層おこしやすくする。ベッド上での運動や早期離床に
よる活動の再開は，術後合併症を予防し，早期回復をはかるうえでたいへん
重要である（◯表 9-6）。

● **早期離床の方法**　手術後の患者は，疼痛やチューブ類によって体動が制
限され，苦痛や不安感が強まっており，早期離床の必要性はわかっていても，
気持ちが伴わないことが多い。早期離床をはかるためには，術前から十分な
オリエンテーションを行って，患者自身が早期離床の意義を理解し，おかれ
た状況をのりこえて離床に向けて主体的に取り組めるように準備しておく必
要がある。

　手術後は，疼痛の緩和をはかり，患者の状態や気持ちを観察しながら，計
画的に離床を進めていく。離床にあたっては，しばしば循環動態の変化を伴
うため，めまい・冷汗・気分不快感の有無や，脈拍・血圧の変動や胸痛に注
意する。援助は患者に過度の負担にならない方法で行う。患者によっては経
鼻胃管や創部ドレーン，輸液ラインなど多くのチューブ類が留置されるため，

◯ **表 9-6　早期離床の意義（早期離床の効果）**

合併症予防の種類	生理的な効果
呼吸運動を促進し，呼吸器合併症を予防する	・横隔膜が下がり，呼吸面積が広がって，肺胞でのガス交換が促進される。 ・体動や歩行をして酸素消費量を増加させることによって呼吸運動を促し，気道内分泌物の排出を促す。
循環を促進し，循環器合併症を予防する	・静脈のうっ滞を防ぎ，深部静脈血栓症や肺血栓塞栓症を予防する。 ・心拍出量が増大し，毛細血管の血流促進によって創傷治癒が促進される。 ・局所の圧迫を防ぎ，褥瘡の発生を防ぐ。 ・血圧の変動をなくし，起立性低血圧を防ぐ。 ・全身の血液循環を促進し，全身の機能回復を促す。
消化管運動を促進し，消化管合併症を予防する	・腸蠕動を促し，排ガスを誘発し，腸閉塞を防ぐ。 ・消化管運動の促進によって胃管などが早期に抜去でき，経口摂取が可能となる。
排尿障害を予防する	・腹圧がかかり，自然排尿が促される。
身体を動かすことによって骨・筋肉・関節の衰退を防止する	・体重負荷，関節運動によって，筋力低下，腱の萎縮，関節拘縮を防ぐ。 ・骨からのカルシウムの脱出を防ぐ。
精神活動を活発にし，術後せん妄などを防ぐ	・刺激の増大により意欲が高まる。 ・気分転換がはかられ，ストレスが軽減される。 ・運動と休息のバランスがとれ，生活リズムが整う。

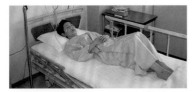
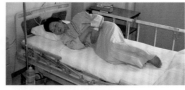

①ベッド上で，上下肢の屈伸運動，体位変換を促す。創部を押さえて保護しながら動くとよい。

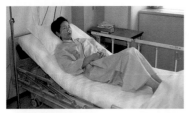
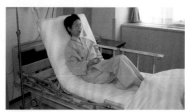

②ファウラー位，起座位と徐々にベッドの角度を上げていき，起立性低血圧を予防する。めまい・冷汗・不快感の有無や顔色・血圧・脈拍を観察しながら進める。

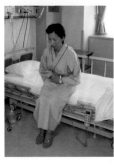
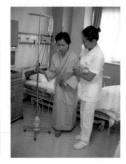

③ベッド上で端座位をとり，不快感などがなければ，ゆっくりと立位になってから歩行を始める。輸液経路や経鼻胃管，創部ドレーンに接続された排液バッグなどが引っぱられたりしないよう注意しながら行う。ベッド周囲から始め，徐々に歩行の距離・時間をのばす。
持続点滴などを行っている場合，患者が点滴架台を押しながら歩行することがあるが，滑車の動きぐあいや重心の位置などによっては，バランスを崩して転倒する危険性がある。できるだけ安定性のある架台を使用し，また歩行時は看護師が架台を持つなどして，歩行の安全を確保する。

▶図 9-1　離床の進め方

▶表 9-7　手術の種類による離床の時期の目安

術式	術後病日	術式	術後病日
甲状腺亜全摘	1日	腹会陰式直腸切断術	1日
乳房切除術	1日	膵頭十二指腸切除術	1〜2日
肺切除術	1日	肝部分切除術	1日
食道切除・食道再建術	1〜2日	腹腔鏡下胆嚢摘出術	手術当日〜1日
胃切除術	1日	虫垂切除術	1日
半結腸切除術	1日	鼠径ヘルニア根治術	1日

移動時に引っぱられたり，抜けたりしないように，十分な注意が必要である（▶図 9-1）。

● 離床の時期　手術後の離床の時期は，手術の術式，侵襲の度合い，手術後の経過などによって異なる（▶表 9-7）。とくに重症の心疾患患者や，全身状態が不良の患者，術後出血の危険がある患者などは，医師と相談のうえ慎重に時期を選ぶ。離床が遅れる場合であっても，ベッド上での体位変換や四肢の運動は重要である。

5　手術後の疼痛管理

　手術後の疼痛（**術後疼痛**）は，外科的侵襲に対しておこる生体の防御反応の一種であり，生体を保護するうえで欠かすことのできない感覚である。しかし，患者に苦痛を与えるだけでなく，術後の経過にさまざまな悪影響を及ぼす（◯表9-8）。術後疼痛はがまんをさせず，医師と協力して積極的に疼痛の緩和・除去をはかることが重要である。

1　術後疼痛の発症機序

　痛覚は，外部環境や内部環境の変化を，受容器を通して認識する感覚の1つである。痛覚刺激は，皮膚表面・筋膜・骨膜・関節・腱・血管・腹膜・胸膜などの髄鞘のない神経終末に分布する痛覚受容器を介して受容される。
　痛覚受容器は侵害受容器ともよばれる。組織を損傷する侵害刺激が生体に加わると，局所に分布する痛覚受容器が刺激される（◯図9-2）。この受容器からの刺激は，脊髄の後角を通って視床に到達したあと，侵害部位に対応した大脳皮質や大脳辺縁系にいたり，痛みを感じる（一連のこの経路を脊髄視床路とよぶ）。大脳辺縁系は，自律神経調節，情緒・本能の活動の中枢であるが，ここに疼痛刺激が到達することによって，血圧の上昇，脈拍の増加，痛みに伴うイライラや恐怖・不安などの感情変化がおこる。
● **術後疼痛の原因**　麻酔から覚醒すると，侵害刺激によって手術後24時間以内を最高点として痛みが出現するが，これは2〜3日で軽減する。48時間

◯表9-8　術後疼痛が生体に及ぼす影響

術後せん妄	・高齢者の手術後に多くみられる。 ・不眠が前駆症状としてみられたあと，幻覚・妄想などの精神症状として出現する。 ・適切な鎮痛薬と睡眠薬の投与で予防・対応が可能である。
痛みの悪循環	・耐えがたい痛みが続くと，気力がうせ，治りたいという意思が妨げられて，不安・恐怖をいだく。不安や恐怖は痛みの閾値を下げ，痛みを感じやすくさせる。 ・痛み刺激によって脊髄から脳に興奮が伝わると，運動神経の興奮による筋緊張，交感神経の興奮による刺激部位の血管収縮がおこる。これに伴って局所の乏血と組織の酸素欠乏が生じ，発痛物質が生成される。その結果，感覚神経刺激がおこって，さらに疼痛が加わる。 ・術後疼痛は，基本的には覚醒時から完全に除去されることが好ましく，侵害刺激が脊髄に伝播するのを可能な限り抑制すべきである。
呼吸器合併症	・疼痛のために呼吸運動が制限され，気道内分泌物が貯留して無気肺などをおこすことがある。 ・適切な疼痛管理を行い，抜管直後から呼吸リハビリテーション（体位変換・呼吸練習・排痰・離床など）を行うことが重要である。
循環器合併症	・手術侵襲や術後疼痛は，交感神経を緊張させて，心拍数・血圧・末梢血管抵抗を高める。 ・硬膜外ブロックを行って手術野からの求心性神経路を遮断すると，循環器系の反応が抑制され，後負荷と心筋の酸素消費量が軽減する。
高血糖，筋タンパク質の過度の異化	・術後疼痛を含めた手術侵襲による内分泌系の機能亢進は，生体防御機構の1つのあらわれであるが，高血糖や筋タンパク質の過度の異化は，生体防御力・回復力低下の一因となる。 ・硬膜外ブロックによる疼痛管理は，生体侵襲を脊髄で遮断し，これらの有害反応を抑制する。
消化管の運動抑制	・疼痛が強いと，交感神経が緊張し，消化管の蠕動運動や消化液の分泌が低下する。 ・患者は体位変換や離床に消極的となり，消化管の運動が抑制される。

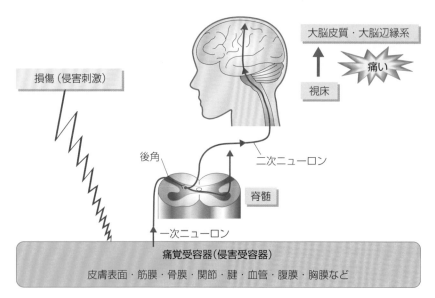

◉図9-2　術後疼痛の発症機序

以上たってから増強するような疼痛がある場合は，体内での創部の離開・出血・感染や，腸閉塞・イレウスなどの合併症を考えたほうがよい。下肢痛や腓腹筋硬直などの疼痛を訴える患者の場合は，深部静脈血栓症が疑われ，肺血栓塞栓症を発症する可能性もあるため，ただちに検査や診察が必要である。

2　術後疼痛管理の基本

● **早期の鎮痛薬投与**　術後疼痛は，麻酔方法，手術の部位・術式，手術中の体位などによっても異なり，感じ方は個人差が大きいが，いずれにしても，現在，術後疼痛は積極的に除去すべきものと考えられている。術後疼痛管理の基本は，強い疼痛の出現を待つのではなく，患者が強い痛みを訴える前に鎮痛薬の投与を行う先制鎮痛（先取り鎮痛）である。これは，患者に侵害刺激が生じる前に硬膜外麻酔などをあらかじめ開始することによって，中枢神経が痛みによって過敏化されないように先制的に鎮痛する方法である。手術中，全身麻酔に硬膜外麻酔を併用して，硬膜外腔に局所麻酔薬を注入し，脊髄視床路での侵害刺激伝達を可逆的に遮断することによって，術後の鎮痛効果を期待する方法がよく用いられている。

　看護師は，患者の痛みの部位や程度，および鎮痛薬の効果を評価し，適切な鎮痛対策がとられるように，医師に対して情報提供を行う。近年，手術後の疼痛管理法の向上によって，患者の苦痛が軽減されるだけでなく，合併症の発生を防ぎ，入院期間の短縮化がはかられるなど，経済的な効果も得られている。

● **投与法**　術後鎮痛薬の投与法には，経口・経直腸・筋肉内・静脈内・硬膜外がある（◉表9-9）。

　最近は，患者自身で鎮痛薬を注入する自己調節鎮痛法 patient controlled analgesia（PCA 法）が注目されている。PCA 法は，患者が痛みを感じたとき

▶表9-9　術後鎮痛薬の投与法

■経口投与

多くは体表面の小手術後の鎮痛に用いられる。非麻薬性鎮痛薬が術後にはよく用いられる。鏡視下手術の普及に伴って適応が拡大している。

■経直腸投与

一般に，非ステロイド性抗炎症薬（NSAIDs）の坐薬が用いられる。適応は軽度から中等度の痛みであり，切開創部の大きな術後疼痛管理の第一選択にはならないが，他の鎮痛法と併用すると効果的なことが多い。吸収経路が下大静脈優位であり門脈を経由する割合が少ないため，肝障害や胃腸障害が少なく，呼吸抑制や鎮静作用，吐きけ・嘔吐もほとんどない。非ステロイド性抗炎症薬は解熱作用もあるため，漫然とした使用は感染などの徴候を隠す可能性があり，注意を要する。近年，長時間の鎮痛効果を有し解熱作用がない麻薬性鎮痛薬が開発されて，状態に合わせた使用方法が可能となった。

■筋肉内投与

ペンタゾシン・ブプレノルフィン塩酸塩などの麻薬拮抗性鎮痛薬や，モルヒネ塩酸塩などの麻薬性鎮痛薬を筋肉内注射する方法が最も一般的である。投与後，十分な効果があらわれるまでに30分以上を要する。薬物血中濃度の上昇は静脈内投与に比較するとゆるやかであるので，安全性が高い。除痛と同時に意識レベルの低下をきたしやすい。痛みが出現してから投与することが多いため，痛みに対する閾値が下がっていて，大量の薬物を使用する場合がある。高齢者や手術危険度の高い患者には，少量でも呼吸抑制をきたすことがあるので，薬物の投与量と患者の状態の観察には十分に留意する。

■静脈内投与

薬物血中濃度が急激に上昇するので，即効性の効果を期待する場合には有効である。呼吸抑制などの副作用の発現頻度が高いので，厳重な監視が必要となる。鎮痛の程度を一定に保ち，副作用を最小限に抑える目的で微量持続投与法も行われている。

■硬膜外投与

硬膜外カテーテルを用いて硬膜外腔に鎮痛薬を投与する。硬膜外腔に注入された鎮痛薬は，硬膜から浸透してクモ膜下腔に達し，神経遮断により強力な鎮痛作用を示す。低濃度の鎮痛薬により，感覚神経は遮断されるが，運動神経は遮断されないので，術後の早期離床が進む。現段階では，硬膜外ブロック法が最も効果的でかつ普及している術後疼痛管理法である。

① 硬膜外ブロック法は，疼痛領域の選択的遮断が可能であり，意識レベルを下げることなく，また使用する局所麻酔薬によって交感神経遮断効果が得られ，手術に伴う侵害刺激を遮断して，生体にとって不利益な反射を抑えられる，という利点がある。

② 薬物のディスポーザブル持続注入ポンプの開発によって可能となった持続硬膜外注入法によって，硬膜外ブロックの難点であった，薬物の1回大量注入に伴う極端な血圧低下や呼吸抑制などの問題は，現在はほぼ解決された。ディスポーザブル持続注入ポンプには，バルーン式持続ポンプ（バクスターインフューザー），陰圧（真空）式持続ポンプ（シリンジェクター®），バネ式持続ポンプ（リニアフューザー®），汎用輸液ポンプ（デルテックポンプ）などがある。

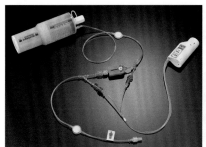

a. 陰圧式持続注入ポンプ
（クーデック®シリンジェクター®）

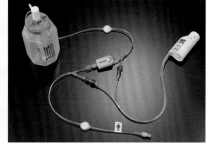

b. バルーン式持続注入ポンプ
（クーデック®バルーンジェクター®）

▶図9-3　PCA装置を接続した持続注入ポンプ

（写真提供：大研医器株式会社）

に，患者自身がボタンを押して少量の鎮痛薬を間欠的に投与する方法である（▶図9-3）。PCA法の投与経路には，静脈内・硬膜外・皮下がある。

　硬膜外PCAは，静脈内PCAや持続硬膜外注入法に比べて鎮痛薬の投与量を少なくしても十分な効果を得ることができる。しかし最近は，抗凝固療法を受けている患者の増加に伴って，硬膜外カテーテルを挿入・抜去時の出血の危険性を回避するために，静脈内PCAを選択する医師が増えている。

● **疼痛増強因子の軽減**　疼痛は，身体的な原因に加えて，精神的な状況や環境などによっても影響される。患者の状態に応じて適切な看護を行う必要がある。

　1 創部の保護　咳や排痰(はいたん)時，体位変換時には，創部をタオルや枕などで軽く押さえる。腹部の手術などでは，膝を曲げて腹筋を弛緩(しかん)させる。

　2 チューブ類の整理　創部や周辺組織への圧迫を防ぐために，胃管や創部ドレーン類と，それらに接続された排液バッグなどの位置を確認・整理し，ドレナージが効果的に行われるように管理する。チューブ類に関して違和感などがあれば，引っぱられないよう可能な範囲で固定位置をかえてみる。

　3 マッサージ・体位変換　同一体位や過度の緊張による筋肉痛を軽減するために，マッサージや温罨法(あんぽう)，体位変換を随時行う。枕やタオルを利用して，創部の緊張や圧迫を取り除く。

　4 ベッドサイド周辺の整理　必要以上の体動をしなくてすむように，使用頻度の高い日用品などはベッドサイドに準備しておく。患者と相談しながら，患者が納得のいく位置に配置する。

6 輸液と栄養の適切な管理

● **体液管理と栄養管理の意義**　手術を受ける患者，なかでも消化器外科の手術を受ける患者は，手術前から消化・吸収機能の低下，通過障害，消化管出血，経口摂取の制限などによって，脱水・低栄養状態である場合が多い。体液バランスの異常や栄養状態の低下は，手術侵襲からの回復の遅延，脱水症状や浮腫(ふしゅ)，創部離開，縫合(ほうごう)不全などをまねきやすい。また感染に対する抵抗力も低下して，手術後の感染症や呼吸器合併症をおこしやすくなる。そのため，手術前から脱水症状の有無や栄養状態を評価し，できる限り状態を改善・補正しておくことが重要である（●表9-10）。

　手術後，経口摂取ができない期間は，経静脈栄養や経腸栄養などで適切な栄養補給を行って術後合併症を予防し，回復をたすける必要がある。手術の部位や侵襲の程度によっては，下痢やドレーン排液から水や電解質を喪失し，容易に脱水傾向になるため，患者の身体状況にあわせた輸液の調整が必要である。

　また，最近の傾向としては，腸管を早期から利用することで，免疫機能の改善につながり，早期退院・早期社会復帰に向かえるため，なるべく早い段階から経腸栄養法に切りかえる栄養管理方法に変化してきている。

● **表9-10　輸液の目的**

体液管理 （体液を正常な状態に保つ）	栄養補給 （必要な栄養量や栄養素を経静脈的に補給する）	その他 （薬剤投与ルートの確保など）
水・電解質の補給や補正 循環血漿量の維持 酸塩基平衡異常の是正　など	エネルギー源の補給 体構成成分の補給 ビタミン・微量元素の補給　など	ショック時の対応ルート 特殊病態の治療　など

◦表9-11 使用輸液の種類と時期

	導入期	維持期
種類	等張液（細胞外液補充液） • 血漿の浸透圧にほぼ等しい • 細胞内外の水の移動がない	低張液（維持輸液） • 血漿の浸透圧よりも低い • 細胞内に水が流入する
具体例	生理食塩液 乳酸リンゲル液 5%ブドウ糖液　など	開始輸液（1号液）, 脱水補給液（2号液）, 維持液（3号液）, 術後回復液（4号液） ＊1〜4号液へ徐々に変更していく

● **手術後の体液の変化に伴う身体変化**　全身麻酔や手術の侵襲に対して，身体は副腎皮質刺激ホルモンなどを分泌して，身体をまもり回復させようと反応する。その結果，サードスペースへ水分がたくわえられ，血管内の循環血液量が減少し，手術直後から2〜3日は**乏尿期**とよばれ，尿量が減少して尿比重が高くなるため，経過を追って尿比重を確認する必要がある。さらに，創部の治癒過程で増加した滲出液やドレーン排液などからの電解質の喪失によって脱水もおこすため，細胞外液の補正のために輸液療法が必要になる（◦表9-11）。

　手術後2〜3日経過すると，サードスペースに貯留していた水分が血管内にもどり，尿量が増加して**利尿期**に入る。血管内の血流が増加することで，臓器の活動が活発になり，心臓や腎臓の機能が低下している患者には負担がかかる。そのため，慎重に体液バランスの観察を続け，異常の早期発見に努めていく必要がある。

● **輸液療法に伴う合併症の予防**　直接血管内に輸液を注入するため，十分注意しないと身体が急激な変化をおこす場合がある。循環血液量の変化，電解質のバランス変化，薬剤の副作用，血糖値の変化，注射部位からの感染や皮膚の障害，静脈炎などのリスクが考えられるため，十分な観察と異常の早期発見が重要となってくる。医師から指示された注射指示を確実に投与するために，適した輸液セットを選択する（◦図9-4）。輸液速度を確認して滴下数を合わせ，安全に施行することも重要である。

　また，内服薬が一時的に中止されることに伴い，経静脈的に薬剤微量投与が必要な場合は，正確な量を正確な速度で投与できる輸液ポンプやシリンジポンプなどを活用する必要がある（◦図9-5, 6）。

● **経口摂取の開始方法**　全身麻酔の場合，麻酔薬・筋弛緩薬の影響で消化機能も低下しているため，経口摂取は，麻酔から完全に覚醒し，吐きけなどがないことを確認してから開始される。飲水から始め，吐きけや不快感がなければ，食事を始めてよい（◦図9-7）。消化器の手術後では，吻合部の安静をはかって治癒を促進するために，術式によっては手術後7日程度，経口摂取ができない場合もある。一般的には，創部の癒合状態，腸蠕動音や排ガスの有無を確認して食事が開始されるが，胃全摘術後などは，X線透視を行って消化管の縫合不全や通過障害のないことを確かめてから開始される。

　食事内容も，消化・吸収機能の回復状態に合わせて，徐々に常食に近づけ

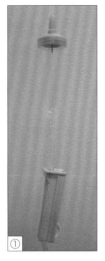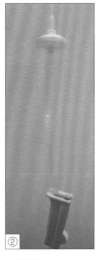

▶図9-4　輸液セットの選択

おもに用いられる輸液セットには，1 mL で
60 滴のもの（①）と 20 滴のもの（②）がある。

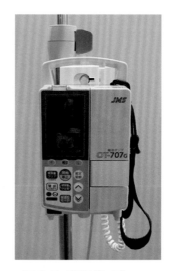

▶図9-5　輸液ポンプ

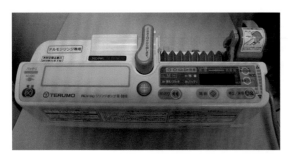

▶図9-6　シリンジポンプ

術後病日	当日	1	2	3	4	5	6	7	…	10	…	14	…
食道亜全摘出術	禁食			·······末梢静脈栄養······▶									
				········経腸栄養（腸瘻から）···（漸減するが在宅まで）··▶									
								反回神経麻痺がなければ 経口栄養開始（半固形物から）					
胃切除術	禁食			飲水	····末梢静脈栄養······▶								
					経口栄養（流動食から3 食上がり）								
腸切除術	禁食		飲水		·····末梢静脈栄養······▶								
					経口栄養（流動食から3 食上がり）								
腹腔鏡下胆嚢摘出術	禁食	経口栄養（五分がゆ食から 1 食上がり）											
鼠径ヘルニア根治術	禁食	経口栄養（常食）											
肺切除術	禁食	飲水	経口栄養（常食）										
乳房切除術	禁食	経口栄養（常食）											

▶図9-7　術式による栄養管理法（例）

ていく。胃全摘術や食道再建術などの消化管の手術後には，1日5回の分割
食となる場合がある（▶表9-12）。

● **医療チームで行う栄養管理**　近年は，個々の患者の状態に合わせて総合

◉表9-12　消化管手術後の食事(術後食)の例

a. 食事の基準値(成人)

食別	エネルギー(kcal)	タンパク質(g)	脂質	塩分(g)	水分(mL)
常食	2,000	75	脂質エネルギー比25〜30%	7	
全がゆ食	1,700	70	脂質エネルギー比25〜30%	7	
五分がゆ食	1,300	65	40 g	7	1,600
三分がゆ食	1,200	55	40 g	7	1,500
流動食	900	35	25 g	7	1,200

b. 術後食

食事区分		食事の上がり方				
消化管術後A食・術後A食	6食上がり	1〜6食 流動食	7〜12食 三分がゆ食	13〜18食 五分がゆ食	19〜24食 全がゆ食	25食〜 常食
消化管術後B食・術後B食	3食上がり	1〜3食 流動食	4〜6食 三分がゆ食	7〜9食 五分がゆ食	10〜12食 全がゆ食	13食〜 常食
術後C食	2食上がり	1・2食 流動食	3・4食 三分がゆ食	5・6食 五分がゆ食	7・8食 全がゆ食	9食〜 常食
術後D食	1食上がり	1食 流動食	2食 三分がゆ食	3食 五分がゆ食	4食 全がゆ食	5食〜 常食
術後E食	1食上がり 変形	1食 流動食	2食 五分がゆ食	3食 全がゆ食	4食〜 常食	
術後F食	1食上がり 変形	1食 五分がゆ食	2食 全がゆ食	3食〜 常食		

c. 消化管術後分割食(1日5回の分割食として提供する場合)

		エネルギー(kcal)	タンパク質(g)	脂質(g)	糖質(g)	食物繊維(g)
流動食	1〜3食目	120	3	1	20	1
流動食	4〜6食目	700	30	20	100	4
三分がゆ食		1,000	50	33	125	8
五分がゆ食		1,100	50	35	145	8
全がゆ食		1,300	50	40	185	9
常食		1,500	55	40	230	9

的に栄養管理を行うために**栄養支援チーム** nutrition support team(NST)を発足させ，急性期の栄養管理の質向上に効果をあげている施設が増えている。とくに消化器疾患の患者では，入院前の通院時から栄養評価を行い，手術に向けて栄養管理や体重調整を行うことで，術後の早期回復によい成果が出ている。医師，看護師，管理栄養士，薬剤師，歯科衛生士などのチームメンバーが専門家としての見解を出し合い，より患者に合った栄養管理が実施されるよう活動している。

7 ドレーンの管理

　体腔内にゴム・塩化ビニル・シリコンなどでできた管（**ドレーン** drain）を挿入して，血液や滲出液・化膿性分泌物・空気などを体外に誘導し排除することを，**ドレナージ** drainage という。

● **ドレナージの目的**　ドレナージには，目的に応じて次のような3種類がある。

　(1)治療的ドレナージ：創部や腹腔内に貯留した血液や滲出液・消化液・化膿性分泌物などを体外に排除する目的で行われる。

　(2)診断的ドレナージ：手術後の出血，縫合不全，消化液のもれなどの情報をいち早くとらえるために行われる。

　(3)予防的ドレナージ：手術後の死腔に滲出液がたまって創部の修復を遅らせたり，感染をおこしたりすることを予防する。

● **ドレナージの方法**　大きく以下の2つに分けられる。

　1 **開放式ドレナージ**　ドレーンの体外部分を体表から2〜3cmの部位で切り，ガーゼなどをあてて自然に排液を促す方法である。患者の動きは制限されないが，比較的逆行性感染がおきやすい。また感染性の排液の場合は，ガーゼ交換時の環境への曝露などについて配慮が必要となる。

　2 **閉鎖式ドレナージ**　ドレーンを容器に接続し，排液を容器内に集める方法である。逆行性感染が少なく，排液量が正確に測定できる。

　このほか，① 自然な圧力差やサイフォンの原理を利用して排液する**受動的ドレナージ**と，② 陰圧（吸引圧）をかけて排液する**能動的ドレナージ**にも分けられる（▶図9-8, 9）。また，ドレーン先端の部位によって，脳室・脳槽ドレナージ，胸腔ドレナージ，腹腔ドレナージなどとよび分けられる。

1 ドレーンの管理における看護師の役割

● **排液の観察**　ドレナージによって得られた情報から，創部の回復の状態や早急な処置の必要性などといったさまざまなことがわかる。看護師は，ドレーンからの排液の性状を的確に把握し，体内の状態を予測しながら，医師と情報交換を行っていく。

● **回復促進・合併症予防**　一方で，ドレーンは生体にとっては異物であり，組織を傷つけることがある。また体内を体外と交通させるので，感染や炎症の原因ともなる。手術後のドレナージが効果的に行われるか否かは，手術創部の治癒や術後合併症の予防にも影響するため，ドレーンの管理は重要である。

● **不安・不快の軽減**　また患者は，自分のからだにドレーンが入っていたり，チューブでつながれていたりすると，不安・拘束感や苦痛を感じる。このことが，術後せん妄の引きがねになったり，離床の妨げになったりして，手術後の回復に悪影響を及ぼすこともある。このような悪影響を軽減するためには，手術後の状態を患者にあらかじめ理解してもらうことが大切である。

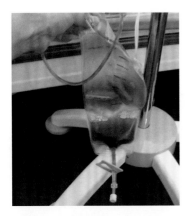

◉**図9-8　受動的ドレナージの例**
　　　　（胆道ドレナージ）

排泄障害により貯留した胆汁の体外
への排泄や，吻合部の安静のための
胆汁漏に対する予防的ドレナージが
目的である。胆汁の排泄量はある程
度一定であり，極端に減少した場合
はドレーンの閉塞・抜去を疑い，た
だちに医師に報告する。

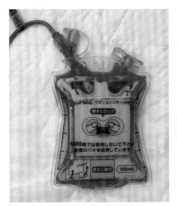

①**J-VAC® スタンダード型**

容器内にばねが内蔵されており，
ばねを押しつぶした状態で容器を
密閉し，ばねがのびる力を利用し
て容器内を陰圧にする。排液の容
器内への貯留に伴って吸引圧が弱
まるため，こまめな排液の処理な
どが必要である。

◉**図9-9　能動的ドレナージの例**

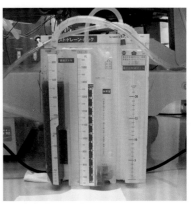

②**チェストドレーンバッグ**

おもに胸腔（チェスト）ドレナージに用い
る。胸腔内は陰圧であるため，腹腔ドレ
ナージのようにチューブを挿入しただけ
では，外気が胸腔に吸入されて肺は虚脱
してしまう。本器は中央の青い水が弁の
はたらきを担い（ウォーターシール），陰
圧を保っている（水封式）。

患者の理解は，ドレナージを安全かつ効果的に行うことにもつながる。手術
前のオリエンテーション時に，ドレーン挿入の目的や留置期間，ドレーン挿
入中の注意事項などについて，患者自身で認識ができるように説明しておく。

2　ドレナージ施行中の看護の要点

　看護師は，手術の術式，ドレーン留置部位と留置の目的を把握し，排液の
量や性状を観察して，記録・報告を行う。排液の量や性状に異常がみとめら
れた場合は，バイタルサインの測定も行い，体内でおこっている事態を総合
的に判断する材料とする。以下，おもに閉鎖式の場合の看護の要点について
述べる（開放式については◉plus）。

● **排液の観察**　経過が順調なときは，通常，排液の色がだんだんと薄くな
り，量も減ってきて，ドレーンの抜去にいたる。

　そのときどきの排液の性状や量だけでなく，時間を追っての変化がわかる

---

plus	**開放式ドレナージ施行上の留意点**

　排液が多いと，ガーゼや吸収パッドの交換の機会が
多くなるので，清潔操作を徹底し，感染予防に留意す
る。また，皮膚のかぶれやかゆみを伴うこともあるの
で，スキンケアを十分に行う。

　排液に関しては，ドレーン挿入の目的と挿入部位を
把握したうえで，次の点に留意する。

① 切離面や吻合部のドレーンから血性の滲出液が多
　い場合は，術後出血の可能性がある。
② 吻合部のドレーンから悪臭のある，混濁した排液
　がある場合は，縫合不全の可能性がある。
③ 吻合部やその近くのドレーンに膿様の分泌物がみ
　られる場合は，感染をおこしている可能性がある。

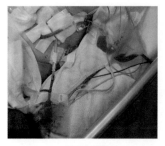
a. 血性の排液

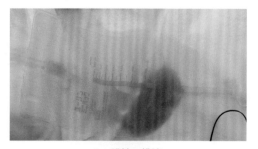
b. 膿性の排液

▶**図9-10　ドレーン排液の性状**

ように記録することが必要である。

　1排液量　消化液などが大量に排出される場合には，水─電解質の不均衡が生じ，補正が必要になる場合がある。排液量は正確に測定・記録する。

　2排液の性状　性状は血性・淡血性・淡々血性，黄色・淡黄色・緑黄色などで表現する。出血がある場合は血性が強くなる（◉図9-10-a）。胆汁（◉309ページ，図9-8）のもれがあると，黄色や緑黄色の排液がみられる。感染がおこっている場合は，粘 稠性のある，にごった膿様の排液がみられる（◉図9-10-b）。

●**ドレーンの扱い**　ドレナージの効果を高めるためには，ドレーンが的確な位置に留置され，その位置が維持されることと，排液が停滞することなく体外に誘導されることが必要である。

　1ドレーンの固定　チューブに印をつけ，正しい深さに固定されていることがわかるようにする。

　2ドレーンの閉塞や屈曲の防止　粘度の高い液でドレーン内腔が詰まってしまう場合には，ミルキング❶を行い，詰まりや液の停滞を防止する。ただし，脳室ドレナージでは原則として行わない。また，やわらかい材質のドレーンは容易に折れ曲がったり，からだの重みでつぶれたりするので，ドレーンの挿入場所から排液バッグまでの経路をたどり，屈曲や閉塞のないことを確認する。ドレーンの屈曲や閉塞がないにもかかわらず，予測される排液がみられないようなときは，医師に報告し，洗浄やドレーンの入れかえの準備を行う。

●**感染予防**　ドレーンを経路として，上行性に細菌が侵入して感染をおこす場合がある。また排液が適切に行われず体内に貯留していると，その部分で細菌の増殖がおこる場合もある。感染予防のため，以下の点に留意する。

（1）ドレーンを扱う前には必ず手洗いをし，処置は清潔操作で行う。

（2）ドレーン挿入部の皮膚を清潔に保つ。

（3）効果的なドレナージを行って，貯留液を確実に体外へ出す。

●**安全と安楽**　ドレーンの挿入によって患者は動きが束縛され，精神的にもドレーンのことが負担になっている。とくに手術直後に，術後せん妄などで不穏状態に陥った場合，患者は無意識のうちにドレーンを自分で抜去する危険性がある。ドレーンが患者の安全・安楽を妨げないよう，以下の点に注

▭ NOTE
❶**ミルキング** milking
　ドレーンやチューブなどを，ミルキングローラーなど用いてしごくこと。もともとは搾乳（乳しぼり）の意味。

意する。

(1) ドレーンの固定方法や位置を工夫する。せん妄の状態によっては，患者が触れないように衣服を調整する。

(2) 必要以上に行動を拘束しないように，ドレーンやチューブの長さに配慮する。

(3) 移動や歩行の際は，患者の日常生活動作(ADL)を妨げることや，チューブのひっかかり，バッグの落下などを防ぐために，携帯用のポーチなどで工夫する。

● **不安の緩和**　手術の経過やドレナージの様子，ドレーン抜去時期の見通しなどを随時説明し，不安の緩和に努める。また，血液がまじった排液を患者が直接目にすると，精神的不安にかられることがある。排液の内容物が見えたり，臭気がもれたりしないように配慮することも大切である。

B 術後合併症の発生機序

　すべての手術は，身体に対しなんらかの侵襲を与えるため，偶発症・合併症のリスクがある。外科医は，手術を行う際に個々の患者に対し，リスクとベネフィット(便益)を総合的に判断して，手術適応を最終決定する。

● **術後合併症**　術後合併症とは，周術期において手術に関連して発生する有害事象を総称したものである。原因からみると，① 手術操作に起因するもの，② 麻酔に関連するもの，③ 術後管理に関連するもの，などに大別される。また，手術前から存在する併存疾患が術後増悪した場合と，正常な臓器が手術侵襲により機能不全に陥った場合とに分類することもできる。

1 術後出血

　手術は，出血とのたたかいとも称され，コントロール下に行われなければ生体の恒常性は保てない。術中の止血処置は，適切な解剖知識のもと，主要血管の結紮・切離や電気メス・超音波切開凝固装置などのデバイスを用いるかたちで行われる。

● **術後出血**　術後出血とは，手術後に生じる予期せぬ出血のことで，組織が脆弱な場合や，手術侵襲による凝固機能の低下，血小板減少などが影響する場合に発症する。また膵臓周囲に手術操作が及び，術後膵液漏や感染症(膵周囲膿瘍など)が発生すると，血管の破綻をきたし重大な出血につながることがある(◉図9-11)。

2 循環器合併症

● **不整脈**　不整脈には，心機能への影響が少ない心房性・心室性期外収縮などだけでなく，循環動態に重大な影響をもたらす上室性頻拍・心室性頻拍

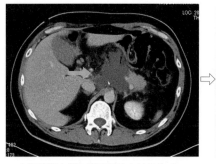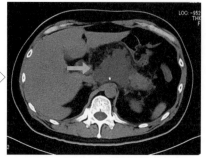

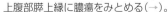
上腹部膵上縁に膿瘍をみとめる(→)。　　　　4日後も改善なし。

◉**図 9-11　胃全摘術後腹腔内膿瘍 CT 像**

などもあり，これらを心電図モニターから読みとれるようになることが重要である。また，術中・術後の輸液管理，電解質異常(とくにカリウム平衡)の把握も重要である。

●**うっ血性心不全**　心疾患の既往をもつ患者や，高齢者は，術中の過剰輸液・過大侵襲により心拍出能の低下をきたし，うっ血性心不全をおこすことがある。胸部 X 線で心陰影の拡大がみられ，症状としては呼吸困難，起座呼吸，末梢の浮腫などがある。

●**虚血性心疾患**　術後に虚血性心疾患を引きおこす誘因は，手術侵襲，血圧の変動，低酸素血症，貧血，疼痛などであり，冠動脈の硬化・攣縮が原因となる。

●**高血圧**　術後の疼痛，呼吸機能の低下，過剰輸液などが原因となって術後に高血圧がみとめられることがある。硬膜外カテーテル，経静脈的自己調節鎮痛法(IVPCA)などの積極的術後疼痛管理で予防が可能である。

3 呼吸器合併症

●**無気肺**　肺内に含気がみとめられない状態を無気肺という(◉図 9-12)。術後無気肺は，頻度の高い合併症である。術後の疼痛や麻酔薬・鎮痛薬の影響で十分な深呼吸ができない場合や，喀痰の排出ができない場合に，分泌物などで気道が閉塞されて発症する。高齢者・肥満者では，誤嚥にとくに注意が必要となる。

●**胸水貯留**　胸水は，胸膜からの滲出液や漏出液が胸腔内に貯留したものである。肺炎，十二指腸潰瘍穿孔性腹膜炎・急性胆嚢炎・膵炎などの上腹部感染症に併発する。また，胸腔内，縦隔内操作を伴う手術や，上腹部手術後にしばしばみとめられる(◉図 9-12)。

●**肺水腫**　肺水腫は，肺の間質(血管外)に水分が増加した状態で，血液ガス交換の異常や低酸素血症を生じる。過剰な輸液，心不全，低アルブミン血症による膠質浸透圧の低下によりみられる。肺炎・敗血症などによる血管透過性の亢進も原因となる。

●**術後肺炎・膿胸**　術後肺炎は，手術後の無気肺や誤嚥などが原因となる

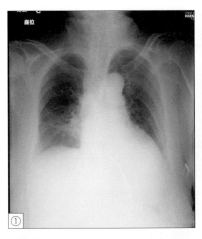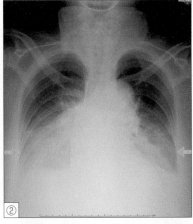

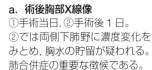

a. 術後胸部X線像
①手術当日, ②手術後1日。
②では両側下肺野に濃度変化を
みとめ, 胸水の貯留が疑われる。
肺合併症の重要な徴候である。

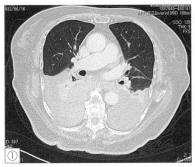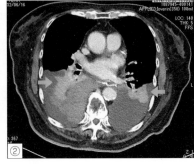

b. 胸水貯留・無気肺のCT像
①→部に両側胸水貯留がみとめ
られる。
②→部に虚脱した肺実質がみと
められる。無気肺の所見である。

▶**図9-12　術後の胸水貯留・無気肺の経過写真**

感染症である。慢性閉塞性肺疾患(COPD)を有する患者や高齢者, 長期喫煙
者のほか, 重篤な肝・腎疾患・糖尿病をもつ患者ではとくに注意が必要であ
る。

　肺炎・縦隔炎が持続した場合, 膿胸を合併することがある。食道がん・肺
がん・縦隔腫瘍術後, 胸部外傷後などにみられることがある。

● **肺血栓塞栓症**　肺血栓塞栓症は, 下肢深部静脈血栓症や空気・脂肪など
が原因となって, 肺動脈の閉塞が突然引きおこされた病態である。術後数日
の安静後に歩行した際, 急激な意識消失・呼吸困難・動悸として出現するこ
とがあり, 致死率も高い。入院時に, 必ずリスク評価を行っておかなければ
ならない。

　肺血栓塞栓症のガイドラインでは, 疾患や手術(処置)のリスクレベルを低
リスク, 中リスク, 高リスク, 最高リスクの4段階に分類し, おのおのに対
応した予防法が推奨されている(▶表9-13)。対象患者の最終的なリスクレベ
ルは, 疾患や手術(処置)そのもののリスクの強さに, 付加的な危険因子を加
味して, 総合的に決定される。

4 精神・神経系合併症

● **術後せん妄**　**術後せん妄**は, 手術後早期から出現し, 軽度意識混濁状態

○表 9-13　一般外科・泌尿器科・婦人科手術(非整形外科)患者における VTE のリスクと推奨される予防法

リスクレベル	推奨される予防法
低リスク	早期離床および積極的な運動
中リスク	早期離床および積極的な運動 弾性ストッキングあるいは IPC
高リスク	早期離床および積極的な運動 IPC あるいは抗凝固療法*,†
最高リスク	早期離床および積極的な運動(抗凝固療法*と IPC の併用)あるいは(抗凝固療法*,†と弾性ストッキングの併用)

*：腹部手術施行患者では，エノキサパリン，フォンダパリヌクス，あるいは低用量未分画ヘパリンを使用。予防の必要なすべての高リスク以上の患者で使用できる抗凝固薬は低用量未分画ヘパリン。最高リスクにおいては，低用量未分画ヘパリンと IPC あるいは弾性ストッキングとの併用，必要ならば，用量調節未分画ヘパリン(単独)，用量調節ワルファリン(単独)を選択する。
エノキサパリン使用法：2,000 単位を 1 日 2 回皮下注(腎機能低下例では 2,000 単位 1 日 1 回投与を考慮)，術後 24〜36 時間経過後出血がないことを確認してから投与開始(参考：わが国では 15 日間以上投与した場合の有効性・安全性は検討されていない)。低体重の患者では相対的に血中濃度が上昇し出血のリスクがあるので，慎重投与が必要である。
フォンダパリヌクス使用法：2.5 mg(腎機能低下例は 1.5 mg)を 1 日 1 回皮下注，術後 24 時間経過後出血がないことを確認してから投与開始(参考：わが国では腹部手術では 9 日間以上投与した場合の有効性・安全性は検討されていない)。体重 40 kg 未満，低体重の患者では出血のリスクが増大する恐れがあるため，慎重投与が必要である。
†：出血リスクが高い場合は，抗凝固薬の使用は慎重に検討し IPC や弾性ストッキングなどの理学的予防を行う。
(日本循環器学会：肺血栓塞栓症および深部静脈血栓症の診断，治療，予防に関するガイドライン(2017 年改訂版)．〈https://www.j-circ.or.jp/cms/wp-content/uploads/2017/09/JCS2017_ito_h.pdf〉〈2022 年 9 月 1 日閲覧)による)

や見当識障害，幻覚・妄想などを示す。手術侵襲の程度，手術時間，年齢などに左右され，入院による環境変化，長期臥床，手術後に使用する鎮静薬なども影響する。高齢者ではとくに注意が必要である。

● **術後脳血管障害**　高齢者や高血圧・心疾患・動脈硬化・糖尿病などの基礎疾患を有する患者は，術後脳出血・脳梗塞などの致命的合併症を併発する場合がある。

5　消化器系合併症

● **急性胃拡張・麻痺性イレウス**　長時間にわたる手術，全身麻酔，術後鎮痛薬などが原因となって，胃や小腸の蠕動運動が低下し，急激に分泌物が貯留し拡張した場合を急性胃拡張とよぶ。また，腹膜炎や術後の腸蠕動低下による腸内容の停滞を麻痺性イレウスという。

● **癒着性腸閉塞**　腸管の癒着は，腸管漿膜や腹膜の炎症，外科治療後の創傷治癒過程において腹膜や実質臓器との間に生じる。癒着による消化管内容の通過障害が癒着性腸閉塞である。症状としては，腹痛，吐きけ・嘔吐がみられ，血行障害を伴うようになり絞扼性腸閉塞になると，発熱・腹膜炎症状を呈する。

処置としては，イレウス管などによる腸管内容の減圧処置が行われる。また，絞扼性腸閉塞が疑われる場合はすみやかな外科手術が必要になることが

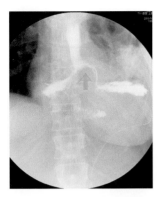

▶図9-13 食道空腸縫合不全(X線透視像)

縫合不全部(→)から左胸腔内への造影剤の漏出をみとめる。左胸腔内膿瘍が形成されている。

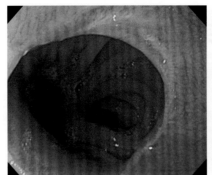

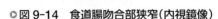

a. 通常の食道空腸吻合部　　b. 食道空腸吻合部狭窄例

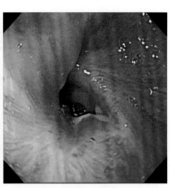

▶図9-14 食道腸吻合部狭窄(内視鏡像)

あり,管理上重要である。

● **術後ストレス性潰瘍**　手術侵襲によるストレスで,術後胃酸分泌の亢進と胃粘膜障害によって急性胃炎・消化性潰瘍が生じることがある。頭部手術後のストレス潰瘍は,**クッシング**Cushing**潰瘍**として知られている。

● **縫合不全と吻合部狭窄**　消化管の手術では,臓器摘出後に再建が必要である。再建消化管などを縫い合わせることを吻合といい,吻合部の創傷治癒に不具合が生じると,もれが発生する。これを縫合不全という(▶図9-13)。原因は,吻合部の血流障害,過緊張,周囲の感染などが多い。ステロイド薬の長期内服,糖尿病,慢性腎不全,低栄養などの基礎疾患がある患者では創傷治癒が遅れ,縫合不全の頻度が高まる。

　また,吻合部が本来の口径を保てず狭くなることを吻合部狭窄という(▶図9-14)。急性期の血腫,浮腫による一時的なものが多いが,過度の縫合操作,吻合部の屈曲,縫合不全による異物組織反応,器質化により,狭窄が遷延することもある。その場合,内視鏡的バルーン拡張術などが必要となる。

6 代謝・内分泌系合併症

● **糖尿病の悪化**　周術期においては,**外科的糖尿病**状態とよばれる高血糖になりやすいので,基礎疾患に糖尿病が存在する場合,術前からインスリンを用いた十分な血糖コントロールが必要である。重大な合併症の1つとして,周術期の感染リスク増大がある。

● **甲状腺機能障害**　甲状腺ホルモン分泌異常が存在すると,術後に**甲状腺クリーゼ**という甲状腺機能亢進症が重症化した状態に陥ることがある。心不全・不整脈・高体温などを伴い,致死的なこともある。

7　腎・泌尿器系合併症

● **排尿障害・尿路感染症**　直腸がんや子宮頸がん，子宮体がんに対する根治手術でリンパ節郭清を行う際，脊椎交感神経（下腹神経）や仙髄副交感神経，骨盤神経叢が障害されると，膀胱収縮能の低下による排尿障害・性機能障害が引きおこされる。

　また，排尿障害により尿道カテーテル留置期間が長くなると，膀胱炎などの尿路感染症を発症するリスクが高まる。

● **急性腎不全**　原因により腎前性・腎性・腎後性に分類されるが，出血・脱水に伴う急性循環不全による腎前性腎不全が最も多い。

8　運動器系合併症

　手術中の神経の過進展・圧迫・屈曲などが原因となり，末梢神経障害（しびれ）や筋肉の可動制限などが生じる。不適切な体位，手術台や周辺機材による圧迫などが原因となる。とくに側臥位，載石位，腹臥位の場合に注意する。

　また，術後長期臥床による，筋萎縮・関節拘縮・褥瘡にも注意が必要である。

9　術後感染症

　術後感染症は，手術操作を加えた部位に発生する**手術部位感染** surgical site infection（SSI）と手術部位から離れた部位に発生する**術野外感染**に大別することができる（●30ページ）。

　SSI には，皮膚切開を行った付近の表層切開創 SSI と筋層付近の深部切開創 SSI，手術操作を加えた体腔内臓器の感染症，縫合不全，腹腔内膿瘍などがある。術野外感染には，呼吸器・胆道系・尿路・カテーテル感染症などがある（●表 9-14）。

● **表 9-14　術後感染の分類**

手術部位感染（SSI）	手術部位以外の感染
手術創感染　　表層切開創 SSI　　深部切開創 SSI　手術対象臓器/体腔の感染	呼吸器感染　尿路感染　カテーテル感染　薬剤関連性腸炎など　術後耳下腺炎　術後胆囊炎

C　おこりやすい術後合併症の予防と発症時の対応

1　手術後の出血（術後出血）

　出血性素因（出血傾向）のある患者や，手術前まで抗凝固薬を使用していた患者などは，とくに術後出血をおこす危険性が高い。そのため，既往歴や手術前の服薬歴などに注意する必要がある。

　術後出血がある場合は，創部に留置されたドレーンや消化管内に挿入されたチューブからの出血量やバイタルサイン・血液検査データを観察する。血圧低下・脈拍数増加・顔面蒼白・皮膚冷感・あくびなどの出血性ショックの徴候があれば医師に報告し，すみやかに必要な処置が受けられるようにする。出血量によっては，輸血❶や緊急の再手術が行われることもある。

　輸血の指示が出されたら，関連部門と連携をとって，すみやかに輸血用血液を用意する。血液型不適合輸血などの事故をおこすことがないように，血液型の確認は複数の者で検査結果と照合しながら行い，取り扱いには細心の注意をはらう（●126ページ）。

NOTE
❶輸血開始の目安の基本は，ヘモグロビン（Hb）濃度6〜8 g/dL以下であるが，患者の全身状態，心肺機能や手術内容などによって医師が判断する。

2　循環器合併症

　循環器合併症は，手術侵襲や手術中の麻酔，低酸素状態，長時間の不動などを原因として生じるが，手術後の不活動状態や輸液，精神的な要因が影響

---

plus	腹腔鏡下手術後の合併症

　消化器・泌尿器・婦人科各領域において，手術侵襲・出血量・術後疼痛の軽減などのメリットから腹腔鏡手術が取り入れられるようになっている。腹腔鏡手術では，手術スペースを得るため二酸化炭素（炭酸ガス）を腹腔内に送気して，8〜12 mmHgの圧を保ち（この状態を気腹という）ながら操作する。この気腹圧のため，通常の開腹状態と循環動態が異なってくる。

　① 高二酸化炭素血症　気腹に用いる二酸化炭素が血中内に移行し高二酸化炭素血症となることがある。また気腹下に肝切除術を行うと，肝静脈切離断端から二酸化炭素が血管内に入り，塞栓を形成することもある。

　② 皮下気腫　送気した二酸化炭素が，トロッカーの脇から皮下に入りこみ広範囲な皮下気腫を呈することがある。軽度膨留した皮膚を圧迫すると握雪音（あくせつおん）が触知される。術後自然に吸収されることが多く，特別な処置は不要なことが多い。

　③ 肩・頸部痛　気腹による横隔膜の過伸展が一因と考えられ，肩から頸部にかけて痛みが生じることがある。術後数日で自然軽快することが多い。徐々に送気すること，気腹圧を低く設定することが予防策となる。

　④ 無気肺　気腹により横隔膜が挙上すると，肺換気が不十分となり肺下葉の無気肺が生じやすい。気管チューブ抜去前に十分圧をかけて換気し，肺をふくらませて予防する。

して，おこる可能性もある。手術後は厳重な輸液管理を行い（◯110ページ「体液管理」），また疼痛や不安，局所の圧迫，不自然な体位などの循環を妨げる因子を取り除くことが必要である。

1 不整脈

　手術後は，低酸素血症，アシドーシス，脱水，電解質異常などが原因となって，さまざまな不整脈が生じやすい。とくに高齢者や，手術前から心臓・血管系に病変をもつ患者においては，その傾向が強い。

　不整脈がある場合は，眩暈（めまい）・動悸・胸部不快感・血圧低下の有無，意識状態を観察する。不整脈には，ただちに心肺蘇生を始める必要のある重症のもの，抗不整脈薬などによる薬物療法をすぐに行う必要のあるもの，経過観察でよいものなど，さまざまな種類があるので，その鑑別が重要である。

2 うっ血性心不全

　手術後におこす心不全（術後心不全）には，急性心筋梗塞や不整脈による心ポンプ機能不全のほか，脱水・出血による循環血液量低下や過剰輸液による心負荷を基盤とするもの，急性呼吸不全に続発するもの，敗血症や細菌性ショックに続発するものなどがある。

　心不全に陥ると，全身の循環不全を引きおこし，肺うっ血・肺水腫などによる呼吸困難，肝うっ血，尿量減少，四肢冷感，チアノーゼ，浮腫などを生じる。心不全の程度に応じて，強心薬・血管拡張薬・利尿薬などを用いて治療を行う。

3 虚血性心疾患

　手術侵襲，低血圧・高血圧，低酸素血症，貧血，疼痛などによって虚血性心疾患が引きおこされることがある。手術後におこる心筋梗塞は，手術後3日以内におこることが多いため，とくに不整脈のある患者や心疾患の既往をもつ患者では，少なくとも3日間の心電図監視（モニタリング）が必要である。

4 深部静脈血栓症と肺血栓塞栓症

　手術後の肺血栓塞栓症は急性に生じ，そのほとんどが下肢および骨盤内静脈に形成された血栓による深部静脈血栓症であるので，両者は一連の病態として静脈血栓塞栓症と定義づけられている（◯図9-15）。下肢の整形外科手術，外科や婦人科などの開腹手術後に多くみられる。

　生活習慣の欧米化などに伴って，わが国でも近年急速に増加している。2004年には「肺血栓塞栓症/深部静脈血栓症（静脈血栓塞栓症）予防ガイドライン」が発刊され，予防対策，患者への説明，発症時の適切な治療などについて示された。

▐ 予防法

　①弾性ストッキング　ハイソックスタイプとストッキングタイプがある（◯図9-16）。正しいサイズを選ぶことが大切であるため，製品の指示書に

原因	→	深部静脈血栓症	約2/3は無症状

深部静脈血流のうっ滞
　長期臥床，長時間座位，妊娠，肥満，骨盤内腫瘍，静脈瘤，心不全，ショックなど

静脈壁損傷（血管内皮損傷）
　手術（とくにリンパ節郭清を伴う腹部手術），外傷，骨折，カテーテル留置，血管造影治療，分娩，血管炎，血栓性静脈炎など

血液凝固系の亢進，線溶系の低下
　悪性腫瘍，妊娠，肥満，脱水，血液疾患，抗がん薬・免疫抑制薬・エストロゲン製剤の使用，凝固異常など

深部静脈血栓症
約2/3は無症状
〈症状〉下肢の浮腫，腫脹，発赤，熱感，疼痛，圧痛
〈画像診断〉超音波検査，MRI，CT，静脈造影

↓

肺血栓塞栓症
〈症状〉・突然発症する胸痛と呼吸困難
　　　　・軽い胸痛や咳から急速にショックにいたる
　　　　・頻脈，多呼吸，SpO_2 低下（90%以下）は肺血栓塞栓症を疑う
　　　　・頸静脈怒張，血圧低下，チアノーゼ
〈血液検査〉凝固マーカー（D ダイマー陽性など），白血球増加，C 反応性タンパク質（CRP）陽性，尿酸脱水素酵素（LD）上昇
〈動脈血ガス分析〉低酸素血症，低二酸化炭素血症，呼吸性アルカローシス
〈心電図〉洞性頻脈，V_1〜V_3 の陰性化，V_5 の深 S，不整脈，右室肥大
〈胸部 X 線〉心陰影の拡大，肺門肺動脈拡大，末梢肺血管陰影減弱，少量の腹水，横隔膜挙上，板状無気肺
〈心臓・超音波〉右房・右室の拡大など右心負荷，肺高血圧の所見，肺動脈主幹部の血栓

○**図 9-15　深部静脈血栓症と肺血栓塞栓症の発症原因と病理**

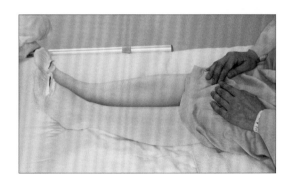

○**図 9-16　弾性ストッキングの正しいはき方**
ストッキングの収縮圧力によって下肢の静脈還流が促進され，深部静脈血栓症予防の効果がある。

　従って，足関節または腓腹筋の部分で周径を測定してサイズを決める。足首の圧迫圧が 16〜18 mmHg で，心臓に向かって圧が弱くなっている。少なくとも麻酔導入前から，脚の筋肉をしっかり使って歩行ができるようになるまでは着用する。局所的に強い圧迫が加わらないように，しわやよじれをなくし，また循環障害・皮膚障害がおきていないかを注意深く観察する。

　②**間欠的空気圧迫法**　ふくらはぎまたは下肢全体をおおって圧迫するカーフポンプタイプと，足底部を圧迫するフットポンプタイプがある。神経障害と皮膚損傷に注意する。深部静脈血栓症が存在している場合は，血栓を遊離させて，かえって肺血栓塞栓症を誘発するおそれがあるので，禁忌である。

　③**早期離床，下肢の運動**　下肢の挙上，屈伸，足関節の背屈などを行う。

　④**体液管理，血管内脱水の予防**　経口水分摂取をすすめるなどする。

　⑤**薬物療法**　危険性の高い患者には，予防的抗凝固療法（ヘパリン療法）を行う。術後出血の危険性が低くなってから投与する。

3 呼吸器合併症

　呼吸器合併症は，手術後合併症のなかで最も頻度が高い。高齢，肥満，喫煙などの因子によってその頻度は増大し，手術前から上気道感染が存在していたり，ステロイド薬の使用，低アルブミン血症や糖尿病の併存などによって感染に対する抵抗力が低下していたりすると，さらに発症しやすくなる。また，開胸手術や上腹部の開腹手術，3時間以上の長時間手術などの場合も頻度は高くなる。

　呼吸器合併症をおこすと回復は遅延し，ときに致命的ともなるため，その予防と早期の適切な対処が重要である。

1 手術直後の気道閉塞

　手術直後には，麻酔薬や筋弛緩薬の影響による気道内分泌物や吐物の貯留，舌根沈下，抜管後の反回神経麻痺，気管チューブの圧迫による声門浮腫などを要因として気道閉塞がおこることがある。おもに手術室内の回復室でみられるものであるが，ほかにも手術室から病棟への帰室途中，あるいは帰室後でもおこりうる。

●**気道閉塞への対応**　気道内の分泌物を吸引するとともに，患者に覚醒刺激を与える。舌根沈下があれば，肩枕をして頭部後屈・下顎挙上とし，気道を確保する。舌根沈下が続く場合は，経口エアウェイあるいは経鼻エアウェイを挿入する。エアウェイで気道確保ができない場合は，気管挿管となる。

2 無気肺と術後肺炎

　無気肺は，呼吸運動の抑制や気管内分泌物の貯留によって末梢気管支が閉塞され，肺胞と外気との交通が遮断されて肺胞内に空気がなくなり，肺胞がつぶれた状態である。無気肺が放置されると，分泌物内で細菌が繁殖して肺炎(術後肺炎)を引きおこす。

　最近は免疫機能の低下した患者にも侵襲の大きな手術が行われるため，上気道の常在細菌が下気道に吸引されて，緑膿菌や黄色ブドウ球菌などが肺炎の起炎菌となることも多い。

　無気肺(術後無気肺)は，術後36時間以内に発症し，術後肺炎はそれに遅れて術後1週間前後で発症することが多い。発熱・低酸素血症がみられたら，ただちに胸部X線撮影を行い，無気肺の有無を確認する。

●**無気肺への対応**　無気肺と診断され，疼痛によって換気が妨げられているようであれば，適切な除痛をはかり，呼吸理学療法や吸入療法によって気道内分泌物の排出を促す。無気肺に対しては，気道内分泌物の排出と，肺胞でのガス交換を促す援助が基本となる。

　①**適切な除痛**　鎮痛薬を効果的に使用して痛みを取り除き，肺活量を減少させないようにする。

　②**気道の湿潤化**　含嗽(うがい)をしたり，蒸しタオルを口にあてたりし

て，口腔内に湿りけを与える。手持ち型のジェットネブライザーや超音波ネブライザーを用い，分泌物を軟化させて喀出しやすくする。その後，創部を押さえて咳嗽を誘発する。

③ 深呼吸を促す　創部を手で押さえて深呼吸を促す。また，インセンティブ-スパイロメトリー❶を用いて，肺を十分にふくらませる。

④ 腹式呼吸　セミファウラー位をとり，膝の下に枕を入れるなどして膝を軽く立てる。ついで，腹部をふくらませながら鼻から息を吸い，すぼめた口から息を吐き出す。吸息の最後に少し息をとめ，呼息は長く吐き，吸う時間の 2〜3 倍の長さとする。介助者は，横隔膜のあたりに両手を添えて，呼息時に上方に押し上げて，横隔膜の運動をたすけるようにする。

⑤ 呼吸理学療法　気道分泌物の多い患者や痰の喀出が困難な患者で，気道内分泌物の除去と酸素化の改善を目的に行う。

⑥ 不安の軽減　深呼吸や排痰を促す行動や処置は，創部痛，創部離開，ドレーン抜管の不安や，疲労感などをもたらすことが多い。患者自身が十分にその必要性を理解して深呼吸や排痰を積極的に行うことができるように，創部は筋層までしっかりと縫合されていることを説明するとともに，創部の保護の仕方を伝えて安心感を与える。処置の時間などのスケジュールを患者に伝え，処置間には休息がとれるように配慮する。

4　精神・神経系合併症

1　術後せん妄

　手術後に一過性の精神障害が生じることがあるが，多くはせん妄であり，高齢者に頻度が高い。手術直後から発症までは意識は清明であることが多いが，前駆症状として不眠・不安を訴えて，手術直後ないしは術後 2〜3 日目に幻覚・錯乱・興奮などの症状があらわれる。通常，発症後 2〜3 日から 1 週間前後で後遺症を残さずに回復するが，高齢者ではときに慢性化して認知症に発展する場合もある。

　せん妄により安静がまもられなかったり，治療に支障をきたしたりして，全身状態の悪化や二次的な事故につながることがあるため，前兆❷がないかをよく観察し，発症時には医師に状況を報告する。また，貧血や体液バランスの乱れがないかなどといった身体内部のアセスメントを行い，改善に努める。また，必要時は向精神薬・抗不安薬などを使用する。

● 術後せん妄の予防　術前から，手術や手術後の経過についてわかりやすく具体的な説明を行って経過が想像できるようにし，不安を取り除くことが重要である。また，認知症ケアチームなどの専門チームを活用して対応することも有効である。

　手術後は，患者の苦痛や不安を考慮したコミュニケーションをとるように努め，また疼痛緩和をはかり，夜間は休息が十分にとれるように工夫する。

　日中はカーテンを開けて部屋を明るくし，時間や日付の感覚が戻るように

NOTE
❶インセンティブ-スパイロメトリー incentive spirometry
　incentive は「鼓舞する」，spirometry は「肺活量測定」の意。呼吸訓練補助具の総称として使われる。

NOTE
❷せん妄の前兆
　落ち着きがなくなる，ひとり言が多い，チューブなどをしきりといじる，などの行動がみられる。

カレンダーや時計を設置する。また，可能であれば家族の面会などを促して刺激を多くするとよいが，夜間の処置は避けるようにして，昼夜の区別をはっきりつけることが大切である。動きやすいようにチューブの長さを調整し，固定を十分に行って患者が不安なく動けるようにする。体位変換やマッサージなどを行って全身の緊張をやわらげるなどの方法も，せん妄の予防に有効である（◯355ページ）。

2 術後脳血管障害

　高齢者や，高血圧・動脈硬化・心疾患・糖尿病などの基礎疾患のある患者，あるいは手術中の体外循環による脳血流低下・出血傾向・低酸素血症のあった患者，血管遮断・剝離で血栓を生じた患者などは，脳出血や脳梗塞を発症し，中枢神経機能に障害を生じる場合がある。

　麻酔の覚醒状態，瞳孔の大きさ・左右差・対光反射，四肢のしびれ・脱力感・麻痺の有無，痙攣・不随意運動の有無などの観察を行い，いずれかの症状が出現した場合は，すみやかに医師に報告し，迅速な診断・治療につなげることが重要である。

　これらを予防するためには，手術中・手術後の体液管理・血圧管理・血糖管理を適切に行い，また疼痛緩和をはかる必要がある。

5 消化器系合併症

1 術後腸閉塞・術後イレウス

　腸閉塞・イレウスは，さまざまな原因・機序によって生じる腸管内容物の通過障害状態である。

　術後の腸閉塞は，手術によって損傷された組織を修復するための生体防御反応の結果として生じてしまった腸管癒着によるものが多い。癒着は術後3～6時間で完成されるので，手術直後からの体位変換や早期離床の必要性が強調されている。

　開腹手術では，消化管の運動は一時的に停止し，手術後には多少の腸管麻痺状態となり，軽度の腹部膨満，鼓腸を示すが，これは生理的な腸管麻痺といえる。一般的に，開腹手術後，胃は24時間，小腸は数時間から十数時間，大腸は3日前後で蠕動運動が再開するといわれている。腸蠕動の回復に伴って腹鳴・排ガスがあるが，手術から2～3日以上経過しても排ガスがなく，腹部膨満が増強する場合は，術後腸閉塞が疑われる。

　腸閉塞の症状として，吐きけ・嘔吐，腹痛，経鼻胃管からの排液増加，腹部単純X線写真での拡張小腸ガス像や鏡面像（ニボー像）の存在，金属性の腸雑音聴取などがあるので，早期発見に努める。

● **腸閉塞への対応**　腸閉塞が生じたときは絶食とし，拡張した腸管内の減圧（◯plus）をはかり，輸液によって水分・電解質を補正する。また腹部温罨法❶，浣腸，腸蠕動促進薬の投与を行う。長期にわたって保存的治療が必要

□**NOTE**

❶腹部温罨法
　循環を促し，腸管に刺激を与えることを目的に行われる。ただし，腹膜炎がある場合は禁忌で，腹部に創傷やドレーンがある患者では注意が必要である。

な場合には，中心静脈栄養による栄養管理を行う。腸内細菌の増加に対して抗菌薬が投与される場合もある。また，腹部膨満やイレウス管による咽頭不快感などのために，痰の喀出が妨げられ，呼吸運動が抑制されるので，深呼吸や排痰を促す必要がある。

● **腸蠕動運動の回復**　消化管も使わなければ衰えるため，可能な限り早期に経口摂取ができるように，腸蠕動を回復させ，消化・吸収機能を取り戻させることが重要である。

　1 **体動・離床**　体位変換，床上での膝の屈伸運動などの体動や，早期離床によって腸蠕動を促す。

　2 **精神的安楽**　疼痛や不安を軽減してリラックスした状態にし，交感神経の興奮を抑えて，腸蠕動運動をたすける。

　3 **排ガス・排便**　医師の指示のもと，浣腸によって排ガス・排便を促す。肛門付近までガスが来ているのに創部痛のために十分な腹圧がかけられない場合には，直腸内に太いチューブを挿入してガス抜きをする。また，腸蠕動促進薬を使用することもある。

　4 **手術**　以上のような保存的治療で腸閉塞が解除されない場合は，手術の適応となる。絞扼性腸閉塞で腸管の壊死・穿孔の危険性がある場合は，緊急手術となる。

　5 **苦痛の緩和**　腸閉塞自体による苦痛に加え，その改善のための処置による苦痛も大きいため，できるだけ苦痛の緩和に努めるとともに，処置の目的や方法などについて十分に説明を行い，患者の納得を得ることが重要である。

● **術後腸閉塞予防のための生活指導**　開腹手術を行うと癒着をおこしやすくなるため，開腹手術の既往をもつ人は誰もが生涯，腸閉塞になる可能性がある。手術後ある程度経過し，もとの状態に戻ったという感覚で，つい以前の早食いや過食の習慣が出てしまい，腸閉塞に陥るというケースもある。そのため，手術直後だけでなく，継続して生活調整に気を配る必要がある（◯▶表9-15）。

---

plus	**腸管内の減圧**

　経鼻胃管（約90〜120 cm）を用い，胃内容物および胃内へ逆流した腸管内容物を吸引して間接的に減圧する方法か，イレウス管（約2〜3 m）を腸管へ挿入し，腸管内容物を直接吸引して減圧をはかる方法がとられる。閉塞部口側の腸管内の減圧をはかることによって，腸管の循環障害を改善し，浮腫を取り除き，腸蠕動を促し，あるいは閉塞腸管のねじれや屈曲状態を直して通過障害を改善することを目的とする。

　イレウス管は，蠕動運動によって閉塞部位まで管の先端が到達することを期待するので，鼻孔部では固定せず，ゆるみをもたせて頬部で管を固定する。先端が目的の位置に到達していれば，鼻孔部と頬部の2か所で固定する。排液の臭気が強く患者自身や周囲の人が不快になる場合があるので，排液バッグはできるだけ閉鎖回路を保つような配慮が必要である。

○表9-15　術後腸閉塞予防のための生活上の注意事項

消化をたすける食べ方	腸蠕動を促す	腸閉塞発症時の対応
① 少量ずつ, ゆっくりとよくかんで(ひと口20〜30回かむ)食べる。 ② 歯牙の欠損, 義歯のかみ合わせ不良などがあれば治療を受け, 問題なく咀嚼ができる状態にする。 ③ 食物繊維の多い食品(海藻類・イモ類・キノコ類・根菜類・果実類)は小さく切り, さらに繊維を細かくきざんで食べる。 ④ あまりかまずに食べられる食品(めん類・ぼたもちなど)でも, よくかんで口の中で細かく砕く。 ⑤ 仕事の付き合いなどで日常的でない食事をするときは, 周囲の人々の理解と協力を求めておき, できるだけ自分のペースを保つ。	① 起床時にコップ1杯の水を飲み, 胃-結腸反射を誘発する。 ② 腸の走行に沿って腹部マッサージをする。 ③ 腹部を冷やさないようにし, また疲労を避け, 適度な運動をして腸の血液循環を保つ。 ④ 明るく楽しい気分で過ごす時間, リラックスした状態を生活のなかに多くつくり, 副交感神経のはたらきをたすけ, 腸の蠕動をよくする。	腹部に異常(腹部がはる感じや腹痛など)がみられたときは, 腸閉塞の前駆症状と考え, 必ず絶食とすることが, 退院後の生活指導として重要である。 ① 腹部が重い, 腹部膨満感がある, 間欠的に刺し込むような腹痛がある, などの症状が出現したら, 1〜3食分, 食事をやめて様子をみる。 ② 症状が消失したら, やわらかいものから少しずつ食べはじめる。 ③ 絶食中も, スポーツ飲料水などで水分・電解質を補給し, 脱水を防ぐ。 ④ 激しい腹痛が出現し, 痛みが増強する場合や, 嘔吐を伴う場合などは, 緊急の処置が必要になるので, ただちにかかりつけの医師の診察を受ける。

2　ストレス性潰瘍

　手術後のストレス性潰瘍は, 手術侵襲が大きい場合や, 手術中の出血が多かった場合, ステロイド薬を使用している場合などに発生しやすい。

　手術のストレスによって, 過剰な刺激が大脳皮質から視床下部へと伝達され, さらに視床下部-下垂体-副腎系と自律神経系を介して末梢(胃粘膜など)へ伝達される。その影響で, 胃粘膜の血流障害がおこり, 胃の粘液や胃酸・ペプシンなどの分泌に過不足が生じ, 胃壁に潰瘍が発生すると考えられている。

　ストレス性潰瘍は, 通常の消化性潰瘍と異なり, ほとんどは自覚症状がなく, 急激な貧血や突然の吐血・下血で発見されることが多い。また, 手術後2週間以内の発症が多い。手術後, 胃内留置チューブからの排液が血性であれば消化管出血が疑われるので, 排液の性状・色に注意をはらって観察を行う。また, 排便の性状や血液検査値にも注目して, 発症の早期発見に努める。

　最近はすぐれた胃酸分泌抑制薬があり, 手術中・手術後に使用することによって, ストレス性潰瘍の多くは予防が可能である。

6　代謝・内分泌系合併症

1　外科的糖尿病と糖尿病性昏睡

　麻酔や手術侵襲は強いストレッサーとして作用し, 生体はストレスホルモン(カテコールアミン・グルカゴン・副腎皮質刺激ホルモン・コルチゾール・成長ホルモン)やサイトカインを分泌し, 血糖値を上昇させる。この状態を外科的糖尿病という。糖尿病が併存している患者の場合, 手術後早期には外科的糖尿病が加わり, 高血糖になりやすい。

糖尿病患者が手術後に意識障害をおこした場合は，糖尿病性昏睡を念頭において血糖値を測定し，動脈血ガス分析でアシドーシスの有無を調べ，さらに尿中・血中ケトン体の有無，アセトン臭❶の有無を観察する。意識障害の原因を鑑別後，適切な対処を行う。

● **手術後の対応・注意**　手術後数日間は，定期的な血糖・尿糖の測定を行う。血糖値 150～200 mg/dL，1 日の尿糖 10 g 以下，尿ケトン体陰性を目標値として，糖質の量とインスリン投与量を決める。点滴内にインスリンを入れて持続的に投与する場合は，6～8 時間ごとに血糖値を測定し，スライディングスケール❷に従って速効型インスリンの皮下注射か静脈内注射を実施する。インスリン投与量を変更した場合は，1～2 時間後に血糖値を再測定する。

インスリン投与中は，その作用によってカリウムが細胞内に移行し，低カリウム血症をきたしやすいため，カリウムを含む電解質平衡にも注意が必要である。また，食事摂取量が安定しなかったり，高カロリー輸液を終了したりした場合には，インスリン過剰による低血糖に対する注意が必要となる。

2 尿崩症

尿量 4,000 mL/日以上を示した場合には，尿崩症（にょうほうしょう）を疑う。鑑別のために尿比重と尿糖を測定し，尿比重が低いこと（1.006 以下），尿糖による高浸透圧性利尿（尿浸透圧が高まり，再吸収が阻害されておきる）でないことを確認する。

診断後は，時間ごとの尿量・尿比重の測定を行い，血中・尿中電解質をみながら，指示された抗利尿ホルモン（ADH）の投与と輸液を行う。脱水と電解質異常による意識障害を呈することがある一方，抗利尿ホルモンによって利尿が制限され水中毒になる可能性もあるため，注意を要する。

7 腎・泌尿器系合併症

1 排尿障害

手術後におこる排尿障害として，尿閉や排尿困難がある。麻薬や副交感神経遮断薬などの薬物の影響，手術による神経損傷，手術中の膀胱留置カテーテル挿入時の尿道損傷などが原因となるが，排尿動作に伴う疼痛あるいはベッド上排尿への抵抗感などの心理的な要因も考えられる。

排尿障害がある場合は，尿意の有無，膀胱部の膨隆や疼痛の有無，尿量，尿の性状・色，残尿感の有無，水分出納などを観察し，原因をさぐる。腎前性・腎性の無尿のように，膀胱に尿が貯留しない状態との鑑別も重要である。

手術前に器質的・機能的な問題がない場合は，早期に膀胱留置カテーテルを抜去し，腹圧のかかりやすい起座位をとらせ，またトイレでの自然排尿を促す。

手術中の神経損傷による神経因性膀胱に伴う排尿障害を生じた場合は，長

◐表 9-16　手術後におこる急性腎不全の分類と看護の要点

	腎前性腎不全	腎性腎不全	腎後性腎不全
病態	腎血流量の低下に伴う腎不全	腎臓そのものの障害によっておこる腎不全	尿管以降の尿路に障害があっておこる腎不全
原因	麻酔，出血による体液喪失，輸液・輸血不足，重症感染症，心不全などによる血圧低下	手術前からの腎機能障害，腎毒性のある薬品(抗菌薬・非ステロイド性抗炎症薬・造影剤)の使用	膀胱留置カテーテルの閉塞，尿管・膀胱・尿道の損傷
看護の要点	① 観察：尿量(時間尿量もみる)，尿比重，血圧，水分出納(飲水量・輸液量・輸血量と排泄量，出血量，ドレーンからの排液などで出納を計算)，尿意・下腹部膨満・圧痛の有無 ② 膀胱留置カテーテルの点検：カテーテルは屈曲していないか，からだやベッド柵など外部からの圧迫による閉塞はないか，血尿や浮遊物はないか，カテーテルの挿入の長さは適切か ③ 水分・電解質の調整：飲水量の維持，補液量の維持，利尿薬の投与 ④ 安静・保温による腎血流量増加 ⑤ 検査データの把握：中心静脈圧，血中尿素窒素・血清クレアチニン，血清カリウム，動脈血ガス分析など ⑥ 重症度に応じてドパミン持続点滴静脈内注射，血液浄化療法(透析)などが行われるので，指示を受けて対応		

期間の膀胱留置カテーテルの留置や，膀胱訓練，自己導尿が必要となる。その際は，感染予防に留意し，患者に目的・方法をよく説明する。

2 急性腎不全

　術後，腎血流量の減少や尿路の障害などによって急性腎不全をきたし，乏尿(1日尿量 400 mL 以下)，無尿(同 100 mL 以下)となることがある。手術後は，多くの代謝産物(老廃物)を体外に排泄しなければならないため，少なくとも 1 日 1,000 mL 以上は尿量を確保すべきである。尿量の減少は急性腎不全の徴候といえるので，尿量減少の原因をさぐり，適切な対処をとる(◐表 9-16)。

8 運動器系合併症

1 術後末梢神経障害

　手術中の体位や局所の圧迫が原因で神経障害がおこることがある。神経障害は，早期に発見し，処置をしないと不可逆的になるため，障害の要因になるものを早期に除去することが大切である。

　術後の神経障害としては，上肢では正中・尺骨・橈骨神経麻痺，下肢では腓骨神経麻痺が多くみられる。腓骨神経麻痺は，下肢の手術はもちろん，ほかの部位の手術であってもおこりうる。意識や筋力の回復が不十分な場合，下肢は外旋位をとりやすく，その結果，枕などで膝の後外側にある腓骨頭が圧迫されると麻痺がおこりやすくなる。

　手術後は，しびれや運動障害の有無を観察し，安静度の範囲内で良肢位を保たせるようにする。

2 関節拘縮・筋萎縮

　手術後，長期臥床となる場合には，関節拘縮や筋萎縮を予防し，あるいは最小にするために，医師と相談しながら，上・下肢の運動，関節の自動運動・他動運動を計画的に行う。さらに，手術後早期から理学療法士による訓練を行うと効果的である。

9　縫合不全

　縫合糸による創傷面の機械的接着を行った場合，手術後7〜14日までに創傷治癒が完成しないと，縫合不全をおこす。手術前からの低栄養状態や不十分な術前処置，縫合部の血行障害や感染などが原因となる。手術後3日以内に生じた縫合不全は，最初から縫合していない部分に生じたものである。

　近年，器械吻合❶が行われるようになってから，縫合不全は少なくなっている。

● **予防**　縫合不全の予防には，手術前から栄養状態を改善しておくことが重要である。また，とくに下部消化管手術の場合は，手術前に腸管清掃法❷などの前処置を確実に行い，手術後は消化管内に留置したチューブからの排液が効果的に行われるようにして，消化管内容物による吻合部への加圧を防ぐ。

● **発生時の対応**　縫合不全がおこった場合は，創部のドレナージや抗菌薬の投与，高カロリー輸液などの治療が行われる。創部の処置は無菌的に行い，全身の清潔を保ち，感染予防に努める。疼痛や発熱などの不快な症状を伴うことがあるので，疼痛の緩和をはかり，また冷罨法などを適用して安楽をはかる。

10　術後感染症

　感染が成立するか否かは，微生物のビルレンスと生体の防御機能との力関係によって決まる。免疫機構にとくに異常がない場合でも，栄養状態や疲労状態，精神状態などによって個人の感染抵抗性は変動する。しかも手術を受ける患者の場合は，手術操作そのものやドレーン・チューブの挿入によって微生物の侵入が容易となるばかりではなく，麻酔や手術侵襲によって抵抗力が低下するため，感染が成立しやすくなっている。手術前から糖尿病や肝硬変，膠原病などの基礎疾患をもつ患者や，高齢者，貧血や低タンパク質血症のある患者，ステロイド薬を使用している患者などは抵抗力が減弱しているので，さらに感染の危険性が高くなる。

　手術部位感染は，手術操作が直接及ぶ部位に発症するものであり，表皮ブドウ球菌などの常在細菌による皮膚・軟部組織感染，生理的に細菌の生息する消化管などを切開・開放するために汚染されておこる腹腔内膿瘍・横隔膜下膿瘍などがある。下部消化管穿孔では，腸内細菌叢の分布を反映して，大

NOTE

❶**器械吻合**
　自動吻合器や自動縫合器による吻合のこと。

❷**腸管清掃法**
　下部消化管の手術の前処置として，①低残渣食，緩下薬や浣腸による機械的腸管清掃法と，②小腸で吸収されない抗菌薬の経口投与による化学的腸管清掃法とがある。最近は，菌交代現象によって術後にMRSA腸炎を併発する危険性があるなどの理由から，化学的清掃法は施行しない傾向にある。

腸菌・緑膿菌などのグラム陰性桿菌や，バクテロイデス属などの嫌気性菌の混合感染が多く，またエンドトキシン（内毒素）が大量に放出されて敗血症性ショックに陥ることがある。

　感染予防の3原則は，① 微生物の除去，② 感染経路の遮断，③ 宿主の抵抗力の増強である。手術後の感染予防あるいは感染症対策も，この3原則を念頭においてケア計画をたてて実施すればよい。

1 創部感染症

　手術後2日ほどは，術中・術後の出血・滲出液・壊死組織の吸収のために発熱するが，これは吸収熱とよばれ，しだいに解熱する。しかし，3〜5日を過ぎて発熱が再燃し，創部の疼痛を伴う場合は，創部・創傷の感染症が疑われる。創部感染症が進行すると，創傷治癒過程が妨げられることによる縫合不全や，最悪の場合は敗血症性ショックをおこすこともある。

● **創傷処置時の注意**　創傷処置時は，標準予防策（スタンダードプリコーション）にのっとり，無菌操作・清潔操作，手袋の着用を徹底する。接触感染を防ぐために，医療者の手指衛生は重要であり，手洗いの励行，消毒薬を用いた一処置一手指消毒を徹底する。回診時に医師や看護師が互いに声をかけ合い，手指衛生を徹底することが重要である。

　創部の発赤・腫脹・熱感・疼痛の有無と程度，創部やドレーンからの滲出液の量・性状を観察し，さらに白血球数やC反応性タンパク質（CRP）値などの検査値にも注目し，感染の徴候を早期に発見する。感染創部は開放され，ドレナージが行われることが多いが，十分な生理食塩水を用いて洗浄を行って細菌数を減らし，宿主の免疫機能で対処できるようにする。感染創部は湿-乾式ドレッシング法で創傷処置を行う（●42ページ）。

　また指示された抗菌薬の投与は確実に行い，不必要な体力消耗を防ぐために発熱時は安静にし，水分補給，安楽のための冷罨法を行うとともに，皮膚・粘膜の清潔保持に努める。

2 呼吸器感染症

　手術前の喫煙や呼吸器疾患の影響によって，あるいは術式・麻酔・術後疼痛などのさまざまな要因によって，呼吸運動が抑制されたり，気道内分泌物の排出がとどこおったりすると，手術後に呼吸器感染症を発症することがある。喀痰からMRSAなどの耐性菌が検出された場合は，接触感染・飛沫感染を防ぐために，必要に応じて個室に隔離❶し，処置にあたっては手袋・ガウン・マスクなどを着用する。

　また呼吸理学療法・体位ドレナージを行って気道内の分泌物の排出を促し，口腔ケアも確実に行う。うがいだけでなく，ブラッシングを行って細菌のひそむ歯垢を除去する。さらに，消化のよいバランスのとれた食事によって栄養状態の改善をはかり，休息がとれるように環境を調整して抵抗力の回復を促す。

NOTE

❶**隔離** isolation
　個室に隔離することが望ましいが，個室が無理であれば総室（相部屋）のまま，カーテンで隣の患者と仕切ったり，ベッドの間隔を2m以上離したり，大部屋に複数の同一感染症患者をまとめて収容したりする。

3 尿路感染症

尿路感染症は、膀胱留置カテーテル挿入後5日目以降に多い。カテーテルの持続的刺激による粘膜の炎症によって抵抗力が減弱するため、カテーテル挿入中は感染がおこりやすい。閉鎖式蓄尿バッグを用いると開放式の場合よりは減少する。微熱、尿意切迫感、膀胱部（恥骨上部）の疼痛がみられる。

検尿・尿培養で尿路感染症と判明したら、抗菌薬の投与を行い、可能であればカテーテルを抜去（無理であればカテーテルを交換）する。またカテーテル挿入時は、尿道口に分布する細菌を膀胱内に押し込まないよう、尿道口の消毒は確実にし、無菌操作を励行する。カテーテル挿入中は、陰部洗浄などを行って尿道口を清潔に保つ。尿道口や陰部の発赤・疼痛の有無、尿の混濁・浮遊物の有無、発熱などの感染徴候に注意し、腎機能障害などがない場合には、水分の十分な摂取によって尿の流出を促す。

D 形態変化や機能障害に対する適応への援助

手術を受けた患者のなかには、身体の形態的変化や機能上の障害をかかえることになる人もいる（●表9-17）。これらは、ときとして社会復帰の妨げとなり、また社会関係や家族関係にも重大な影響をもたらすことがある。

看護師は、患者が自身のもつ障害を受け入れ、その障害とともに生活していく心構えを築くことができるように援助し、同時に自己管理能力が十分発揮できるように指導していく。また患者を取り巻く家族・社会関係の調整を行って、患者に対する周囲からの理解と協力が得られるようにすることも重要な役割である。

1 形態変化への適応

● 患者の受ける衝撃　身体の形態の変化や、身体の一部の喪失は、容易に

●表9-17　形態の変化，機能障害のおこる手術

外形の変化が著しい手術 　四肢切断術，乳房切除術，眼球摘出術
自尊心に関係する手術 　顔面の手術，発声が障害される手術，生殖や排泄の機能が障害される手術
生活様式や生活習慣の変更が必要となる手術 　排泄様式にかかわること：人工肛門造設術，尿路変向術 　食生活にかかわること：経管・経腸栄養が必要になる消化管手術 　意思伝達にかかわること：気管切開術 　日常の活動量・範囲にかかわること：肺切除術，四肢切断術

は受け入れがたいことである。とくに四肢切断術や人工肛門造設術，乳房切除術など，ボディイメージ（身体像）の変化を生じる手術の場合には，たとえ術前にオリエンテーションを受けてイメージづけを行ったとしても，実際に変化した自分の姿を目にしたときの患者のショックと悲しみは，はかりしれないものがある。

　さらに緊急手術の場合，患者は，その状況をゆっくり自分のなかで受け入れる時間が不足しており，身体状況も不安定であることから，術後の精神的ダメージは，待機手術よりも一層深刻なものとなる。

● **患者の反応を見ながらの対応**　患者によって術後の反応はさまざまである。たとえば，離床は積極的に行うのに，創部を見ることができない，あるいは切除した部分の会話を避けるなどの反応がみられることがある。これらの反応は，変化したみずからのボディイメージを受け入れられていないあらわれとも考えられる。

　このような反応を示す時期には，無理に患部を意識させたり，自己管理の指導を始めたりせず，患者の気持ちの変化に注目しながら，話を十分に聞き，つらい気持ちを受けとめようとする態度が必要である。緊急手術を受けた患者の場合は，さらに慎重にかかわることが求められる。まずは痛みや身体的な苦痛を取り除き，活動と休息のバランスをとり，気持ちのゆとりが得られる状況にすることが重要である。そのうえで，術前の説明をどの程度覚えているか，理解しているかなどを確認し，受けた障害を理解できるよう支援していく。

　しかし，患者の気持ちが変化するのを永遠に待つことはできない。対応を先のばしにし続けると，患者の苦しい時間を延長することになるだけでなく，セルフケアの習得が遅れ，社会復帰も遅れる。術後の身体的苦痛がある程度落ち着いた段階で，患者の反応を注意深く観察しながら「一緒に傷を見てみましょうか」などと声をかけ，少しずつ前へ進めるよう支援していくことが必要である。

2　機能障害への適応

● **性機能に問題が生じる場合**　乳房切除術や尿路変更術・人工肛門造設術・子宮摘出術など，生殖や排泄機能に直接・間接に関係する手術では，性の問題が生じてくる。乳房を切除した患者は，未婚であれば結婚・出産について，既婚であれば配偶者との関係について，悲観的な気持ちに陥りがちである。

　このような患者に対しては，外観や機能が変化しても個人の存在価値は不変だということに患者自身が気づき，希望と自信を取り戻して手術後の生活を再構築できるように援助していくことが必要である。この場合，配偶者や家族の支えが必要になってくるため，患者のつらい気持ちを家族に伝え，どのように患者を支えていけばよいのかを，家族や周囲の人々とともに話し合うことも，看護師の重要な役割である。

● **生活に問題が生じる場合**　四肢切断による運動機能障害や，排泄経路の変更による排泄機能障害，喉頭全摘除による失声などが生じた場合，患者はそれまでの生活様式や生活習慣の変更を余儀なくされる。

しかし，現在では，そこなわれた機能を補う手法や装具・補助具の開発が進んでおり，障害をもちながらも手術前と近い生活を維持することが可能となっている。また，同じ障害をもつ患者や家族が情報を交換し合う場となる患者会も多くあり，そこからいろいろな刺激を受け，前向きになれる患者も多くいる。近年では，SNS を活用して情報を入手したり，スマートフォンで動画を見ながらセルフケアを習得したりすることも一般的になっている。

こうした工夫や調整しだいで通常の生活が送れることを患者に知ってもらい，また，いろいろな情報や物品も活用して，患者が積極的に生活していけるように援助する。

● **退院後の対応**　入院中，患者は，医療者に見まもられ，励まされながら，反復練習してセルフケア能力を獲得する。しかし，退院したとたんにそれらをひとりで実践しなくてはならなくなり，患者は孤独に障害と向き合うことになる。また，入院中の環境と自宅の構造の違いなどで，新たに不安に思うできごとにも遭遇する。

そのため，とくに退院後初回の外来受診では，自宅で生活できたことを十分にねぎらい，自宅や外出先で困ったことはないかなどの確認が行えるよう，病棟と外来間で情報を共有しておくことが重要である。患者は，そのような体験を繰り返して，少しずつ自信をつけ，活動範囲を拡大することが可能となる。

3　障害の受容

新しい生活様式を獲得し，社会復帰できた患者は，しかしそれだけで障害を完全に受容できているとは限らない。術後，前向きにリハビリテーションに取り組み，後ろ向きの言動がないからといって，病気になったこと，障害をもったこと，見た目がかわったことを，喜んで受け入れられる患者はほとんどいない。

場合によっては自分よりはるかに若い医療者に愚痴や弱みを見せられない，言ったところで現状はかわらないという思いをもつ患者も少なくない。また，術後は，離床，セルフケアの習得など，目の前のことに必死だったが，退院してもとの環境に戻ったときに，自分の変化をまざまざと実感する患者もいる。時間の経過や環境の変化とともに，患者の思いや考え方も変化していくのである。

看護師は，病棟・外来にかかわらず，患者の心理状態を会話や体調などから読みとり，患者がいまどのような段階にあり，どのようなサポートが必要かをアセスメントし，多職種や専門チームと連携・協働しながら，障害の受容をたすけ，生活の質の維持・向上を支援することが重要である。

参考文献

1. 厚生労働省：地域包括ケアシステム．（http://www.mhlw.go.jp/stf/seisakunitsuite/bunya/hukushi_kaigo/kaigo_koureisha/chiiki-houkatsu/）（2016-06-30 参照）．

第 **10** 章

集中治療を受ける患者の看護

A 集中治療の概念と看護の役割

●**集中治療とは**　大手術，感染，がんや血管変性の進行などによって大きな侵襲が生体に加わると，侵襲が直接加わった臓器が障害されるだけでなく，全身の臓器の機能が低下し，あるいは影響を受ける。その結果，生体の機能は不安定となり，生命は危機に直面し，集中的で高濃度な介入が持続的に必要になる。このような状態にある患者を一時的に集中治療室（ICU，●337ページ）などに収容し，身体機能の安定化や合併症の予防などを目的として，専門家からなる医療チームが行う全身管理が**集中治療（クリティカルケア❶）**である。

●**手術と ICU**　小手術の場合には，手術終了後，患者はすぐに病棟に戻るが，大手術のあとなどには，ICU へと収容される。すなわち，周術期における ICU とは，手術後，病棟において全身管理が可能となるまでの間，一時的に医療を行う場である。

NOTE

❶**クリティカルケア** critical care
　集中治療とほぼ同義に使われる。危急 critical の状態にあって，放置すれば死にいたる患者に対する治療・処置をいう。

1 生命が危機的状況にある患者の特徴

1 治療環境

●**患者のおかれた状況**　生命が危機的状況にある患者は，状態の変化を監視するモニタリング装置や救命のための多くの機器類が装着される（●図 10-1）。繰り返される医療行為と，機器類の発するさまざまな音に囲まれた特殊な環境下に置かれ，睡眠もさまたげられやすい。

　患者は，小さくなった生命力を医療者の手にゆだね，一方，医療者は強力で集中的な治療によって全力で生命の危機から患者を救おうとする。このよ

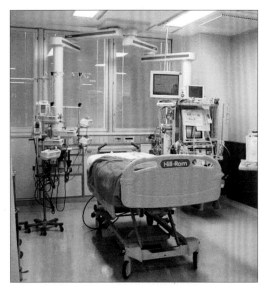

●**図 10-1　ICU のベッド周囲の様子**

うな状況下では医療が先行され，患者の自己決定権や，生活の質(QOL)に対する主体的参画がおびやかされやすい。

● **治療環境に対する患者の心理的反応**　大手術などによって生命の危機の可能性が予測される場合には，あらかじめ集中治療に関するオリエンテーションがなされ，患者-医療者間にはある程度の合意がなりたっている。それでも想像していた状況と実際との間にはかなりの落差が生じる場合があり，患者は混乱や不適応をおこすことがある。

　一方，急性の機能不全や不慮の事故などによって，緊急で集中治療を受けることになった患者は，自分の状態について十分に理解できないまま，死の不安や孤独感，身体的苦痛などが高まり，情動的・本能的行動が出やすくなっている。これらの反応は，患者自身が自分の状態をどのように受けとめているかによっても，あらわれ方が異なってくる。

2 患者の身体的特徴

　ICU に収容される患者は，一般に次のような身体的特徴を有している。
(1)生命の危機的状況にある，もしくは今後生命の危機的状況に陥る可能性が高く，濃厚な治療・看護を必要とする。
(2)感染や手術などによる外的侵襲と，がんや血管変性などによる内的侵襲によって，生体の恒常性(ホメオスタシス)が大きくくずれ，全身性の反応が生じている。
(3)障害臓器が多臓器にわたることが多く，障害の程度が重い(多臓器不全の状態)場合が多い。
(4)疾患や侵襲的治療のために身体的な苦痛を生じやすい。
● **問題点**　このためにおこりやすい問題として，次のような点がある。
ⅰ)状態が急変しやすい(心停止・呼吸停止)。
ⅱ)二次的障害(合併症)をきたしやすい。
ⅲ)侵襲や身体的な苦痛によって，神経・内分泌・免疫系の乱れが生じやすい。

3 患者の心理・社会的特徴

　一方，心理・社会的には次のような特徴がある。
(1)特殊な治療環境に脅威を感じている。
(2)ときに死への恐怖をいだいている。
(3)コミュニケーション手段に制限があり，自己を十分に表現できない。
(4)プライバシー，選択の自由，知る権利などの基本的人権が制限されている。
(5)睡眠と覚醒のバランスが乱れやすい。
(6)家族は，生命の危機的状況にある患者をまのあたりにし，悲嘆，不安，恐怖などから精神の危機的状況に陥ることがある。
● **問題点**　このために生じやすい問題として，次のような点がある。
ⅰ)不安・不眠・否認・否定・怒りなどから，治療への協力が得られにくい。

ⅱ）自尊心の低下，感情鈍麻，無力感などによって回復意欲が低下しやすい。

ⅲ）せん妄（●335ページ）やうつなどの精神症状をきたしやすい。

2 集中治療における看護の役割

● **集中治療における専門的な看護**　集中治療を受ける患者の看護にあたる看護師は，このような状況におかれた患者のもつ特徴を十分にふまえたうえで，患者を生命の危機から脱却させる，救命というきわめて重要な役割を担っている。集中治療の領域では，集中ケア認定看護師❶，クリティカルケア認定看護師❷，急性・重症患者看護専門看護師❸が，看護実践・指導・教育，家族ケアなどに関与し，高度な看護の提供を行っている。

● **救命と，その先にある目標**　集中治療における看護では，救命が第一義的な役割となるが，患者の心身の苦痛をできる限り小さくし，また個人の尊厳を保持するための援助も同時に重要である。またICUにおいては，監視装置への不断の注意も不可欠である。しかし，この期間は患者にとっては通過点にすぎず，その延長線上には日常生活の自立，社会復帰という最終目標があることを忘れてはならない。

● **患者の生命をまもるための援助**　救命という大前提のもとに医療者中心になりがちな状況のなかで，著しく小さくなっている患者の生命力を少しでも強められるように，むだな消耗を取り除き，患者のもっている力を評価し，その力を効果的に引き出すために外からはたらきかけることが，看護の役割である。すなわち，生命を第三者にゆだねざるをえない状況にある患者に対して，安心して生命を託せるような環境を整え，また患者自身の力で生命維持が可能となるように，その過程に対して援助することが求められている。

● **病態の理解と実践**　ICUにおいては，呼吸・循環・代謝機能の観察や，輸液などを含めた患者の全身管理が行われている。医療器械・器具類を正しく使用して効果的に看護を行うためには，それらの操作法とともに，その患者の病態に関する正しい知識を習得しておかなければならない。そして，緊

□ NOTE

❶**集中ケア認定看護師**

　生命の危機状態にある患者の病態変化を予測した重篤化の予防，廃用症候群などの二次的合併症の予防および回復のための早期リハビリテーションなどを行う認定看護師。

❷**クリティカルケア認定看護師**

　急性かつ重篤な患者の重篤化回避と合併症予防に向けた全身管理，安全・安楽に配慮した早期回復支援を行う認定看護師。身体所見から病態を判断する能力，人工呼吸器の調整や輸液管理に関する知識・技術を備えている。

❸**急性・重症患者看護専門看護師**

　緊急度や重症度の高い患者に対して集中的な看護を提供し，患者本人とその家族の支援，医療スタッフ間の調整などを行い，最善の医療が提供されるよう支援する専門看護師。

---

plus	**ICU看護師に求められる能力**

　上記のような役割をはたすため，ICU看護師には次のような能力が求められる。

（1）救急蘇生に習熟し，患者を生命の危機から救うことができる。

（2）刻々と変化する患者の状態から病態を理解し，当面の目標を明確にすることができる。

（3）医療機器・器具の機能・特徴を十分に理解し，取り扱うことができる。また，医療機器を装着した患者のフィジカルアセスメントを行い，必要な看護技術を安全かつ効果的に実践することができる。

（4）患者をひとりの人間として尊重し，相互の信頼関係をなりたたせることができる。

（5）患者の24時間の生活が，それぞれの患者に合った，できるだけ快適なものになるように，特殊な条件のなかで工夫することができる。

（6）患者から離れている家族のよい理解者となり，患者と家族の関係を調整することができる。

（7）チームのメンバーとの連携を促進し，チーム医療や継続看護を効率的に行うことができる。

急性を要する高度な処置が多いため，看護師には機敏で的確な判断力と実践力が要求される。

　患者の急変をいち早く発見できるのは看護師であり，その場に医師がいないときには，みずから初期の救命処置を行わなければならない場合もある。

● **患者の心理・権利に対する配慮**　ICUという特殊な環境において，生命の危険にありながらも，そこには患者の生活がある。看護師は，さまざまな医療機器の装着やチューブ類が挿入された治療環境のなかで，患者がより安楽な生活を営めるように援助していく。

　一般にICUでは，緊張の度合いの高い処置が多く，さらに，その時間が長くなるにしたがって，看護師は注意が局所にかたより，患者をひとりの人間としてとらえにくくなる傾向がある。看護師自身に余裕がなければ，行動や表現が硬直化したり，一方的になったりもしがちである。こうした言動が，患者に不必要な不安感や恐怖感を与え，気持ちを混乱させる要因にもなる。

　看護師として，患者のもつ社会的・家族的背景や価値観，あるいはその表情や態度などから，そのときどきの患者の心理を理解し，尊重するとともに，つねにその気持ちをやわらげるように配慮しなければならない。接し方や説明の仕方にも細かな注意が必要である。

　また，患者がICUの人的・物的条件に対してどのように反応し，対処しているかを察知して，その患者の適応能力を的確に把握し，個人の人権・尊厳をまもるよう努めなければならない。

B 集中治療室（ICU）

1 集中治療室（ICU）の種類と適応

　重症患者が多く収容される**集中治療室** intensive care unit（**ICU**）は，日本集中治療医学会による定義では，「集中治療のために，濃密な診断体制とモニタリング用機器，ならびに生命維持装置などの高度の診断機器を整備した診療単位である」とされている[1]。

● **対象者**　ICUに収容される患者は，臓器機能不全をおこして生命に危険が及んでいる者，あるいは危険が予測されると判断された者である。

● **スタッフ**　ICUでは，各専門部門の医師と訓練された看護師，臨床工学技士，薬剤師などからなるメンバーが協働し，豊富な設備や機器類を駆使し，24時間を通した連続的で高度な治療・援助を行うことによって，収容された患者の生命をまもり，あるいは生命が危機に陥ることを未然に防いでいる。

● **中央診療部門としての役割**　このようにICUとは，医療スタッフが総力をあげて，手をつくして高濃度の治療と看護を行う場である。ICUは，病

1）今井孝祐：集中治療医学の定義. 日本集中治療医学会雑誌, 16：503-504, 2009.

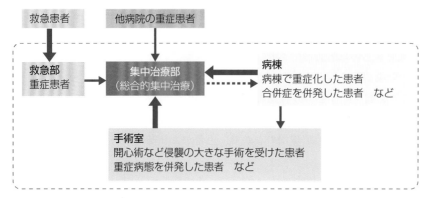

○**図 10-2　病院における集中治療部の役割**

院全体の中央診療部門❶の１つであると同時に，重症患者を治療する病棟としての重要な役割を担っている。そのため，一般の病室とは異なった管理体制がとられ，専門家たちが横断的，有機的に連携しながら医療が実施されている（○図 10-2）

NOTE
❶**中央診療部門**
　ある特定の診療科に所属せず，診療各科が利用できる部門をいう。なお，ICUを管理運営する部門を「集中治療部」として組織化している病院もある。

1　ICU の種類

ICU の管理・運用システムには，大きく次の２種類があり，これらの中間型を取り入れているところもある。

（1）high-intensity type ICU（closed ICU, mandatory critical care consultation）：集中治療医が専従しており，部門内すべての患者の診療に主導的に関与し，診療における責任の所在が集中治療医にある ICU。

（2）low-intensity type ICU（open ICU, elective critical care consultation）：診療の主導は各科主治医であり，集中治療専医の関与が少ない ICU。

また，単に ICU という場合は，一般（総合）集中治療室 General ICU（GICU）のことをさすが，それ以外にも以下のように特殊化・専門化した集中治療室や，それに準ずる場がある。これらは一般病棟に移動させるまでの間に，経過を観察したり，特殊な治療・処置を行ったりするために用いられる。

（1）冠疾患集中治療室 coronary care unit（CCU）

（2）脳卒中集中治療室 stroke care unit（SCU）

（3）新生児集中治療室 neonatal intensive care unit（NICU）

（4）小児集中治療室 pediatric intensive care unit（PICU）

（5）高度治療室（ハイケアユニット）high care unit（HCU）

2　ICU の適応

前述のように，ICU は原疾患に対する原因治療というよりも，生命の維持に重大な影響のある呼吸・循環・代謝などの臓器不全状態に対して，全身的な治療・看護を行う場である。ただし，その状態は急性のものであって，かつ集中的に加療すれば回復する見込みがあることが原則である。

具体的には○**表 10-1** のような症状や疾患をもった患者を対象とするが，

◉表 10-1　ICU 入室対象となる病態・疾患

① 大手術の術後（開心術・開胸術など）	⑥ 意識障害・昏睡
② 急性心不全（心筋梗塞を含む）	⑦ ショック
③ 急性呼吸不全	⑧ 救急蘇生後
④ 慢性呼吸不全の急性増悪	⑨ 急性薬物中毒
⑤ 重篤な代謝障害（肝不全・腎不全・重症　糖尿病など）	⑩ 広範囲熱傷
	⑪ その他外傷，破傷風などで重篤な状態

　近年の集中治療の発展に伴って，多くの問題も発生している。脳死をはじめ，尊厳死，臓器移植，医療の経済効率の問題など，社会の動向とも深く関連するため，倫理的・社会的側面からもその適応が議論されている。

　急性期の重症患者における終末期医療のあり方については，2014 年に日本救急医学会，日本集中治療医学会，日本循環器学会の 3 学会によって「救急・集中治療における終末期医療に関するガイドライン」が作成され，医療チームの役割が明記された。さらに，厚生労働省は，2018（平成 30）年に，「人生の最終段階における医療・ケアの決定プロセスに関するガイドライン」を示し，患者・家族が最期まで自分らしく生き，よりよい最期を迎えるための，最善の医療・ケアに関する重要性をまとめている。

2 ICU の管理・運営と設備的条件

　ICU は病院の中央診療部門であり，前述した ICU の目的を効果的に達成するために，ICU の専従医師（集中治療専門医）・麻酔科医・各科医師・看護師・臨床工学技士・医事課事務員などからなる ICU 運営委員会が設置されている。この委員会が入退室の基準や診療の責任，医師・看護師の勤務体制，高額機器の購入，室内の管理などについて検討・決定している。

　ICU が満たすべき人員や設備の基準として，特定集中治療室管理の施設基準（厚生労働省基準）がある。また，厚生労働省基準をふまえた日本集中治療医学会の「集中治療部設置のための指針」（2022 年改訂）もあり，こちらも満たすことがより望ましい。以下にその要点を述べる。

● **ICU 医療スタッフの配置**　質の高い医療を実践するためには，治療，看

---

plus	**保険診療上の ICU の扱い**

　医師・看護師・臨床工学技師の数，病床の広さ，医療機器，電源，クリーンルーム，重症度，医療・看護必要度の基準を満たす患者の割合などについて，厚生労働省の示す施設基準を満たした ICU における管理は，特定集中治療室管理料として診療報酬を請求できる。

　なお，2020（令和 2）年度の診療報酬改定時には，ここに早期栄養介入管理加算が新設された。これは重症患者の ICU 入室後に，管理栄養士が介入して早期に経口摂取移行や低栄養の改善などの栄養管理を実施した場合に取得できるものであり，ICU 入室患者の早期回復にとって栄養管理が重要であることが示されたといえる。

護，機器・薬剤の管理などにかかわる人員の充実が不可欠である。そのため ICU では，集中治療専門医，看護師，臨床工学技士，薬剤師，事務職員，理学療法士・作業療法士・言語聴覚士，管理栄養士などの充足とその協働が必要である。また，ICU における責任者は日本集中治療医学会が認定した集中治療専門医が担う。

● **ICU の設備**　ICU 内には，人工呼吸器，除細動器，ペースメーカー，血液浄化装置，などの医療機器を常備する必要がある。また，体外式膜型人工肺 extracorporeal membrane oxygenation（ECMO）や大動脈内バルーンパンピング intra-aortic balloon pumping（IABP）なども備えることが望ましい。さらに，フロアの面積と区分け，電源や空調，給排水，医療用ガス，照明，環境制御システムなどについても，定められた基準を満たす必要がある。

● **ICU の感染対策**　ICU には医師および看護師の感染対策責任者をおくことが必要とされている。ICU に収容されている患者は，大きな侵襲にさらされているため，感染防御機構が著しく低下している。医療者を媒介とした接触感染の危険もあり，手洗い，空調設備の適切な設置が必要である。また，近年の新型コロナウイルス感染症の拡大のような事態が発生した場合には，防護服や N95 マスクの装着などの装備や，紫外線殺菌装置の使用などの院内感染防止対策の一層の徹底が求められる。

C　集中治療における看護の実際

　集中治療は，患者の予後や QOL に大きく影響を与える。また，集中治療中の患者は，呼吸器・循環器系などの重症疾患や臓器不全を負い，あるいは侵襲度の高い手術を受けているため，一般の手術後患者とは異なった理解と対応が必要である。

1　集中治療を受ける前の看護

　ICU では，生命を維持するために治療優先に業務が行われることが多く，多くの医療機器・装置類が稼働し，たえまなく医療スタッフが活動している。一方，集中治療を受けている患者は，気管チューブを挿入され，麻酔や鎮痛・鎮静薬の影響で意識がもうろうとしていることが多い。また，覚醒したときには人工呼吸器が装着されて声が出せず，さらに輸液ラインや心電図モニターのコードがつながれ，尿道留置カテーテルやドレーンが挿入されているなど，コミュニケーションも身動きもとれない状態になっている。

　このような現実を認識して，患者は大きな不安・恐怖をいだく。これらの不安や恐怖を軽減・解消するためには，集中治療を受ける前からの援助が必要となる。

● **術前オリエンテーション**　手術後，ICU へ移動となる患者の多くは，呼吸器・循環器系の重症疾患をもち，大手術を受けた患者である。これらの患

者に対しては，ICU の看護師による術前訪問や，患者の ICU への見学を通して，患者・家族と看護師間の信頼関係をあらかじめ築いておくことが必要である。

オリエンテーションでは，ICU でおこりうる事態や ICU 内部の様子を一通り説明し，モニターやベッドなど実際に使用している物を見てもらうなど，実感できるように説明・指導を行うことが必要である。また，不安や心配ごと，痛みが生じた場合には，率直に表現するように促しておく。人工呼吸器の装着によって言語的なコミュニケーションが障害されることもきちんと伝え，その代用として文字盤や筆談・指文字を用いて意思疎通がはかれることを説明する。

2 集中治療中の患者の看護

1 集中治療中の患者のアセスメント

● **アセスメントの目的**　集中治療を必要とする患者は，呼吸器・循環器系を中心とした疾患や，侵襲の大きな手術，外傷などさまざまな要因によって生理機能が障害されており，治療や処置・環境によって状態が刻々と変化する。このような患者に対しては，全身の酸素化と循環の維持が適切に行われているかどうか，たえずアセスメントを行うことが必要である。

また，集中治療を受ける患者は，身体機能が不安定なうえ，病態の変化が急激である。そのため，患者の状態変化を系統的に観察し，アセスメントすることが，今後おこりうる事態の予測や，治療・看護ケアの方針・方法を決定するうえで重要である。注意深い観察やアセスメントは，異常の早期発見のみならず，合併症を回避し患者の早期回復を促すためにも不可欠である。

● **アセスメントの方法**　ICU でのアセスメントには，多くの評価項目がある（◉表 10-2）。個々の項目の評価だけでなく，項目間の関連を読みとることも重要である。

手術後の患者には心電図モニターをはじめ，経皮的動脈血酸素飽和度（SpO_2），終末呼気二酸化炭素濃度（$EtcO_2$）モニター，肺動脈カテーテル，温度センサーなどが装着される。これらの器械が示す値や波形だけでなく，尿量や出血量・ドレーンからの排液量，フィジカルアセスメントから得た情報なども参考にして，総合的に判断することが重要である。

また，身体的状況が精神面に影響を及ぼしたり，逆に精神的状況が神経・内分泌系などに影響を及ぼしたりすることが多いことを十分に理解して患者の状態を把握することも重要である。

2 呼吸器系の看護

◆ 人工呼吸器による呼吸管理

ICU に収容され人工呼吸が必要になる患者を大別すると，肺でガス交換

○表 10-2　ICU 入室中のアセスメント項目

	影響を及ぼす因子（判断の指標）	予測される問題
呼吸機能	酸素の摂取，二酸化炭素の排出に支障はないか ① 呼吸の数と深さ，呼息と吸息の型，異常呼吸の有無，左右差 ② 1 回換気量，分時換気量 ③ 血液ガス分析値：動脈血酸素分圧（Pao_2），動脈血二酸化炭素分圧（$Paco_2$），pH，動脈血酸素飽和度（Sao_2），塩基過剰（BE），炭酸水素イオン（HCO_3^-） ④ 気道の状態：喀痰，分泌物の貯留と性状，色，喘鳴，気管チューブ・カフの状態，舌根沈下の有無 ⑤ 呼吸音：左右差，異常肺胞音，狭窄音 ⑥ 胸部 X 線像：呼吸面積，気胸の有無，横隔膜の位置，浸出液の有無と状態，気管チューブの位置 ⑦ 体位：気道閉塞・肺拡張不全・沈下性肺炎・横隔膜圧迫の有無 ⑧ 鎮静薬の種類と量，覚醒状態（鎮静スケール） ⑨ 酸素流量 ⑩ 人工呼吸器：設定条件，自発呼吸との同調，適正換気と加湿，気管チューブのカフ，分泌物，違和感・苦痛の有無と程度 ⑪ 呼吸に影響を及ぼす疼痛・不安・興奮	・低換気障害 ・術後肺炎 ・無気肺 ・気胸
循環機能	酸素・栄養物・老廃物・熱などを運搬する力に障害はないか ① 脈拍・心拍：数・緊張・リズム ② 心電図：心停止，心室細動・心房粗動，房室ブロック，心室性期外収縮，ST の上昇・下降 ③ 血圧 ④ 肺動脈圧・肺動脈楔入圧 ⑤ 中心静脈圧 ⑥ 心拍出量，心係数 ⑦ 意識状態：不穏・興奮・眩暈（めまい）・呼名反応 ⑧ 水分出納：補液量と尿量・出血量，滲出液・発汗・不感蒸泄 ⑨ 胸部 X 線像：心陰影・肺水腫 ⑩ 皮膚の状態：四肢冷感・発汗，口唇・爪のチアノーゼ，浮腫 ⑪ 血液一般：ヘモグロビン（Hb）濃度，ヘマトクリット（Ht）値，血小板，プロトロンビン時間国際標準比（PT-INR）など ⑫ 強心薬・昇圧薬の使用状況 ⑬ 疼痛・不安・ストレスなどの自律神経系への影響	・術後不整脈 ・低心拍出症候群（LOS） ・心タンポナーゼ ・水分出納の不均衡 ・肺水腫 ・心不全
腎機能	循環物質の選別と排除が正しく行われ内部環境が整えられているか ① 尿：量・比重・浸透圧，タンパク質・潜血・糖 ② 血液生化学：Na^+，K^+，HCO_3^-，血中尿素窒素（BUN），クレアチニンなど ③ 浮腫：顔面・眼瞼・下肢・背部・陰部 ④ 意識状態：不安・不穏・意識障害 ⑤ 腎毒性のある抗菌薬投与の有無	・肝・腎機能障害 ・急性腎不全 ・心不全 ・尿毒症
肝機能	肝臓における物質代謝が正常に行われ内部環境が整えられているか ① 血液生化学：BUN，ALT，AST，γ-GT，LDH，ビリルビン，アンモニア，乳酸など ② 全身症状：黄疸・結膜黄染，腹水，倦怠感，クスマウル呼吸 ③ 意識障害：興奮・傾眠・羽ばたき振戦・記銘力低下	・肝性昏睡 ・肝障害 ・播種性血管内凝固（DIC）
糖代謝機能	糖代謝が正常に行われエネルギー化ができているか ① 尿量・尿糖・尿ケトン体・尿浸透圧 ② 血糖値 ③ 全身状態：口渇，倦怠感，アセトン臭呼気，クスマウル呼吸 ④ 意識障害：昏迷・不穏・傾眠 ⑤ 糖代謝に影響を及ぼす補液・栄養の有無 ⑥ ストレスとホルモンの平衡	・糖尿病性昏睡 ・脱水（循環血液量の減少）によるショック

（続く）

表10-2　ICU入室中のアセスメント項目（続き）

	影響を及ぼす因子（判断の指標）	予測される問題
摂取と排泄	摂取と排泄に支障はないか，満足は得られているか ① 栄養の過不足：摂取量・排泄量，脱水症状，エネルギー消費，貧血 ② 栄養補給方法の適否：経静脈栄養・経管栄養・経口栄養 ③ 食欲・口渇・空腹感・満足感 ④ 排泄の量と性状：尿・便・汗 ⑤ 排泄の方法の適否：カテーテルの状態，便器・尿器の選別 ⑥ 介助を受けることへの反応	• 摂取・排泄介助や依存を嫌い食制限 • チューブの事故 • 脱水・便秘・下痢 • 摂取と排泄の不満足による緊張状態
活動と休息	エネルギーの蓄積と消費の平衡はとれているか ① 同一体位をとる時間幅やベッドの空間は適当か ② 可動範囲や適度な運動の必要性は理解されているか ③ 安全・安楽で適度な運動の必要性は理解されているか ④ 休息を得られる環境が保持されているか ⑤ 医療者との良好な人間関係が保たれているか ⑥ 治療に対する苦痛・恐怖・不安は解決されているか ⑦ 家族や仕事・経済上の問題をかかえていないか	• せん妄 • 回復意欲の減退 • ストレスによる過剰な消耗
環境	安全・安楽な環境が整っているか ① 空気・温度・採光・照明・室温は適正か ② 感染源や感染経路の遮断はなされているか ③ プライバシーの保持に配慮されているか ④ 医療機器，チューブ類の脱落などの危険性はないか ⑤ 必要時，抑制帯が適切に使用されているか	• 感染 • 事故（ベッドからの転落，チューブの抜去） • せん妄

表10-3　人工換気によるおもな合併症

呼吸器系の影響	循環器系への影響
• **無気肺**：非生理的な陽圧換気を続けると肺コンプライアンスは低下し，それが進行して無気肺の原因となる。また，鎮静薬が投与されベッド上臥位状態になると，下側肺（背側肺）となった肺胞換気が減少しやすく，一方で重力により背側肺の血流は増加するため，換気血流比不均衡が拡大する。その結果，換気が減少した肺胞を通過した血流は，酸素化が十分なされないまま肺静脈系に混入し（シャント様効果），低酸素症の一因となる。いったん閉じてしまった肺胞は，重力の影響で通常の安静換気では開きにくくなることも多く，無気肺となる。 • **皮下気腫・気胸**：持続的な陽圧呼吸は，肺実質に損傷を加え，肺胞内ガスが肺実質外へもれ出し，皮下気腫・気胸となることがある。 • **気道損傷**：気管チューブの留置時にチューブの位置や固定が適切でなかった場合に，チューブ先端で粘膜を損傷することがある。 • **肺炎**：人工気道が装着されていることに加え，疼痛や鎮静薬の使用による気道の線毛運動，呼吸運動，咳嗽の抑制が，手術後に増加した気道分泌物の排泄を妨げる。また，免疫機能が低下している患者が多く，肺炎を併発する可能性が高い。	人工呼吸器管理では，胸腔内圧が上昇して陽圧となるため，静脈血が右心房に戻りにくくなる。右心房への静脈還流が減少すれば，心拍出量は減少する。
	水分代謝への影響
	人工呼吸器管理では，胸腔内圧の上昇と静脈還流の減少によって右心房の伸展が抑制される。生体は，これを循環血液量の減少として捉え，循環血液量を維持しようとして下垂体後葉から抗利尿ホルモン（ADH）が分泌され，尿量を減少させる。
	その他
	ストレスによる潰瘍形成，消化管出血，空気の嚥下に伴う胃膨張がおきる。胃膨張は腹圧を上昇させ，換気障害の原因となる。

が著しく障害された場合と，大手術や外傷などにより呼吸運動が十分できない場合がある。これらの患者に対して，① 酸素化の改善，② 適切な換気量の維持，③ 呼吸仕事量の軽減❶を目的として，機器的人工換気が行われる。

ここでは，二次的合併症に十分注意し，要点をふまえたケアを行うことが重要になる（●表10-3）。

☐ NOTE
❶努力呼吸による呼吸筋疲労をおこさないようにする。

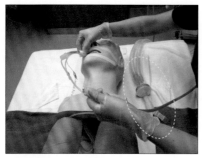

a. 開放式
呼吸回路を外して吸引する。

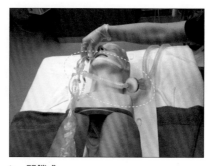

b. 閉鎖式
呼吸回路を外さずに吸引する。

◎**図 10-3　気管吸引**

◆ 気管吸引

　気管吸引（気管内吸引）の目的は「気道の開存性を維持・改善することにより，呼吸仕事量（努力呼吸）や呼吸困難感を軽減すること，肺胞でのガス交換能を維持・改善すること」である[1]。

●**合併症**　気管吸引は，生体に大きな侵襲を与える可能性がある。患者の苦痛はもちろん，低酸素血症，高二酸化炭素血症，肺胞虚脱，気道粘膜損傷，不整脈，血圧・心拍数の変動，脳圧亢進などを引きおこすことが知られている。

●**吸引方法の種類**　気管吸引に方法を大別すると，① 一時的に呼吸回路を外して気道を開放した状態で吸引する開放式と，② 気道を大気に開放することなく閉鎖回路の中で吸引する閉鎖式の 2 種類がある（◎図 10-3）。集中治療領域では，肺胞虚脱がおこりにくい閉鎖式が用いられることが多い。一方，開放式では，呼気終末陽圧（PEEP，◎105 ページ）が解除され，肺胞虚脱がおこるため注意が必要である。

◆ カフの管理

　カフには，肺内のガスのもれ（リーク）と，口腔内の分泌物や消化管からの逆流物が下気道に流れ込む不顕性誤嚥を防ぐ役割がある（◎図 10-4）。

　カフ圧は，頸部の向きや体位管理，咳嗽や吸引により変化する。そのため，圧の管理が必要である。また誤嚥予防のため，カフ上部吸引孔付き気管チューブの使用が推奨されている。

●**カフ圧設定**　気道の細動脈血管の血圧は通常，30 mmHg（約 40 cmH$_2$O❶）前後である。これより高いカフ圧では，気道粘膜の虚血から壊死に陥る危険がある。また，20 cmH$_2$O より低いカフ圧は，人工呼吸器関連肺炎（VAP）との関連性が指摘されている。このため，カフ圧は 20〜30 cmH$_2$O に設定することが望ましい。

1）日本呼吸療法医学会：気管吸引ガイドライン 2013（成人で人工気道を有する患者のための）．2013.

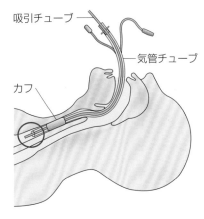

吸引チューブ

気管チューブ

カフ

▶**図10-4　吸引カテーテルの挿入位置**
吸引チューブを深く挿入しすぎると，気管分岐部を傷つけ，出血させてしまう危険性がある。そのため，気管分岐部にあたらないように気管チューブの長さ＋1cm程度までの挿入とする。

◆ 口腔ケア

　人工呼吸器管理のために気管チューブを挿入された患者は，口腔内の乾燥や唾液の分泌の減少によって，口腔の自浄作用が著しく低下する。歯垢（プラーク）が出現し，バイオフィルムを形成しやすい状況となっているため，口腔ケアが重要となる。

　重症患者の口腔ケアとして，抗菌薬入りの洗口液で吸引しながら，ブラッシングを行い，プラークを物理的に除去する方法が効果的とされている。1日2回の口腔ケアでも人工呼吸器関連肺炎（VAP）❶の発生率が減少したという報告もあり，少なくとも1日2回は口腔ケアを実施することが推奨される。

NOTE

**❶人工呼吸器関連肺炎
（VAP）**

　気管挿管下の人工呼吸患者に，人工呼吸開始48時間以降に新たに発生した肺炎のこと（▶33ページ）。

◆ 体位管理

　体位管理 positioning（ポジショニング）とは，体位変換を行いながら特定の体位を一定の時間保持することである。体位管理による酸素化の改善には，換気血流不均等の是正に加えて，肺容量増大（機能的残気量の増大），呼吸仕事量の軽減，粘液線毛輸送機能（クリアランス機能）の増強などが関与する。人工呼吸療法中の患者の体位管理は，患者の状態に応じながら実施する。

●**仰臥位の弊害**　日本集中治療医学会の「人工呼吸器関連肺炎予防バンドル2010改訂版」（VAPバンドル）では，人工呼吸中の患者を仰臥位で管理しないように勧告している。仰臥位での管理では，胃内容物が咽頭に逆流し，人工呼吸関連肺炎の発生率が増加するためである。

　仰臥位を持続することによっておこる呼吸器系への弊害には，胸郭の可動性低下に伴う肺気量分画の変化，換気血流比不均等の増大，荷重側の肺障害，横隔膜の動きの変化などがあげられる（▶図10-5）。さらに，臥位が長引けば，咳嗽反射や呼吸筋の筋力の低下によって，咳嗽時に必要な呼気流速が得られず，気道分泌物は貯留し，肺の酸素化能は低下する。

　これらのことを防いでいくためには，仰臥位となる時間および回数を可能な限り少なくしていくことが重要である。

●**側臥位の適応**　側臥位は，呼吸器合併症の予防や正常な呼吸運動の再現

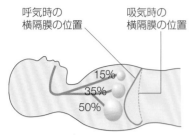

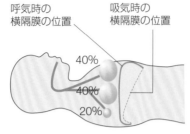

呼気時の横隔膜の位置　吸気時の横隔膜の位置　　呼気時の横隔膜の位置　吸気時の横隔膜の位置

a. 自発呼吸時　　　　　　　b. 人工呼吸管理・麻酔下・筋弛緩薬投与時

◉図10-5　仰臥位の持続による横隔膜の動きの変化
%は各肺領域における換気量の割合を示す。人工呼吸中や麻酔下，筋弛緩薬投与時は，横隔膜の緊張が低下し，腹部臓器に圧迫されて頭側方向に移動する。仰臥位では，腹側は比較的大きく横隔膜を動かすことができるが，背側は圧迫が強く，横隔膜の動きが低下する。そのため，おもに腹側で換気されるようになり，背側の換気量は低下する。

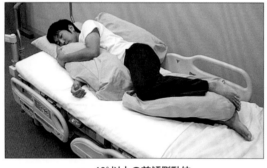
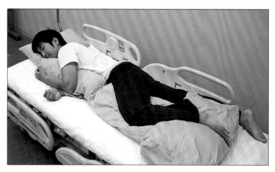

a. 40°以上の前傾側臥位　　　　　　　b. 60°の前傾側臥位

◉図10-6　人工呼吸器装着中の患者の側臥位

のために行う体位である。また，一側性の肺障害がある場合は，障害肺（病変肺）を上側にした側臥位をとることで，換気血流比不均等等の是正による酸素化の改善ができる。加えて，無気肺をきたしている患者においては，換気と気道クリアランスを改善できる。側臥位の基本として，40°以上の前傾側臥位とする方法が有効である（◉図10-6）。

●**半座位・座位・立位**　座位は，抗重力作用によって，呼吸機能のみならず，精神機能の活動性の促進，心臓・肺調整機能の活発化，骨の支持，筋肉の活動がおこる体位であり，廃用症候群を防止しやすい。前出のVAPバンドルでも，ベッドの頭位を上げる体位は，仰臥位と比較してVAPの発生率を低下させるとされ，禁忌でない限り30°を目安として頭位を挙上することがすすめられている。人口呼吸器装置ならびに経腸栄養施行中の患者は，循環動態への代償反応やチューブ類の自己抜去を避けながら，段階的に座位から立位へと移行させていく。

◆ 非侵襲的陽圧換気

集中治療中は，人工呼吸器管理のような侵襲的な処置（気管挿管や気管切開など）を行わずに呼吸管理をする方法が用いられることがある。このうち，

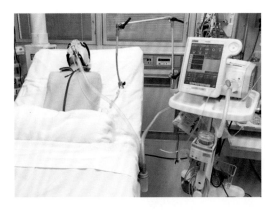

◐図 10-7　非侵襲的陽圧換気

非侵襲的陽圧換気 noninvasive positive pressure ventilation（NPPV）とは，マスクを介して陽圧換気をすることにより，呼吸機能の改善を目的とした治療である（◐図 10-7）。

3 循環器系の看護

　集中治療を受けている患者など，過大な侵襲を受けている患者の体液は，量や組成が著しく変動する。また体液量の減少は，重要臓器の虚血障害を引きおこす。

　集中治療を受けている患者の循環管理では，正常な体液分布を理解しながら輸液管理や循環のモニタリングを行わなければならない。とくに，術後の低血圧は，術後の出血，心筋収縮力の低下，循環血液量の減少がおもな要因であるため，それらの徴候を早期に発見し，すみやかに対処することが重要である。

◆ 出血への対応

　大量の出血は，循環血液量を減少させ，低血圧を引きおこす。出血が大量であると，いくら輸液で不足分を補ったとしても血液が希釈され，凝固因子などの成分が不足してしまう。また，潜在的な出血の場合は，発見が遅れる可能性がある。正確な出血量を把握し，バイタルサイン，とくに頻脈や血圧低下に注意し，ヘモグロビン濃度やヘマトクリット値の低下がおこっていないかどうかを確認する。

　循環血液量を維持するためには，電解質維持液や血液製剤が使用される。また出血傾向がある場合は，新鮮凍結血漿による凝固因子の補充や，血小板輸血，抗プラスミン薬の投与が行われる。その一方で，ガベキサートメシル酸塩やヘパリンの投与などによって播種性血管内凝固（DIC）の予防が行われる。

　看護師は，バイタルサインや各種データ，血液の排出を目的としたドレーンが正常に機能しているかどうかを観察・判断し，出血に伴う循環血液量減少がみとめられた場合には，すぐに輸血ができるように準備しておく。

◆ 輸液管理

輸液とは液体を体内に輸注する治療法であり，最も重要な目的は，水・電解質バランスと酸塩基平衡の正常化である。そのほか，抗菌薬などの各種薬剤の投与や栄養素の補給を目的とすることもある。

手術後や重症感染症などで集中治療を受けている場合などに，ストレスホルモン（カテコールアミン，抗利尿ホルモン，アルドステロンなど）が異常に分泌されると，水分やナトリウムがサードスペースに貯留される。回復期になると再灌流現象によって，大量の水分とナトリウムが急速に血管内に戻るため，生体は等張性の溢水（いっすい）をきたしやすくなる。輸液過剰の場合や腎機能障害はある場合には，回復期にいたるまでに水分過剰による心不全や肺水腫などをおこす可能性があるため，尿量をみながら輸液量を制限したり，利尿薬の使用によって水分排出を促したりして，状態の悪化を防ぐ。

手術後は，電解質バランスが崩れやすいため，適切な値に調整しなければばらない。高・低ナトリウム血症は痙攣などを誘発し，高・低カリウム血症は心停止や不整脈を誘発する。とくに，腎機能に障害があるような場合は，高カリウム血症を生じやすく，またインスリン投与中は低カリウム血症を生じやすいため，注意が必要である。

◆ 体液平衡と循環のモニタリング

体液は，生体の恒常性を維持するために重要な役割を果たしている。バイタルサインに加えて，皮膚色や口腔粘液の状態などの観察も，体液平衡の異常を判断するために重要である。

● **血圧低下の影響**　出血などで循環血液量減少をきたすと，静脈還流量が低下し，心拍出量もそれに伴って低下する。収縮期血圧90 mmHg未満，ま

<table>
<tr><td>**plus**</td><td>**平均血圧（MAP）**</td></tr>
</table>

重症患者の管理では，動脈圧ラインの平均血圧 mean arterial pressure（MAP）が用いられることが多い。モニター画面（◐図）中では，平均血圧は赤字の（　）内に示されている（91）。

たとえば，「日本版敗血症診療ガイドライン2020（J-SSCG2020）」では，血圧の目標値を平均血圧であらわしている。平均血圧は，心臓以外の臓器灌流の決定因子となる（心臓を栄養している冠血流の決定因子は拡張期血圧である）。

なお，平均血圧は，拡張期血圧＋（収縮期血圧－拡張期血圧）/3で推算することができる。

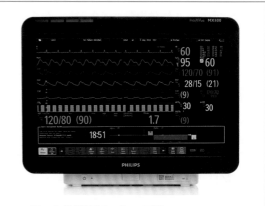

◐**図　生体情報モニターの例**
（© フィリップスエレクトロニクスジャパン）

たは平常時からの 30 mmHg 以上の低下では，ショックに陥る危険性もある。血圧低下をおこすと，身体は循環血液量を維持するための代償機能を発動させ，心拍数は上昇し，四肢は冷たくなり色調も悪くなり，意識レベルも低下するため，注意深い観察が必要となる。

● **水分出納**　とくに，集中治療を受けている患者の水分出納の確認は，循環機能に大きく影響を及ぼすため，正確に行わなければならない。体内に供給される水分量は輸液だけでなく，経口や胃管からの薬剤も含む。一方，体外への排泄は，尿や便，発汗，胃管からの排液や各種ドレーン類からの排液を含む。これらの水分の出納が，平衡するように管理を行う必要がある。

● **循環動態の評価**　長時間の手術や循環不全・敗血症が疑われる患者の水分管理にあたっては，臨床症状から得られる所見だけから循環動態を評価することは非常にむずかしい。そのため，循環器系の疾患の場合や心臓外科術後には，スワンガンツカテーテル（肺動脈カテーテル）が右心室を経て肺動脈内に挿入され，心機能が評価される。その他，心拍出量を連続的に測定できる装置による循環動態の観察が行われることもある。

　これらの機器から得られた情報をもとに，心係数と肺動脈楔入圧をフォレスター分類（◖85 ページ）にあてはめることで，循環動態が評価できる。病態や輸液量の変化に伴って循環動態は短時間で変化を示すため，経時的なモニタリングが要求される。これらの値に変化が出現したときには，看護師はまずフィジカルアセスメントを実施し，総合的な観察と評価をしなければならない。

4 精神的ケア

　手術後，覚醒(かくせい)した直後の患者は，自分は生きているのか，手術は成功したのか，現在どこにいて，どのような状況にあるのかがよくわからず，不安な心理状態になっている。

　看護師は，手術が終了して ICU にいることを，麻酔からの覚醒状況に合わせて説明したり，患者の身体に触れるなどして，「生きている」といった実感を患者が得られるように努める。患者は説明してもすぐに忘れてしまうことがあるため，必要に応じて説明は繰り返し行う。また，時間感覚がつかみづらい環境下にあるため，現在の時刻も合わせて伝える。

　さらに，無事に手術が終了したか，予定どおりだったか，腫瘍はすべて取り除くことができたかなどについて，意識がはっきりした時点で，すみやかに医師から説明が受けられるように配慮する。

● **環境の調整**　覚醒時に，ICU という日常生活とはまったく異なる環境下におかれて，患者は相当のストレスを受けていると考えられる。とくに音・光などの環境には，十分な配慮が必要である。

5 家族へのケア

　家族は，患者が手術を受けている間，待合室などで手術の終了を待っている。手術が終了して患者が ICU に入室し，バイタルサインに異常がないこ

とが確認できた時点で，すみやかに家族と面会できるように調整する。

　面会前には，患者の身体に付着している消毒薬や血液などをタオルやガーゼでふき取り，着物や掛け物を整え，できるだけその人らしい姿で面会ができるように配慮する。家族は，ICU の環境に恐怖を感じ，患者の容姿の変化に驚愕をおぼえることがある。看護師はその点を十分考慮し，面会前に ICU の環境や患者の状況を家族へ説明し，面会時には，家族が患者の側に近づき声をかけ，手を握ることができるように支援する。

　また看護師は，医師から患者・家族に対してどのような説明がなされたか，医師からの説明をどのように受けとめたのかを十分に把握し，家族のニードをアセスメントしながら支援を検討する必要がある。

6　安全な環境の維持・管理

◆ 医療機器の運用

　ICU では，生命維持装置のたすけを借りている患者が多い。ICU に勤務する看護師は，生命維持装置の特性と使用方法，異常への対応などを確実に理解し，患者の安楽と安全確保に努める必要がある。近年，ICU に臨床工学技師が常駐する施設も徐々に増えてきており，看護師と協働しながら医療機器の安全な運用に努めている。

　人工呼吸器装着中は，患者の呼吸状態に見合った呼吸器の設定がなされているかを確認するために，呼吸状態の観察や評価が必要である。また，補助循環装置が装着されている患者では，必要な循環の補助が得られているかどうかの評価を行うことが必要になる。

◆ 感染予防

　術後の患者は，手術中に組織が外気に触れることに加え，体内に多くのカテーテル類が挿入されるため，術後感染の危険性が非常に高い。また内科的治療を行っている患者も，カテーテルの挿入や免疫機能の低下によって感染の危険性が高い。こうした患者では，手術部位感染症，カテーテル関連感染症，人工呼吸器関連肺炎などが多い。感染は敗血症などの重篤な状態につながる可能性があるため，感染についての知識の習得と，感染予防のための標準予防策の徹底が重要である（○205 ページ）。

◆ ICU における看護記録

　●ICU チャート　ICU に入室する患者は，時間とともに刻々と状態が変化するため，その変化が容易に把握できるように工夫された記録が必要となる。ICU における看護記録には，患者に装着された生体モニターからの情報や，フィジカルアセスメント，薬剤投与，水分出納管理，処置，検査結果などが必要となる（○表 10-4）。これらが経過とともに経時的に記録されたものを，ICU チャートという。

　チャートには，実施された処置や，投与された薬剤による患者の状態の変

● 表10-4　看護記録に必要な項目

バイタルサイン	血圧(観血的・非観血的),体温(膀胱温・血窩温・腋窩温),心拍数,呼吸数,混合静脈血酸素飽和度(Sv_{O_2}),経皮的動脈血酸素飽和度(Sp_{O_2}),中心静脈圧,肺動脈圧,心係数など	水分出納	輸液量や経腸栄養量,尿量による出納の管理
		血液量	輸血,ドレーン類からの排液量,ガーゼの計数による出納管理
薬物情報	投与薬剤の種類と投与速度	心電図	心電図の波形・変化・不整脈
人工呼吸器の設定と実測値	人工呼吸器のモード,1回換気量,呼吸数,酸素濃度,および実測値(1回換気量,呼吸数,気道内圧)など	フィジカルアセスメント	呼吸音,意識レベル,鎮静レベル,瞳孔,徒手筋力テスト(MMT),動脈触知,皮膚温・色など
補助循環装置の設定	大動脈内バルーンパンピング(IABP),経皮的心肺補助(PCPS)装置,透析装置,ペースメーカーの設定など	処置	気管挿管・抜管,ガーゼ交換,口腔ケア,体位変換,呼吸理学療法など
		検査結果	血算,生化学検査,動脈血ガス分析,X線所見など

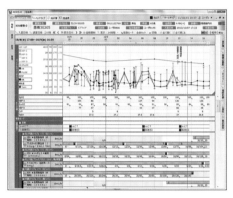

● 図10-8　電子化されたICUチャートの例

バイタルサインやモニター値などが,経時的・電子的に記録されている。
(© フィリップスエレクトロニクスジャパン)

化を,誰が見ても理解できるように記述しなければならない。また,観察項目に関しては,客観的な指標を用いる必要がある。以前はこれらの情報をすべて紙媒体で記録されていたが,近年では「患者情報管理システム」としてすべて電子化され,パソコン上で記録・閲覧ができるようになっている(● 図10-8)。

● **看護サマリー**　ICUの患者は,状態が安定した時点で病棟へ戻る。病棟看護師に患者の状態が適切に伝わるように,ICU看護師は必要に応じて看護サマリーを作成する。看護サマリーは,ICUでの経過,現在の問題点,病棟で必要なケアが適切に伝わるように記述する。これらの情報は,病棟へ戻ったあと,継続した看護を展開するうえで非常に重要となる。

3　回復に向けた看護

　集中治療を受けている患者は,局所のみならず全身の炎症反応,感染などの危険にさらされている。回復に向けた看護援助の課題は,みずからの生体反応とたたかう患者の消耗を最小限に抑えながら,廃用症候群などの合併症を予防していくことである。

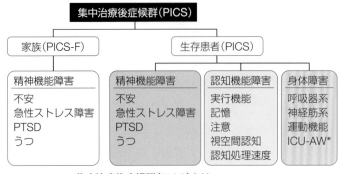

a.　集中治療後症候群（PICS）とは

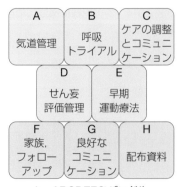

b.　ABCDEFG バンドル

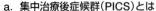

◎図 10-9　集中治療後症候群（PICS）とその予防
＊ ICU-AW（ICU-acquired weakness）：重症疾患の罹患後に左右対称性の四肢のびまん性の筋力低下を呈する症候群。
（日本集中治療医学会：PICS 集中治療後症候群による〈https://www.jsicm.org/provider/pics.html〉〈2022-08-31 参照〉）

　看護師は，急性期の段階から治療効果と状態を評価しながら，治療によってもたらされる二次的障害を予防することが重要である。

● **PICS**　また近年，**集中治療後症候群** post intensive care syndrome（**PICS**）とよばれる，集中治療を受けた患者の長期的な身体障害・認知障害・精神障害が注目されている（◎図 10-9-a）。PICS は，ICU 在室中あるいは ICU 退室後に生じ，退院後も長期にわたって続くため，その予防が重要となる。

　PICS 予防のためには，**ABCDEFGH バンドル**という 8 つの取り組みが提唱されており，これをもとに集中治療チームで取り組んでいくことが求められている（◎図 10-9-b）。

1 廃用症候群の予防

● **安静臥床・不動の影響**　安静臥床や不動は，身体の長軸方向の重力負荷がなくなった状態であり，これが原因となって引きおこされるさまざまな身体的，心理・社会的障害を廃用症候群という。

　安静臥床や不動によって，筋力は 1 日で約 1〜3%，1 週間で 10〜15%，3〜5 週間で 50% 低下するとされ，もともと筋力の低い高齢者では，1 週間程度の臥床によって容易に日常生活動作（ADL）能力が低下する。必要以上の不動は筋力低下に拍車をかけ，確実に ADL 能力を低下させて予後や社会復帰にまで大きく影響する。

● **早期離床の推進**　廃用症候群の予防には，集中治療中においてもできるだけ離床を進め，早期にヘッドアップや座位・立位などの重力による負荷がかかる環境を整えることが重要である。離床開始時期の基準は，呼吸・循環動態および全身状態が安定化したときであり，人工呼吸器装着は必ずしも離床を制限する理由にはならない。人工呼吸患者はむしろ早期から積極的に離床すべきである。

　しかし，活動による循環動態の変動や酸素消費量の増加をできるだけ抑えなくてはならない解離性大動脈瘤・不安定狭心症・非代償性心不全などのように，安静が必要な疾患もある。個々の患者の病態を的確に判断し，つねに

安静のメリットとデメリットを考慮して，段階的な離床や運動リハビリテーションを進めていく。

2 肺障害予防，呼吸筋の筋力低下や呼吸筋疲労に対する看護

　人工呼吸管理下では，安静臥床や不動状態によって気道分泌物や血液などの体液が重力で荷重側（下側）に貯留し，換気血流比不均等分布や無気肺が発生しやすくなる。無気肺などの呼吸器合併症があると，人工呼吸器離脱が困難となる。そのため，人工呼吸器管理が長期化し，呼吸筋の筋力低下や呼吸筋疲労❶による呼吸機能低下を生じることとなる。

　これらの合併症を予防し，人工呼吸器からの早期離脱を促すためには，呼吸状態の観察・評価を的確に行いながら，積極的な体位変換や体位の保持，早期離床と運動リハビリテーションを取り入れていく必要がある。近年，施設によっては理学療法士がICUに常駐し，看護師と協働しながらより積極的な早期リハビリテーションの介入を実施している。

　また，長期人工呼吸患者で人工呼吸器からの離脱が開始された場合には，通常の呼吸状態の観察に加えて呼吸筋疲労の徴候に注意していく（◯表10-5）。

3 深部静脈血栓症の予防

　安静臥床や不動の弊害として，深部静脈血栓症をおこすことがある。とくに，下肢および骨盤内でできた血栓が肺動脈を閉塞し，肺血栓塞栓症が引きおこされた場合は重症となる（◯318ページ）。

　このような合併症を防ぐためには危険因子を評価し，早期から弾性ストッキングの着用（◯319ページ，図9-14）や，間欠的空気圧迫法の適用，抗凝固薬の投与を行う。

4 摂食・嚥下障害への対応

　口腔・咽頭手術や食道手術を受けた患者，脳血管障害をきたした患者，長期にわたる気管挿管による人工呼吸器管理を受けていた患者では，摂食・嚥下障害を生じることがある。摂食・嚥下障害は誤嚥の危険性を高め，呼吸器

▬ NOTE
❶呼吸筋疲労
　筋の仕事量が酸素や栄養素の供給を上まわった状態において出現する。呼吸筋疲労の出現は，① 患者の換気能力や換気予備能力が不十分である，もしくは② 肺コンプライアンスが低く，気道抵抗が高い状態にあり，それら患者側の能力に対して人工呼吸器の換気設定が低すぎることを意味している。人工呼吸器からの離脱を円滑に促進させるには，呼吸仕事量の軽減，呼吸筋力の維持・改善をはかるための体位管理（ポジショニング）や早期離床・運動リハビリテーションを取り入れることが必要である。

◯**表10-5　呼吸筋疲労の徴候**

① 呼吸数の増加：呼吸筋疲労によって低下した筋収縮力を，呼吸数を増加させて，一定の換気量を代償しようとするためにおこる。呼吸筋疲労の最も有用な指標である。呼吸数（回）/1回換気量（L）が100をこえると，人工呼吸器からの離脱に失敗する可能性がある。
② 呼吸パターンの異常：浅速呼吸，呼吸補助筋の使用がみられ，さらに疲労が進むと奇異呼吸[1]や腹式呼吸と胸式呼吸が周期的に出現する呼吸がみられるようになる。
③ 心拍数の変化
④ 血圧の変化
⑤ 主観的訴え

1）奇異呼吸：胸部と腹部の連動した呼吸動作がくずれた状態。吸息時に胸郭はふくらむが腹部は陥没し，呼息時に胸郭は戻るが腹部がふくらむ呼吸。

合併症を引きおこすことがある。

　摂食・嚥下障害に対しては，急性期から口腔内の観察と口腔ケアを行うとともに，顔面の筋肉の動き，構音障害の有無などを注意深く観察することが重要である。また，耳鼻科やリハビリテーション科，言語聴覚士や摂食・嚥下障害看護認定看護師などと連携し，内視鏡検査による嚥下機能の評価や嚥下の程度と障害に応じた嚥下リハビリテーションなどを実施し，チームで治療・ケアにあたる。

　飲水や食事ができないことは，患者にとって大きな苦痛となるため，口渇に対しては冷水で湿らせたスワブで口腔内をうるおすなど，症状の緩和に努め，患者の回復意欲を支えていく必要がある。

5 排泄機能維持・促進への看護

　安静臥床や中心静脈からの高カロリー輸液が長期にわたると，腸粘膜の萎縮が生じて腸管の免疫機能が低下する。腸の不使用は，消化機能の低下だけでなく排泄障害にも結びつく。また，腸管の虚血や浮腫は便秘・下痢，麻痺性腸閉塞をまねくこともめずらしくなく，腸蠕動運動や腸管ガスの確認，腹部の筋や肛門括約筋の観察・評価が必要となる。

　看護師が行う援助としては，早期離床の支援や，排泄を促す姿勢，腹部マッサージ，温罨法の指導などがある。また腸管の麻痺や浮腫がない状態であれば，静脈栄養ではなく経腸栄養から始め，摂食・嚥下機能が保たれていれば，さらに経口摂取へと早期に進めていく。急性期から栄養評価・消化管機能の評価を行い，適切な栄養補給を実施することは，患者の回復を早めるうえで非常に重要な看護援助である。

6 皮膚障害に対する看護

　急性期にある患者は，末梢循環不全や低栄養，全身の浮腫を伴いやすく，皮膚は脆弱化している。ひとたび皮膚障害をきたすと，その回復にも時間を要し，皮膚障害の程度によっては感染のリスクも生じてくる。

　治療に伴う全身もしくは部分的な体動制限時は，褥瘡，神経障害，電極やプローブによる皮膚障害に注意する。体圧分散マットの使用や，枕・クッションなどの体圧補助具の効果的な使用と，計画的な体位変換，観察・評価によって皮膚・神経障害を予防することが重要である。

7 身体的・精神的苦痛の軽減

　集中治療中の患者への対応や処置は，治療優先に行われることが多く，気管挿管，各種チューブ類の挿入による不快感，モニタリング・輸液ラインなどによる体動制限や，創部の存在，炎症・虚血に伴う疼痛など身体的な苦痛を伴っている。また，患者にとって昼夜の区別がつきにくい照明や，24時間たえまなく続くモニターの作動音・警報音など，ICUには患者の視覚・聴覚への過剰な刺激が多い。

　さらに，患者はつねに医療者の視線にさらされ，プライバシーを確保する

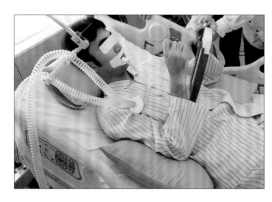

◉**図 10-10　人工呼吸器装着中のコミュニケーションの例**
筆談による意思疎通の様子である。

ことが困難であり，家族や社会ともかけ離れた環境にある。人工呼吸器装着
中には，気管挿管のために言語的コミュニケーションがとれず，患者自身が
みずから自由に身体を動かして姿勢をかえることもむずかしい。このような
状況下にある集中治療中の患者の精神的なストレスは大きく，不安・恐怖・
無力感・孤独感・絶望感をいだく。

　看護師は，あらゆるコミュニケーション手段を駆使しながら患者と意思疎
通をはかる（◉図 10-10）。患者の不安を軽減するような援助を行うことは，
精神的ストレスを軽減するだけにとどまらず，回復への意欲を高めるうえで
も重要である。

● **睡眠を促すための援助**　睡眠の障害は，エネルギーの保存や疲労からの
回復，免疫機能の回復などを低下させる。集中治療中の患者は，前述した環
境の変化に加えて鎮静薬の投与によって，睡眠-覚醒のリズムが不安定と
なっており，呼吸・循環器系や体温，ホルモン分泌，免疫能，ひいては創傷
治癒にも影響が及んでいる。

　患者の睡眠状態を評価し，照明・アラーム音量の調整，処置時間の調整な
どの援助を行うことは，回復を促すうえで重要である。

8　せん妄の予防

● **せん妄とは**　以前は，せん妄は「ICU 症候群」ともよばれ，発症にはお
もに環境要因が強く影響していると考えられていた。しかし近年，せん妄に
関する研究が数多く行われ，せん妄は重症病態と関連して生じる脳の急性機
能不全ととらえられている。

● **せん妄の発症要因**　せん妄の発症要因は直接要因・誘発要因・準備要因
の 3 つに分けられる。

　1 **直接要因**　手術侵襲そのものに加え，薬物や脱水，低酸素血症，感染
症，貧血，電解質異常，脳血管障害などがあげられる。

　2 **誘発要因**　せん妄の促進や遷延化の要因となるものである。疼痛，体
動制限，感覚遮断，過剰不安，身体拘束，不眠，ICU 環境などがある。

　3 **準備要因**　これ自体がせん妄を引きおこすのではなく，せん妄をおこ
りやすくしている要因である。年齢・性別，脳血管障害の既往歴，認知症の
有無，うつ病，慢性疾患（高血圧など），喫煙，アルコール依存症などがある。

● **せん妄のスクリーニング** せん妄は主観的判断のみでは見逃されやすいため，CAM-ICU や ICDSC などの専用のスクリーニングツールを用いて判断することが推奨される。

　□1 **CAM-ICU（Confusion Assessment Method for ICU）** 2000 年に発表された，せん妄スクリーニングツールである。4 つのステップから構成され，実際に患者に質問をしながら判定する。評価時間は 2～3 分であり，評価時点でのせん妄の有無，つまり「いま，患者がせん妄かどうか」を判断できる（◐図 10-11）。

　□2 **ICDSC（Intensive Care Delirium Screening Checklist）** 2001 年に発表された，せん妄スクリーニングツールである。8 項目から構成され，評価時間は 2～3 分，患者に直接質問をする必要はなく，8 時間あるいは 24 時間の，患者を担当した看護師が受けた印象や看護記録などの情報に基づいて判定する。したがって「いま，せん妄かどうか」ではなく，「ある時間帯（過去 8 時間あるいは 24 時間）にせん妄だったかどうか」を判定するツールである（◐表 10-6）。

　そしてせん妄と判断された場合には，せん妄となっている要因を検討することが大切である。せん妄の発症には，上記で述べたようにさまざまな病態

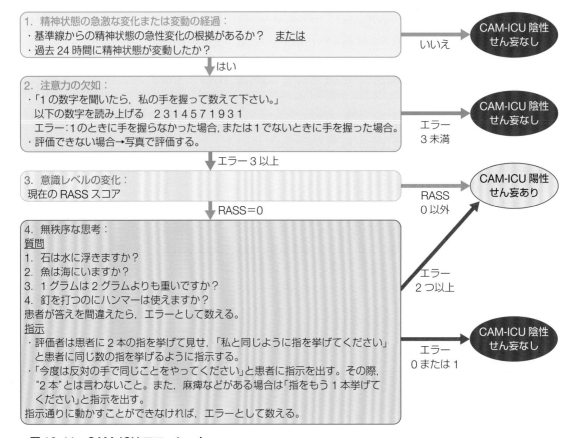

◐**図 10-11　CAM-ICU フローシート**

（Wesley Ely, E.〔2010〕著，井上茂亮訳：ICU におけるせん妄評価法（CAM-ICU）トレーニング・マニュアル，改訂版. 2014 による）

●表10-6　ICDSC

このスケールはそれぞれの8時間シフト全体または過去24時間を通して集められた情報に基づいて記入する。各項目の明確な徴候があれば1点。徴候がない，または観察できない場合は0点。各項目の点数は該当する空欄に0か1で記入される。

1.　意識レベルの変動
(A)無反応または(B)反応を得るために強い刺激を要する場合は，評価を不可能にするような深刻な意識レベルの変動を示す。その期間のほとんどで昏睡(A)または昏迷(B)がある場合は(－)を記入し，その期間はそれ以上の評価をしない。
(C)傾眠または反応に軽度から中等度の刺激を要する場合は意識レベルの変動を示唆し，1点。
(D)覚醒または容易に目覚めさせられる睡眠状態は正常と考えられ，0点。
(E)過覚醒は意識レベルの異常として評価され，1点。

2.　注意力欠如：会話や指示に従うことが困難。外部刺激によって容易に気が散る。話の焦点の変更が困難。これらのいずれかがあれば1点。

3.　失見当識：時間・場所・人物のいずれかに明確な誤認があれば1点。

4.　幻覚，妄想または精神症状：幻覚または幻覚によると思われる行動(例：存在しない物体をつかもうとする)の明確な臨床的徴候または妄想。現実検討における全体的な機能障害。これらのうちいずれかがあれば1点。

5.　精神運動の興奮または遅滞：潜在的な危険(例：静脈ライン抜去，スタッフへの暴力)を予防するために追加の鎮静薬または抑制を要するような過活動。活動抑制または臨床上顕著な精神運動遅滞。これらのいずれかがあれば1点。

6.　不適切な発言または情緒：不適切，未整理または不整合な発言。できごとや状況との関連が不適切な感情表出。これらのいずれかがあれば1点。

7.　睡眠-覚醒周期の障害：4時間以下の睡眠または夜間の頻繁な覚醒(医療スタッフまたは周囲の騒音が契機となった覚醒は考慮しない)。ほぼ1日中眠っている。これらのいずれかがあれば1点。

8.　症状の変動：いずれかの項目にあげた徴候または症状の過去24時間における(たとえばあるシフトと別のシフトとの間での)変動があれば1点。

(Bergeron, N. et. al.: Intensive Care Delirium Screening Checklist: evaluation of a new screening tool. *Intensive Care Medicine*, 27(5): 859-64, 2001 をもとに作成)

や薬剤が直接的に関与しているため，安易に環境が原因であると決めつけてしまうと背後にある生理学的な問題を見落とすことになる。

●**発症時の対応**　せん妄の症状は，短期間に生じる意識の障害と認知の変化であり，急激に発症する一過性で可逆的なものである。ときにチューブ類の抜去や，ベッドからの転落などといった不測の事態を引きおこすこともあるため，患者の安全を確保しながら十分なコミュニケーションや疼痛の緩和を行い，睡眠を確保することが必要である。また早期離床はせん妄の改善に一定の効果が認められているため，積極的に看護に取り入れていく。

せん妄は高齢者に発症しやすいため，高齢者ではとくに注意力の障害や，見当識障害に注意をはらいながら日常の看護を行う必要がある。

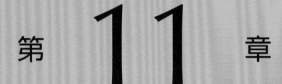

第 **11** 章

手術患者の地域・在宅療養への
移行に向けた看護

　病院での治療が終了すれば，患者は地域や在宅で療養を開始することとなる。地域・在宅療養で大切なのは，生活の場に帰っても，治療が継続できるよう医療と生活を組みたてることである。

A　地域・在宅療養者の理解

● **地域・在宅療養者の多様性**　ひとことで「地域療養」「在宅療養」と言っても，手術後の変化や疾患により，栄養を経口で摂取できない人や排泄行為に障害のある人，呼吸障害のある人や言語障害のある人など，患者によって療養状況はさまざまである。近年，医療機器の発達や自己管理が可能な薬剤の開発などによって，さまざまなかたちで地域・在宅での治療が継続可能となっており，地域・在宅療養者はますます多様化している。

● **入院期間の短縮と地域・在宅療養に向けた心構え**　また，近年では診療報酬の改定などによって在院日数の短縮が進められ，外科的な治療（手術）を実施した場合も入院期間は短期になっている。患者は短期間のうちに術後の自身の状態を受け入れ，治療を続けながら退院しなければならない。そのため，入院前から退院後の自身の状態をイメージし，病をもちながら，どのような暮らしをするかという心構えが必要となってくる。

● **患者や家族による自己管理と治療の継続**　退院後も治療を継続できるように，患者や家族は慣れない医療処置を習得し自己管理をしていかなければならない。しかし，高齢化や核家族化，女性の社会進出などによって，家族からのサポートが十分に得られない場合も少なくない。

● **看護師の役割**　看護師には，このような患者の状況を理解し，患者の退院後の生活を入院前の生活により近づけられるようなケアを行うことが求められている。そのためには，地域・在宅で療養を継続できるように医療処置を簡素化し，必要に応じて訪問看護や訪問診療，訪問介護員（ホームヘルパー）などの地域の社会資源が活用できるように環境を整える必要がある。

B　地域・在宅療養に向けた看護

1　退院支援・退院調整における自己決定支援

● **退院支援・退院調整**　退院支援について，宇都宮らは「退院支援とは患者が自分の病気や障害を理解し，退院後も継続が必要な医療や看護をどこで受けながらどこで療養するか，どのような生活を送るかを自己決定するための支援」であるとしており，そのうえで，退院調整を「患者の自己決定を支援するために，患者・家族の意向を踏まえて環境・ヒト・モノを社会保障や

社会資源につなぐなどのマネジメント過程」であるとしている[1]。

　こうした退院支援・退院調整の定義からもわかるとおり，退院支援・退院調整においても患者の自己決定を尊重し，それを支えることが重要となる。

● **自己決定支援のために必要なこと**　まず大切なことは，身体的な面だけではなく心理・社会的な面も含めて，その患者がどのような状態で退院するのかを知ることである。医療者側から患者や家族にどのような説明がなされ，それに対してどう感じているか，どのような不安や悩みをかかえているかを明らかにし解決することで，患者・家族の自己決定を支援することができる。

　また，患者や家族の気持ちはたえず変化するものなので，看護師は日々のかかわりのなかで，その変化を見逃さないように注意し，必要に応じて何度でも医療従事者側との話し合いの場がもてるように考慮する必要がある。

2 外来から始める退院支援

　現代社会では，核家族化や住環境の変化，仕事と介護の両立など，さまざまな要因からケア・介護を行う家族の負担は相当なものになっている。看護師は，いまある情報から患者・家族とともに退院後の生活像を考えることによって，個々の状況をより正確に把握し，早期からどのような支援が必要になるかを推測しなければならない。そして患者の退院までに，患者が残存機能を最大限に発揮し，社会資源を活用しながら自立した社会生活が送れるようになるように，退院支援を計画的に行うことが大切である。

● **支援計画の作成**　得られた患者および患者を支える家族の情報から，どのようなサポートが必要かを明らかにし，どのような退院支援を行うのがよいのか，その患者の状況に合わせた計画を作成する。場合によっては，医療チーム（看護師，医師，薬剤師，栄養士，理学療法士，ソーシャルワーカーなど）で話し合い，治療方針の見直しや，使用する医療機器などを検討することも必要となる。医療機器を在宅でも継続して使用するために，どのような手順で，誰に技術を習得してもらえばよいかなども，それぞれの患者に合わせて十分に検討する必要がある。

● **入院前からの一貫した退院支援**　ペイシェントフローマネジメント patient flow management（PFM）とは，1 人の患者の入院から退院・在宅療養までをトータルでマネジメントする方法である（●図 11-1）。近年，診療報酬の改定により入退院支援加算が設置されたことにより，早期からの退院支援が重要視されており，病院によっては PFM を導入し，入院が決定した段階で患者 1 人ひとりと専任の看護師が面談し，情報収集や入院についてのオリエンテーションを行うことで，入院前の期間を有効に活用している。

　オリエンテーションでは，患者の思いを整理しながら今回の入院における目標の一致をはかり，退院後の患者の状態を予測しながら，退院に向けての

1）宇都宮宏子・三輪恭子編：これからの退院支援・退院調整——ジェネラリストナースがつなぐ外来・病棟・地域. p.10，日本看護協会出版会，2012.

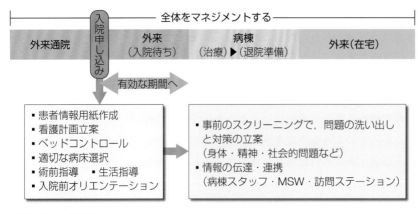

◉**図11-1 PFM**
(東京慈恵会医科大学附属病院資料をもとに作成)

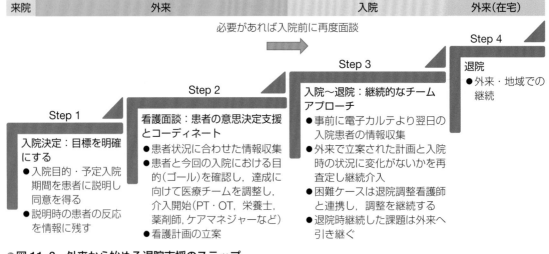

◉**図11-2 外来から始める退院支援のステップ**
(東京慈恵会医科大学附属柏病院資料をもとに作成)

準備を行い,外来の段階から退院支援を始めている(◉図11-2)。

　このように入院前から一貫した退院支援を行うことで,患者・家族は入院後にどのような治療経過を経るのかイメージし,どのように退院を迎えるのかがわかり,治療に積極的に向き合えるようになる。また,外来で調整された内容は入院後も継続して支援されるため,スムーズな地域・在宅療養の支援へとつながっている。

3 手術による変化の受容と就労に向けた援助

　手術を受けた患者のなかには,身体の形態的変化や機能上の障害をもちながら生活することになる人もいる(◉329ページ,表9-17)。これらは,ときとして社会復帰の妨げとなり,また社会生活や日常生活にも大きな影響をも

たらすことがある。

　看護師は，患者が自身におきた変化を受け入れ，その変化とともに生活していく心構えを築くことができるように援助し，同時に自己管理能力が発揮できるように指導していく。また，障害をもちながら就労する人もいることを視野に入れ，患者を取り巻く家族・社会関係の調整を行い，患者に対する周囲からの理解と協力が得られるようにすることも重要な役割である。

　近年，がんや脳血管疾患，肝疾患，指定難病，心疾患，糖尿病，若年性認知症患者の療養と就労の両立を支援するために，診療報酬が改定され，療養・就労両立支援指導料が設定された。これにより，産業医と主治医との連携が促進され，就労状況を考慮した療養が可能となってきている。

4 退院指導

　近年は入院期間が短くなっており，必要な入院治療がすんで通院あるいは施設や在宅での療養が可能な回復状態になれば，退院となる場合が多い。手術後に自己管理や生活調整の必要な機能障害をもつ場合でも，手術後2〜3週間程度で退院となる。そのため，入院前から，治療の予定と身体の回復状態，退院時の患者の状態を予測しつつ，計画的に退院指導のスケジュールを組まなければならない。

　また，退院指導は患者本人だけに対して行うものではなく，家族の支援・協力が必要な場合には，家族に対しても行わなければならない。近年は福祉制度の充実により，ヘルパーやボランティアなどを支援者として調整することができるため，主たる支援者が誰になるかを見きわめ，調整していく必要がある。さらに用具類の準備や，退院後に訪問看護などの支援が必要となる場合もある。

　そのためにも，入院前，もしくは入院時にクリニカルパス（治療計画書）などを用いて，入院期間や退院時の患者の状態を患者・家族とともに確認し合って，退院までに必要な指導・調整ができるようにしなければならない。

5 継続看護

　退院指導が計画的に行われたとしても，患者はさまざまな不安や障害をかかえたまま退院することになる。また，退院してからも外来で化学療法などの治療が継続される場合も増えている。外来通院になってからも，継続した指導・ケアが受けられるように，患者情報を外来に申し送り，病棟看護師と外来看護師が連携して援助することが必要である（◎図11-3）。

　最近は，継続看護の一環として，診療のための外来とは別に，在宅支援外来（在宅相談室）やストーマ外来などの看護外来を開設している施設もあり，退院後の患者や在宅療養を行う患者を，多方面から専門的に支援する態勢が整ってきている。

　入院期間が短くなればなるほど，病院は健康回復のための最初の一時期を

退院時患者情報

登録番号
氏　名
生年月日

入院　　　　年　月　日〜　　　年　月　日
外来主治医：
外　来　日：
兼科中の心療科：

家族構成	移動手段：車椅子
＊キーパーソン（　　　　　）	補助具（　　　　　　）
	難聴：　有　・　無
	視力低下：　有　・　無
	言語障害：　有　・　無
	その他

病　名（　　　　　　　　）
治療（術式）

【退院時指導内容】

【退院時にかかえている問題】

記載日　　　　　　　　　
担当看護師　　　　　　　

【外来での指導計画】

記載日　　　　　　　　　
担当看護師　　　　　　　

●図11-3　退院時患者情報（例）

過ごすだけの場所となり，ケアの必要性をかかえたまま退院していく患者が多くなる。今後ますます，患者がどこにいても必要なケアが受けられるように，病棟−外来間，あるいは地域−病院間で情報が提供・交換し合われるようになり，患者を中心としたネットワークが広がっていくであろう。

6 専門性の活用

　近年の医療の現場では専門性が重要視されており，1人の医師だけで治療を行うのではなく，専門分野の医師や看護師のほか，さまざまな職種の人たちが協力しながらチーム医療を行うように変化してきた。

　退院支援の場面においても，医療チームメンバーと連携をとりながら，それぞれの専門性が発揮できるようにすることが重要である。病院によっては，入院前から退院後までの調整をはかるために，専門の看護師として退院調整看護師を配置しているところも多くなってきている。

　また，効果的な地域・在宅療養には，社会資源を有効に活用することも大切である。介護保険制度❶の対象となるもの（●表11-1）以外にも，身体障害者や難病・特定疾患の患者に対する福祉制度や生活保護などのさまざまな社会資源がある。多様化する患者のニーズに合った社会資源が正しく選択できるように，専門家が的確に支援することが重要になっている。

7 支援者・地域との連携

　患者を中心とした切れ目のない支援環境をつくるためには，それまでの経

NOTE
❶介護保険制度
　65歳以上の人（または40歳以上で対象疾患をもつ人）が被保険者となり，寝たきり状態や認知症などで介護を必要とする場合や，毎日の暮らしに手だすけが必要な場合に，保険者である市区町村へ申請を行うことで，介護サービスの費用を受給できる制度。

○**表 11-1　地域の在宅支援サービスの例**

施設サービス	居宅サービス		地域密着型サービス	
・介護老人福祉施設 ・介護老人保健施設 ・介護療養型医療施設(介護医療院に転換)	・訪問介護 ・訪問入浴介護 ・訪問看護 ・訪問リハビリテーション ・居宅療養管理指導 ・通所介護	・通所リハビリテーション ・短期入所生活介護 ・短期入所療養介護 ・特定施設入居者生活介護 ・福祉用具貸与 ・特定福祉用具販売	・定期巡回・随時対応型訪問介護看護 ・夜間対応型訪問介護 ・地域密着型通所介護 ・認知症対応型通所介護 ・小規模多機能型居宅介護	・認知症対応型共同生活介護 ・地域密着型特定施設入居者生活介護 ・地域密着型介護老人福祉施設入所者生活介護 ・看護小規模多機能型居宅介護

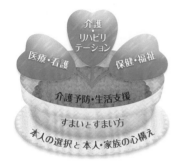

○**図 11-4　地域包括ケアシステムの植木鉢(模式図)**
(三菱ＵＦＪリサーチ＆コンサルティング＜地域包括ケア研究会＞：地域包括ケアシステムと地域マネジメント〔地域包括ケアシステム構築に向けた制度及びサービスのあり方に関する研究事業〕平成27年度厚生労働省老人保健健康増進等事業, 2016 による)

過や将来の治療に対する患者の気持ちや，退院後も継続して介入が必要な問題について明らかにしていく必要がある。また，外科治療を受けた患者に関しては，手術後の回復をたすける療養生活上の注意点などについて，地域でかかわるすべての支援者と密に情報を共有することがきわめて重要である。

共有の方法としては，地域の支援者が病棟を訪問して患者とともに現状と目標の一致をはかる退院前共同カンファレンスや，病院の看護サマリーの活用などがある。これらを活用することで，患者や家族が安心できるだけでなく，継続した治療も円滑に進む。また，退院してからも患者と家族の気持ちは変化しつづけるため，退院後も気軽に相談できる窓口づくりも忘れてはならない。

近年，諸外国に類をみないほどに高齢化が進んでいるわが国においては，高齢者の尊厳の保持と自立した生活の支援を目的に，可能な限り住み慣れた地域で，自分らしい暮らしを最期まで続けることができるよう，地域の包括的な支援・サービス提供体制(地域包括ケアシステム)の構築の推進が政策として掲げられている(○図 11-4)。病院も，地域包括ケアシステムの推進をはかる地域の一員として，他と連携をはかっていく必要がある。

また最近では，院内システムの改革が進み，医療と福祉を融合させた専門の部門を設け，入院前から退院まで一貫して支援できる体制をとっている病院も増えてきている。病院によっては，医療連携部門・ソーシャルワーカー部門・在宅療養支援部門・病床管理部門で構成される患者支援・医療連携センターが，各外来・病棟で兼務している退院調整看護師と入院前から退院支援を計画的に進め，さらに地域とも連携をとりながら継続治療の支援を行っている。

C 在宅療養を可能にする医療管理

　医療機器の豊富な病院とは異なり，在宅療養中には，医療機器や衛生用品の準備が必要となってくる。退院指導では，すべて市販の専用品を購入・使用させるのではなく，自宅での生活を想像しながら，安価な日常生活用品などで代替できるように指導することが必要である。また，衛生用品には病院から提供できるものもあるため，どこで，なにを，どれくらい準備したらよいかなどを必ず説明しておく。

1 在宅経腸栄養法 home enteral nutrition（HEN）

　経腸栄養法には，経鼻経腸栄養法や瘻管（胃瘻・腸瘻）法がある❶（●120ページ）。24時間持続注入の場合や，滴下速度が安定せず管理がむずかしい場合は，栄養管理専用の在宅用ポンプを用いることもある。

▌指導のポイント
（1）実施者が誰か，その人が確実に実施できるかどうかを事前に確認する。
（2）誤嚥を防ぐための工夫（体位など）をし，観察を行うように指導する。
（3）チューブ挿入部の皮膚の清潔を保ち，また摩擦による炎症の有無を観察するように指導する。
　①家族が経鼻チューブを入れかえる場合，挿入する鼻孔は交互にし，鼻腔内壁の粘膜の炎症をおこさないように指導する。
　②経鼻チューブの場合，確実に固定するということに加えて，苦痛の有無や外観にも配慮して固定するように指導する。
　③瘻管の場合は，とくに刺入部の皮膚の状態に注意するように指導する。
（4）消化器症状と排泄物をよく観察するように指導する。

□NOTE
❶経腸栄養という言葉は広義には経口栄養も含むが，在宅経腸栄養という場合，胃瘻や経鼻チューブを介した経管栄養を在宅で行うことをさす。

2 在宅静脈栄養法 home parenteral nutrition（HPN）

　静脈栄養法は静脈から栄養を投与する方法であるが，在宅で長期にわたり実施する場合には，中心静脈にカテーテルを挿入し，そこから必要とする栄養素を含有する高濃度液を補給する中心静脈栄養法が用いられることが多い（●118ページ）。24時間持続点滴や微量調整などの必要上，在宅用ポンプ❷を用いることが多い。導入時にはポンプを扱うリース業者との提携をはかり，安全に使用できる環境を整える。

▌指導のポイント
（1）実施者が誰か，その人が確実に実施できるかを明らかにする。
（2）感染を防ぐための指導を徹底する。消毒方法だけでなく，点滴の操作管理まで計画的に指導を行う。
（3）問題発生時の対応方法を練習し，また自分で異常の早期発見ができるように指導する。

□NOTE
❷在宅用ポンプ

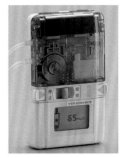

（写真提供：エア・ウォーター株式会社）

（4）薬剤の処方や衛生用品の入手方法などについて，十分な説明を行って理解を得る。

3　在宅酸素療法 home oxygen therapy（HOT）

在宅酸素療法は，酸素供給源である酸素濃縮装置❶，液体酸素，酸素ボンベを自宅に設置して行う酸素療法である（▶109ページ）。導入時には業者と提携して，業者の協力が得られるようにする。

▌指導のポイント

（1）呼吸理学療法（▶235ページ）をすすめる。要領が十分に習得できるように，理学療法は入院中から継続して実施してもらう。
（2）感染予防について指導を行う。患者本人の身体だけでなく，酸素機器や環境にも注意するように指導する。
（3）日常生活の呼吸と経皮的動脈血酸素飽和度（SpO_2）の変化を知ってもらう。安静時と体動時の関係を自覚症状とあわせて知ってもらうことによって，異常の早期発見ができるように指導する。また医師から，異常な症状の出現やその対応方法について，十分な説明が行われるように配慮する。
（4）火気に対する注意を促す。酸素機器から出火することはないが，酸素は助燃性があり，火を近づけると火力が急に増強してやけどをおこす危険性がある。とくに，喫煙時に送気チューブの酸素によって火勢が増しやけどにいたる事故が多いため，家族を含めた喫煙行動に注意を促す。
（5）外出時や災害時にも，酸素が確実に得られるように指導する。酸素ボンベの携帯方法や，旅行時の注意点についても説明しておく。

4　吸引

吸引は，口腔や鼻腔などにたまった，鼻汁や喀痰などの貯留物や異物を自力では排出できない場合に，機器を使用して除去し，気道を確保したり清浄化したりする方法である。吸引は呼吸をらくにするが，一方で適切に行われないとかえって苦痛を与えてしまうこともある。このことも念頭におき，適応を判断する必要がある。

▌指導のポイント

（1）必要物品の準備：入院中と在宅では，使用する吸引器❷や，吸引カテーテルを使い捨てるか再利用するかなどの取り扱いがかわるため，入院中に退院後と同じ環境で手技を訓練しておく必要がある。吸引器は，レンタルだけでなく購入することもできるため，使用頻度や期間に合わせて機器を選定する必要がある。吸引カテーテルやアルコール綿などの医療材料の入手方法は医療機関によって異なるため，事前に調整したうえで患者に説明する。
（2）患者の状況に合わせて，どのようなタイミングで吸引が必要となるかを

NOTE

❶酸素濃縮装置

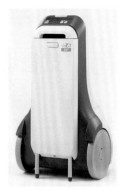

（写真提供：エア・ウォーター株式会社）

NOTE

❷吸引器

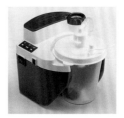

（写真提供：エア・ウォーター株式会社）

理解してもらう。

(3)吸引器機の接続や吸引圧の設定が正しく行えるよう確認する。

(4)吸引前は手洗いを行い，感染予防に努める。粘膜を傷つけないよう，チューブの持ち方や操作方法などについて，実際の手技を体験してもらう。

(5)吸引後のカテーテルは洗浄して再利用することもあるため，自宅での処理方法について説明する。また，吸引された汚物の処理方法についても説明しておく。

5 気管切開

気管切開は，頸部の気管に外科的に穴を空け，専用のチューブを挿入して空気の通り道をつくることで，上気道閉塞に対して気道を確保する方法である。在宅療養では，この穴から酸素吸入を行い，また在宅用の人工呼吸器を装着する場合もある。

▌指導のポイント

(1)感染や気道分泌物の貯留を防ぐための吸引が，清潔・安全に行えるように指導する。また，チューブや口腔内の清潔保持，気道の加湿についても注意を促す。

(2)換気障害をおこさないような姿勢のとり方や，更衣・体位変換の方法などについて指導する。

(3)チューブが抜けた場合などの緊急時の対応方法や，チューブ交換の時期・場所について，患者の理解を確実にしておく。

(4)言語的なコミュニケーションに障害がある場合は，非言語的手段によるコミュニケーションのとり方や，1人の場合の緊急時の連絡方法などを，家族とともに考えておくように指導する。

6 ストーマ(人工肛門・人工膀胱)

ストーマ(人工肛門・人工膀胱)には次のような種類がある。最近では，ストーマケアを専門とする皮膚・排泄ケア認定看護師が増え，ストーマ外来で生活支援を継続することが多くなっている。

1 コロストミー colostomy(結腸人工肛門) 結腸で造設されたストーマで，有形で普通便に近い便が排泄される。腹膜炎などの緊急手術や，直腸がん・肛門がんなどで造設されることが多い。

2 イレオストミー ileostomy(回腸人工肛門) 回腸で造設されたストーマで，水分を多く含んだ水様～泥状の便が多く排泄される。一時的なストーマ造設の場合や炎症性腸疾患などで造設されることが多い。近年，一時的ストーマ造設が増えているため，イレオストミーをもって生活する患者も増加している。

3 ウロストミー urostomy(人工膀胱) 膀胱全摘後に尿の排泄経路を確保

するために造設される。

▌指導のポイント

(1) ストーマの形状や皮膚の特徴，体型や腹部の形，日常生活でよくとる体位やセルフケア能力，便の量や性状などを考慮し，患者に合ったストーマ装具を選択してセルフケアの指導を行う。また，退院後も継続してストーマケア支援ができる窓口(ストーマ外来など)を紹介する。

(2) 術後3か月ほどはストーマのサイズや排泄パターンが不安定なことが多いため，排泄物がもれたり発赤やびらんができたりした場合は早めに受診するように指導する。また，ケア方法が安定するまでは外来で頻繁に支援を行う。

(3) ストーマ装具を装着したままシャワーを浴びたり湯船に入ったりすることができるが，心配な場合は周囲に防水テープなどを貼付して対応する。入浴に特化した専用の製品もあるが，排泄物の状況や金銭的側面から使用に制限があるため，専門家に相談する。コロストミーの場合は装具を外して入ることもできるが，途中で便が出る場合がある旨をよく説明する。イレオストミーは排泄量が多いため，長時間の入浴は控える。

(4) 防臭対策として，袋の中やまわりに噴霧する消臭剤や，消臭効果のあるカバー・腹巻きなどがあることを説明する。また，排泄物の処理時に少しでも付着するとにおうため，排泄口のふき方についての指導を行う。

(5) 安心して外出や社会復帰ができるよう，外出時に持っていく物品や，オストメイト対応トイレの紹介や使用方法，外出した際の対処法に関して患者と看護師で一緒に検討する。

(6) 使用している物品は不足がないよう調整し，ストーマ用品専門の代理店で購入する。災害対策を考えて最低2週間分程度はつねに在庫があるように準備し，年末年始などの長期休暇の前は早めに購入するよう指導する。

(7) 永久ストーマの場合は身体障害者福祉法による支援が受けられる。また，ストーマ装具代は医療費控除の対象となる。患者が適切に社会資源を活用できるよう，必要な手続きについて案内を行う。

7 導尿

　手術による骨盤内の神経の損傷や，神経因性膀胱，前立腺肥大症などによって排尿が不十分になった場合には，カテーテルを挿入して排尿させる必要がある。このように人工的に排尿させる方法を，導尿とよぶ。導尿には次の種類がある。

　①間欠的自己導尿法　神経因性膀胱などで排尿困難があって自然排尿ができない場合に，間欠的にカテーテルを挿入して自分自身で導尿をする方法である。外出時に便利な使い捨て用のカテーテルもある。

　②膀胱留置カテーテル法　バルーンカテーテルを常時留置して導尿する方法である。疾患，日常生活動作，手技などの点で，自己導尿の実施がむず

かしい状態であると判断される場合は，こちらが選択される。

■ 指導のポイント

(1) 感染予防が重要であり，清潔操作で導尿が行えるよう指導する。また，尿の逆流による上行性感染の予防ができるように指導する。

(2) 排尿の観察ができるように指導する。尿の性状にも注目してもらう。

　① 自己導尿の場合は，どのくらいの時間で300 mL程度の尿が膀胱にたまるかを患者自身が理解し，1回量が300 mL以上になる前に排尿できるように指導する。

　② 留置式の場合は，カテーテルが屈曲していないか，蓄尿バッグとの間に落差はついているか，などに注意してもらう。

(3) 尿の混濁や出血，カテーテルの事故などのおこりうる問題と，その対応方法について理解を得ておく。

(4) カテーテルの交換時期や方法を説明する。

(5) 生活に合わせて適切な材料や方法を説明して，実際に導尿を行う場合の手技の違いをイメージしてもらっておく。

8　疼痛管理

　術後疼痛やがん性疼痛のある患者は，鎮痛薬の投与などによって痛みを除去しながら生活を送る場合がある。痛みの程度によっては，投与薬に麻薬を用いることもある。(◯301ページ)。また，病院によっては，緩和ケアチームで患者を支援しているところもある。

■ 指導のポイント

(1) 鎮痛薬の投与方法には，経口投与法・経直腸投与法・筋肉内投与法・静脈内投与法・硬膜外投与法・経皮投与法などがある。患者の状態に応じて，適切な方法を選択する。

(2) 痛みの部位・強さ・程度やパターンなどを観察し，原因をアセスメントする。痛みの程度は個々人によって違い，変化するものである。また精神的な影響によって増強することもあるので，退院後も継続した治療が行えるようにする。痛みの度合いについては，患者と共通のスケールで査定を行うことが大切である。

(3) 麻薬を扱う場合は，一般の薬とは違った法規制があるため，退院後も薬剤師の介入のもとで管理できるように調整する。

参考文献

1. 厚生労働省：地域包括ケアシステム．(http://www.mhlw.go.jp/stf/seisakunitsuite/bunya/hukushi_kaigo/kaigo_koureisha/chiiki-houkatsu/)(2022-06-30 参照).

第 **12** 章

手術を受ける高齢者の看護

A　高齢者の外科治療

1　高齢者の定義と現状

　わが国における**高齢者**の定義は 65 歳以上であり，さらに健康保険制度の違いにより 2 群に分類される。65 歳から 74 歳までの**前期高齢者**は，65 歳までの国民健康保険や被用者保険を引き継ぎ，75 歳以上の**後期高齢者**は，市町村がおもに管轄する後期高齢者医療制度に加入する。

　現在，1 年ごとの高齢者人口の増加数は総人口の減少数よりも多い状態であり，総人口の減少と高齢者人口割合の増加が急速に進行している。現在の総人口に占める高齢者人口の割合は 30％であり，2040 年には 35％になると見込まれている（◉図 12-1）。おおむねわが国の 3 人に 1 人が高齢者という時代であり，健康保険制度における現役世代への負担増が大きな問題となってきている。

2　高齢者の外科治療における注意点

　高齢者において外科治療を適応するうえで重要なポイントは，若年者とは異なり，高齢者では非常に身体機能の個人差が大きいことを認識すること，

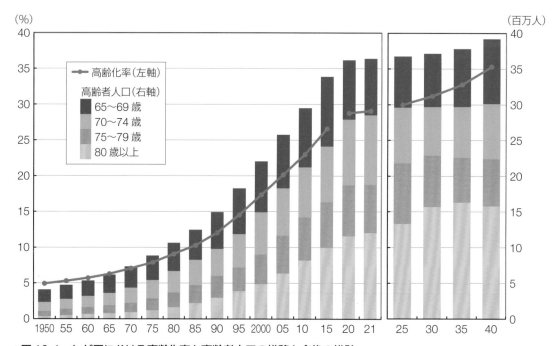

◉**図 12-1　わが国における高齢化率と高齢者人口の推移と今後の推計**
(1950〜2015 年は「国勢調査」，2020・2021 年は「人口推計」，2025 年以降は「日本の将来推計人口〔平成 29 年推計〕」出生〔中位〕死亡〔中位〕推計〔国立社会保障・人口問題研究所〕をもとに作成)

多臓器に基礎疾患がひそんでいる可能性があること，そして，家族や社会的サポートが脆弱である可能性があることである。

　高齢者は，長年にわたる生活環境や疾病歴の違いにより，臓器機能に個人差が大きい。たとえば75歳でも完全に自活し，60歳レベルの全臓器機能を有する場合もあれば，一方で，認知症・糖尿病・高血圧・腎機能障害を合併している場合もある。

　したがって，高齢者においては，認知機能・嚥下機能・呼吸機能・心機能・肝機能・消化機能・腎機能・内分泌機能・造血機能・運動機能を含む全臓器機能に関して評価することが必要である。そのため，外科診療科とそれぞれの内科的診療科との連携が重要となる。たとえば認知機能と運動機能は，外科治療の適応および術後の回復と社会復帰に大きく影響する。

　外科治療後の家族や社会的サポートに関しても，手術入院までの外来期間から，ソーシャルワーカーを交えて連携をとりながら評価と計画を行い，術後の転院あるいは自宅退院が円滑に行えるようにすることが重要である。

3　外科治療の適応

　公共性が高い脳死ドナーからの臓器移植❶以外の術式に関しては，単に年齢のみによる手術の非適応は基本的にはない。たとえば胸腹部手術においては食道切除再建，膵頭十二指腸切除，肝切除，直腸切除再建などの侵襲が大きい手術も，手術に耐えられる全身状態であれば適応可能である。

　しかし，重要臓器に問題を有する場合や日常生活動作（ADL）が不良な場合は，根治的ではなくとも症状を緩和する手術や，手術以外の治療法が選択される。

　□NOTE
❶脳死ドナーからの臓器移植においては，平均余命が長い若年者に移植することでグラフト生存がより長くなるため，60歳未満を対象とすることが望ましい。

B　高齢者の周術期の看護

　高齢者には，腹腔鏡下手術などの侵襲が少ない外科治療が提供されることが多いが，周術期管理などの進歩により，侵襲度の高い手術も高齢者に対して行われるようになっている。しかし，高齢者は主疾患以外にもなんらかの疾患をもっていることが多く，身体機能も低下しており，予備力が低いため合併症を引きおこしやすい。そのため，場合によっては手術が患者のQOLを低下させてしまうことになる。十分な術前評価や術前・術後ケアを行うことで，合併症の発症を予防していくことが重要である。

1　高齢者の身体的変化

　加齢に伴う生理機能の低下は，老化といわれる。脳・神経，循環器，呼吸器，腎・泌尿器，肝臓をはじめとする主要臓器の機能は，加齢とともにほぼ直線的な低下をたどる（○図12-2）。

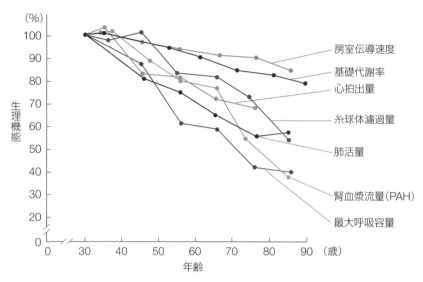

◉図12-2　加齢に伴う生理機能の変化

(Kohn, P. R.: Human aging and disease. *Journal of Chronic Diseases*, 16: 5-21, 1963 による，一部改変)

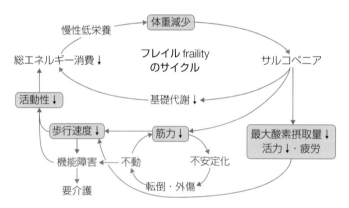

◉図12-3　フレイルのサイクル

(Xue, Q. L. et .al.: Initial Manifestations of Frailty Criteria and the Development of Frailty Phenotype in the Women's Health and Aging Study II. *Journals of Gerontology Series A: Biological Sciences and Medical Sciences*, 63A(9): 984-990, 2008 による，著者訳)

　また，高齢者の身体機能障害のリスク因子として，高齢者の虚弱(フレイル)がある。基盤として低栄養が存在するとサルコペニア❶につながり，これがさらなる身体機能低下や活力低下，低栄養状態をまねく。この悪循環が，フレイルの原因となる(◉図12-3)。

▍生理機能の低下

　1 循環機能　心室容量の減少や心筋の弾力性の低下によって収縮機能は低下し，とくに運動負荷時の心拍出量が減少する。また全身の動脈や冠動脈の硬化の進行に伴って，末梢血管の抵抗性の低下から，高血圧や虚血性心疾患などを合併していることが多い。刺激伝導系の器質的変化によって心拍数の低下や不整脈の増加もみられ，循環動態は不安定になりやすい。

　2 呼吸機能　呼吸筋の筋力や胸郭の弾力性の低下，肺コンプライアンス❷

□NOTE

❶サルコペニア

　加齢などによる筋肉量の減少および筋力の低下。

□NOTE

❷肺コンプライアンス

　肺の単位圧力変化あたりの容量変化の大きさで，肺のふくらみやすさをあらわす指標となる。

の低下などに伴って，肺活量や1秒率が減少する。また加齢に伴って末梢気道は虚脱しやすくなり，ガス交換機能が低下する。さらに咳嗽(咳)反射，嚥下反射，気道の線毛運動も低下する。

　③ **肝・腎機能**　肝臓・腎臓ともに，組織重量の低下や血流量の減少がおこる。肝臓では薬物代謝機能が低下し，腎臓では血流量や尿希釈・濃縮能の低下，糸球体濾過量(GFR)の低下などがおこる。その結果，薬物の代謝・排泄機能が低下をきたす。

　④ **精神・神経機能**　パーキンソン病などの脳の変性疾患や，血管性変化による脳血流の低下，アルツハイマー病などによる脳萎縮，脳循環調整能の低下がみとめられる。

　⑤ **免疫機能**　T細胞の分化・成熟にかかわる胸腺は，20歳以降徐々に衰退し，T細胞機能低下によって病原微生物の侵入に対する抵抗力が減退する。

　⑥ **体液調節機能**　腎機能・内分泌機能の低下をはじめ，身体の活動性の低下から摂水量も減少しやすく，脱水や酸塩基平衡障害をおこす危険性がある。また筋肉量の減少から，体内貯水量が減少して脱水に陥りやすい。

2　高齢者の生活とQOL

　高齢者は，定年退職や子どもの独立によって社会的・家庭的な役割の大半を終えるとともに，運動機能・感覚機能や記憶力の低下・衰えを自覚しはじめ，将来を消極的・悲観的に考えやすくなる。

　しかし，自由な時間を使って，趣味や旅行を楽しむゆとりも生まれる。地域へと活動の場を移し，同世代の人々と交流をもち，地域への貢献活動を行うなど，それまで行っていなかった新たな活動のあり方を定着・発展させる人々や，健康増進や体力づくりを志向する高齢者も少なくない。その一方で，夫婦のみの世帯や独居高齢者が増えていることも事実である。

　高齢者の生活は，個人差が非常に大きく，QOLのとらえ方も，個人がこれまでの人生経験のなかでつちかってきた価値観によって異なっている。

C　手術前の看護

1　手術前の評価(術前評価)

　高齢者は，加齢によって全身の機能が低下し，予備力も落ちている。さらに，高血圧・糖尿病・虚血性心疾患などの慢性疾患を基礎疾患として複数有していることも少なくない。そこに手術や麻酔の侵襲が加わって，内部環境の不安定化や全身状態の悪化をまねき，術後合併症などを生じて回復が遷延したり，致命的な事態をおこしたりする危険性がある。そのため，手術をす

○表 12-1 手術を受ける高齢者のおもなアセスメント項目

①現病歴・既往歴・家族歴
②薬物の使用歴：薬の種類，相互作用，依存性など
③喫煙歴，飲酒歴，運動歴，アレルギー歴
④検査データ：呼吸機能，心機能，肝機能，腎機能，内分泌機能，栄養状態，電解質，凝固系，動脈血ガス，感染症など
⑤日常生活動作：視力・聴力障害の程度，食事・排泄・清潔・運動・休息の自立度，食事の嗜好，生活習慣
⑥口腔内スクリーニング：齲歯，義歯の有無，乾燥状態など
⑦病気，手術内容，手術の利点や問題点の理解度

るという患者の意思決定を尊重するだけではなく，患者の状態を正確にアセスメントしていくことが重要である。

　手術前の患者のアセスメント内容は，○表 12-1 に示したとおりである。とくに栄養状態の評価は，術後の合併症予防につながる重要な指標である。また，高齢の患者からの情報収集にあたっては，加齢による視力低下や聴力低下などを考慮し，家族の同席のもとで話をする場をつくることが望ましい。

● **栄養状態の評価**　栄養状態評価表などを活用した栄養アセスメントや，水飲みテストなどによる嚥下評価を行う。また，高齢者は歯の喪失や義歯の不整合のためうまく咀嚼できないこともあるため，咀嚼評価も大切である。

2 手術前の患者・家族への情報提供

　患者や家族は，不安や動揺をかかえながら医師からの説明を聞いていることが多く，話の内容が正しく受けとめられていない可能性がある。看護師は，医師による説明後の患者や家族の反応を観察して，補足説明や情報提供を行う。また，医師から再度の説明が必要な場合は，その機会がもてるように配慮し，患者が納得・安心して治療を選択できるように支援する。

● **手術直前の説明**　現在，手術を受ける患者のほとんどが，前日の入院となっている。救急来院の患者以外は，外来診療で全身状態を把握するための問診と検査を受け，その結果をもとに手術に関する説明が医師から行われる。治療計画や手術方法，手術のもたらす利点と問題点などを説明し，患者と家族が十分に理解・納得して治療を選択できるようにする。

　患者が医師や看護師の説明に納得できず，疑問や不安をかかえたままで手術を受けることになると，手術後の回復にも悪影響をもたらす可能性がある。このような事態を防ぐためには，セカンドオピニオンを得られる機会をつくり，ほかの専門家の意見も参考にして手術の決定ができるように援助するとよい。

3 手術前の訓練

　手術前には，患者の身体諸機能や臓器予備力，日常生活の自立度・認知機

能の評価を行い，手術後に予測される合併症と問題点を明らかにして，これに応じた訓練や生活調整方法を工夫する必要がある。

● **呼吸訓練**　患者の術前評価に基づいて，おこりやすい合併症を把握し，手術後に予測される状況や呼吸ケアの必要性を説明したうえで訓練を行う。主として行われるのは，呼吸理学療法（◯235ページ）であり，腹式呼吸や深呼吸の練習や，胸郭を広げる肺ストレッチを行う練習がある。

　また，ハフィング❶を行い，痰（たん）の出し方などをあらかじめ体験させて，手術後に患者の協力が得られるようにしていくことが大切である。

● **禁煙，感染症予防**　1か月以上の禁煙が望ましい。長年の喫煙者にとっては困難であるが，術後肺炎や創傷治癒遅延の予防の必要性を説明し，徐々に本数を減らしていくように指導する。また，かぜやその他の感染症に罹患している人との接触は避け，外出後には，うがいや手洗いを十分行うように指導する。

● **口腔ケア**　高齢者は，唾液分泌が少ないため口腔内が乾燥しやすい。そのため口腔内の自浄作用が低下し，細菌が繁殖しやすい。手術後の誤嚥性肺炎の予防や栄養状態改善のために，ブラッシング方法や義歯の手入れの方法などを指導し，口腔ケアを術前から始め，術後も継続していくことが重要である。患者の口腔内をよく観察し，状況によっては歯科受診をすすめ，歯垢（こう）・歯石の除去や齲歯（し）の治療を受けさせる。口腔の乾燥に対しては，口腔内を湿潤するような口腔ケア用品を活用し，保清できるようにする。

● **運動訓練**　運動は，廃用症候群の予防や循環機能の回復にも役だつため，患者に必要性を説明し，患者の状況に合わせて歩行や階段昇降などを行うように促す。訓練にあたっては，不慣れな病院環境内であることを考慮して，転倒などの事故防止に留意する必要がある。

---NOTE

❶ハフィング

　座位で前かがみの姿勢をとり，鼻から吸って口から早く息を吐きだす呼吸訓練。

D　手術後の看護

1　手術が高齢者に与える影響

　手術や麻酔の侵襲から回復しようとする生体反応は，基本的には高齢者でも成人などと同じであるが，個々の患者で回復力が大きく異なる。そのため，90歳以上で侵襲の大きな手術を受けても，合併症なく順調に回復する患者もいれば，壮年期に大きな手術を受けて，手術後に予期しない合併症をおこし，生活の自立度を低下させてしまう患者もいる。

　こうした個別性はあるが，一般的には，加齢に伴って恒常性を維持する能力は低下する。そのため，高齢者の手術後の看護においては，加齢に伴う身体的・精神的変化の特徴を理解し，患者のもっている力を正しくアセスメントし，回復する能力を発揮させることが必要である。これらの能力には，その人の生育歴や職業歴，社会的・家庭的な役割意識なども大きく関係する。

② 術後合併症の予防と発症時の看護

　生体防御機能や回復力が低下している高齢者が手術後におこしやすく，早期に対応が必要となる術後合併症には，術後せん妄，廃用症候群，褥瘡，感染症，深部静脈血栓症などがある。

1 術後せん妄

　せん妄とは，急性の意識障害のうち，意識混濁とともに精神運動性興奮を伴う場合をいう。このうち，術後せん妄とは手術後に一過性・変動性に出現するもので，代表的な症状として落ち着きのなさ，幻覚・幻聴，暴力行為などがみられる。

　高齢者では認知症と間違われることがあるが，せん妄に対する適切な処置ができないと患者の苦痛は増すうえ，症状を増悪させて治療の障害となり，また転倒やドレーンの自己抜去などによって二次的問題をおこすことがある。

　以下の特徴をふまえて，せん妄かどうかを正しく見きわめ，適切に処置することが大切である。

●**せん妄の誘因**　術後せん妄は，手術がきっかけでおこるが，手術侵襲そのものだけでなく，手術に関係することがら，とくに環境の激変や精神的孤立などが複合して誘因となってあらわれやすい。一般に，高齢になるほど術後せん妄の発症率は高くなり，脳血管疾患や認知症などの既往や，術後の安静，チューブ類の留置などがあるとおこりやすいといわれている。

　これら以外にも，せん妄はさまざまな要素・要因が重なり合って発症するため，発症の可能性を予測するうえでは，家族からふだんの生活の様子について情報を得ておくことも重要である。

　1 環境の変化　入院そのものが最大の環境変化である。加えて，病棟，手術室，ICU・重症室などと，手術前後はつぎつぎと部屋が移りかわる。また，医師や看護師のほか，ほかの患者とのかかわりも生じる。さらに，ベッド上に拘束されたまま治療を受けるという一種の幽閉状況になるなど，手術前後の環境の変化は目まぐるしい。

　2 心理的ストレス　手術前には，過剰な苦しさや痛みなどを予想して疑心暗鬼になりやすく，不安や恐怖感も生じやすい。また，入院期間が長引いたりすると，家族への迷惑や負担の増加を感じ，心理的圧迫が生まれる。

　3 睡眠障害　環境の激変に加え，手術前では手術に対する不安，手術後では痛みや苦痛，治癒の経過に関する心配などによって，不眠になりやすい。

●**術後せん妄の症状**　術後せん妄は，次のような症状としてあらわれる。

　1 見当意識障害　自分がいまどこにいるかということや，入院していること，手術をしたということ，夜間か昼間なのか，などがわからなくなる。

　2 落ち着きがない　同じ行動や発言を繰り返す，視線が定まらない，などがみられる。

　3 幻覚（幻視・幻聴など）　いない人の声が聞こえる，いない人が見える，

天井に虫がいると言う，などの幻覚が生じる。

　　4 **興奮**　点滴やチューブ類などをまったく気にせずどこかへ行こうとする，行動を制止しようとした人に対して暴力的になる，などの行動がみられる。

● **せん妄の特徴**　術後せん妄には次のような特徴がある。

　　1 **発症が急激である**　突然，急激に発症するのが特徴である。また，「○日の○時ごろから」症状が出現したというように，発症の時期が特定できる。

　　2 **症状の日内変動がある**　夜間は，手術を受けたことも忘れていたり，「そこに誰かがいる」などと意味不明なことを言ったりするが，翌朝には受け答えもしっかりしていて，ふつうの様子に戻る，といった変化を示す。一般に，夕方から症状があらわれて夜間に持続し，翌朝から昼間にかけては消失することが多く，このタイプのせん妄は夜間せん妄といわれる。

　　3 **一時的なもので，時間がたつともとに戻る**　せん妄期間中は興奮状態から暴力的になったりもするが，せん妄がおさまるともとの精神状態に戻る。

せん妄への対応

● **予測的な対応と観察**　先述したせん妄の誘因や，予定されている手術の種類から，患者がせん妄をおこす可能性はある程度予測ができる。せん妄を発症する可能性が高いと予測される患者に対しては，環境の調整，精神的ストレスの緩和，活動と休息のバランスを考慮した援助を積極的に行う必要がある（●表 12-2）。手術後，なにかいつもと違う様子がみられた場合には，せ

●**表 12-2　術後せん妄の予防および発症時のケア**

予防のためのケア		①患者が具体的にイメージできるように，手術後の状況についての説明を十分に行い，不安を緩和する。 ②手術後，観察のために部屋の移動がある場合や ICU に入る場合は，事前にその部屋を見せたり，担当の看護師と面識をもたせたりしておく。 ③いままでとかわりのない生活環境を整える。カレンダーや時計，家族やペットの写真などといった患者が安心できるものを，患者の目につくところに置くなどする。 ④手術前には十分な睡眠・休息がとれるようにする。
発症時のケア	安全の確保	①転倒・転落防止 　・ベッド柵は必ず上げる。 　・ベッドの高さはできるだけ低くしておく。 　・ベッドの周囲を整理し，危険物がないようにして，歩行時の安全を確保する。とくにベッド周囲のコード類に注意する。 　・必要に応じて離床センサーを使用する。 ②輸液経路の事故を防ぐ 　・チューブ類の固定は確実にし，余裕をもった長さに調整する。 　・患者の気にならないように，また目にふれないように工夫する。
	症状への対応	①根気よく，患者に伝わるコミュニケーション方法をとる。 ②患者の行動や言葉を否定しない。 ③患者とかかわる際は，自分が誰であるかを名のる。 ④処置などを行う際は，十分に説明をしてから行う。 ⑤鎮静をはかる。 　・興奮が強く，睡眠がとれない場合は，薬剤の使用を医師と検討する。 　・患者の精神的安定をはかるため，場合によっては家族に付き添ってもらうなどの協力を得る。

ん妄の有無を観察・判断して，医師とも情報を共有しながら誘因を取り除くような対応を講じなければならない。

●**安全確保，症状への対応**　せん妄を発症した患者への対応でまず優先させるべきことは，身体の安全確保と事故防止である。そして不眠や興奮状態など，生じている症状に対して対応を行う。また幻覚のある患者に対しては，その言動を否定するのではなく，患者と一緒に見聞きしてみるという対応をとることも大切である。言葉をかけるときは，簡潔に伝える必要がある。

2 廃用症候群

　高齢者では，入院や手術をきっかけに心身の活動性が低下してしまい，臥床している時間が長くなりがちである。さらに，その状態が活動性を一層低下させて臥床時間を長引かせるというように悪循環をきたし，いわゆる「寝たきり」状態が持続することによって，廃用症候群をまねきやすい。

●**廃用症候群の影響**　一般的に，臥床安静による筋線維の萎縮は安静1日目からみとめられ，筋力は1日で1〜3%低下するといわれている。いったん低下した筋力がもとに戻るには，ベッド上臥床期間の2〜3倍の時間がかかるとされている。また廃用症候群がおこると，一部の身体機能の低下にとどまらず，全身の機能に影響が生じやすい（◐図12-4）。とくに高齢者の場合，廃用症候群は日常生活の自立をそこなわせる大きな要因となる。

●**廃用症候群の予防**　手術後は，廃用症候群を予防するためにも，患者の状況に応じた積極的な運動訓練，早期離床を進めていくことが重要である。

◆ 手術後の離床の進め方

　高齢者は，手術後，自分の身体を動かすことに慎重になっているなど，必ずしも手術前と同じ状態にはない。一方で，からだが動かせた場合は，そのことが患者の自信につながっていく。

　一般的には，離床すなわち歩行と考えがちである。しかし，手術侵襲からの回復過程にある高齢者の場合，たとえ手術前には問題なく歩けていたとしても，手術後にいきなり歩行を促すことは危険である。とくに離床を始めた際は，深部静脈血栓症に伴う肺血栓塞栓症をおこす危険性が高いため，呼吸状態を注意深く観察していく必要がある。

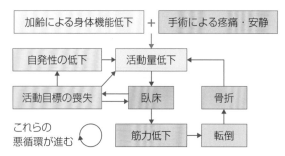

◐**図12-4　廃用症候群が全身に及ぼす影響**

　人間が寝た状態から歩行にいたるまでには，起きる，座る，立つ，歩くという姿勢の変化がある。手術後の離床も，この過程にそって，患者の運動機能や循環動態についてアセスメントしながら進めていく必要がある。

●**起きる・座る**　痛みやドレーン類の挿入によって，自力で起き上がることが困難な場合は，ベッドの頭部を挙上（ギャッチアップ）して，座位を保持してもよい。はじめは循環調整機能が十分に整わず，めまいや吐きけをおこすこともあるので，血圧の変動に注意しながら起き上がりの回数を増やしたり保持時間をのばしたりしていく。

　また，身体を起こすことで横隔膜が下がり，肺野が広がるため，酸素の取り込みがよくなる。起き上がった際に深呼吸を促せば，手術の侵襲からの回復に効果的である。

●**立つ・歩く**　立つ・歩くための下肢の筋力回復をはかるには，とにかく動かない時間を長引かせないことが大切である。

　自分で下肢・足首の曲げのばしができる患者であれば，その方法を指導して，手術の翌日からでもベッド上で下肢・足首の自動運動をするようにすすめる。さらに，自動運動の可否にかかわらず，離床計画の一環としてベッド上での他動運動を行うことが，手術後のリハビリテーションの基本である。

　ベッド上から足を下ろして座位を保持することができ，立位になってもふらつきがないようであれば，ベッド周囲の安全を確認し，歩きやすいように身辺を整えて，歩行を介助する。

●**安全の確保**　離床を円滑に進めることは，廃用症候群を防ぎ，日常生活動作（ADL）能力を早期に手術前の状態に戻すことにつながる。しかし，高齢者はもともと運動機能が低下しているうえ，そこに手術の侵襲が加わっているので，体動の必要性が頭でわかっていても，思うようにからだが動かないというのが実情である。

　一方で，トイレへの歩行の際の介助の必要上，看護師を呼ぶようにと説明してあっても，患者が「できる」と思い，1人で歩こうとして転倒することもある。高齢者の離床は，身体的・精神的特徴をふまえたうえで，安全に進めることが重要である。

3　褥瘡

　手術中から手術直後にかけては，安静に伴う身体の可動性・活動性の低下から，身体の同一部位に長時間圧力がかかる。さらに体液や汗・尿などによ

---

plus	入院中のはき物

　入院中ははき物としてスリッパを用意していることが多いが，スリッパは踵がなくつまずきやすいため，高齢者の場合は転倒の危険性が高くなる。そのため，手術後の離床時のことを考えて，入院時から踵のあるシューズや，はき慣れている靴を準備してもらうようにする。

る皮膚の湿潤や，摩擦などがここに加わる。その結果，循環障害を生じ，皮膚組織の壊死をきたした状態が褥瘡である。

　とくに高齢者では，皮膚・皮下組織の萎縮や弾力性の低下，痛みの閾値が上昇して痛みを感じにくくなっており，そこに手術後の低タンパク質血症や貧血が加わって褥瘡を発症しやすくなっている。また，一度褥瘡をつくってしまうと治癒しにくく，手術後の回復を遅延させるだけでなく，褥瘡感染による敗血症などの重篤な合併症をおこすこともある。

◆ 褥瘡予防

● **体圧分散**　長時間の同一体位の維持による圧迫をなくすために，2時間ごとの体位変換を行う。側臥位にする場合，90°の側臥位では大転子や腸骨部にかかる圧が高いため，原則として30°の側臥位を保持する。また頭部を挙上する場合は，身体が下方にずり落ちて摩擦・ずれを生じるため，角度は30°までにとどめる（◯50ページ）。

　手術後，治療上の安静が必要とされ体位変換に制約がある場合や，手術前からADL能力の低下がみられる患者には，体圧分散マットレスや体位保持用枕の使用がすすめられている。

● **皮膚の状態の調整**　尿・便などが長時間皮膚に付着した状態であると，皮膚に細菌が繁殖して皮膚炎をおこしたり，皮膚の組織耐久性が低下したりして，褥瘡が発生しやすくなる。排泄物で皮膚が汚染されたときは，ぬるま湯などで皮膚を強くこすらず，洗い流すようにする。また発汗が多い場合は，寝衣を交換し，皮膚の湿潤を取り除く。

4 術後感染症

　高齢者は，加齢に伴う咀嚼や嚥下機能の障害，味覚低下，孤食，いままでの食習慣などから，知らず知らずのうちに低栄養になっていることがある。そこに消化器疾患が伴えば，栄養状態はさらに悪化する。低栄養は，予備力・免疫機能の低下をまねき，術後感染症を発症しやすくする。とくに活動性の低下が誘因となる肺炎や，褥瘡に伴う二次感染症は，手術の術式などに関係なく臥床期間が長引くとおこりやすくなる。また上皮組織の萎縮や低栄養は，褥瘡や手術創部の治癒を遅延させる。

　以下では，とくに高齢者の術後肺炎の予防について述べる。

◆ 術後肺炎の予防

　高齢者に肺炎が多いことのおもな原因は，咳嗽反射と嚥下反射の低下といわれている。嚥下反射の低下によって唾液や逆流した胃内容物が気道内に流れ込み，咳嗽反射の低下によって誤飲物は下気道に吸引され，誤嚥性肺炎を発症する（◯320ページ）。さらに気道の線毛運動の低下や，手術後の痛みによって咳嗽や排痰がしにくいことも，肺炎発症の危険因子である。

　また，麻酔時の気管挿管が気道内の分泌を高めることもあり，抜管後に痰の喀出が十分にできないと，無気肺，誤嚥性肺炎，沈下性肺炎❶をおこす可

能性がある。

● **口腔ケア**　高齢者の口腔内には，ほとんどの場合に多数の肺炎球菌が存在する。通常の生活では，食後の歯みがきなどによって肺炎球菌を含む細菌の増殖が防がれているが，手術後の絶食期間中は，口腔内の保清が見落とされがちである。

　そのため，食事の有無に関係なく，毎日数回，術前から行ってきた口腔内の保清を行うようにする。誤嚥の危険性がある場合は，ガーゼなどを使用して口腔内の保清を行う。

E　退院に向けての援助

● **退院時の問題**　患者や家族は，退院時の状態として，自分で食事ができトイレに行ける状態，すなわち生活の自立した状態を望んでいる。しかし，在院期間が短くなっている現在の退院基準では，創部の処置や点滴などの入院していなければできない医療行為が行われていないということが，生活の自立よりも重視されている。

　すなわち，病院で行われる医療処置が終了すれば，患者は身体的にも日常生活動作(ADL)においても回復途中で退院を余儀なくされるのである。身体の形態や機能の変化をきたすような手術を受け，あるいは手術後の合併症や転倒などの偶発事故によって，入院時より ADL が低下したまま退院となることもある。

　いずれにしろ，退院時の ADL の程度や機能障害の有無は，患者のみならず退院後の患者を支える家族にとっても大きな問題である。入院時から患者・家族と退院の状況について認識を共有し，退院指導や退院調整を進めることが必要である。

● **退院計画**　退院計画は入院前からたてられる。

　① **入院期間**　予定される入院期間において必要な指導や調整ができるように計画する。とくに介護保険の利用や訪問看護などについて地域との調整が必要な場合は，早い時期から調整を始める必要がある。

　② **入院時の生活の自立度**　患者も家族も，病気を治すために手術をするのだから，入院時より元気になって退院できるはずだと考えがちである。手術によって自立度の低下が予測される場合は，あらかじめどのような介助が必要になるのかを説明し，理解を得ることが必要である。

　③ **手術後の機能障害**　手術によって生活に影響があらわれる機能障害を伴う場合は，身体の状態の変化について十分に説明し，誰からどのような支援を受けて生活をしていくのかの情報を得ておく。

　④ **家族的背景**　退院後，誰と一緒に住み，誰が患者の身のまわりの世話をしていくのかの情報を得て，家族を含めて退院指導を行っていく。また，身のまわりの世話をしてくれる人が仕事のため家にいる時間が少なかったり，高齢者であったりする場合，あるいは患者が独居である場合などには，医療

ソーシャルワーカー(MSW)と連携して社会資源の活用をすすめる。

　⑤**在宅療養の必要性**　手術後の機能障害を補うために，最近では経腸栄養や中心静脈栄養，自己注射などを，退院後も自宅で継続するケースが増えている。これらを高齢者が自分で管理することはむずかしいため，家族に手技を覚えてもらうことが必要である。医療処置の継続が予測される場合は，入院決定時から本人・家族と話し合い，どのような生活になるかイメージしてもらうことも大切である。

　現在は，入退院支援看護師や医療ソーシャルワーカーなどが配置されている退院支援部門を院内にもつ施設も増えてきているため，これらと連携をはかることも重要である。

　また，地域の訪問診療，訪問看護ステーション，ケアマネジャーなどとも連携し，安心して療養生活が送れるように，患者だけでなく家族も含めた切れ目のない支援を行えるようにする。

●**自立への支援**　手術を選択するのは，手術の危険にもかかわらず，手術によって健康を回復させ，その後の QOL を維持・向上させたいと願うからである。高齢者においても，手術を受ける理由は同じである。看護師は，患者・家族の思いを受けとめ，可能な限り患者が自立でき，自分らしい生活ができるように支援する。また，そのために必要な社会支援が受けられるように援助することも，看護師の大切な役割である。

F　手術を受ける認知症高齢者の看護

　認知症は若年者でも発症することがあるものの，患者の多くは高齢者である。認知症高齢者数は増加傾向にあり，2025 年には 700 万人をこえるとの推計もある[1]。これは，高齢者の 5 人に 1 人が認知症に罹患するという計算である。

　認知症高齢者はがん，循環器・呼吸器・運動器疾患などのさまざまな疾患を併存する割合が高く，通院・入院治療をする機会も多い。さらに，認知症という疾患の特性から，自身の体調変化に気がつかずに受診が遅れたり，内服管理が十分にできずに症状が悪化したりすることも多い。こうした背景から，今後，認知症高齢者が手術を目的として入院する機会は，ますます増加するものと考えられる。

　認知症高齢者が入院すると，認知症症状の悪化のリスクがあり，術後せん妄の発症のリスクも高い。そのため，入院前から予防的ケアに取り組む必要がある。また，手術という治療を選択するための意思決定にも困難が伴うため，その支援において看護師に求められる役割は大きい。

1）二宮利治ほか：日本における認知症の高齢者人口の将来推計に関する研究(厚生労働科学研究費補助金　厚生労働科学特別研究事業)．2014.

1 認知症高齢者の特徴

1 中核症状と行動・心理症状

　認知症の症状には，**中核症状**と**行動・心理症状** behavioral and psychological symptoms of dementia（**BPSD**）がある。

　中核症状とは，脳の器質的病変によっておこるさまざまな認知機能障害のことであり，記憶障害，見当識障害，遂行機能障害（実行機能障害），失認，失行，失語などがある。

　一方，BPSD は，認知機能障害を背景として，さまざまな環境要因によってひきおこされた行動症状や心理症状である。行動症状には暴言・暴力，興奮，焦燥，拒絶，徘徊，性的逸脱行動などがあり，心理症状には幻覚，妄想，不安，抑うつなどがある。

　認知症高齢者が入院すると BPSD をおこしやすくなる。これは，認知症に伴い環境からのストレスに反応する閾値が低くなり，不安行動や行動障害が出現しやすくなるためである。興奮や易怒性，ケアの拒否などの BPSD があらわれると，検査や治療が安全に受けられない，点滴ルートやドレーン類を自己抜去してしまう，治療上の制限をまもることができない，などの問題が生じやすい。

2 BPSD の誘因

　BPSD の誘因には，身体的・環境的・心理的要因がある。

　身体的要因としては，疾患による疼痛や呼吸苦，水分・電解質バランスの乱れや，治療や検査に伴う苦痛などがある。環境的要因としては，騒音が多いこと，刺激の少ない単調な環境であること，これまで生活を送ってきた身近なものに囲まれた空間とはかけ離れていることなどがある。心理的要因としては，孤独，不安，恐怖やストレス，プライドの失墜などがある。これらには，看護師や家族などのケア提供者による不適切なケアにより生じるものも含まれる。

　こうしたさまざまな要因が加わって BPSD がひきおこされる。さらに，認知症高齢者が発するさまざまなサインにケア提供者が気づかず，適切な対応がなされないと，破局反応（パニック）にいたることもある。そのため，認知症高齢者の背景にある環境を整えることが重要である。

3 認知症高齢者が入院した際の環境変化

　認知症高齢者は，転居や入院・入所などによって住環境がかわることによって，身体的・心理的に大きな影響を受ける。これをリロケーション❶ダメージという。

　病院という環境は，白を基調とした単調な色合いで，同じ部屋がいくつも並び，人の話し声，モニター音などによる騒音がある。また，消灯や食事な

─ NOTE

❶リロケーション relocation
　転居や入院・入所など，場所 location がかわること（移転）を意味する。

どの時間を決められ，自分の長年の生活習慣とはかけ離れた時間を過ごすことになる。医療者から一方的なケアや治療を受けて，自分ができるはずのことを他人にまかせなければならない状況にあり，自分の役割を失ったと感じることもある。記憶障害や見当識障害が入院する前からある場合は，自分が入院環境にあることも正しく理解できず，不安・混乱が大きくなりやすい状況にある。このようなふだんの生活との差が，リロケーションダメージを生む要因となりうる。

リロケーションダメージを低減するためには，認知症高齢者がいつも目にしている使い慣れたもの（枕や化粧品など）を持参してもらうことで，暮らしの継続性を保つことが重要である。また，部屋の変更を極力避け，やむをえず変更する場合も，ベッドの向きや物品配置がかわらないように配慮する。

2 手術という治療選択への支援

1 認知症高齢者の意思決定能力と治療・ケア

意思決定能力は，説明の内容をどの程度理解しているか（理解する力），またそれを自分のこととして認識しているか（認識する力），論理的な判断ができるか（論理的に考える力），その意思を表明できるか（選択を表明できる力）によって構成される[1]。認知症高齢者の場合，これらのすべての段階において，能力が低下している可能性がある。

認知症高齢者は，認知症の進行に伴い自分の意思を自分の言葉で的確に表明することがむずかしくなっていく場合がある。また，医師・看護師が説明したことを十分に理解したうえで判断することが困難な患者も多い。反対に，認知症高齢者の能力を不当に低く見積もり，「入院や手術について理解がで

---

plus	認知症とせん妄

せん妄は，急性に生じる注意障害を主体とした精神神経症状の総称である。せん妄の症状としては，昼夜逆転，注意障害，不安，焦燥，精神運動興奮，幻覚・妄想などがある。発症が急激で日内変動があり，夕方から夜間にかけて増悪するという特徴がある。

せん妄は原因疾患が同定され，適切なケアを実施すれば回復し，もとの状態に戻る。しかし，高齢者などでは予備力の低下や合併症の併発により回復が遅れ，入院期間の長期化，認知機能や ADL の低下をおこしやすく，死亡率も高くなる。そのため，せん妄が発症してからではなく，せん妄を予測し，予防的なかかわ

りを行うことが重要である。

せん妄と認知症は，一見すると似た症状を呈する。しかし，せん妄は身体的・環境的な負荷によって脳がうまくはたらいていない状態であり，脳の器質的な変化によって認知機能傷害をおこす認知症とは異なる病態である。

しかし，両者は無関係というわけではなく，高齢者や認知症・脳血管障害患者は，せん妄発症のハイリスク群となる。一方，せん妄に適切な対応がなされないまま長期にわたって症状が持続すると，認知症への移行や，認知症の増悪にいたることもある。

---

1 ）中島紀惠子監修・編集：認知症の人びとの看護，第 3 版．pp.22-23，医歯薬出版，2018.

きないだろう」「治療上の指示をまもることができないだろう」と判断して，手術を受けることそのものが困難だととらえてしまうのも不適切である。医療者が 1 人ひとりの認知症高齢者の意思決定能力に応じたアプローチをしなければ，十分な検査・診断が適切な時期に行われず，最善の治療の提供がなされないこともありえる。どのような支援をすればよいか，医師と看護師は十分検討したうえでかかわる必要がある。

2　認知症高齢者への意思決定支援

厚生労働省の「認知症の人の日常生活・社会生活における意思決定支援ガイドライン」には，「普段から，我々一人一人が自分で意思を形成し，それを表明でき，その意思が尊重され，日常生活・社会生活を決めていくことが重要であることは誰もが認識するところであるが，このことは，認知症の人についても同様である」と明記されている[1]。この考え方が，認知症高齢者の意思決定支援の基本になる。

意思決定支援者は，本人の意思を尊重する態度で接することが必要である。認知症の症状にかかわらず，本人には意思があり意思決定能力を有するということを前提にして，意思決定支援を行う。認知症患者ではなく家族の意向を重視して手術の決定が進められることがないように，看護師は，認知症患者本人がみずからの意思を表明しやすいよう，本人が安心できるような態度で接する。そして，本人のこれまでの生活史を家族関係も含めて理解することが必要である。

また，認知症の人は，言語による意思表示がうまくできないことが多いため，意思決定支援者は，認知症の人の身振り手振り，表情の変化も意思表示として読みとる努力を最大限に行うことが求められる。

3　時期に応じた具体的な支援

1　手術決定時（外来）の看護

● **手術についての説明**　外来では検査に基づき診断がなされ，手術治療が選択される。その際に，医師・看護師から手術についての説明がなされるが，認知症高齢者は説明されたことを忘れたり，理解できなかったりすることもある。入院当日に認知症高齢者が入院を拒否してしまわないように，患者の反応をみながら，写真やイラストを活用するなどして，ていねいな説明を行う必要がある。また，入院前から自宅で患者家族に繰り返し手術のことを話題にしてもらうことも重要である。

● **情報の共有**　術後におこりえることを予測して，先手を打って対応できることを考え，外来看護師と病棟看護師とで情報を共有しておくことが重要である。

1）厚生労働省：認知症の人の日常生活・社会生活における意思決定支援ガイドライン．2018．

2 入院時の看護

● **理解の確認**　手術の目的で入院したことや，自分のどこがわるいのかを，正しく認識しているかを確認する。入院目的が理解できていないこともあるが，繰り返しわかりやすい言葉で伝えながら，反応をみていく。

● **環境変化への対応**　入院して知らない環境におかれた際の，時間や場所の見当識障害による混乱を予防するため，カレンダーや時計を見える位置に設置する。患者が自分の部屋の場所がわかるか，迷っていないかを確認し，ここがどこでなにをしに来たのか，および今後のスケジュールについて，わかりやすい言葉で見える位置に表示する。

　ベッド上でも好きな音楽やラジオを聴くことができるようにし，家族写真を持参するなど，居心地がよいと思えるような工夫をする。入院前の日課の情報を得て，取り入れることも有効である。たとえば，毎朝家で読んでいるものと同じ新聞を読む，好きなテレビ番組を見るなどである。また，排泄で失敗をしないように，トイレの位置がわかるように見えやすいところに目印をはるなどの対応を行う。

3 入院中・手術後の看護

　術後せん妄をおこしやすい時期にあるため，せん妄をおこす可能性を予測しつつ疼痛をコントロールし，不快な症状を緩和するなどの予防的ケアを実施していく。また，せん妄発症時には，患者の身体の安全や事故の防止に努めることも必要となる。

● **見当識障害への対応**　自分がいまどこにいるのか，いまは何日の何時ごろなのか，なにをされているのか，などがわからなくなると混乱や不安が増強しやすいため，現状を正しく認識できるように支援する。

　時間の見当識を強化するために，「今日は○月○日，いまは朝△時ですよ。手術は昨日無事に終わりました」というように，季節や時間がわかる情報を積極的に伝えていく。また，場所がわかるように，「ここは○○病院の△階です。私は担当の○○ですよ」などと声をかけ，窓から外の景色を見ることができるようにする。字を読めるようであれば，大きく読める字で紙に書き，見える位置にはることで，いつでも一緒に確認できるようにしていく。

● **点滴やドレーン類の管理**　点滴やドレーン類のチューブが認知症患者の目に入ると，気になって引っぱってしまい，自己抜去につながることが予測される。そのため，点滴ボトルやルート類，点滴台を患者から見えない位置へ固定するなどの工夫をする。また，字を読める状況の患者には，患者にとって大切なものであるとの理解を促すために，ルート刺入部の近くに，その旨を記入し，看護師と読み合わせて確認していくとよい。

　点滴・ドレーンの刺入部に痛みやかゆみ，腫脹があると，痛み・不快感・違和感が強くなり，せん妄の誘因にもなる。定期的に刺入部を観察して異常の早期発見に努め，対処していく。

● **痛みへの対応**　手術後，認知症患者は痛みがあることを自分で表現でき

ず，痛みどめを使用してほしいと自分からは申し出ないことがある。痛みがあるはずなのに動き出してしまうこともあり，点滴・ドレーン類に十分な注意をはらえず，ルートトラブルや転倒をおこしやすい。

　術後は患者を観察したうえで意思をくみとり，必要に応じて鎮痛薬を投与する。痛みの非言語的なサインには，顔をしかめる，痛い部分をかばうようなしぐさ，うめき声などがある。また，興奮や怒りの表出をした際は，痛みが増強しているサインであるととらえ，先手を打って苦痛の緩和につとめる。

●**コミュニケーション**　せん妄を発症している患者は不安や恐怖を感じている。そして，そのときのことを断片的に覚えており，恐怖・不安の記憶が残っている。看護師は，せん妄により患者が感じている不安や恐怖を理解し，支持的に接する。具体的には，低いトーンでゆっくり・はっきりと声をかけ，短く簡潔で具体的な文章で，一度に1つの質問をするよう心がける。また，目線は患者と同じ位置か低めまで下げ，会話するときは視線を合わせるようにして，話している看護師に注意を向けられるようにする。

4　家族への支援

　手術後，家族というなじみの深い人物が認知症患者へ付き添い，見まもりをすることは，患者の安心につながる。そのため，家族から患者へ無事に手術が終わったことを伝える，そばにいて手を握る，からだをさするといったことが行われてきた。しかし，新型コロナウイルス感染症の流行時などのように感染対策が重視される際は，入院中の家族面会が禁止あるいは制限され，家族が患者のもとに長時間滞在することが困難になる。

　認知症患者の家族は，「ほかの患者さんや看護師に迷惑をかけているのではないか」「認知症が進んでしまうのではないか」「身体抑制をされるのではないか」と心配しており，病院の対応が見えにくければ，不満をいだきやすくなる。看護師は家族と連携を十分にとり，手術前後に認知症高齢者に家族が長時間付き添うことが困難な場合でも，どのようにすれば安全に安心して過ごすことができるかを話し合うことで，家族の安心につながる。

●**情報の共有**　自宅や施設での認知症高齢者の24時間の過ごしかたや日課，好きなこと，性格，価値観などの情報を，最もよく知る家族から得ることは，患者の看護に有効なことはもちろんのこと，患者家族の安心にもつながる。看護師からは，家族がいない時間に患者がどのような様子ですごしているか，手術後の経過は順調であるかなどを伝えたり，家族の質問や疑問に応じたりしながら，「声を聞くだけでも安心できるので，帰宅願望が強いときは家族に電話してもよいか」などについて確認しておく。このようにして，看護師は，家族と信頼関係を築くことが重要である。

参考文献
1. 日本看護協会編集：認知症ケアガイドブック，第1版. 照林社, 2016.

第 **13** 章

手術を受ける小児の看護

A　小児の外科治療

● **小児外科とは**　小児外科とは，15歳以下の小児，つまり新生児期・乳児期・幼児期・学童期・思春期の患者を対象とする外科である。わが国では，1978年に一般診療科目として認可された。消化器疾患を中心に，頸部から心臓を除く胸部疾患や皮膚軟部組織の疾患などを対象とし，施設によっては，泌尿器疾患や婦人科疾患など多様な分野の外科的疾患を取り扱っている（◉表13-1）。

● **成人外科との違い**　成人外科と異なり，小児外科では臓器や体表の先天的な形成異常を取り扱うことが多い。これらの形成異常には，胎児が外界で生きていくのに必要な臓器や器官が形成される過程で，なんらかの要因により正常な形成がそこなわれて発症するものや，一度形成されたのちに退縮し消失するべきものが遺残して，出生後に発病し治療が必要となるものがある。

　そのため，小児外科の手術や治療においては，一般的な解剖学以外に，発生学に関しても熟知していることが重要である。

1　小児の特性

　小児は単に成人を小さくしたものではなく，つねに成長・発達を続けており，各年齢層で生理機能が異なっている。

　とくに新生児期・乳児期はいろいろな意味で未熟であり成長も著しい。こ

◉**表13-1　おもな手術の手術件数（2012年）**

16歳未満手術	50,227	鼠径ヘルニア類縁疾患手術	19,624
6歳未満手術	34,450	虫垂切除術	4,981
1歳未満手術	10,076	腸重積症観血的整復術	187
日齢30以下手術	2,535	ヒルシュスプルング病根治術	224
		腸回転異常症手術	253
		胆道閉鎖症手術	156
		先天性胆道拡張症手術	220
		鎖肛根治術（カットバックは除く）	455
		漏斗胸手術	259
		気管狭窄症手術	89
		噴門形成術	569
		肺切除術（部分切除以上）	275
		悪性腫瘍（全摘・亜全摘）（肝切除あり）	359
		悪性腫瘍（全摘・亜全摘）（肝切除なし）	254
		消化管穿孔手術（急性虫垂炎は除く）	874
		食道閉鎖症根治術（新生児）	126
		臍帯ヘルニア/腹壁破裂手術（新生児）	149
		腸閉鎖症手術（新生児）	266
		横隔膜ヘルニア手術（新生児）	97

（日本小児外科学会データベース委員会：小児外科領域NCDデータ Annual Report〔会員のみ閲覧可〕による）

の時期は各臓器が未熟で予備力が低く抵抗力も弱いが，つねに発達を続けており代謝も活発であるために，治癒力と回復力はすぐれている。また，小児は身体の成長に加えて食事形態の変化，代謝・免疫およびホルモン環境の変化などさまざまな変化を伴う。そのため，各年齢層の特性を理解し，それらに応じた周術期管理を行うことが重要である。

　さらに，小児期は知能や情緒および運動機能の発達も著しい時期であり，幼児期以降になると保育・就学・進学など社会的にも大きな変化がある。痛み・ストレス，身体の運動機能の制限を伴う外科治療では，小児の精神的・肉体的・社会的な成長・発達をできるだけ妨げないように配慮することも重要な課題である。

2 治療時期の特性

● **先天性の疾患の治療時期**　先天異常による疾患は，新生児期に治療されることがほとんどである。たとえば，腹壁破裂のように腹部の臓器が外に飛び出している疾患は，出生後すぐに治療を行う必要がある。また，食道や腸管の閉鎖性疾患のように1日～数日の余裕があり，状態を整えてから手術を行うことが可能な疾患や，先天性横隔膜ヘルニアのように数日かけて呼吸・全身状態を安定させてから治療を行う疾患がある。さらに，直腸肛門奇形（鎖肛）のように，出生後に人工肛門を作成し，乳児期に計画的に根治手術を進めていくような疾患もある。

　そのほか，成長に伴う自然治癒または軽快して治療が不要になる疾患があることも特徴的である。臍ヘルニア・乳児痔瘻・陰囊水瘤などはほとんどが1～2歳までに自然に軽快するため，一定年齢以降に治癒しない場合に手術適応となる。停留精巣は生後6か月以内に改善することがあるが，改善しな

---

plus	胎児診断

　近年は超音波検査やMRIなどの画像診断技術の急激な進歩により，胎児期から異常が見つかる疾患も増加している。胎児診断によって，妊娠の継続がむずかしい，あるいは出生後の予後がわるいと予想される場合には，胎児期に母体への薬物の投与や，外科治療を行う胎児手術のような胎児治療も一部の指定された施設で行われている。

　たとえば，先天性横隔膜ヘルニア・先天性肺気道奇形や下部尿路閉塞などの重症症例では，妊娠の継続や出生後の救命がむずかしい場合があるが，胎児治療を行うことによって，これまで救命できなかった場合でも救われる症例が報告されるようになった。

　また，出生前から異常が指摘されることにより，計画的に分娩の時期や方法を決定し，出生直後から適切な治療を受けることも可能になった。近年では，胎児診断された場合は，妊娠中に外科治療が可能な小児専門施設を併設する総合周産期母子医療センターへと転院（母体搬送）してもらい，母体と胎児を妊娠中から集中治療管理し，出生後早期から治療が行えるようになっている。

　出生直後から治療が必要となる小児は，複数の臓器に異常がみられる場合も少なくない。このような場合は，各疾患の治療時期や管理方法が異なっていることも多く，新生児科を中心に心臓外科，形成外科などの他科とも連携して治療を進めていくことが重要となる。

い場合は手術時期が遅くなると精巣の機能に悪影響が出るため，1歳ごろまでの手術が推奨されている。また，水腎症・膀胱尿管逆流症などは，病気の程度や尿路感染のような合併症の有無により乳幼児期に治療が必要となる場合もある一方で，成長とともに自然に軽快し，外科治療が不要となる場合もある。

● 後天性の疾患の治療時期　治療時期に特徴がある疾患は，後天的に発症する疾患にも存在する。発症時期（年齢）が限られる疾患がみられるのも，小児の特徴の1つである。生後1か月前後のみに発症する肥厚性幽門狭窄症や，ほとんどが乳幼児期に発症する腸重積症などがこれに相当する。また，灰白色便や黄疸の遷延によって生後1・2か月ごろに診断され手術が必要となる，胆道閉鎖症のような疾患もある。

　近年，周産期医療の進歩とともに以前よりも体重の小さな児の出生と発育が可能になったことで，壊死性腸炎の発生が増加している。この疾患は，先天性の異常はなく，低出生体重児に合併する。妊娠週数が短く出生体重も少ない低出生体重児に，生後1か月未満にみられることが多く，腸の未熟性との関連があると言われている。

3　小児の悪性腫瘍

　小児でも数は多くはないが悪性腫瘍は存在する。成人外科は上皮性腫瘍（癌）が大部分であるのに対して，小児外科で取り扱う悪性腫瘍のほとんどが非上皮性悪性腫瘍（肉腫）である。

　小児の固形悪性腫瘍のほとんどで抗がん薬が効果的であり，他臓器への遠隔転移を伴う腫瘍でも，抗がん薬により転移巣が消失して根治性が得られる場合もめずらしくはない。そのため，小児固形腫瘍の外科治療は，薬物療法・放射線療法を含めた集学的治療の一部としての役割を担っている場合が多い。

　また，腫瘍の生物学的特性が成人の悪性腫瘍と比較すると大きく異なるものもある。たとえば，小児固形腫瘍で最も多い神経芽腫では，一部の腫瘍で自然退縮し無治療で治癒する場合がある。また，年齢により腫瘍の特性が異なり，悪性度も大きく異なるため，予後も違ってくる。

4　小児の低侵襲手術（整容性に配慮した手術）

● 利点　成人と同様に，近年では開胸・開腹術から胸腔鏡や腹腔鏡を用いた内視鏡外科手術への移行が進んでいる。内視鏡外科手術は，術後の整容性にすぐれ，成長後も手術創はほとんど目だたない。現在では，開胸・開腹で行われていた手術の大半が内視鏡外科手術で行えるようになった（●図13-1）。また，新生児の腹部の疾患に対しては，臍を利用した開腹手術で，手術創が目だたないようにする工夫も行われている。

　手術創や術後の瘢痕は，子どもの精神や運動・成長に対して悪影響を及ぼ

おもに胸腔鏡で行われるもの				おもに腹腔鏡で行われるもの
• 食道閉鎖症 • 先天性嚢胞性肺疾患 • 縦隔腫瘍または嚢胞 • 胸腺摘出手術 • 漏斗胸手術	• 先天性横隔膜 　ヘルニア • 横隔膜弛緩症	• 食道アカラシア • 胃食道逆流症 • 胃十二指腸潰瘍穿孔 • 腸重積 • 虫垂炎 • 直腸肛門奇形（鎖肛）	• 脾臓摘出術 • 胆嚢摘出術 • 胆道拡張症 • 胆道閉鎖症 • 肝腫瘍 • 膵腫瘍	• 神経芽腫（腫瘍摘出術） • 鼠径ヘルニア（LPEC） • 腹腔内精巣 • 精索静脈瘤 • 水腎症 • 尿膜管遺残 • 卵巣腫瘍・卵巣嚢腫

◉ **図13-1　小児内視鏡外科手術の適応**

す場合があり，手術直後は問題とならなくても成長する過程で問題となることがある。そのため，小さく目だたない創や内視鏡外科手術は，小児にとっては術後の回復以外の面で成人以上に多くの利点がある。

● **問題点**　小児における内視鏡外科手術の問題点は，手術対象が小さいために，手術野が狭いことである。そのため小児では径の細い小児専用の鉗子が必要となり，手術の工夫と高い技術も要求される。さらに，からだの小さな小児では，手術技術のほかに高い麻酔技術も要求され，成人と異なる麻酔管理も要求される。

　麻酔技術の進歩とさまざまな手術器具の開発によりこうした問題点が少しずつ克服され，新生児や難易度が高い手術への適応が広がっている。

5 退院後のサポート

　治療法の進歩により，医療的ケアが必要な小児も増えており，長期間の静脈栄養や経腸栄養が必要な小児や，人工肛門や排便・排尿の介助の必要な小児も増えている。しかし，子どもの身体や心の発達を促すには，入院治療を継続するよりも，家族とかかわりながら在宅で治療を継続することも重要である。そのため，医療的ケアが必要な子どもに対する保育園や学校の受け入れおよびサポートが課題になることがある。

　さらに，核家族化が進み，両親以外の家族からのサポートが得られにくい現在では，医療ソーシャルワーカー・訪問看護師などの在宅医療のかかわりも非常に重要になる。

6 術後の継続した医療の重要性

　成人外科の対象ががん中心であるのに対し，小児外科では良性疾患を対象とすることが多い。手術を受け治療が終了したのちに，日常生活や学校・社会生活を送るのに最低限必要な機能を獲得させることが，手術成功の目標となる場合もある。直腸肛門奇形はその典型であり，将来的に自立排便が可能になるように術式が工夫されているが，術後の排便の補助や訓練も重要である。泌尿器系や脊椎の異常を伴っていることも多く，排便・排尿機能以外にも思春期以降には性的能力などの問題に直面することがある。

　思春期以降も経過観察が重要な疾患や病態はほかにも存在する。たとえば，胆道閉鎖症は，新生児期や乳児期に根治手術を行うが，術後の経過が良好であっても，肝硬変が徐々に進行し，思春期以降に合併症の治療や肝移植が必要となる場合もある。そのほか，胆道拡張症では肝障害・胆管炎・肝内結石・悪性化などの問題が成人期に生じることがあり，成人になりひとりだちできても医療機関とのかかわりは必要である。このような疾患では成人外科や内科への移行（**トランジション**）が重要であり，今後の課題である。

　わが国で本格的に小児外科治療が始まってから，ようやく半世紀を過ぎたところである。近年，小児の外科治療は急速に進歩し，過去に手術を受けた患者の多くが成人になっている。疾患によっては，身体的な健康管理の問題のみでなく教育・就職・結婚・妊娠・出産の問題が生じることもある。したがって，小児外科治療では，病気を単に治すのみでなく，患児の社会復帰と将来を考え，進学・就職・結婚などに配慮しつつ治療を行うことが重要である。

B　小児の周術期の看護

1　手術を受ける小児の理解

　小児にとって手術を受けるということには，身体的な苦痛はもちろん，入院による環境の変化や家族との分離，これからおころうとしていることに対する大きな不安や恐怖などの精神的苦痛が伴っている。しかし，小児にはこのような困難に対処できる能力が備わっている。看護師は小児の特徴を理解し，小児がみずから納得して手術にのぞめるように介入することが大切である。それはまた，その小児の発達の促進につながる重要な体験となる。

1　小児の身体諸機能

　小児期は身体的・生理的に未熟である。ましてや小児外科で看護師が出会うのは，手術を受け，その侵襲をのりこえようとし，あるいはのりこえてきた小児である。手術を受けるこのような小児の看護にあたっては，生命の危機を回避しながら，手術からの回復過程が順調に進むように看護を行うことが重要である。回復過程の不調が原因で，その後の成長・発達に障害がもたらされることのないように，身体的・機能的特徴を十分に理解して看護にあたる必要がある。

◆ 新生児期

　新生児期とは，生後4週までである。出生時体重は，新生児の身体機能の成熟度の指標となる。2,500 g未満を低出生体重児といい，体重が少ないほど身体機能は未熟である。体重のほか，身長や頭囲，胸囲も身体機能の成熟

度を示す。

□1 **呼吸**　新生児は，体重あたりの酸素消費量は成人の約 2 倍であるが，肺胞の表面積は成人の約 1/20 であり，1 回の換気量が少ないため，呼吸数が多い。また，気道が狭く，気道抵抗は成人の約 10 倍もあるため，気道狭窄をおこしやすい。さらに，腹式呼吸であるため，腹部や横隔膜の圧迫によって，呼吸状態は容易に悪化する。低酸素になると呼吸中枢抑制が強くなり，呼吸不全に陥りやすくなる。このようにして，全身麻酔時の気管チューブによる刺激で気道浮腫や分泌物の増加を引きおこし，気道狭窄や無気肺を併発しやすい。

□2 **循環**　新生児は心筋の機能が未熟であるため，1 回拍出量は少ない。そのため，全身麻酔や手術侵襲，術後の生体変化に対しては，心拍数の増加で代償される。また，このとき脳や心臓など重要な臓器への血流増加がみられるのに伴って，末梢体温の低下や消化管機能の低下を引きおこしやすくなる。

□3 **体温**　新生児は，体重あたりの体表面積が成人の約 3 倍もあり，また皮下脂肪が少ないため，熱喪失が大きい。その反面，熱産生機能は未発達なため，低体温に陥りやすい。褐色脂肪組織❶における脂質の分解などによる熱産生だけでなく，グリコーゲンの消費による熱産生も行っているため，低血糖にも陥りやすくなる。低体温は低酸素血症❷や血小板機能低下，免疫機能低下などを引きおこし，周手術期の合併症の誘因となりやすい。

また，調節可能な体温の幅が狭いため，高体温もおこしやすい。

□4 **消化・吸収**　胃の形は成人と比べて縦長であり，噴門の括約筋が弱いため，胃内容物が逆流しやすく，溢乳（口から乳をもどすこと）をおこしやすい。また，術後に腸管拡張や腹部膨満となりやすいことも特徴である。

□5 **体液調節**　新生児・乳児の体内水分量は体重の約 70〜80% であり，体重に対する体表面積が大きいため皮膚からの不感蒸泄が多い。また，基礎代謝も大きいため，必要水分量が大きくなる（○表 13-2）。また，糸球体や尿細管の機能も未熟なため，脱水や高ナトリウム血症，低血糖に陥りやすい。体重の変化❸を確認しながら小児に必要な水分量を確保し，水分出納の管理を行うことが重要である。

NOTE

❶褐色脂肪組織
　脊柱や腎臓周囲などに分布しており，乳児に比較的多い。乳児は運動・ふるえ以外に，褐色脂肪組織における脂質の分解に依存する熱産生を行う。

❷低体温による低酸素血症
　体温低下により酸素の運搬や利用が妨げられる一方，熱産生の必要から酸素消費が亢進する結果，酸素不足に陥る。

NOTE

❸小児の体重の変化
　とくに新生児は体内水分量の割合の大きいため，水分量の変化が体重変化としてあらわれやすい。

○表 13-2　小児の体内水分，必要水分量，不感蒸泄，必要電解質量

| | 体内水分（体重に対する割合） | 細胞内液（体重に対する割合） | 細胞外液（体重に対する割合） | 必要水分量（mL/kg/日） | 不感蒸泄量（mL/kg/日） | 必要電解質量(mEq/kg/日)※生後 2 日間は 0 とする | | |
						Na	K	Cl
新生児	80%	35%	45%	60〜160	30	2〜4	1〜3	2〜4
乳児	70%	40%	30%	100〜150	50	3〜4	2〜3	3〜4
幼児	65%	40%	25%	60〜 90	40	—	—	—
学童	60%	40%	20%	40〜 60	30	3〜4	2〜3	3〜4
成人	60%	40%	20%	30〜 40	20	—	—	—

（五十嵐隆：代謝疾患. 内山聖監修：標準小児科学, 第 8 版. p.201, 医学書院, 2013 をもとに作成）

⑥免疫　胎児期には，母体から胎盤を介して免疫グロブリンのIgGが移行する。出生後は母乳を介してIgAが母親から小児へ移行する。しかし，新生児期にはIgAやIgMは低値であり，感染症に罹患しやすい。また，血液脳関門も未発達であるため，髄膜炎もおこしやすい。

◆ 乳幼児期

生後1か月〜就学前を乳幼児期という。生後0〜3か月ごろは，1日に体重が25〜30g増加し，1歳になると体重は出生時の3倍，身長は出生時の1.5倍となる。しかし，身体の発育には個人差があり，とくに低出生体重児や先天性心疾患児などでは，形態的発達が遅れることがある。

乳児期は，一生のうちで成長・発達が最も著しい時期である。しかし，呼吸器や循環器・消化器・腎臓などの発達はゆるやかであり，身体機能は発達途上である。免疫系では母体由来のIgGは生後6か月ごろに消失し，IgGを小児自身が生成するようになり，5〜6歳ごろには成人と同じレベルに達する。

◆ 学童期・思春期

6歳または就学以降を学童期，12歳以降を思春期という。臓器の形態や大きさは発達途上にあるが，機能は成人に近づいてくる。リンパ系や神経系も成人の発育レベルに達する。

2 小児の反応と認知の発達

小児は手術を受けることで精神的苦痛やストレスを体験するが，それは発達段階やそれぞれの生活体験，医療体験によって異なる。そのため医療者は，小児の発達段階に応じた適切なかかわりと説明を，それぞれの立場に応じて実施する必要がある。具体的には術前後を通じて入院や手術，検査，処置，行動制限に対するプレパレーション（◖401ページ）を行い，小児の心理的な準備をはかるとともに，その対処能力を引き出すようにかかわっていくことが重要である。

①生後6か月までの乳児　生後3か月までの乳児は，特定の人物を識別する能力をもっていない。そのため，親との分離が長期間にわたらなければ，精神発達に影響を受けることは少ない。しかし，6か月ごろになると，母親に対しての愛着が顕著にめばえてくる。また，母親との分離体験や痛み体験が学習されるようになる。

②乳幼児期　乳児期後半から言語発達は進むが，なぜ家族と別れて入院し，なぜ手術が必要なのかについて理解することは，この時期の小児にはむずかしい。小児が入院や処置などに対して誤ったイメージをもつと，情緒障害をまねき，なにに対しても恐怖や不安をつのらせ，拒否する傾向をもつようになるとされる。

③幼児後期〜学童前期　自分の身体や病気に対して少しずつ関心をもちはじめる時期であり，「病気」はからだに悪影響をもたらすものととらえる

ようになる。また，「熱っぽい」「おなかが痛い」などと，具体的な症状を言語で説明することができるようになる。しかし，病気を正しく理解するのにはまだ限界があり，非現実的な考えをいだき混乱することもある。

　④**学童後期〜思春期**　学童後期では，具体的な内容を論理的・抽象的に思考し直すことができるようになる。思春期になると，身体の構造や機能がなにかに阻害された結果，病気になるということを，目に見えない身体内部を想像して受けとめられるようになる。この時期になると，過去の体験を顧み，また将来に関して心配して悩むようになる。

2 小児の日帰り手術

　成人と同様，小児でも日帰り手術が実施されている。

1 小児の日帰り手術のメリット・デメリット

■ メリット
（1）家族と離れる時間が短くてすむので，母子分離による心理的負担が軽減でき，小児の生活リズムの乱れを最小限にできる。
（2）小児病棟に入院するよりも，院内感染の被害を受ける機会が少ない。
（3）入院ベッド待ちによって，手術の時期が遅れることがない。

■ デメリット
（1）術前・術後の管理が自身と家族にゆだねられることによる不安や負担が存在する。
（2）術後の発熱や疼痛などの合併症の対処を小児や家族が行わなければならず，苦痛や負担が大きい。

2 日帰り手術の適応

　小児で日帰り手術の適応となるのは，鼠径ヘルニア・臍ヘルニア手術，停留精巣固定術，包茎手術，皮下腫瘍摘出術，中耳換気チューブ挿入術などである。これらの手術の対象となるのは，一般状態が安定した6か月〜1歳以上の児である。

　その他の条件としては，小児や家族が日帰り手術を希望していること，退院後にケアしてくれる大人がおり，緊急時に対応可能な医療機関が近くにあること，などが重要である。

3 日帰り手術の流れと看護

　日帰り手術の患者の流れは，外来受診（初診・再診）⇒手術当日⇒術後再診となる。一般的にはケアコーディネーターとよばれる専任看護師が手術前後の小児と家族をケアし，支援している（◎245ページ）。

3 インフォームドアセント

1 インフォームドコンセントとインフォームドアセント

インフォームドコンセントでは，その過程において，患者には説明を理解する能力，選択肢から選んで決定する能力，決定したことに責任をもつ能力が必要となる。しかし，思考能力が発達途上にある小児に十分な理解と決定，そして自己責任を求めることは不可能であり，インフォームドコンセントは成立しない。

そのため小児に対しては，認知能力の発達段階に合わせた表現と手段を用いて情報を提示し，本人からの同意を得ることが大切となる。これを**インフォームドアセント** informed assent という。

2 小児の意思決定を支える支援

インフォームドアセントを適切に行うことによって，小児はみずからの意思で検査や手術にのぞみ，「がんばれた」という自己達成感を高めることができる。このことは将来の成長・発達を支える大きな意義がある。

インフォームドアセントにおける看護師の役割として，以下があげられる。

(1)小児の発達に応じた，適切な理解・気づき・認識をたすける。

(2)検査や処置でなにがおこるのかを話す（プレパレーション，○401ページ）。

(3)小児が状況をどのように理解しているか，また処置や治療を受け入れてもらうためとはいえ不適切な圧力などをかけていないか，小児に影響を与える因子をアセスメントする。

(4)上記のことを吟味したうえで，最終的に患児が治療を受けたいという気持ちを引き出す。けっして小児をだますようなことやアセント（同意）を迫るようなことは，してはならない。

C 手術前の看護

1 小児のアセスメント

● **全身状態** 小児が安全に手術を受けられるように，全身の状態の観察をし，家族からも情報を得ておく。術前に確認する重要な情報には，以下のようなものがある。

(1)バイタルサイン：体温・呼吸・脈拍・血圧

(2)一般状態：活気，情緒，食欲，吐きけ・嘔吐・下痢の有無，睡眠状況

(3)感染徴候の有無：発熱・熱感，発疹など

(4)身体計測：身長・体重・頭囲・胸囲

（5）呼吸状態：呼吸音，異常呼吸・喘鳴・咳嗽^{がいそう}の有無

（6）循環状態：心音，不整脈・チアノーゼ・末梢冷感の有無

（7）栄養状態・水分出納：経口摂取や排泄の状況，皮膚の状態，大泉門の状態❶

（8）口腔内所見：開口・乳歯・永久歯の状態

（9）予防接種歴，感染症患者との最終接触

（10）アレルギーの有無：食事・薬物・ラテックスなど

　とくに上気道感染症は気道の過敏性を亢進させ，全身麻酔後の喉頭痙攣^{けいれん}や気管支痙攣，クループ❷，無気肺などの呼吸器合併症のリスクを高めるため，アセスメントが不可欠である。

● **小児の心理的状態**　入院による環境の変化や家族との分離は，小児の心理的混乱を引きおこす。一般的な反応として，泣き叫び，投薬や検査・処置への抵抗，自傷行為などがみられる。ときには，活動性の低下や食事量の減少，コミュニケーションの減少などの消極的な反応がみられる場合がある。また，偏食など食生活の変化，歩行できていたのに歩かなくなるなど，習慣や日常生活様式に変化が出現し，退行的行動がみられることも少なくない。

　小児が表現するそれぞれの心理的混乱の反応を受けとめて，支持的にかかわっていくことが大切である。

□NOTE
❶脱水をおこすとへこむ。

□NOTE
❷クループ
　喉頭部の狭窄により喘鳴・咳嗽・嗄^さ声などを示す病態。

② 術前準備

1 プレパレーション

　ここで述べる術前準備とは，小児の認知能力・発達段階に適合した方法で病気・入院・手術・検査・処置などについて説明を行い，手術に対して心理的な準備を整えさせることによって，小児やその親のより高い対処能力を引き出す条件と機会を与えることである。その目的は，小児に情報を伝え，情緒的表出を促し，医療者との信頼関係を築くことである。

　このような，手術・処置の前の準備のことを，小児看護領域ではしばしば**プレパレーション**（心の準備）とよぶ。

2 術前準備の実際

● **小児や親のアセスメント**　小児の心身の発達状況や，小児と親を取り巻く状況について理解するために，適切にアセスメントをしていくことが大切である。必要な情報・アセスメント事項には以下のものがあげられる。

（1）小児の発達段階，認知能力，理解力，コミュニケーション能力

（2）病気やこれから受ける手術についての小児の理解

（3）これまで小児が受けた医療処置とそのときの反応

（4）小児が恐怖を感じている対象

（5）小児が好きな遊び

（6）小児の病気や受ける手術についての親の理解の程度

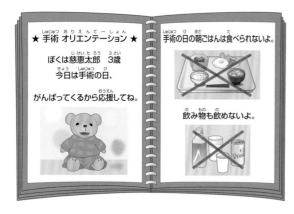

▶図13-2　プレパレーション教材の例
（東京慈恵会医科大学附属病院資料をもとに作成）

（7）小児に対する病気や手術についての親の説明
（8）小児の病気や手術についての理解や小児の手術前後の反応についての親
　　の想定

●　**術前のかかわり**　アセスメントした内容から，術前準備をいつ，誰が，どのように行うのかを検討しておく。術前準備は，その小児の状況や反応をみながら進めていく。小児に一方的に説明するのではなく，一緒に話をするという姿勢で行う。

（1）小児が見たことがない物や人について話す。
（2）小児が質問をしてきたら，はぐらかさず，なにを聞きたいと思っているのかを聞きとる。
（3）手術前後に小児が経験すること，たとえば感覚・におい・音・味などを具体的に話す。
（4）どれくらい時間がかかるのか，時間の概念がわからない小児には，「外が暗くなるまでだよ」などと，小児にわかる表現を用いて話す。
（5）小児に協力してほしいこと，小児がやってもよいことを伝える。イラストなどを用いると効果的である（▶図13-2）。
（6）手術後も遊びができる環境があることを伝える。

3　術前準備の具体的援助

1　術前検査への援助

　手術前にはさまざまな検査が予定されていることが多い。はじめて行う検査に小児は恐怖を感じ，不安が高まる。検査に関する説明をしながら，安全・確実に検査が受けられるように援助を行う（▶表13-3）。

2　経口摂取制限と前投薬

　全身麻酔導入時の嘔吐・誤嚥と，それによる肺炎などの危険性を回避するために，手術前は絶飲食となる（▶83ページ）。しかし絶飲食時間が長くなると，小児は空腹感を感じるだけでなく，水の代謝が速いため，急速に脱水，

▶表13-3　おもな術前検査

目的	検査の種別	検査内容
患部または病態の把握	疾患部位	CT，MRI，造影検査，核医学検査
	呼吸器	血液ガス分析（Pao$_2$，Paco$_2$，Spo$_2$），胸部X線検査，心電図，スパイログラム
	循環器	胸部X線検査，心電図，心臓超音波検査，心臓カテーテル検査
	消化器	腹部X線検査，超音波検査，造影検査，内視鏡検査，便検査
	泌尿器	腎機能検査，超音波検査，尿検査，核医学検査
全身状態の把握	血液	血液型，血算，生化学検査，出血時間，凝固時間，不規則抗体
	尿	比重，タンパク質，糖
	心肺機能	心電図，胸部X線検査，スパイログラム
感染症の有無の確認	血液	B型肝炎，C型肝炎，HIV感染症の検査

循環血液量の低下などをきたすおそれがある。そのため，手術前の絶飲食については，事前に医師に確認しておく。また，糖尿病患児の場合，低血糖を避けるための輸液やインスリン量の変更などが必要となる。

　手術室への移送前には，前投薬を行う場合と，行わない場合がある。実施される場合，その目的は小児の恐怖心や迷走神経反射の抑制，抗アレルギーなどさまざまである。そのため，術前から投与内容と目的を確認しておく必要がある。

D　手術後の看護

1　術後のアセスメントと看護

1 手術直後の看護

● 物品の準備　手術を終えた小児が手術室から病棟に戻ってくるまでに，術式や小児の年齢に合わせて必要な物品を準備し，病室を整えておく。一般的な術後の必要物品は，体温計，聴診器，血圧計，酸素吸入器，吸引器，心電図モニター，酸素飽和度モニター，点滴台，輸液ポンプ，体幹ジャケットや指なし手袋などである。

● 観察　麻酔や手術の侵襲から回復するまでは，呼吸状態や循環動態が不安定である。バイタルサインや創部の状態，ドレーンからの排液量，痛みや吐きけの有無などの観察を行って，異常の早期発見に努める。

● 飲食の開始　消化管の手術以外では，麻酔から完全に覚醒したことを確認し，腸の蠕動音を聴取できたうえで飲水から開始する。誤飲や嘔吐の出現がなければ，徐々に食事開始へと進めていく。消化管の手術では，胃管やド

○表 13-4 小児の客観的な痛みの指標

バイタルサイン	平均血圧上昇（30%），脈拍上昇（20%），呼吸数増加（40%），SpO_2 低下（5%）　など
表情・行動	泣く（10分/時間以上），うめく（15分以上），全身的な硬直，顔面の紅潮，皮膚の青ざめ，しかめっ面，目をぎゅっと閉じる・大きく開く，易刺激性（ささいなことに激しく反応する）　など

レーンからの排液量が減少し，排ガス・排便が確認されてから飲水が開始になる場合が多い。

● 小児集中治療室（PICU）　心疾患の手術を受けた小児などの場合は，手術後の全身管理を目的として小児集中治療室（PICU）で数日を過ごしてから小児病棟に帰室することがある。

2 痛みのアセスメント

小児の痛みには，情緒的要因や環境的要因が複雑に影響している。認知能力や言語能力が発達途上にある小児の示す表現から痛みのぐあいを正確に読みとることは困難であるため，細心の注意をはらってアセスメントする必要がある（○表 13-4）。

● アセスメントの方法　一般的に小児の痛みをとらえる方法には，①小児がみずから痛みを表現する方法，②第三者が小児の痛みを評価する行動観察方法，③客観的かつ測定可能な生理的・内分泌学的評価方法がある。近年では，小児の痛みの評価方法に関するさまざまな研究が進められている。

3 心理的反応と術前準備の評価

周手術期を通してのさまざまな場面や経験から，小児は大きな心理的影響を受けている。手術後，小児がどのような反応・様子を示していたか，親がどのような反応であったかを確認する。

手術後も小児の気持ちが落ち着くまで，ごっこ遊びなどを通して小児が自分を表出できるように支援し，小児が受けた手術場面を言葉で再現したりしながら，小児自身が「がんばった」と受けとめられるようにかかわる。また，そのがんばりを親に伝え，経験を共有するかかわりも大切である。

2 退院支援

手術後の晩期合併症や発達への悪影響を予防するために，退院後に予測できる症状や留意点を明確にし，小児や家族に伝えておく必要がある。小児や家族に伝える際には，緊急を要するのはどのような場合か，その場合にはどこに連絡すればよいのかなど，具体的な内容にする。

● 外来との連携　入院中の小児や家族の情報は，外来における継続看護を実践していくうえで重要である。病棟看護師は退院時サマリーや申し送り書などで外来看護師と情報を共有する。大きな問題をかかえている小児や家族

などに対しては，退院前に医師など他職種を交えたカンファレンスを実施することも考慮する。

● **保育施設や学校生活**　保育施設や学校に戻る時期は，退院後の外来受診の際に決定されることが一般的である。しかし，小児や家族が保育施設や学校に戻ったあとの生活をイメージできるように，退院前から話し合っておくことが大切である。学校生活では運動面などで留意することや，周囲の友だちにどのように話しておくかなどを確認し，場合によっては学校側と連携をはかる必要もある。

E　家族に対する援助・指導

● **家族の心理**　小児が手術を受ける際は，家族も本人と同様に大きな心理的ショックを受けている。家族の心中では，幼いわが子が手術を受けることに対する親としての罪責感や，泣き叫ぶ小児を病院において帰る際の悲痛な思いなど，複雑な心理が錯綜するものである。また，新型コロナウイルスなどの感染症の流行時期や免疫抑制のある場合には面会の制限もあるため，小児にかかわる看護師への期待感や依存心も強くなりやすい。

　新生児であれば，その家族は，妊娠中に思い描いていた産後の生活とかけ離れた状況を，なかなか受け入れづらいこともある。入院時には，家族とコミュニケーションをはかりながら，家族の心理状態を理解するように努め，支援していくことが大切である。

● **援助の方法**　このような家族の不安や思いが表出できるように，日ごろからコミュニケーションを十分にとって信頼関係を築いておくことが，まず大切である。

　家族は，医師から病気や手術の説明を受けても，心理的混乱や緊張から内容を理解できずに不安をかかえていることもあるので，看護師は家族の理解度を確認しながら，必要に応じて補足説明を行ったりして，家族の不安をできるだけ軽減するように努める。また，治療の決定が医療者主導にならないように，小児と家族の思いや反応を確認するなどして，意思決定を支援するかかわりが大切である。

　入院時には，小児に関する家族の不安を把握する。ささいなことでも情報の欠如や不足は不安を助長するため，入院生活の様子だけでなく，検査の日程や内容なども家族にも伝え，家族にも術前準備の過程に参画してもらうことが大切である。また，感染症の流行などによる面会制限がある場合にはオンライン面会を活用するなどして，小児のがんばっている様子が家族にも理解できるようにかかわるようにする。

参考文献
1. 上園晶一 編：小児麻酔 Q&A，新装版．総合医学社，2013.

索引